検査値を読むトレーニング

ルーチン検査でここまでわかる

本田孝行　信州大学名誉教授

医学書院

著者紹介
本田　孝行（ほんだ　たかゆき）

1981年信州大学医学部医学科卒業，信州大学医学部内科学第一（現呼吸器・感染症内科）に入局．1987年米国サウスカロライナ医科大学に留学し，その後呼吸器内科専門医として診療を行うとともに，呼吸器分野の病理診断を行った．1994年信州大学医学部臨床検査医学助手，2004年准教授．2008年から信州大学医学部病態解析診断学教授になり，現在に至る．1994年からReversed Clinico-pathological Conference（RCPC）の教育担当となり，時系列でルーチン検査を読む方式を導入した．2011年の第58回日本臨床検査医学会学術集会から，信州大学方式のRCPCを行っている．『異常値の出るメカニズム 第7版』（河合忠監修，2018年発行）の編集に加わった．

検査値を読むトレーニング
──ルーチン検査でここまでわかる

発　　行	2019年1月1日　第1版第1刷Ⓒ
	2023年7月15日　第1版第7刷
著　　者	本田孝行
発行者	株式会社　医学書院
	代表取締役　金原　俊
	〒113-8719　東京都文京区本郷1-28-23
	電話　03-3817-5600（社内案内）
印刷・製本	アイワード

本書の複製権・翻訳権・上映権・譲渡権・貸与権・公衆送信権（送信可能化権を含む）は株式会社医学書院が保有します．

ISBN978-4-260-02476-1

本書を無断で複製する行為（複写，スキャン，デジタルデータ化など）は，「私的使用のための複製」など著作権法上の限られた例外を除き禁じられています．大学，病院，診療所，企業などにおいて，業務上使用する目的（診療，研究活動を含む）で上記の行為を行うことは，その使用範囲が内部的であっても，私的使用には該当せず，違法です．また私的使用に該当する場合であっても，代行業者等の第三者に依頼して上記の行為を行うことは違法となります．

JCOPY　〈出版者著作権管理機構　委託出版物〉
本書の無断複製は著作権法上での例外を除き禁じられています．複製される場合は，そのつど事前に，出版者著作権管理機構（電話 03-5244-5088，FAX 03-5244-5089，info@jcopy.or.jp）の許諾を得てください．

序

　本書は，血算，生化学，凝固・線溶，尿・便検査および動脈血ガス分析（ルーチン検査または基本的検査）によって，より正確に患者の病態をとらえ，日々の診療に役立てることを目的としています。これらの検査はほとんどすべての患者に行われ，侵襲性が低く，比較的安価のため繰り返し行えるのが特徴です。ただ，一つひとつの検査は，遺伝子検査や腫瘍マーカーのように疾患と1対1に対応していないため，複数のルーチン検査値を組み合わせ，その変動を加味して病態を解釈する必要があります。一見難しそうに思えますが，検査値が変動するパターンはある程度限られますので，個々の検査値が動くメカニズムを十分に理解できていれば，驚くほど詳細に患者の病態をとらえられます。

　本書では，患者の病態を13に分けて検討する方法を示してあります。Reversed Clinico-pathological Conference（RCPC）では，ルーチン検査値を個々に検討するのが一般的なのですが，多くの症例を経験すると，複数の検査値を同時に一定の順序で検討していることに気づきます。このように検討することにより，患者の病態の見落としがなくなります。多くの病態が絡んでいても個々に検討することができ，複数の病態を合わせると全体像がつかめることも少なくありません。RCPCは診断をするものではないとよく言われるのですが，結果的（必然的？）に診断に結びつくことが多いのも事実です。

　13の病態に分けて考えると，臨床の理学所見（身体所見）をとるのによく似ているのにも驚かされます。まず，全身状態を把握して個々の臓器を検討するのですが，理学所見と比べものにならないくらい詳細に病態をとらえられます。これだけ有用なルーチン検査を，もっと臨床で役立てなければならないと思ったことが，本書を発刊するに至った最大の理由であり，日々正確な検査結果を臨床に返している臨床検査部の願いでもあります。

　1994年に呼吸器内科から臨床検査部に移ってきたときに，前・信州大学医学部病態解析診断学教室教授　勝山努先生からRCPCの授業を行うように命ぜられました。「RCPCって何？　CPCならわかるけど」という認識しかなく，すべての疾患とすべての検査値に精通しないかぎりRCPCは不可能である，というのが私の第一感でした。しかし現在では，「診断しなければ始まらない」という疾患単位重視の医学教育の副作用だったと思っています。検査値を深く検討するようになって，「病態がわかれば治療が可能ではないか」と思うようになりました。疾患名は，同じような経過をたどる病態に対してつけられており，RCPCは病態から疾患を考え直す意味においても重要に思えます。勝山名誉教授のご指導がなければ，私は今でも「RCPCって何？」から抜け出ていなかったように思います。

2018年　冬

著者

目次

序   iii
本書の使い方   viii

0 序論   1
- ❶ ルーチン検査（基本的検査）とは   2
- ❷ ルーチン検査の読み方   2
- ❸ 身体所見をとるように検査値を読もう   4
- ❹ ルーチン検査データで何がわかるか   5

I 栄養状態はどうか   7
- ❶ アルブミン　albumin   8
- ❷ 総コレステロール　total cholesterol   10
- ❸ コリンエステラーゼ　cholinesterase   11
- ❹ その他　uric acid (UA), hemoglobin (Hb)   13
- 症例1　40代女性，寝たきり状態になり入院した   13
- 症例2　40代男性，黄疸を認め入院した   19
- 症例3　40代女性，呼吸困難にて1病日入院となった   24

II 全身状態の経過はどうか   33
- ❶ アルブミン　albumin   34
- ❷ 血小板　platelet   35
- 症例4　40代男性，救急車にて搬送された   36
- 症例5　60代女性，救急車にて来院し入院した   44
- 症例6　80代女性，黄疸と腹痛を認め入院した   50

III 細菌感染症はあるのか   57
- ❶ 左方移動　left shift   59
- 症例7　60代女性，腹痛にて入院した   62
- 症例8　20代男性，入院中であり1病日に発熱を認めた   69
- 症例9　80代男性，自宅の廊下で倒れているのを発見され，救急搬送された   74

IV　細菌感染症の重症度は　　　81

- ❶ 左方移動　left shift の程度　　82
- ❷ CRP　C-reactive protein　　83
- ❸ 白血球数　white blood cell count　　84
- 症例 10　20 代女性，腰痛がひどく歩けなくなったため入院した　　84
- 症例 11　80 代男性，1 病日ショック状態で入院となった　　90
- 症例 12　70 代男性，入院 2 日前に発熱・咽頭痛が生じた　　97

V　敗血症の有無　　　105

- ❶ 血小板　platelet　　106
- ❷ フィブリノゲン　fibrinogen　　107
- ❸ その他の凝固・線溶検査　　108
- 症例 13　70 代女性，嘔吐および 39℃台の発熱のため入院した　　109
- 症例 14　小学生男児，加療目的で入院中，1 病日に発熱した　　115
- 症例 15　40 代男性，発熱と呼吸困難にて転院となった　　120

VI　腎臓の病態　　　129

- ❶ クレアチニン　creatinine　　130
- ❷ 尿素窒素(UN)　urea nitrogen, blood urea nitrogen (BUN)　　132
- ❸ 尿酸(UA)　uric acid　　134
- ❹ 尿検査　urinalysis　　134
- ❺ カルシウム(Ca)　calcium　　136
- ❻ リン(P)　phosphorus　　137
- 症例 16　50 代男性，血圧上昇と浮腫のため入院した　　137
- 症例 17　20 代男性，発熱と意識消失にて入院した　　143
- 症例 18　50 代女性，呂律が回りにくくなり入院した　　149

VII　肝臓の病態　　　157

- ❶ ALT　alanine aminotransferase　　158
- ❷ AST　aspartate aminotransferase　　160
- ❸ AST/ALT　　160
- ❹ ビリルビン　bilirubin　　161
- ❺ 肝臓での産生物質　albumin, total cholesterol, cholinesterase　　162
- 症例 19　40 代男性，7 日前からイソニアジド(INH)の内服を開始した　　162

| 症例20 | 70代男性，1病日ショック状態にて入院した | 167 |
| 症例21 | 40代男性，血圧低下により入院した | 174 |

VIII 胆管・胆道の病態　183

❶	アルカリホスファターゼ（ALP）　alkaline phosphatase	184
❷	γGT　γ glutamyl transpeptidase	185
❸	直接ビリルビン　direct bilirubin	186
症例22	30代女性，意識消失にて救急搬送された	187
症例23	80代女性，誤嚥性肺炎にて入退院を繰り返していた	194
症例24	70代男性，右大腿の痛みにて来院した	198

IX 細胞傷害　205

❶	乳酸デヒドロゲナーゼ（LD）　lactate dehydrogenase	206
❷	クレアチンキナーゼ（CK）　creatine kinase	207
❸	ALT　alanine aminotransferase	208
❹	AST　aspartate aminotransferase	208
❺	アミラーゼ　amylase	208
症例25	30代男性，腰痛にて入院となった	209
症例26	40代男性，外傷にて2病日に入院し，8病日頃から39℃台の発熱を認めた	216
症例27	80代男性，意識消失発作を認めたため受診した	224

X 貧　血　233

❶	ヘモグロビン（Hb）　hemoglobin	234
❷	MCV（平均赤血球容積）　mean corpuscular volume	236
❸	ハプトグロビン　haptoglobin	237
❹	網赤血球　reticulocyte	237
❺	エリスロポエチン　erythropoietin	238
症例28	80代女性，顔色不良となり1病日に入院した	238
症例29	40代男性，全身倦怠感にて入院した	244
症例30	50代男性，嘔気と発熱にて来院した	251

XI 凝固・線溶の異常　259

| ❶ | プロトロンビン時間（PT）　prothrombin time | 260 |
| ❷ | 活性化部分トロンボプラスチン時間（APTT）　activated partial thromboplastin time | 261 |

- ③ フィブリノゲン　fibrinogen　263
- ④ Dダイマー　D-dimer　264
- ⑤ アンチトロンビン（AT）　antithrombin　265
- ⑥ その他（血小板）　platelet　265
- 症例31　60代男性，腹痛にて転院した　266
- 症例32　70代女性，救急車にて入院した　273
- 症例33　80代女性，息切れ，全身倦怠感が増強したため入院となった　278

XII 電解質異常　287

- ① 血清ナトリウム（Na）　sodium　288
- ② 血清カリウム（K）　potassium　290
- ③ 血清カルシウム（Ca）　calcium　291
- ④ 血清リン（P）　phosphorus　292
- 症例34　20代男性，筋攣縮と嘔吐を認め入院した　293
- 症例35　60代男性，下肢脱力，構音障害および意識障害にて入院した　299
- 症例36　80代男性，意識消失にて入院した　305

XIII 動脈血ガス　313

- ① pHからアシデミアもしくはアルカレミアを判断する　314
- ② 呼吸性か代謝性かを判断する　314
- ③ Anion gapを求める　315
- ④ 補正HCO_3値から，代謝性アルカローシスを判断する　315
- ⑤ 一次性酸塩基平衡に対する代償性変化を判断する　316
- ⑥ 総合的に判断する　317
- 症例37　70代女性，全身倦怠感と全身のしびれにて入院した　318
- 症例38　80代女性，呼吸困難と全身浮腫で入院した　323
- 症例39　60代男性，呼吸困難のため入院した　331

索引　337

本書の使い方

本書のⅠ～XⅢ章では，下記の「基本の13項目」を章として，
それぞれの検査値の読み方を解説しています。

Ⅰ	栄養状態はどうか	Ⅷ	胆管・胆道の病態
Ⅱ	全身状態の経過はどうか	Ⅸ	細胞傷害
Ⅲ	細菌感染症はあるのか	Ⅹ	貧　血
Ⅳ	細菌感染症の重症度は	Ⅺ	凝固・線溶の異常
Ⅴ	敗血症の有無	Ⅻ	電解質異常
Ⅵ	腎臓の病態	XⅢ	動脈血ガス
Ⅶ	肝臓の病態		

①まず章の冒頭のカコミで，病態を読み取るための検査の全体像をつかみましょう。

②次に，その病態を読むのに重要な検査項目の上下するメカニズムを学習しましょう。

　　　　（例）「Ⅰ章　栄養状態はどうか」なら…
　　　　　　❶ アルブミン　albumin
　　　　　　❷ 総コレステロール　total cholesterol
　　　　　　❸ コリンエステラーゼ　cholinesterase
　　　　　　❹ その他　uric acid（UA），hemoglobin（Hb）

③いよいよ「症例」を読んでみましょう。（実際の症例を検討します）

　●まず，症例の検査値一覧（ピンクに囲まれたページ）を見て，自分なりに病態を推測しましょう。

症例1　40代女性，寝たきり状態になり入院した

生化学	1病日	3	10	12	17	22	29	42	6?	
TP	5.7	5.8	5.6	5.8	5.3	5.5	6.0	5.8	4.9	
Alb	1.3	1.4	2.0	2.2	2.1	2.0	2.7	3.1	2.6	4.0-5.0 g/dL
UN	11	12	8	7	9	8	7	11	12	8-21 mg/dL
Cre	0.79	0.65	0.51	0.46	0.47	0.43	0.38	0.44	0.46	0.45-0.80 mg/dL
UA	8.1								4.6	2.7-5.8 mg/dL
T-Cho	99	114	161	176	134	126	183	145	135	128-219 mg/dL *
HDL-C	16	22							40	>40 mg/dL *

> RCPCの手法です。病歴や身体所見の情報なしで，検査値だけで読み取る訓練をしてみましょう

　●次に，解説を読みながら，再度この症例を検討しましょう。
　　・「主な検査の読み方」で，②の重要な検査項目の推移を確かめる
　　・「13項目の解釈」で，それぞれの状態を一つずつ検討していく
　　・「総合解釈」で，検査値から予想される病態を総合的に考える
　　・「診断と臨床経過」「臨床経過を加えた考察」で，実際の診断と突き合わせる
　　・「この症例で学べたこと」でポイントを復習する

◎これを繰り返して，検査値の推移から病態を読み取る力を身につけていきましょう！

0
序論

1　ルーチン検査（基本的検査）とは

　本書での"ルーチン検査"は，日本臨床検査医学会の「臨床検査のガイドラインJSLM2012」[1]における"基本的検査"と同じで，ほとんどすべての患者に行われる[2,3]。比較的低侵襲性で低コストであるため，繰り返し行うことができるのが特徴である。ルーチン検査（基本的検査）には，以下の検査が含まれる。

> **ルーチン検査（基本的検査）**
> 　血算
> 　生化学検査
> 　凝固・線溶検査
> 　尿・糞便検査（一般検査）
> 　動脈血ガス分析

　なお，臨床検査では一般検査は尿・糞便検査を示し，"一般検査"を使えないため，"ルーチン検査"もしくは"基本的検査"を使用する。

2　ルーチン検査の読み方

1　ルーチン検査は時系列で考える

　繰り返し行えるルーチン検査は時系列データで把握でき，その変動で病態を解釈できる。したがって，常に検査値の変動とその速度により，病態の変化を読み取ろうという姿勢が重要である。
　ルーチン検査には"基準範囲"が定められている。基準範囲は健常人と思われる集団の約95％が入るように設定されており，基準範囲内にあっても必ずしも正常とは言えない場合がある。逆に基準範囲を外れても問題にならない場合も少なくない。ルーチン検査値が変動することは，体内で何か起こっている証拠であり，基準範囲内の変動であってもその要因を検討する必要がある。
　ルーチン検査を一時点の値で考察するのは，病態の断面を見ているに過ぎない。時系列データを検討して初めて，全体像を把握できる。ルーチン検査は，時系列で解釈しなければならない ▶ 図 0-1 。

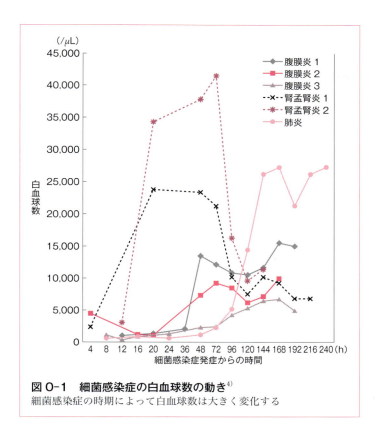

図 0-1 細菌感染症の白血球数の動き[4]
細菌感染症の時期によって白血球数は大きく変化する

2 複数のルーチン検査項目から1つの病態を明らかにする

　1つのルーチン検査項目で病態を検討するのは不可能である。複数の検査項目を同時に解析することにより，初めて病態が見えてくる。

　LDが上昇しているだけでは，細胞傷害が生じているとしか判断できないが，CKの上昇を伴っていれば骨格筋細胞傷害もしくは心筋細胞傷害を伴っていると判断できる。さらにヘモグロビンの低下があれば，溶血が合併しているか検討する必要があり，ビリルビンの変動を見てみなければならない。このように，ルーチン検査値は，お互いにネットワークを形成しており，いくつかの検査項目を組み合わせることにより，初めて1つの病態が鮮明になる。

　複数のルーチン検査を組み合わせて病態を考察するには，個々の検査値が変動するメカニズムを熟知しなければならない。そうして初めて，個々の検査値を結びつけて考えることが可能になる。個々の検査値について学習するには，『異常値の出るメカニズム（河合忠監）』[5]，『水・電解質と酸塩基平衡（黒川清著）』[6]を推奨したい。

3　産生量と消費量の増減を見極める

　　血液検査では，単に血中のある物質の量もしくは活性を計測していることを忘れてはいけない。検査値は"血中に入ってくる量（産生量）と出ていく量（消費量）のバランス"で決定される。したがって，単に検査値が上昇しても，①産生量増加＋消費量増加，②産生量増加＋消費量減少，③産生量減少＋消費量減少の3通りを考慮する必要がある。また，産生量増加だけを考えても多くの病態が鑑別にあがり，1つの検査値だけでは病態を推定することができない大きな要因である。

　　逆に，心筋細胞傷害があればLDは上昇し，溶血が加わればさらにLDは上昇する。2つの病態がLD上昇に関与しており，LD値だけから2つの病態があることを判断することはできない。ただ，LD産生が増加していれば，細胞傷害があることは確かであり，どの細胞からLDが放出されているのか，他の検査値から推定する必要がある。

3　身体所見をとるように検査値を読もう

1　検査値は変動するメカニズムを理解して読む

　　多くの症例を経験するうちに，いつも一定の順序で検査値を読むようになる。しかも，同じ複数の検査項目を検討することにより，病態を判断していることに気がつく。つまり，ルーチン検査項目を小さな群に分類し，その群のなかで検査値をパターン化して病態を解析している。これは検査値を読む手順として非常に効率的であり，わかりやすい。

　　このパターン化による検査値解釈は，1つでは有効でない個々の検査値を組み合わせることにより，検査値による病態解析が行いやすくなるという大きなメリットがある。しかし，個々の検査値が変動するメカニズムを知らなくても，検査値が変動しているパターンのみで解釈でき，例外的症例において大きな誤りを生ずるという新たな危険性を生むことになる。

　　パターン認識はわかりやすく実用的であるが，個々の検査値の変動がどのような意味を有しているかを知らないと，諸刃の剣になる。検査値のパターンである程度病態を把握して，個々の検査値の動きがそれに合っているかを検証できれば，正しく病態を解析できる。

2　基本の13項目に分けて，いつも同じ手順で検査値を読む

　　信州大学医学部病態解析診断学教室では，ルーチン検査値を次の13項目に分けて検討している。症例により考慮する必要のない項目もあるが，すべての症例において

13項目をいつも同じ順序で検討する習慣を身につけると，異常な病態の見落としがなくなる。また，基準範囲内の検査値であっても，その変動が意味をもつことが理解できるようになる。ルーチン検査はルーチンに読むのが基本である。

〈基本の13項目〉
1. 栄養状態はどうか
2. 全身状態の経過はどうか
3. 細菌感染症はあるのか
4. 細菌感染症の重症度は
5. 敗血症の有無
6. 腎臓の病態
7. 肝臓の病態
8. 胆管・胆道の病態
9. 細胞傷害
10. 貧血
11. 凝固・線溶の異常
12. 電解質異常
13. 動脈血ガス

1と2で患者の全身状態を把握し，3から13にかけて各臓器の病態を検討する。バイタルをまず把握し，頭頸部，胸部，腹部と順番を決めて，異常でなくともひととおり診察する身体所見の取り方に似ている。身体所見も診断するものではなく，各臓器の病態を検討し経過を追うことが重要である。「身体所見をとるように検査値を読もう」という所以である。しかし，身体所見とは比べものにならないくらい詳細に病態をとらえることが可能である。

本書では，各項目別に症例を提示しながら，ルーチン検査の有用性を解説する。

4 ルーチン検査データで何がわかるか

1 患者の全身状態が把握できる

患者の全身状態の把握が可能である。患者の容態が悪化しているのか改善しているのかを，大まかに判断することができる。患者を丁寧に診察すれば十分に把握できるといわれるかもしれないが，気管挿管して寝たきりの患者の状態の判断は，身体所見だけでは難しいこともある。ルーチン検査結果が，身体所見と同じ結果を示せば，自信をもって判断できる。

2 細菌感染症が把握できる

ルーチン検査で細菌感染症を診断することは難しいとされている。特にCRPおよび白血球数は感染症の病態を反映していないので，細菌感染症の診断には必要ないと

されている[7]．これは，ルーチン検査において細菌感染症を定義できないのが主な原因である．細菌感染症を"好中球が消費される病態"と定義すれば，ルーチン検査で細菌感染症を診断でき，経過を追うことができる．敗血症も同様に"細菌感染症に血管内炎症が加わった病態"と定義することにより診断でき，悪化しているのか改善しているのかの判断もできる．好中球の消費量が増加しない一部の細菌感染症を除いて，細菌感染症はルーチン検査で診断・経過観察が可能である．

3 臓器障害が把握できる

肝臓・腎臓をはじめとする多くの臓器障害を判断することができる．どの部位がどの程度の速度で傷害されているか，ルーチン検査の組み合わせおよび時系列の検討で明らかになる．

4 その他

貧血，凝固・線溶系異常，細胞傷害，電解質異常などの検討も可能である．動脈血ガス分析では，酸塩基平衡をはじめ，肺で生じている病態も考察できる．

文献

1) 日本臨床検査医学会ガイドライン作成委員会(編)：臨床検査のガイドライン JSLM2012．宇宙堂八木書店，2012
2) 名郷直樹：入院時一般検査をどう選ぶ？ 野口善令(編)：〈レジデントノート増刊〉診断に直結する検査の選び方，活かし方．羊土社，pp27-29，2010
3) 南郷栄秀：健診(早期診断)の考え方を教えてください．野口善令(編)：〈レジデントノート増刊〉診断に直結する検査の選び方，活かし方．羊土社，pp30-37，2010
4) Ishimine N, Honda T, Yoshizawa A, Kawasaki K, Sugano M, Kobayashi Y, et al. Combination of white blood cell count and left shift level real-timely reflects a course of bacterial infection. J Clin Lab Anal 2013；27：407-411．
5) 河合忠(監)，山田俊幸，本田孝行(編)：異常値の出るメカニズム，第7版．医学書院，2018
6) 黒川清：水・電解質と酸塩基平衡— step by step で考える，改訂第2版．南江堂，2004
7) 青木眞：レジデントのための感染症診療マニュアル，第3版．医学書院，2015

I

栄養状態はどうか

患者が外来診察室に入ってきたとき，臨床医は最初に患者の全身状態の把握に努める．重症で入院が必要なのか，外来で検査を進める余裕があるのかを判断しなければならない．基本的検査（ルーチン検査）で患者の全身状態（栄養状態）を把握するのは，これに似ている．

　患者の栄養状態は，肝臓で合成されるアルブミン，総コレステロールおよびコリンエステラーゼで検討する．これらの値は，十分に食事が摂取でき，消化管にて材料となるアミノ酸もしくは脂肪酸に分解・吸収され，肝臓に運ばれ，肝臓で正常に合成されれば，基準範囲内に入る．これらの検査のうち1項目でも基準範囲内であれば，数日前まで食事が十分に摂取できていた患者と判断する．

　検査値を検討する場合，必ず"産生され血管内へ入ってくる量（供給量）"と"血管内での消費もしくは血管外へ出ていく量（消費量）"のバランスを考慮しなければならない．栄養状態を検討する場合，消費量に変化がなければ，供給量の増減を判断すればよい．

　しかし消費量の変動する病態が加わっていることも多く，単純に供給量だけで判断することができない場合もある．上記の3項目において，消費量が変動するメカニズムには違いがあるので，1項目でも基準範囲にあれば，基本的に供給量（栄養状態）はよいと判断される．

1 アルブミン　albumin

1 どのような指標か

　アルブミンは血中に最も多く存在する蛋白で，膠質浸透圧に影響する．体のどこかに傷害があれば，その修復のため消費される蛋白と考えると理解しやすい．

　肝臓におけるアルブミン合成が低下し，低アルブミン血症になっていれば患者の栄養状態が悪いと判断される．ただし，低アルブミン血症は，アルブミンの異化亢進あるいは消費亢進で生じる頻度のほうが圧倒的に多い．したがって，アルブミンで患者の栄養状態を考察する場合，まず，アルブミンの異化亢進および消費亢進を否定する必要がある．

2 アルブミン低下のメカニズム　▶図I-1, 2

A アルブミンの産生低下

　アルブミンは次の過程で産生される．
① 食事にて蛋白質を摂取できる（食べられる）[1,2]．
② 消化管にて，蛋白質はアミノ酸に分解され吸収される（消化吸収機能が正常）．
③ 吸収されたアミノ酸は，門脈で肝臓に運ばれる（血流が保たれている）．
④ 肝臓にて，アミノ酸からアルブミンが合成される（肝臓の合成能が正常）[3]．

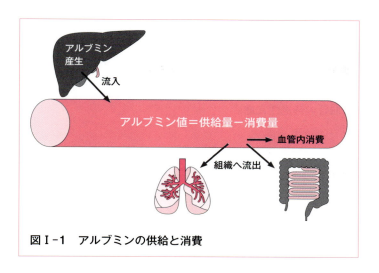

図Ⅰ-1　アルブミンの供給と消費

```
         1. 蛋白質摂取不足
            食事が摂れない
            蛋白質消化・吸収障害
                吸収不良症候群，消化管障害
  産生
         2. 合成障害
            慢性肝障害（肝硬変），劇症肝炎
─────────────────────────────────────────
         3. 異化亢進
            炎症性疾患，悪性腫瘍，手術，外傷，熱傷，
            内分泌疾患（甲状腺機能亢進症，Cushing 症候群）
  消費  4. 体外喪失
            腎臓    ネフローゼ症候群，Fanconi 症候群
            消化管  蛋白漏出性胃腸症
            皮膚    滲出性皮膚疾患，熱傷
            出血    手術，外傷
         5. 体腔内漏出
            胸・腹水貯留
```

図Ⅰ-2　アルブミン低下の原因

⑤肝臓から血管内にアルブミンが供給される。

したがって，①～⑤のうちどの過程が障害されても低アルブミン血症が生じる。

B アルブミン消費亢進

❶ 異化亢進

　炎症　　　：炎症部位修復のためにアルブミンが消費
　腫瘍　　　：腫瘍病変でのアルブミン異化[4]
　外傷・手術：組織修復のためにアルブミンが消費[5]

❷ 臓器からの喪失

　腎臓　　：ネフローゼ症候群など[6]
　皮膚　　：熱傷など[7]

消化管　　：蛋白漏出性胃腸症など
　　　出血　　　：種々の臓器から
❸ **アルブミン体内分布の変化**
　　胸水・腹水にアルブミン移動
　　組織に漏出(血管の透過性亢進)[8]

2 総コレステロール total cholesterol

1 どのような指標か

　コレステロールは，食事で原料となる脂質および蛋白質が摂取され，消化管で消化・吸収され，肝臓に運ばれて合成される。したがって，アルブミンと同様に，食事が十分に摂取できずコレステロールの材料が肝臓に運ばれないか，肝臓の合成能が低下すると総コレステロールが低下する。

　ただし，コレステロールの異化亢進もしくは消費亢進によっても総コレステロールは減少するので，異化亢進および消費亢進も考慮する必要がある。

2 総コレステロール低下のメカニズム　▶図Ⅰ-3

　コレステロールは細胞膜の構成成分，副腎皮質ホルモン，胆汁の材料であり，生命保持のために重要である。食物中のコレステロールは胆汁酸の作用により分解され，消化管から吸収される。腸管粘膜にてカイロミクロンが形成され，門脈で運ばれ，肝臓に取り込まれる。

　肝臓ではコレステロールの70％が合成される。アルブミンと同様に，栄養状態が悪いと，材料が肝臓に供給されないためコレステロール合成が低下し，総コレステロールが低下する。しかし，栄養状態が改善に向かうと，数日で基準範囲に回復する。

　ただし，血中コレステロール異化亢進もしくは消費亢進でも総コレステロールは低下する。

A コレステロールの産生低下

　コレステロールは以下の過程で産生される。
① 食事にて脂質および蛋白質を摂る(食べられる)。
② コレステロールは胆汁酸で分解され，消化管で吸収される(消化・吸収機能が正常)。
③ 腸管壁にてカイロミクロンが作られ，門脈から血流に入る(血流が保たれている)。
④ 血中において，カイロミクロンからレムナントとなり，レムナントは肝臓に取り込まれる。
⑤ 肝臓にて，コレステロールが合成される(肝臓の合成能が正常)。

```
産生  1. 材料がない：食事が摂れない，消化管から脂質・蛋白質が吸収されない
         食欲不振，消化吸収障害
      2. 肝臓（工場）が障害される
         肝細胞傷害（慢性肝炎，肝硬変など）
消費  3. 消費亢進（強い炎症：IL-6，TNFαなどが高値）
         a. 重症炎症（細菌感染症を含む）
         b. 敗血症
         c. 血球貪食症候群
```

図 I-3 総コレステロール低下の原因

⑥ 肝臓から血管内に供給される。

したがって，①〜⑥のうちどの過程が障害されてもコレステロール低下を生じる。

B コレステロールの消費亢進

❶ 重症炎症[9]

コレステロールは重症感染症で消費・代謝が亢進し，炎症性サイトカイン（IL-6 および TNFα など）が調節している[10]。

急性炎症で総コレステロールは低下するが，逆に VLDL が増加するので中性脂肪（TG）は中等度上昇する。

❷ 敗血症

急速に HDL コレステロールが減少し，総コレステロールも低下する。IL-6 や TNFα が関係している[11]。

❸ 血球貪食症候群

メカニズムははっきりしないが，著しくコレステロールが低下する。

❹ 肺炎

コレステロール値は，下気道細菌感染症の予後を左右している[12]。

3 コリンエステラーゼ cholinesterase

1 どのような指標か

コリンエステラーゼも肝臓で合成される蛋白である。したがって，アルブミンと同様に，食事摂取，消化管での消化・吸収，肝臓合成能に影響を受けるので，栄養状態の指標として用いられる。栄養状態が改善に向かうと，数日で基準範囲に回復する。

ただし，コリンエステラーゼは消費亢進（活性低下）でも低下する。栄養状態を考慮する場合，消費亢進も考慮する必要がある。

```
産生 ┬ 1. 材料がない：食事が摂れない，消化管から蛋白質が吸収されない
     │    食欲不振，消化吸収障害
     │ 2. 肝臓（工場）が障害される
     │    肝細胞傷害（慢性肝炎，肝硬変など）
消費 ┬ 3. 体内分布が変わる
     │    妊娠；生理的水血症（循環血液量の増加）
     │ 4. 消費亢進もしくは活性低下
     │    蛋白異化の亢進（炎症，熱傷，敗血症など）
     │    薬剤の投与または中毒
     │      a. サリン
     │      b. 有機リン（農薬）
```

図I-4 コリンエステラーゼ低下の原因

2 コリンエステラーゼ低下のメカニズム[13] ▶図I-4

コリンエステラーゼは肝臓で合成される4量体で，サブユニットは574のアミノ酸と9つの糖残基から構成され，分子量は85,000である[14]。半減期は45時間から16日と報告により異なる。

コリンエステラーゼ低下は種々の病態で認められるが，原因がはっきりしているのは薬剤だけである。

A コリンエステラーゼの産生低下

コリンエステラーゼは，次の過程により肝臓で作られる。
① 蛋白質を含んだ食事が摂れる（食べられる）[15]。
② 蛋白質はアミノ酸に分解され，消化管で吸収される（消化・吸収機能が正常）。
③ 吸収されたアミノ酸は，門脈にて肝臓に運ばれる（血流が保たれている）。
④ 肝臓にて，アミノ酸から合成される（肝合成能が正常）[16]。
⑤ 肝臓から血管内に供給される。

したがって，①〜⑤のうちどの過程が障害されてもコリンエステラーゼの低下を生じる。

B コリンエステラーゼの活性低下

❶ 薬剤

有機リン（農薬），サリン，スキサメトニウムなど[17]

❷ 熱傷

血管外への漏出，大量輸液，異化亢進が考えられるが，定まった見解はない[18]。

❸ 敗血症[19,20]

4 その他 uric acid (UA), hemoglobin (Hb)

A 尿酸(UA)の低下（＜3.7 mg/dL）

尿酸はプリン体を多く含んだ食事(肉など)やビール，豆類に多く含まれる蛋白質から肝臓で合成される。高値であれば栄養状態は悪くないと考えられる。ただ，腎機能低下により上昇するので糸球体濾過量低下がないことが条件である。また，細胞傷害でも上昇するので，細胞傷害のないことも条件になる。

B ヘモグロビンの低下（＜11 g/dL）

栄養状態が悪いと，鉄の供給も減少し，鉄欠乏性貧血すなわち小球性貧血になりやすい。

症例 1　40代女性，寝たきり状態になり入院した

主な検査の読み方

1 アルブミン albumin

1病日(入院時)，アルブミンは1.3 g/dLと著しく低下している。まず，アルブミン産生低下か，あるいは消費亢進かを判断しなければならない。CRPが1病日0.84 mg/dL，3病日0.32 mg/dLで，1，3病日ともに基準範囲をわずかに超える。CRP上昇を考慮しなくてもよい程度の値であるので，1病日に炎症がないと判断してよい。炎症所見に乏しく，アルブミン低下は産生低下の可能性が高い。

総蛋白とアルブミンの差は総グロブリン量であり，簡易的にγグロブリンの上昇をみる指標となる。γグロブリンの上昇は慢性炎症を示唆する。本症例では1病日，総蛋白－アルブミン＝4.4 g/dL＞3.5 g/dLであるため，γグロブリン上昇が疑われる。一方，蛋白分画ではβ-γブリッジングを認めるので正確なγグロブリン量がわからないものの，β＋γグロブリン＝3.30 g/dLと，両者の基準範囲上限合計を超えており，ここでもγグロブリン上昇の可能性がある。しかし，CRPと合わせると，慢性炎症の判断は難しい。

2 総コレステロール total cholesterol

1病日，総コレステロール99 mg/dLと著しく低下している。アルブミン同様，総コレステロールの産生低下あるいは消費亢進を判断しなければならない。CRPが1

症例1　40代女性，寝たきり状態になり入院した

生化学	1病日	3	10	12	17	22	29	42	65	基準範囲
TP	5.7	5.8	5.6	5.8	5.3	5.5	6.0	5.8	4.9	6.5-8.0 g/dL
Alb	1.3	1.4	2.0	2.2	2.1	2.0	2.7	3.1	2.6	4.0-5.0 g/dL
UN	11	12	8	7	9	8	7	11	12	8-21 mg/dL
Cre	0.79	0.65	0.51	0.46	0.47	0.43	0.38	0.44	0.46	0.45-0.80 mg/dL
UA	8.1								4.6	2.7-5.8 mg/dL
T-Cho	99	114	161	176	134	126	183	145	135	128-219 mg/dL *
HDL-C	16	22						40		>40 mg/dL *
TG	126	158			135	98	59	71		<150 mg/dL *
AST	40	30	94	72	32	28	48	13	12	11-28 U/L
ALT	26	24	83	78	38	24	36	8	10	7-23 U/L
γGT	17	18	49	51	34	29	33	11	8	9-27 U/L
T-Bil	0.55	0.31	0.24	0.36	0.46	0.27	0.24	0.57	0.30	0.30-1.40 mg/dL
ALP	644	562	509	550	563	481	394	208	291	115-330 U/L
LD	326	286	371	346	305	398	245	180	193	120-230 U/L
CK	31	30	41	24	17				35	30-165 U/L
AMY	31	47	91	113	41					44-127 U/L
ChE	88	103	194	225	213					195-466 U/L
Na	136	135	147	144	146	143	142	144	144	136-145 mmol/L
K	3.8	4.1	4.0	3.6	3.9	4.0	4.4	3.6	4.0	3.4-4.5 mmol/L
Cl	99	101	109	107	109	108	105	106	109	100-108 mmol/L
Ca	6.8	7.3	7.6	7.7	8.0			8.6	7.7	8.7-10.3 mg/dL
補正Ca	9.0	9.4	9.3	9.3	9.7			9.6	9.0	8.7-9.9 mg/dL
P	3.3	3.7	2.8	3.5	3.4			4.3	4.1	2.5-4.6 mg/dL
Glu	75	109	73	76	71			88		75-110 mg/dL
CRP	0.84	0.32	0.05	0.14	1.40	0.32	0.13	0.05	0.04	<0.10 mg/dL
IgE	52,000									<361 IU/mL

血算	1病日	3	10	12	17	22	29	42	65	基準範囲
白血球	4.63	4.30	4.47	6.03	4.44	8.65	12.72	12.31	9.69	3.04-8.72×10³/μL
好中球(Band)		2								0-15%
好中球(Seg)		60								28-68%
好中球(B+S)	42.5		61.8	48.9	31.7	20.4	25.4	9.8	11.4	42-75%
リンパ球	40.0	32	21.9	22.1	28.6	17.6	17.8	17.1	19.7	17-57%
単球	6.3		3.8	2.3	4.5	3.0	3.1	1.8	2.3	0-10%
好酸球	10.6		12.3	26.0	34.7	58.3	53.3	70.9	66.3	0-10%
好塩基球	0.6	0	0.2	0.7	0.5	0.7	0.4	0.4	0.3	0-2%
異型リンパ球		0								0%
後骨髄球		1								0%
骨髄球		2								0%
赤芽球		2								0%
赤血球	3.50	3.38	3.70	3.77	3.80	3.85	3.65	3.85	3.85	3.73-4.95×10⁶/μL
ヘモグロビン	10.9	10.1	11.4	12.0	11.3	11.8	11.3	11.8	10.7	10.7-15.3 g/dL
ヘマトクリット	33.1	31.5	36.8	37.4	37.4	37.5	36.1	37.2	35.7	33.6-45.1%
MCV	94.6	93.2	99.5	99.2	98.4	97.4	98.9	96.6	92.7	80.4-101.0 fL
MCH	31.1	29.9	30.8	31.8	31.3	30.6	31.0	30.6	30.1	25.5-34.6 pg
MCHC	32.9	32.1	31.0	32.1	31.8	31.5	31.3	31.7	32.5	30.8-35.4%
血小板	56.8	48.8	49.3	50.5	45.5	50.2	54.0	31.3	34.1	13.7-37.8×10⁴/μL

凝固・線溶	1病日	3	10	12	17	22	29	42	65	基準範囲
PT					14.0					正常対照±10%
PT-INR					1.16					0.85-1.15
APTT					34.2					23.0-38.0 sec
フィブリノゲン					279.4					180-350 mg/dL
D-dimer										≤1.0 μg/mL
FT₃		1.4								2.3-4.0 pg/dL
FT₄		0.75								1.0-2.0 ng/dL
TSH		1.36								0.2-4.0 μU/mL

蛋白分画	1病日	3	10	12	17	22	29	42	65	基準範囲
Alb	1.71									4.43-5.68 g/dL
α₁グロブリン	0.20									0.13-0.25 g/dL
α₂グロブリン	0.59									0.41-0.83 g/dL
βグロブリン	β+γ									0.44-0.79 g/dL
γグロブリン	3.30									0.77-1.98 g/dL

尿(試験紙法)	1病日	65	基準範囲
pH	6.0	7.5	5.0-8.5
比重	1.020	1.015	1.005-1.030
蛋白	30	−	−(0 mg/dL)
糖	−	−	−(0 mg/dL)
ケトン	−	−	−
ビリルビン	−	−	−
潜血	−	−	−
亜硝酸塩	−	−	−
ウロビリノゲン	2.0	0.1	0.1 EU/dL
WBC	±		
色	橙色	黄色	
混濁	1+		

尿沈渣	1病日	65	基準範囲
赤血球	5-10	−	≤5/HPF
白血球	21-30	1-2	≤5/HPF
扁平上皮	±	1+	<1+
尿細管上皮	±	±	
硝子円柱	1+	−	
上皮円柱	−	−	
顆粒円柱	−	−	
ろう様円柱	−	−	
細菌	3+	1+	
真菌	−	−	

尿化学	1病日	基準範囲
U-Cre	0.4	1.0-1.5 g/day
U-UN	1	15-30 g/day
U-Na	3.9	70-250 mmol/day
U-K	6.8	25-100 mmol/day
U-Cl	6.2	70-250 mmol/day
U-TP	45	25-75 mg/day
U-Alb	8	<30 mg/day
尿量	195	mL/day

Band：桿状核好中球，Seg：分葉核好中球，B+S：桿状核好中球＋分葉核好中球
＊：病態基準範囲

病日 0.84 mg/dL，3 病日 0.32 mg/dL で，1 病日には炎症がないと判断できる。炎症所見に乏しいので，総コレステロール低下は産生低下による可能性が高くなる。

HDL コレステロールが，1 病日 16 mg/dL と著しく低下している。急性炎症時にも HDL コレステロールは著しく低下するので，HDL コレステロールでの判断は総コレステロールより難しい。TG は概ね基準範囲内であるが，食事や点滴などの状況による変動が大きく，TG での判断は難しい。

❸ コリンエステラーゼ　cholinesterase

1 病日，コリンエステラーゼ 88 U/L と著しく低下している。アルブミン同様，コリンエステラーゼ産生低下あるいは消費亢進を判断しなければならない。CRP が 1 病日 0.84 mg/dL，3 病日 0.32 mg/dL で，1 病日には炎症がないと判断できる。炎症所見に乏しいので，コリンエステラーゼ低下は産生低下による可能性が高い。

13 項目の解釈

1　栄養状態はどうか　albumin, total cholesterol, cholinesterase

1 病日（入院時），アルブミンは 1.3 g/dL，総コレステロール 99 mg/dL およびコリンエステラーゼ 88 U/L と低下している。これら 3 項目の産生低下もしくは消費亢進を検討する。CRP が 1 病日 0.84 mg/dL，3 病日 0.32 mg/dL で，1 病日には炎症がないと判断できる。炎症所見に乏しく 3 項目の低下は消費亢進より産生低下の可能性が高い。

ALT が軽度上昇し軽度の肝細胞傷害を認めるが，総ビリルビンは基準範囲内で肝臓の代謝障害はない。肝細胞傷害に乏しく肝代謝が保たれているので，肝機能低下は考えにくい。したがって，肝合成能が保たれていると判断すると，栄養不良状態が考えやすい。食事が十分摂取されていないか，消化管の吸収が悪いかを鑑別しなければならない。

2　全身状態の経過はどうか　albumin, platelet

全身状態の経過は，アルブミンと血小板で判断する。アルブミンはどのような疾患であっても活動性であれば，消費が亢進し低下する。逆に，上昇を認めれば活動性の低下と判断できるので，患者は回復している。血小板減少は血管内での炎症の存在を反映し，重症患者の全身状態の判定に用いられる。血管内に炎症が波及すれば〔播種性血管内凝固（disseminated intravascular coagulation，DIC），pre DIC，敗血症，全身性炎症反応症候群（systemic inflammatory response syndrome，SIRS）など〕減少し，血管内の炎症が軽快すれば増加する。

アルブミンは 29 病日から上昇傾向を示すが，42 病日 3.1 g/dL，65 病日 2.6 g/dL と低栄養状態を脱していない。経過中 CRP などの炎症所見に乏しいので，食事摂取もしくは消化吸収に問題があるかもしれない。

血小板は，1 病日に 56.8 万/μL とすでに著しく高値である。CRP の上昇を伴わないので炎症による増加ではなく，他の刺激（ストレス等）で増加した可能性がある。病

態の改善(アルブミンの上昇)に伴い減少し，42病日には基準範囲内に入った。血小板を増加させる炎症以外の刺激が低下したと考えられる。ただ，血小板は通常基準範囲を超えた場合，全身状態を評価する指標とはならないことも多いので注意を要する。

3 **細菌感染症はあるのか**　left shift

1病日，白血球は4,630/μLと基準範囲内である。3病日の目視による白血球分画でも桿状核球は2％で，白血球分画の左方移動を認めない。好中球の消費亢進をもたらす細菌感染症はない。

4 **細菌感染症の重症度は**　left shift, CRP, white blood cell

細菌感染症がないので，判断する必要がない。

5 **敗血症の有無**　platelet, fibrinogen

細菌感染症がないので，細菌感染症に伴う敗血症はない。

6 **腎臓の病態**　creatinine, UN, UA, urinalysis, Ca, P

クレアチニンは概ね基準範囲内であり，糸球体濾過量の低下はない。入院後，クレアチニンが低下するのは，経口もしくは点滴などで水分摂取が多くなり，糸球体濾過量が増加したためと考えられる。経過中，腎機能に大きな問題はない。

UNも基準範囲内もしくは以下であり，クレアチニンに連動しているので，変動は糸球体濾過量によると考えてよい。UN低値は蛋白異化低下を意味している。栄養不良の状態が長いとすれば，動かないようにするなど体が蛋白異化を抑えている可能性がある。42病日，65病日のUN上昇は，蛋白質代謝の改善を意味している可能性がある。

7 **肝臓の病態**　ALT, AST, T. Bil, D. Bil, albumin, total cholesterol, cholinesterase

肝臓は肝細胞傷害，肝代謝能，肝合成能の3項目について検討する。

ALTは10，12病日にそれぞれ83，78 U/Lで，一過性にごく軽度に肝細胞が傷害されている。上昇時にAST＞ALTのときもあり，肝細胞以外の細胞が傷害されている可能性もある。ただ，総ビリルビンは基準範囲内かそれ以下であり，肝の代謝機能は保たれており，臨床上問題となる肝細胞傷害ではない。

肝機能に大きな問題はない。

8 **胆管・胆道の病態**　ALP, γGT, D. Bil

γGTはALTに連動して軽度上昇している。肝細胞傷害に伴う上昇であり，胆管・胆道の閉塞はないと判断される。

ALPは高値であるがγGTおよびALTとは連動しておらず，肝細胞傷害に伴う上昇とは考えにくい。アルブミンの上昇に連動して低下しているので，栄養状態に関連しているかもしれないが，積極的に骨，胎盤，小腸などのALP上昇を推測する根拠はない。薬剤によるALP上昇も考えられるが根拠に乏しい。

9 **細胞傷害**　LD, CK, ALT, AST, amylase

LD上昇があり，何らかの細胞傷害が認められる。CK上昇がないので心筋細胞および骨格筋細胞傷害は否定できる。ALTの上昇も軽度であるので，肝細胞傷害のみ

で LD 上昇は説明できない。ヘモグロビン低下もないので溶血も考えにくく，ルーチン検査だけでは，どの細胞が傷害されているか判断できない。

10 **貧血**　Hb, MCV, haptoglobin, reticulocyte, erythropoietin

正球性貧血気味であるが，明らかに貧血があるとは言えない。栄養状態が改善するに伴い，貧血もよくなっている。

11 **凝固・線溶の異常**　PT, APTT, fibrinogen, D-dimer, AT

17病日に測られているのみである。軽度の PT 延長を認めるが，問題にすべきか迷う。フィブリノゲンは基準範囲内にあり，栄養状態が悪いとしても肝臓での凝固因子産生低下を生じるほどではない。

12 **電解質異常**　Na, K, Cl, Ca, P, Mg

1病日，尿比重は 1.020 で濃縮傾向にあるが，Na 136 mmol/L，Cl 99 mmol/L と基準範囲下限で脱水を示唆する所見ではない。改善に向かうにつれ Na，Cl ともに上昇しているので，1〜3病日には，NaCl の摂取量が少なかった可能性がある。

13 **動脈血ガス**

計測されていない。

14 **その他の検査**

IgE が著しく高い値であり，アレルギー疾患を疑わせる。

FT_3，FT_4 ともに低値であるが TSH は基準範囲内であり，消耗性疾患を示唆する。

蛋白分画では，アルブミンの低下を認める。また，β 分画と γ 分画の境界がはっきりしないので β–γ ブリッジングを認める。

好酸球は，栄養状態が改善するに従い上昇している。意味づけは難しい。

■ **総合解釈**

1病日，アルブミン，総コレステロールおよびコリンエステラーゼの低値が認められる。CRP 上昇がないので急性炎症性疾患は考えにくく，アルブミン消費亢進よりは肝臓におけるアルブミン産生低下が考えやすい。肝細胞傷害がなく，ビリルビンが基準範囲内と肝代謝能は保たれている。したがって，上記3項目の低下は，肝機能低下よりも栄養不良のほうが考えやすい。

やや貧血はあるものの，正球性貧血であり長期にわたる鉄欠乏状態にはない。蛋白分画では β 分画および γ 分画が分離できず β+γ 分画で 3.3 g/dL と上昇しており，慢性炎症，特に慢性肝障害を示唆するが，アレルギー性疾患（IgE および好酸球高値より）以外，慢性炎症性疾患を積極的に示唆するデータはない。

LD 上昇から何らかの細胞傷害があるが，傷害細胞の同定には至らない。

甲状腺ホルモンからは消耗性疾患が疑われる。

アレルギー性疾患を有している患者が，食事が摂取できなくなり，栄養不良になったと推察される。

診断と臨床経過

診断 食事摂取不良，アレルギー疾患

幼少時から強いアレルギー疾患があり，改善と増悪を繰り返していた．数週間前から食事を摂らなくなり，寝たきりに近い状態となり，1病日に入院した．入院後点滴などで加療された．

臨床経過を加えた考察

本症例では，重症のアレルギー疾患があり，数週間食事を摂取できなくなった患者のデータを示した．アルブミン，総コレステロールおよびコリンエステラーゼの低下は，食事摂取不良が原因であった．入院後，総コレステロールとコリンエステラーゼは10日程度で基準範囲内に入るが，アルブミンは全体量が多いため回復に時間を要している．

65病日に尿酸は 4.6 mg/dL で基準範囲内に入るが，腎機能が正常で栄養状態が悪いにもかかわらず高値である．入院時に尿酸 8.1 mg/dL と高値を示し，尿酸からは栄養状態がよいと判断され，解釈に苦しむ．LD 上昇から中等度の細胞傷害が生じ，尿酸上昇に関与しているかもしれない．

TSH 上昇を伴わない FT_3 および FT_4 の低下，低 NaCl 血症，正球性貧血はすべて栄養不良の所見として矛盾しない．

好酸球は，1病日 450/μL（10.6%）であるが徐々に増加し，65病日には 6,424/μL（66.3%）となっている．栄養不良状態では好酸球の産生も抑えられ，栄養状態が改善するに従い好酸球の産生も増加した．

この症例で学べたこと

1. 栄養状態で好酸球産生が左右される．
2. 栄養状態を回復させると，コリンエステラーゼと総コレステロールは数日で基準範囲内に入るが，アルブミンは遅れる．
3. 栄養不良では低 NaCl 血症になることがある．
4. 重症アレルギー性疾患では，CRP が動かないが，$β-γ$ ブリッジングが認められた．

症例2　40代男性，黄疸を認め入院した

主な検査の読み方

❶ アルブミン　albumin

　　アルブミンは，3年の経過で3.2 g/dLから2.6 g/dLまで徐々に低下している。CRPは陰性もしくはごく軽度陽性で，アルブミンの消費亢進を生じる炎症とは考えにくい。したがって，アルブミン低下は，消費亢進よりも産生低下が原因として考えやすい。

　　総蛋白とアルブミンの差は3.4〜3.8 g/dLであり，γグロブリンは上昇しているが著明ではない。

　　低栄養状態（食事摂取不良，消化管における吸収障害）もしくは肝不全状態を考慮する必要がある。

❷ 総コレステロール　total cholesterol

　　総コレステロールは，経過中72〜117 mg/dLであり，低値で推移している。CRPは陰性もしくはごく軽度陽性で，総コレステロールの消費亢進を生じる炎症ではない。したがって，総コレステロール低下は，消費亢進よりも産生低下が考えやすい。

　　低栄養状態（食事摂取不良，消化管における吸収障害）もしくは肝不全状態を考慮する必要がある。

❸ コリンエステラーゼ　cholinesterase

　　コリンエステラーゼは，経過中75〜119 U/Lであり，低値で推移している。CRPは陰性もしくはごく軽度陽性で，コリンエステラーゼの消費亢進を生じる炎症ではない。したがって，コリンエステラーゼ低下は，消費亢進よりも産生低下が考えやすい。

　　低栄養状態（食事摂取不良，消化管における吸収障害）もしくは肝不全状態を考慮する必要がある。

13項目の解釈

1　栄養状態はどうか　albumin, total cholesterol, cholinesterase

　　アルブミン，総コレステロールおよびコリンエステラーゼは，3年の経過で徐々に低下している。CRPは陰性もしくはごく軽度陽性で，少なくとも上記の3項目を急激に消費させる炎症はない。また，総蛋白とアルブミンの差は3.4〜3.8 g/dLであり，γグロブリンは上昇しているが軽度である。3項目の低下は，消費亢進よりも産生低下が考えやすい。

症例2 40代男性，黄疸を認め入院した

生化学	1病日	120	210	480	600	660	690	900	990	基準範囲
TP	7.0	6.4	6.6		6.3	6.5	6.4	6.4	6.0	6.5-8.0 g/dL
Alb	3.2	3.0	2.9	3.0	2.8	3.0	2.9	2.8	2.6	4.0-5.0 g/dL
UN	9	11	7	9	6	8	5	10	11	8-21 mg/dL
Cre	0.58	0.63	0.56	0.72	0.56	0.62	0.66	0.65	0.74	0.63-1.05 mg/dL
UA		4.2	2.9		1.9	2.6		4.7	4.5	3.8-8.0 mg/dL
T-Cho		93	72	74		117	97	92	107	128-219 mg/dL *
AST	24	31	29	29	64	31	26	38	32	11-28 U/L
ALT	14	19	24	15	23	17	19	28	24	9-36 U/L
γGT	19	19	19	11	12	14	13	13	15	13-70 U/L
T-Bil	2.78	5.34	4.08	4.64	6.75	4.09	3.21	4.76	3.62	0.30-1.40 mg/dL
D-Bil	1.04	2.06	1.97		2.69			2.25	1.74	0.10-0.40 mg/dL
ALP	466	346	570	448	431	429	385	449	417	115-330 U/L
LD	150	139	152		279	194	158	266	232	120-230 U/L
CK	58	94	98		163	128	71	108	140	43-272 U/L
AMY	60	48	45		42		52	79		44-127 U/L
ChE	113		119	93				75		195-466 U/L
Na	138	135	136	136	128	134	133	129	132	136-145 mmol/L
K	4.1	3.8	3.9	4.1	3.9	3.8	4.1	4.1	3.7	3.4-4.5 mmol/L
Cl	106	104	102	104	98	105	104	100	103	100-108 mmol/L
Glu	97				204	185	165		231	75-110 mg/dL
CRP	0.06	0.09	0.15	0.09	0.64	0.19	0.84	0.13	0.13	<0.10 mg/dL
NH_3	88		68					78	53	12-66 μg/dL

血算	1病日	120	210	480	600	660	690	900	990	基準範囲
白血球	3.71	2.01	1.46	2.27	2.65	2.32	1.34	5.34	2.30	$2.97-9.13 \times 10^3/\mu L$
好中球	58.7	54.2		70.6	75.4	83.7	54.5	78.5	74.8	42-75%
リンパ球	33.2	32.3		21.1	13.6	10.3	33.6	14.6	15.7	17-57%
単球	4.6	7.5		5.3	10.2	5.2	8.2	5.4	6.1	0-10%
好酸球	3.0	5.0		2.6	0.4	0.4	3.7	1.1	3.0	0-10%
好塩基球	0.5	1.0		0.4	0.4	0.4	0.0	0.4	0.4	0-2%
赤血球	2.71	2.89	3.28	2.68	2.86	2.71	2.63	2.15	1.83	$4.14-5.63 \times 10^6/\mu L$
ヘモグロビン	8.3	10.0	10.5	9.2	9.5	8.6	8.5	8.2	6.8	12.9-17.4 g/dL
ヘマトクリット	26.7	29.4	31.4	27.7	28.0	26.4	25.6	23.2	19.4	38.6-50.9%
MCV	98.5	101.7	95.7	103.4	97.9	97.4	97.3	107.9	106.0	84.3-99.2 fL
MCH	30.6	34.6	32.0	34.3	33.2	31.7	32.3	38.1	37.2	28.2-33.8 pg
MCHC	31.1	34.0	33.4	33.2	33.9	32.6	33.2	35.3	35.1	32.2-35.5%
血小板	9.3	5.0	5.5	6.0	4.3	4.8	5.2	6.8	4.7	$14.3-33.3 \times 10^4/\mu L$

凝固・線溶系	1病日	120	210	480	600	660	690	900	990	基準範囲
PT	19.7	22.3	20.9	22.9	22.4			19.9	21.0	正常対照±10%
PT-INR	1.64	1.84	1.83	1.96	1.92			1.56	1.80	0.85-1.15
APTT	47.3	51.6	50.9		44.9			43.1		23.0-38.0 sec
フィブリノゲン	149.4	143.7	136.2					134.7		180-350 mg/dL
D-dimer	0.7	0.4	0.7							≤1.0 μg/mL
AT	36.4	36.7								80-120%

＊：病態基準範囲

1病日，ALTは基準範囲内であるが，総ビリルビンは2.78 mg/dLと高値であり，肝代謝能障害が示唆される．肝硬変の病態で壊れる肝細胞が少なくなりALTが基準範囲内の可能性もある．肝合成能低下によるアルブミン，総コレステロールおよびコリンエステラーゼ低下の可能性が高い．

2 **全身状態の経過はどうか**　albumin, platelet

アルブミンは徐々に低下しており，患者の全身状態は悪化している．

血小板は，120病日以後は5万/μL前後を推移し，減少傾向はないが，明らかに低値である．急性ではなく慢性の変化であり，CRPはごく軽度の上昇で血管内炎症を反映していないので血小板は全身状態の判断には用いられない．

3 **細菌感染症はあるのか**　left shift

1病日，白血球は3,710/μLと基準範囲内であるが，やや低値である．白血球分画は目視で測定されておらず，左方移動の有無はわからない．自動血球計数器では好中球58.7%と高くないので，左方移動のある可能性は低い．CRP陰性も合わせると，細菌感染症はない．3年間の経過においても，同様の所見で経過中に細菌感染症は生じていない．

白血球は，基準範囲内のこともあるが低値のことも多い．炎症がなく急速な変化でもないので，消費亢進による好中球減少は考えにくい．産生低下（骨髄）もしくは破壊亢進（脾機能亢進）を念頭に置く必要がある．貧血，血小板減少も認められ，血球3系統すべてが低下している．骨髄疾患を考慮する必要があるが，重症肝機能障害に伴う脾機能亢進でも説明がつく．

4 **細菌感染症の重症度は**　left shift, CRP, white blood cell

細菌感染症はないので，重症度を判断する必要がない．

5 **敗血症の有無**　platelet, fibrinogen

血小板減少およびフィブリノゲン低下を認めるが，細菌感染症がないので敗血症はない．

6 **腎臓の病態**　creatinine, UN, UA, urinalysis, Ca, P

クレアチニンは基準範囲内で変動に乏しい．糸球体濾過量は保たれており，腎機能に大きな問題はない．

UNもクレアチニンに比して低いが，連動しており糸球体濾過量による変化である．UN低値は，蛋白代謝（異化）が低い可能性がある．

7 **肝臓の病態**　ALT, AST, T. Bil, D. Bil, albumin, total cholesterol, cholinesterase

ALTは上下しているが基準範囲内であり，肝細胞傷害はない．600病日にASTがALTに比べ上昇しているが，LDおよびCKの上昇があり肝細胞以外の軽度細胞傷害が生じていると考えてよい．

総ビリルビンが上昇している．30%＜直接ビリルビン／総ビリルビン＜70%であり，肝細胞傷害型のビリルビン上昇である．肝細胞でのビリルビン代謝機能が低下している．

アルブミン，総コレステロールおよびコリンエステラーゼは経過中すべて低値であり，肝合成能の低下が考えやすい．

活動性に乏しい肝細胞傷害にもかかわらず，肝代謝能および肝合成能が障害されており，重症肝機能障害(肝硬変)を考慮する必要がある．

8　胆管・胆道の病態　ALP, γGT, D. Bil

ALPは高値であるがγGTは基準値内であり，胆管・胆道の閉塞はない．

ALP高値は骨病変を考慮しなければならない．血球3系統がともに低下しているので骨髄腫瘍(原発性もしくは転移性骨腫瘍)は鑑別する必要がある．しかし，ALPの上昇傾向は認められず，3年間血球3系統ともに低下しているが変動に乏しく，進行する骨髄の腫瘍性病変は考えにくい．

薬剤性のALP上昇も鑑別に挙がるが根拠はない．

9　細胞傷害　LD, CK, ALT, AST, amylase

900および990病日に軽度のLDの上昇がありASTも連動しているので，何らかの細胞傷害が認められる．CKも上昇しているが基準範囲内であり，LD上昇にはほとんど影響していない．

傷害細胞の推定は難しい．

10　貧血　Hb, MCV, haptoglobin, reticulocyte, erythropoietin

貧血(ヘモグロビン低下)が徐々に進行している．MCVが100 fL程度であり大球性であるが，悪性貧血(MCV 130 fL以上のことが多い)ほど大きくない．慢性肝疾患による大球性貧血を考慮しなければならない．肝細胞を再生するため葉酸が肝臓で多く消費され，骨髄にて相対的に葉酸不足になったと考えると理解しやすい．慢性肝障害が鑑別に挙がるが，ALTからは進行性の肝細胞傷害はない．

白血球および血小板減少を伴い，血液3系統の長期低下を認める．骨髄における産生低下もしくは脾機能亢進による破壊亢進が考えやすい．

11　凝固・線溶の異常　PT, APTT, fibrinogen, D-dimer, AT

PTおよびAPTT延長，フィブリノゲンおよびAT低下を認め，凝固因子の低下が認められる．炎症反応にも乏しくD-dimer上昇もないので，消費亢進よりは肝臓における凝固因子の産生低下が考えやすい．

血小板減少およびフィブリノゲン低下がないので，血管内炎症による消費亢進よりは脾機能亢進を考慮したほうがよい．

12　電解質異常　Na, K, Cl, Ca, P, Mg

徐々に低Na血症の傾向にある．Kの上昇がなく，腎に対する相対的な副腎皮質ホルモン低下は積極的には考えにくい．UNやグルコースも高くなく，浸透圧を保つための代償性変化でもない．

Na−Cl(＝Anion gap＋HCO_3)が30より低くなることがあり，代謝性アシドーシスを疑わせる．何らかの細胞傷害によるかもしれないが，確定する根拠がない．

13　**動脈血ガス**
　　　　検査されていない。

14　**その他の検査**
　　　　アンモニアが軽度高値であり肝不全を疑う。肝臓にてアミノ酸代謝の結果生じたアンモニアを代謝できなくなっている。

● 総合解釈

　　炎症反応を認めず，アルブミン，総コレステロールおよびコリンエステラーゼの低下があり，栄養不良もしくは肝臓での産生低下を示唆している。ビリルビンおよびアンモニア高値は肝臓の代謝能低下を示しており，肝合成能低下を伴っていれば，肝不全が考えられる。D-dimer の上昇を伴わない凝固能低下も肝での凝固因子産生低下を示唆する。血液 3 系統の低下は，肝硬変(肝不全)に伴う脾機能亢進で説明できる。赤血球が大球性であることは，肝細胞増生に葉酸が使用され骨髄で相対的に不足したと考えられる。しかし，総蛋白，アルブミンから γ グロブリンの著明な上昇はなく，ウイルス肝炎に伴う肝硬変とは異なる。

● 診断と臨床経過

診断 肝不全(低悪性度腫瘍の肝臓転移)

　　低悪性度腫瘍の肝転移により，正常な肝細胞が徐々に減少し肝不全に陥った症例である。4 年前に，低悪性度腫瘍とその肝転移が認められた。肝切除術および化学療法などを繰り返したが，肝転移巣が大きくなり正常肝組織を徐々に傷害し肝不全に陥った。

● 臨床経過を加えた考察

　　肝不全によるアルブミン，総コレステロールおよびコリンエステラーゼの低下を示した。

　　悪性腫瘍の肝転移であるので，肝細胞傷害は目立たないが，ビリルビン代謝能低下，合成能低下があり肝不全(肝硬変)が推定される。血液 3 系統の低下も，脾機能亢進を示唆し肝不全を支持する。

　　PT，APTT が延長し，フィブリノゲンおよび AT が低下しているが，変動に乏しく，炎症反応も認められないので，肝での凝固因子産生低下が考えられる。重症の肝機能障害の所見に合致する。

　　ウイルス肝炎による肝硬変では，γ グロブリンがポリクローナルに上昇するが，この症例では認められていない。低悪性度腫瘍転移による肝不全であれば，慢性炎症所見は乏しい。

　　転移性肝腫瘍の場合，通常末梢細胆管の閉塞が生じるため，ビリルビン上昇がなくても γGT および ALP の上昇が生じやすい。しかし，本例では認められず，説明が難

しい。

　　抗利尿ホルモンは肝臓にて代謝されるため，高度の肝機能障害が生じると抗利尿ホルモン作用が増強し低Na血症が生じた可能性がある．アルドステロンも同様に肝臓で代謝されるため，著しい肝機能低下により作用が増強するといわれているが，抗利尿ホルモンの作用が勝ったため，低Na血症になったのかもしれない．

> **この症例で学べたこと**
> 1. γグロブリンの著しい上昇を伴わない肝硬変の所見．
> 2. この症例程度の肝不全では，PT-INR1.6〜1.9，APTT45〜50秒，フィブリノゲン130〜150 mg/dL，AT35〜40%となる．
> 3. 重症肝機能障害による低Na血症は，抗利尿ホルモンの代謝遅延で生じることが多い．アルドステロンも代謝遅延により作用が増強するが，抗利尿ホルモンのほうが強いと考えられる．

症例3　40代女性，呼吸困難にて1病日入院となった

主な検査の読み方

❶ アルブミン　albumin

　　アルブミンは，1病日に2.6 g/dLと低下している．CRPが17.21 mg/dLと高値であるので，まず炎症に伴うアルブミンの消費亢進を疑う．3病日に2.4 g/dLとさらに低下するが，著しい変動ではなく急性変化と判断できない．ただ，4病日以降のアルブミン上昇を消費亢進がなくなったと判断すれば，消費亢進によるアルブミン低下と考えてよい．

　　総蛋白とアルブミンとの差は3.2〜4.0 g/dLであり，γグロブリンは軽度に上昇し，慢性炎症を伴っている可能性がある．

　　ALT上昇からは軽度の肝細胞傷害が示唆されるが，総ビリルビンは基準範囲内であるので肝代謝能に問題なく，肝合成障害(肝不全)に伴うアルブミン低下は考えにくい．

　　アルブミンは徐々に上昇しており，患者は回復に向かっている．

症例3　40代女性，呼吸困難にて1病日入院となった

生化学	−39	1病日	2	3	4	7	9	37	基準範囲
TP		5.8	5.9	5.6	6.0	6.7	7.0		6.5-8.0 g/dL
Alb		2.6	2.6	2.4	2.5	2.9	3.0		4.0-5.0 g/dL
UN	11	29	26	22	16	15	12		8-21 mg/dL
Cre	0.58	0.67	0.61	0.46	0.42	0.39	0.39		0.45-0.80 mg/dL
eGFR		77	85	116	128	139	139		
UA		10.5			4.3		5.7	6.4	2.7-5.8 mg/dL
T-Cho		76			111			159	128-219 mg/dL *
AST	63	81	91	74	54	68	63	35	11-28 U/L
ALT	107	48	50	46	39	67	73	38	7-23 U/L
γGT	49	29		33	35	37	36	26	9-27 U/L
T-Bil		0.68			0.88	0.80	0.89		0.30-1.40 mg/dL
D-Bil		0.26							0.10-0.40 mg/dL
ALP	279	178			166		203		115-330 U/L
LD	244	514	478	355	357	348	344	222	120-230 U/L
CK		106			23	54			30-165 U/L
AMY		41			37				44-127 U/L
ChE		229			254	267			195-466 U/L
Na		137	140	141	142	143	140		136-145 mmol/L
K		3.5	3.9	4.2	4.0	3.7	3.7		3.4-4.5 mmol/L
Cl		100	102	103	104	103	102		100-108 mmol/L
Ca		7.4			7.7	8.4			8.7-10.3 mg/dL
補正Ca		8.7			9.1	9.5			8.7-9.9 mg/dL
P		2.2			2.9	3.3			2.5-4.6 mg/dL
Glu		120	105	162	119	133	192	142	75-110 mg/dL
CRP		17.21	12.58	4.46	2.03	1.17	0.83		<0.10 mg/dL
BNP			52.2						≤20 pg/mL
KL-6			640			620			105-401 U/mL

血算	−39	1病日	2	3	4	7	9	37	基準範囲
白血球		7.87	6.52	5.83	5.96	6.54	5.68	5.20	$3.04-8.72 \times 10^3/\mu L$
好中球(Band)					3				0-15%
好中球(Seg)					73				28-68%
好中球(B+S)		71.5	72.5	70.0		58.5	53.7	51.9	42-75%
単球		4.1	5.1	7.7	5	6.7	7.0	6.5	0-2%
好酸球		0.0	0.2	1.4	0	4.6	3.7	3.3	0-10%
好塩基球		0.6	0.9	0.5	0	0.2	0.9	0.6	0-10%
リンパ球		23.8	21.3	20.4	15	30.0	34.7	37.7	17-57%
異型リンパ球					4				0%
後骨髄球					0				0%
骨髄球					0				0%
赤芽球					0				0%
赤血球		4.73	4.88	4.61	4.86	4.78	4.85	4.80	$3.73-4.95 \times 10^6/\mu L$
ヘモグロビン		13.3	13.3	12.6	13.2	13.1	13.2	13.3	10.7-15.3 g/dL
ヘマトクリット		40.4	42.4	40.7	42.2	41.6	41.0	41.0	33.6-45.1%
MCV		85.4	86.9	88.3	86.8	86.2	85.8	85.4	80.4-101.0 fL
MCH		28.1	27.3	27.3	27.2	27.4	27.2	27.7	25.5-34.6 pg
MCHC		32.9	31.4	31.0	31.3	31.8	31.7	32.4	30.8-35.4%
血小板		10.0	10.6	12.0	14.3	28.7	31.8	26.9	$13.7-37.8 \times 10^4/\mu L$

凝固・線溶	−39	1病日	2	3	4	7	9	37	基準範囲
PT		14.7	13.8	14.0	14.2	14.3			正常対照±10%
PT-INR		1.2	1.1	1.1	1.1	1.1			0.85-1.15
APTT		37.2	32.3	31.8	27.5	26.6			23.0-38.0 sec
フィブリノゲン		429.2	443.6	374.3	344.5	349.5			180-350 mg/dL
D-dimer		5.6	8.1	13.2	12.9	10.0			≤1.0 μg/mL
AT		68.8	73.2	72.2	82.4				80-120%
TAT				12.4					0.1-1.8 ng/mL
PIC				1.4					0.3-1.1 μg/mL

動脈血ガス	−39	1病日	2	3	4	7	9	37	基準範囲
酸素吸入		N 4L	N 3L	N 2L	N 2L	N 1L		N 1L	
pH		7.424	7.365	7.37		7.451		7.404	7.34-7.45
Pa_{CO_2}		46.2	54.2	56.9		42.7		46.7	32-45 mmHg
Pa_{O_2}		99.1	85.5	86.2		56.8		73.8	75-100 mmHg
HCO_3^-								29.3 28.6	22-28 mmol/L

尿(試験紙法)	2病日	基準範囲
pH	6.5	5.0-8.5
比重	1.020	1.005-1.030
蛋白	100	− (0 mg/dL)
糖	−	− (0 mg/dL)
ケトン	−	−
ビリルビン	−	−
潜血	3+	−
亜硝酸塩	−	−
ウロビリノゲン	0.1	0.1 EU/dL
WBC	−	−
色	黄褐色	
混濁		

尿沈渣	2病日	基準範囲
赤血球	>100	≤5/HPF
白血球	1-4	≤5/HPF
扁平上皮	<1	<1+
尿細管上皮	<1	
硝子円柱	1+	
上皮円柱		
顆粒円柱		
ろう様円柱		
細菌		
真菌		

感染症	2病日	基準範囲
β-D-グルカン	<4.13	<11.0 pg/mL
エンドトキシン	<1.38	<5.0 pg/mL

自己免疫	2病日	基準範囲
RF	3	<10 U/mL
FANA	−	≤×40

栄養状態はどうか

N 4L：鼻腔カニューラで毎分4Lの酸素投与
Band：桿状核好中球，Seg：分葉核好中球，B+S：桿状核好中球＋分葉核好中球
＊：病態基準範囲
(本田孝行，松本剛：Reversed Clinicopathological Conference　40代女性，1病日に転院してきた．Lab Clin Pract 34(1)：32-37，2016 より)

❷ 総コレステロール　total cholesterol

　　　　総コレステロールは 76 mg/dL と著しく低下している。CRP が 17.21 mg/dL と高値であるので，炎症に伴う総コレステロールの消費亢進（異化亢進）を考慮する。ただ，総コレステロールの著しい低下では，血球貪食症候群などの特殊な病態も考慮する必要がある。

　　　　総コレステロールも 4，37 病日と増加しており，4 病日以降は回復している。

❸ コリンエステラーゼ　cholinesterase

　　　　コリンエステラーゼは基準範囲内にある。肝合成能に大きな問題はない。

13 項目の解釈

1　栄養状態はどうか　albumin, total cholesterol, cholinesterase

　　　　コリンエステラーゼは基準範囲内で肝合成能が保たれているので，食事摂取不良や消化管吸収不良などの栄養不良状態での入院は考えにくい。

　　　　1 病日，アルブミンと総コレステロールが低値で，CRP が 17.21 mg/dL と高値であり，肝合成能低下は考えにくいので，炎症によるアルブミンの消費亢進が考えられる。コリンエステラーゼを低下させないが，アルブミンおよび総コレステロールを低下させる炎症性疾患が疑われる。

　　　　アルブミンは 2.6 g/dL で高度の低下を示している。急性炎症であれば，敗血症を含めた SIRS や DIC などの重症炎症性疾患も考慮する必要がある。

2　全身状態の経過はどうか　albumin, platelet

　　　　アルブミンは 3 病日まで低下し，4 病日からは上昇に転じている。少なくとも 4 病日から全身状態は改善している。ただし，アルブミン上昇は反応が鈍く，実際の回復時点からは遅れるので 4 病日以前に回復傾向となっている可能性がある。

　　　　血小板は 2 病日にわずかに増加しているので，血管内炎症は 2 病日には回復傾向になった。3 病日からは確実に改善していると判断できる。

　　　　総合的には，患者は 2 病日から回復している。

3　細菌感染症はあるのか　left shift

　　　　白血球は 7,870/μL と基準範囲内である。好中球分画は 71.5% であり，自動血球計数器にて検査されているので左方移動の有無はわからない。ただ，左方移動があると，好中球分画は 90% を超えることが多いので，左方移動のない可能性が高い。

　　　　4 病日の目視による白血球分画でも桿状核球は 3% と低く，白血球の左方移動はない。1〜4 病日の白血球数も上下しておらず，好中球が消費されるような病態はない。

　　　　細菌感染症はない。

4　細菌感染症の重症度は　left shift, CRP, white blood cell

　　　　細菌感染症は考えにくいので，重症度を判定する必要がない。

5　敗血症の有無　platelet, fibrinogen

　　　　血小板の減少はあるが，細菌感染症を伴う敗血症はない。

6 **腎臓の病態** creatinine, UN, UA, urinalysis, Ca, P

　クレアチニンは基準範囲内で推移しており，糸球体濾過量に大きな変化がなく，腎機能に大きな問題はない。UN 上昇はクレアチニンに連動しているので糸球体濾過量に伴う変化と考えてよい。

　尿所見では，蛋白と血尿が認められ糸球体障害を疑わせる。女性であり，1 回の検査であることから疑いに留まる。

7 **肝臓の病態** ALT, AST, T. Bil, D. Bil, albumin, total cholesterol, cholinesterase

　ALT は 38〜107 U/L を上下し一定の傾向はないが，ごく軽度の肝細胞傷害が認められる。1 病日，AST＞ALT で γGT も軽度上昇しているのでアルコール性肝障害を疑うが，−39 病日は AST＜ALT でアルコール性肝障害のパターンではない。肝細胞以外の細胞傷害による AST の上昇も考えなければならないが，臨床上問題になるような重症肝細胞傷害ではない。

　総ビリルビンは基準範囲内で，肝臓の代謝機能は問題ない。−39 病日から ALT の上昇があり，肝炎や脂肪肝などがベースにあることを否定できない。

　総合的に，肝細胞傷害がごく軽度に認められるが，肝機能に大きな問題はない。

8 **胆管・胆道の病態** ALP, γGT, D. Bil

　軽度の γGT 上昇が認められるが，ALP 上昇はなく胆管・胆道閉塞はない。

9 **細胞傷害** LD, CK, ALT, AST, amylase

　LD の上昇，AST＞ALT より肝細胞以外の細胞傷害が認められる。CK 上昇がないので心筋細胞および骨格筋細胞傷害ではない。ALT 上昇もごく軽度で，肝細胞傷害のみでは LD および AST 上昇を説明できない。ヘモグロビンの低下はなく，ビリルビン上昇もないので，溶血も考えにくい。KL-6 が 640 U/mL と上昇しており，軽度の 2 型肺胞上皮細胞傷害を認める。

　1 病日，LD 514 U/L からは，中等度の細胞傷害を認めるが，KL-6 値に相当する 2 型肺胞上皮細胞傷害で説明できるか問題が残る。それ以外の細胞傷害を伴っているかもしれない。

10 **貧血** Hb, MCV, haptoglobin, reticulocyte, erythropoietin

　貧血および貧血傾向はない。MCV も基準範囲内である。

11 **凝固・線溶の異常** PT, APTT, fibrinogen, D-dimer, AT

　1 病日に，血小板が 10 万/μL，AT 68.8％ と減少し，2 病日に D-dimer，TAT，PIC が上昇しているので，軽度の凝固・線溶亢進がある。フィブリノゲンは基準範囲を超えているが，CRP 上昇に比較すると低値であり，消費亢進があるかもしれない。ただ，基準範囲を下回らないので，pre DIC，DIC は考えられない。

12 **電解質異常** Na, K, Cl, Ca, P, Mg

　電解質に関しては特に問題を認めない。

13 **動脈血ガス**

　1 病日，HCO_3 がないので通常の動脈血ガス分析ができない。鼻腔カニューラで

4 L/min の酸素吸入を行っているが，酸素分圧が低く，肺胞における酸素化が障害されている可能性がある．また，$Paco_2$ は高値であり，肺胞低換気も存在する．両者の可能性を検討しなければならない．

❶ pH からアシデミアもしくはアルカレミアを判断する

9 病日，pH 7.451 でアルカレミアがある．

❷ 呼吸性か代謝性かを判断する

HCO_3＝29.3 mmol/L であり，代謝性アルカローシスがある．

❸ Anion gap を求める

$Na-(Cl+HCO_3)$＝140－(102＋29.3)＝8.7 mmol/L である．アルブミンが 3.0 g/dL であるので補正 Anion gap を求める．補正 Anion gap＝Anion gap＋(2.5～3.0)×(4.0－アルブミン値)＝8.7＋(2.5～3.0)×1.0＝11.2～11.7 であり，Anion gap は開大していない．

❹ 補正 HCO_3 値から，代謝性アルカローシスを判断する

Anion gap が開大していないので補正する必要がなく，HCO_3＝29.3＞26 mmol/L より代謝性アルカローシスがある．

❺ 一次性酸塩基平衡に対する代償性変化を判断する

代謝性アルカローシスに対して，$\Delta Paco_2$＝(0.5～1.0)×ΔHCO_3＝(0.5～1.0)×(HCO_3－24)＝(0.5～1.0)×(29.3－24)＝2.65～5.3 mmHg となり，40＋5.3＝45.3 mmHg まで代償範囲内である．$Paco_2$＝42.7 mmHg で，代償範囲内の呼吸性アシドーシスがある．

❻ 総合的に判断する

代謝性アルカローシス＋代償範囲内の呼吸性アシドーシス．
$AaDO_2$＝[(大気圧－47)×FiO_2－$Paco_2$/0.8]－Pao_2＝[(705－47)×0.24－42.7/0.8]－56.8＝47.745 となり，酸素化障害を認める．大気圧＝705 mmHg(松本市)，鼻カニューラで毎分 1 L の酸素吸入があり，FiO_2＝0.24 にて計算した．

肺胞低換気に伴う代償性代謝性アルカローシスの頻度が高い．肺胞低換気＋Alveolar-capillary block の状態を考慮する必要がある．呼吸性アシドーシスを代謝性アルカローシスで代償しているほうが説明しやすい．

14　その他の検査

4 病日の目視による白血球分類において，異型リンパ球 4％が認められる．通常でも 1～2％は認めることがあるが，4％は有意な所見で，ウイルス感染症を疑わせる．

KL-6 は間質性肺炎のマーカーとして使用される．間質性肺炎にて 1 型肺胞上皮細胞が傷害され，2 型肺胞上皮細胞増生により KL-6 産生が上昇すると考えられている．軽度の肺胞上皮細胞傷害がある．

総合解釈

1 病日，CRP は高値であり，中等度以上の炎症がある．4 病日には少なくとも左方

移動はなく，徐々に低下している白血球数の動きからは，積極的に細菌性感染症を疑えない．ただ，アルブミンが 2.6 g/dL と著しく低下しているので重症炎症は存在する．

LD が高値であるが，傷害されている細胞の同定は難しい．CK，ALT の上昇がないことから，少なくとも，心筋細胞，骨格筋細胞および肝細胞の傷害はない．KL-6 高値から肺胞上皮細胞傷害があるが，肺胞上皮細胞だけで LD 高値を説明できるか問題が残る．

1 病日には，PT 延長，血小板減少，AT 低下および凝固因子低下が認められるが，フィブリノゲンは基準範囲を超えており明らかな低下はない．ただ，フィブリノゲンは CRP 高値から推定するフィブリノゲン値に比べれば低値とも考えられ，消費亢進があるかもしれない．しかし，敗血症および DIC のような重症ではなく，血小板の変動から判断すると 2 病日以降には改善している．

動脈血ガス分析では，もともと低換気で呼吸性アシドーシスがあり，代謝性アルカローシスで代償されている患者に Alveolar-Capillary block（肺水腫など）が生じたと考えると理解しやすい．

異型リンパ球の出現からは，ウイルス性肺炎が鑑別に挙がる．

診断と臨床経過

診断 インフルエンザウイルス肺炎

−11 病日にインフルエンザウイルス曝露歴があった．−6 病日に乾性咳嗽を認め，某院を受診し抗菌薬を投与された．−4 病日から 39℃の発熱を認め，−3 病日にインフルエンザウイルス検査が陽性となった．抗インフルエンザ薬が投与されたが，−2 病日から呼吸困難が出現しインフルエンザウイルス肺炎の診断にて某院に入院した．1 病日に CRP が 21 mg/dL に上昇したため転院となった．

臨床経過を加えた考察

インフルエンザウイルス肺炎を起こして，曝露後 11 日目に入院してきた患者である．高度肥満による低換気から呼吸性アシドーシスがあり，代償性に代謝性アルカローシスとなっていた．インフルエンザウイルス肺炎により，肺胞間質に浮腫が生じ，肺胞上皮細胞が傷害され，心臓にも軽度負荷が加わった．

CRP 高値であるが，白血球数・分画では細菌性感染がないと判断され，異型リンパ球が認められたことよりウイルス感染が疑われた．ウイルス感染があると，血管内皮細胞が傷害されるので，血小板が血管表面に吸着することにより血小板数は減少することがある．

CRP 高値に加えて，血管内での凝固・線溶が亢進しているので，DIC および敗血症を含んだ SIRS を念頭に置かなければならない．しかし，2 病日から血小板は増加に転じているので患者は回復に向かっている．LD の上昇は，KL-6 の上昇も合わせ

て考えると，2型肺胞上皮細胞の傷害の関与があったと考えられる。

本例では，インフルエンザウイルスが直接的に肝臓および腎臓に障害を与える所見はなかった。

この症例で学べたこと

1. インフルエンザウイルス肺炎では，LD上昇を認める。
2. インフルエンザウイルスは，肝細胞傷害を起こしてもごく軽度である。
3. インフルエンザウイルス肺炎では，異型リンパ球が4％程度出現した。
4. インフルエンザウイルス肺炎では，軽度に凝固・線溶亢進が起きた。
5. インフルエンザウイルス肺炎では，CRPが17 mg/dLを超えることがある。

文献

1) Broom J, Fraser MH, McKenzie K, Miller JD, Fleck A. The protein metabolic response to short-term starvation in man. Clin Nutr 1986；5：63-65.
2) McClave SA, Mitoraj TE, Thielmeier KA, Greenburg RA. Differentiating subtypes (hypoalbuminemic vs marasmic) of protein-calorie malnutrition：Incidence and clinical significance in a university hospital setting. JPEN J Parenter Enteral Nutr 1992；16：337-342.
3) Rothschild MA, Oratz M, Zimmon D, Schreiber SS, Weiner I, Van Caneghem A. Albumin synthesis in cirrhotic subjects with ascites studied with carbonate-14c. J Clin Invest 1969；48：344-350.
4) Ballmer-Weber BK, Dummer R, Kung E, Burg G, Ballmer PE. Interleukin 2-induced increase of vascular permeability without decrease of the intravascular albumin pool. Br J Cancer 1995；71：78-82.
5) Fleck A, Raines G, Hawker F, Trotter J, Wallace PI, Ledingham IM, et al. Increased vascular permeability：A major cause of hypoalbuminaemia in disease and injury. Lancet 1985；1：781-784.
6) Brenner BM, Meyer TW, Hostetter TH. Dietary protein intake and the progressive nature of kidney disease：The role of hemodynamically mediated glomerular injury in the pathogenesis of progressive glomerular sclerosis in aging, renal ablation, and intrinsic renal disease. N Engl J Med 1982；307：652-659.
7) Shakespeare PG, Coombes EJ, Hambleton J, Furness D. Proteinuria after burn injury. Ann Clin Biochem 1981；18：353-360.
8) Kurose I, Anderson DC, Miyasaka M, Tamatani T, Paulson JC, Todd RF, et al. Molecular determinants of reperfusion-induced leukocyte adhesion and vascular protein leakage. Circ Res 1994；74：336-343.
9) Kaysen GA. Biochemistry and biomarkers of inflamed patients：Why look, what to assess. Clin J Am Soc Nephrol 2009；4 Suppl 1：S56-63.
10) Gierens H, Nauck M, Roth M, Schinker R, Schurmann C, Scharnagl H, et al. Interleukin-6 stimulates ldl receptor gene expression via activation of sterol-responsive and sp1 binding elements. Arterioscler Thromb Vasc Biol 2000；20：1777-1783.
11) Vyroubal P, Chiarla C, Giovannini I, Hypsler R, Ticha A, Hrnciarikova D, et al. Hypocholesterolemia in clinically serious conditions ― review. Biomed Pap Med Fac Univ Palacky Olomouc Czech Repub 2008；152：181-189.
12) Gruber M, Christ-Crain M, Stolz D, Keller U, Muller C, Bingisser R, et al. Prognostic impact of

plasma lipids in patients with lower respiratory tract infections - an observational study. Swiss Med Wkly 2009 ; 139 : 166-172.
13) Davis L, Britten JJ, Morgan M. Cholinesterase. Its significance in anaesthetic practice. Anaesthesia 1997 ; 52 : 244-260.
14) Lockridge O, Bartels CF, Vaughan TA, Wong CK, Norton SE, Johnson LL. Complete amino acid sequence of human serum cholinesterase. J Biol Chem 1987 ; 262 : 549-557.
15) Umeki S. Biochemical abnormalities of the serum in anorexia nervosa. J Nerv Ment Dis 1988 ; 176 : 503-506.
16) Schmidt E, Schmidt FW. Enzyme diagnosis of liver diseases. Clin Biochem 1993 ; 26 : 241-251.
17) Mitchell JB, Harrop-Griffiths W. Suxamethonium apnoea and the isolated leg. Anaesthesia 1994 ; 49 : 315-316.
18) Gault DT, Everitt AS, Gordon PW, Eve MD, Moody FM. Serum cholinesterase levels after thermal injury. Is treatment required? Burns Incl Therm Inj 1987 ; 13 : 208-212.
19) al-Kassab AS, Vijayakumar E. Profile of serum cholinesterase in systemic sepsis syndrome (septic shock) in intensive care unit patients. Eur J Clin Chem Clin Biochem 1995 ; 33 : 11-14.
20) Kanai S, Honda T, Uehara T, Matsumoto T. Liver function tests in patients with bacteremia. J Clin Lab Anal 2008 ; 22 : 66-69.

II

全身状態の経過はどうか

どのような患者であっても，"回復しているか"もしくは"悪化しているか"をルーチン検査で判断できれば，臨床的に非常に有用である。特に重症患者では，現在行っている治療の是非を判断できる。
　単純に，アルブミンが上昇すれば患者は回復しており，逆に低下すれば悪化していると判断する。アルブミンは，肝臓で材料のアミノ酸から合成され，血中に供給される。アルブミンを維持するためには，下記の①〜③すべてを満たさなければならない。
　①材料の供給：食事で蛋白質を摂取し，消化管で蛋白質がアミノ酸に分解・吸収され，門脈にて肝臓に運ばれる。
　②肝臓での合成と血中への供給：肝臓ではアミノ酸からアルブミンが合成され，血中に供給される。
　③アルブミン異化亢進・消費亢進を認めない：アルブミンは，炎症や悪性腫瘍により異化が亢進し，腎臓・皮膚・消化管疾患により血中から失われる（異化亢進・消費亢進）。
　多くの疾患は①〜③のいずれかを満たさないため，血中アルブミンは低下し，疾患の活動性が上がればより低下する。ただ，アルブミンは体の水分量に大きく左右されるため1〜2日の短期的な評価は難しく，数日単位の傾向（トレンド）で判断しなければならない。
　血小板は血管内炎症を反映しており，重症患者の全身状態の評価に適し，リアルタイムな判断が可能である。血小板は，血管内炎症が生じると消費が亢進し減少する。したがって基準範囲以下にあった血小板が増加すれば回復を意味する。DIC，敗血症およびsystemic inflammatory response syndrome（SIRS）などの重症な病態をリアルタイムに検討できる。
　逆に，血小板減少は必ずしも全身状態の悪化を意味しないことがある。局所病変（出血）の一次止血でも血小板減少が生じる。出血の場合，フィブリノゲンの低下がないか，あっても軽度である。

1 アルブミン　albumin

1　どのような指標か

　アルブミンは，患者の回復もしくは悪化を大まかに判断できる指標である。すなわち，アルブミンが低下すれば患者は悪化しており，上昇すれば患者は改善していると判断できる。

2　アルブミン低下のメカニズム

　アルブミン値は血中のアルブミン濃度であり，肝臓で作られて血管内に供給されるアルブミン量（供給量）と血管外に出ていくアルブミン量（分泌・消費量）のバランスで

決まる。健常人では，一日に 12 g が産生され，同量が消費されることによりバランスが保たれている。

低アルブミン血症の場合，供給量減少と消費量増加の 2 通りを考慮する。
〔Ⅰ章「❶アルブミン」(8ページ)を参照〕

2 血小板 platelet

1 どのような指標か

血小板数が基準範囲以下から増加すれば患者は回復している。

減少している場合の判断は難しいが，血小板が減少すれば基本的に血小板を減少させる要因を検討したほうがよい。基準範囲以下からさらに減少すれば患者は悪化している。基準範囲もしくはそれ以上から基準範囲以下に減少しても悪化と考える。基準範囲もしくはそれ以上から減少するが基準範囲以下にならない場合は，必ずしも悪化しているとは言えない。また，全身状態にかかわらず，出血が生じた場合，血小板の減少が認められる。しかし，軽度から中等度の減少にとどまり，経験的に 5 万/μL 以下になることは少ない。

2 血小板減少のメカニズム[1]　▶表Ⅱ-1

血小板数(/μL)は，骨髄で作られ血中に供給される血小板数(供給)と，血管内で消費されるか血管外に出ていく血小板数(消費)のバランスにより決定される。したがって，血小板減少が認められた場合，供給減少と消費増加の 2 通りが考えられる。

供給減少とは，骨髄での産生が低下することで，原因(放射線治療，抗がん剤治療など)が明白な場合が多く，他の血球 2 系統(赤血球系および白血球系)の減少を伴うことも多い。

血小板減少は消費亢進で生じる頻度が圧倒的に高い。全身の血管内で血小板消費が亢進すれば，フィブリノゲンと連動して減少し(DIC，敗血症および SIRS など)，患者状態の悪化をリアルタイムに反映する。増加すれば，減少させる要因がなくなったので全身状態が改善したと判断できる。

しかし，局所病変でも血小板消費は減少し，全身状態が改善しているにもかかわらず，血小板が減少することがある。ただし，この場合，フィブリノゲンは低下しないか，してもごく軽度であるので，ある程度判断できる。

A 骨髄における産生低下
① 骨髄低形成
② 放射線による骨髄障害
③ 抗がん剤療法による骨髄障害

> **表 Ⅱ-1　血小板の減少**
> 1. 血小板の産生低下
>   ・骨髄占拠性病変（癌の転移，骨髄線維症）
>   ・物理的障害（放射線照射）
>   ・骨髄障害性薬剤の投与（抗がん剤）
> 2. 血小板破壊亢進
>   ・全身の血管内で凝固亢進
>   　（DIC，pre DIC，SIRS，敗血症，感染性心内膜炎，カテーテル感染）
>   ・局所血管内で凝固亢進（血栓，塞栓，血管腫）
>   ・免疫機序による破壊亢進（ITP）
>   ・機械的原因による破壊亢進（心臓人工弁，体外循環）
>   ・出血での消費亢進

B 消費量の増加

❶ 全身性血管内凝固亢進[2]

フィブリノゲンの中等度〜高度の低下を伴う。実験的敗血症では，6 時間以内のごく早期には著明な低下を示さない[3]。

① DIC，pre DIC
② SIRS（敗血症を含む）[3,4]
③ カテーテル感染
④ 感染性心内膜炎（進行しないと生じない）

❷ 局所的血管内凝固亢進

フィブリノゲンの低下を伴わないか，軽度の低下を伴う。
塞栓・血栓症，血管腫など。

❸ （全身ではなく）局所における血小板消費

局所の出血による。

❹ 免疫学的な血小板破壊

Immune thrombocytopenic purpura（ITP）による。

症例 4　40 代男性，救急車にて搬送された

主な検査の読み方

❶ アルブミン　albumin

1 病日，アルブミンは 2.7 g/dL と低下している。数日間アルブミンは平衡状態で

症例4 40代男性，救急車にて搬送された

生化学	1病日 13:54	1 19:28	2	3	4	5	6	7	9	11	13	15	17	基準範囲
TP		4.5	5.0	4.8	4.6	4.7	5.2	4.9				4.9	5.2	6.5-8.0 g/dL
Alb		2.7	2.9	2.7	2.5	2.4	2.7	2.4	2.1	2.0	1.9	2.0	2.1	4.0-5.0 g/dL
UN		11	15	19	19	13	15	17	16	13	11	14	9	8-21 mg/dL
Cre		0.68	0.81	0.77	0.70	0.49	0.48	0.43	0.42	0.36	0.35	0.42	0.37	0.63-1.05 mg/dL
eGFR		99	81	86	96	141	144	163	167	198	204	167	192	
UA		4.8	5.2	4.0	3.6	2.0	1.6						1.4	3.8-8.0 mg/dL
T-Cho		116	114	125	121	112	120						110	128-219 mg/dL *
TG		85	49	109	123	117	128	90					102	≤150 mg/dL *
AST	107	118	117	305	349	184	140	82	46	38	33	40	68	11-28 U/L
ALT	61	54	58	214	292	232	204	136	80	61	51	57	86	9-36 U/L
γGT		16	17	31	30	26	29	25	23	36	43	71	76	13-70 U/L
T-Bil		0.59	0.88	1.05	1.34	1.41	1.46	1.64	1.22	1.44	1.04	0.81	0.71	0.30-1.40 mg/dL
D-Bil			0.12	0.23	0.29	0.40	0.37	0.38					0.26	0.10-0.40 mg/dL
ALP	166	173	166	171	180	159	171	152	152	233	345	477	574	115-330 U/L
LD		565	504	600	609	536	653	614	515	489	385	351	375	120-230 U/L
CK	1705	3993	4203	3853	3703	2660	2247	1653	792	361	216	155	165	43-272 U/L
CK-MB		138												3-15 U/L
AMY	103	192	235	142	92	115	152	118	268	264	212	246	186	44-127 U/L
P-AMY		30	39	22	32	78	114	95	246	235	187		115	22-55 U/L
ChE		192	227	219	195	179	204							195-466 U/L
Na	140	140	139	143	140	133	130	134	128	126	128	127	127	136-145 mmol/L
K	3.8	3.9	4.4	4.0	4.0	3.9	4.5	4.3	4.2	4.4	4.6	4.8	4.9	3.4-4.5 mmol/L
Cl	109	112	109	108	104	101	99	99	97	96	96	96	95	100-108 mmol/L
Ca		6.4	6.7	6.8	6.9	6.5	6.9	6.7	6.3	6.9	6.6		6.8	8.7-10.3 mg/dL
補正Ca		7.6	7.8	8.0	8.3	7.9	8.1	8.1	8.0	8.6	8.4		8.5	8.7-9.9 mg/dL
P		3.3	3.0	1.3	1.1	0.9	1.4	1.4	1.9	2.5	2.7		3.2	2.5-4.6 mg/dL
Glu		179	154	108	99	135	141	156	124	129	115	127	119	75-110 mg/dL
CRP	0.02	0.62	7.37	17.74	20.96	15.60	13.46	16.09	6.61	6.17	5.26	4.36	2.64	<0.10 mg/dL

血算	1病日	1	2	3	4	5	6	7	9	11	13	15	17	基準範囲
白血球	9.27	10.10	10.24	9.89	9.91	10.10	13.34	10.70	13.63	18.74	13.77	10.12	9.95	2.97-9.13×10³/μL
好中球(Band)					35	28	22	17		3		4		0-15%
好中球(Seg)					57	65	69	68		90			92	28-68%
好中球(B+S)		89.2	91.9	88.4					88.4		88.3	89.5		42-75%
リンパ球		5.4	4.9	8.5	6	4	5	5	6.2	3	5.2	3.7	1	17-57%
単球		5.2	3.2	3.1	1	1	2	6	4.2	2	5.1	5.4	2	0-10%
好酸球		0.1	0.0	0.0	1	1	1	3	1.1	1	1.3	1.0	0	0-10%
好塩基球		0.1	0.0	0.0	0	1	0	1	0.1	0	0.1	0.4	1	0-2%
異型リンパ球					0	0	1	0		0		0	0	0%
後骨髄球					0	0	0	0		0		0	0	0%
骨髄球					0	0	0	0		1		0	0	0%
赤芽球					0	0	0	0		0		0	0	0%
赤血球	3.05	3.62	3.86	3.78	3.83	3.93	4.38	4.16	3.72	3.83	3.68	3.53	3.66	4.14-5.63×10⁶/μL
ヘモグロビン	9.2	10.8	11.6	11.3	11.5	11.8	13.2	12.5	11.1	11.6	10.9	10.6	11.0	12.9-17.4 g/dL
ヘマトクリット	28.5	32.5	33.9	33.2	34.2	35.3	37.6	33.8	35.3	34.5	32.9	33.8	33.8	38.6-50.9%
MCV		89.8	87.8	87.8	89.3	91.1	89.7	90.4	90.9	92.2	93.8	93.2	92.3	84.3-99.2 fL
MCH		29.8	30.1	29.9	30.0	30.0	30.1	30.0	29.8	30.3	29.6	30.0	30.1	28.2-33.8 pg
MCHC		33.2	34.2	34.0	33.6	33.0	33.6	33.2	32.8	32.9	31.6	32.2	32.5	32.2-35.5%
血小板	19.6	9.2	6.1	6.8	5.5	6.8	11.1	16.6	34.5	57.0	66.0	70.4	69.4	14.3-33.3×10⁴/μL

凝固・線溶	1病日	1	2	3	4	5	6	7	9	11	13	15	17	基準範囲
PT	19.5	15.2	14.8	15.8	15.4	14.2	14.2	15.2	15.4	15.7	15.9	15.6	15.1	正常対照±10%
PT-INR		1.21	1.18	1.25	1.23	1.14	1.13	1.21	1.23	1.24	1.25	1.23	1.20	0.85-1.15
APTT	55.8	34.2	38.3	38.3	38.2	34.2	34.9	35.2	35.9	37.3	37.5	36.8	36.5	23.0-38.0 sec
フィブリノゲン	99.0	135.1	241.6	410.1	453.2	460.8	580.9	476.7	412.6	475.9	475.9	493.3		180-350 mg/dL
D-dimer	96.0	49.1	21.5	17.3	14.4	12.9	18.9	17.7	12.8	9.8	9.3	6.8	5.7	≤1.0 μg/mL
AT		64.7	74.5	67.9	64.3	69.6	83.2	76.1	74.0	81.2	79.3		85.0	80-120%

動脈血ガス	1病日	1	2	3	4	5	6	7	9	11	13	15	17	基準範囲
酸素濃度(FiO_2)		不明	1.00	0.70	0.65	0.65	0.45	0.45	0.40	0.40	0.40	0.35	不明	
呼吸器		SIMV	SIMV	SIMV	SIMV	SIMV	SIMV	SIMV	SIMV	SIMV	SIMV	SIMV	CPAP	
PEEP		8	8	8	8	8	8	8	8	5	5			cm
pH		7.25	7.32	7.44	7.47	7.46	7.46	7.51	7.48	7.47	7.44			7.340-7.450
$PaCO_2$		44.5	41.5	39.1	37.3	36.6	35.8	34.4	36.8	36.9	42.7			32.0-45.0 mmHg
PaO_2		49.5	122.0	71.4	93.4	88.2	73.2	87.5	84.2	87.3	94.3			75.0-100.0 mmHg
HCO_3		18.8	20.8	26.0	26.5	25.4	25.0	26.9	27.2	26.5	28.5			22-28 mmol/L

SIMV：Synchronized intermittent mandatory ventilation, CPAP：Continuous positive airway pressure
Band：桿状核好中球，Seg：分葉核好中球，B+S：桿状核好中球+分葉核好中球
＊：病態基準範囲

II 全身状態の経過はどうか

あるが，7病日から9病日にかけて低下し，その後大きな変化がない。アルブミンから推察すると，入院から9病日まで悪化し，9病日からは悪い状態のまま変化なく，改善傾向は認められない。

1病日入院時にCRP 0.02 mg/dLと基準範囲内で，4病日に20.96 mg/dLとピークになるので，少なくとも入院数時間前に重症の炎症性疾患を発症した。炎症によりアルブミンが消費され低下している。

❷ 血小板　platelet

入院した1病日13：54に，血小板は19.6万/μLと基準範囲内であるが，19：28には9.2万/μLと急速に減少しており，CRP上昇を考慮すると血管内炎症を伴った重症炎症性疾患が疑われる。血小板は，4病日まで減少し5病日から増加している。9病日からは基準範囲を超え，CRP上昇に連動している。CRP上昇はIL-6高値を意味し，肝臓でのトロンボポエチン産生も亢進され，血小板が増加すると考えると理解しやすい。

少なくとも，5病日からは血小板を消費する要因（血管内炎症）がなくなったため，回復に向かったと判断できる。

13 項目の解釈

1　栄養状態はどうか　albumin, total cholesterol, cholinesterase

1病日19：28，アルブミン2.7 g/dL，総コレステロール116 mg/dLと低下し，コリンエステラーゼが192 U/Lと基準範囲よりわずかに低値である。栄養状態の悪い患者が入院してきた可能性があるが，コリンエステラーゼから判断すると，著しい栄養不良ではない。

クレアチニンが基準範囲内で糸球体濾過量が十分にもかかわらず，尿酸の低下がなく，尿酸値からは栄養状態は良い。しかし，LD高値より細胞傷害があるので，尿酸で栄養状態の判断は難しい。貧血であるがMCVは基準範囲内で小球性ではなく，少なくとも長期にわたる栄養不良状態はない。

重症炎症性疾患であるので，栄養状態の判断が難しいが，著しく栄養状態の悪い患者ではなさそうである。

2　全身状態の経過はどうか　albumin, platelet

アルブミンと血小板の解釈に乖離が認められる。アルブミンは消費亢進により急速に低下するが，アルブミン産生には時間を要するので，実際の回復時期よりは遅れて上昇する。一方，血小板が血管内炎症（DIC様病態など）で減少している場合，血管内炎症が改善すれば血小板消費がおさまるので，血小板は速やかに増加する。血小板増加は少なくとも重症状態を脱したことを示しており，アルブミンは実際の全身状態回復より遅れて上昇している。

血小板からは，5病日から改善に向かっていると判断される。

3　**細菌感染症はあるのか**　left shift

　　　1病日19：28，白血球は10,100/μLと増加しているが，白血球分画は自動機器測定のため，左方移動の有無を判断できない．CRPの推移から推察すると，1病日に細菌感染症があっても初期であるので，滞留プールからの好中球増加であれば左方移動を伴わなくてもよい．ただ，白血球（好中球）減少がないので，好中球を大量に消費する中等度～重症の細菌感染症は考えにくい．

　　　4病日には，目視による白血球分画で桿状核球が35％と中等度の左方移動が認められ，4病日には細菌感染がある．左方移動は7病日まで続くので，少なくとも4～7病日には好中球を消費する細菌感染症が認められる．

4　**細菌感染症の重症度は**　left shift, CRP, white blood cell

　　　感染巣で消費される白血球数が多ければ多いほど，骨髄での好中球産生が亢進するので，左方移動は高度になる．4病日に中等度の左方移動があり，5～7病日には桿状核球は28～17％と軽度である．好中球の消費から考えると少なくとも11病日からは改善している．細菌感染巣での好中球消費が低下し，骨髄での産生を増加させる必要がないので11病日には左方移動が認められなくなった．細菌感染巣が治癒したので，細菌感染巣に白血球を送るために血中の白血球数を増加させる必要がなくなり13病日から白血球は減少に転じている．

　　　数日間，中等度から軽度の細菌感染症が存在したと考えられる．

5　**敗血症の有無**　platelet, fibrinogen

　　　1病日に血小板減少とフィブリノゲン低下があるので，細菌感染症があれば敗血症の合併も考慮しなければならない．2病日にはフィブリノゲンが上昇しているので，血管内炎症はおさまっている．2病日以降，敗血症の合併は考えにくい．

　　　1～2病日には，白血球（好中球）減少がないので，大量の好中球消費を必要とする細菌感染症はないと判断される．したがって，敗血症を合併するような重症細菌感染症は考えにくく，血小板は減少しているが敗血症がない可能性が高い．

6　**腎臓の病態**　creatinine, UN, UA, urinalysis, Ca, P

　　　クレアチニンから糸球体濾過量は十分に保たれており，腎機能は問題ない．クレアチニンおよび尿酸は徐々に低下しているが，点滴などにより糸球体濾過量が増加したためと考えられる．

　　　UNとクレアチニンの乖離もなく，UNからは消化管出血や著明な蛋白異化亢進は考えにくい．

7　**肝臓の病態**　ALT, AST, T. Bil, D. Bil, albumin, total cholesterol, cholinesterase

　　　1～4病日にかけてALTは61 U/Lから292 U/Lに上昇し，その後低下している．100 U/Lを超えるのは3～7病日であり，一過性に軽度肝細胞傷害が認められた．総ビリルビンの軽度上昇は認められるが，ALTの上昇とは一致していない．間接ビリルビンが優位であり，肝細胞傷害よりは溶血によるビリルビン上昇が考えやすい．しかし，著しいヘモグロビン低下がなく溶血を積極的に示唆する所見はない．1病日に

体内のどこかに大量出血し，その出血の吸収過程で間接ビリルビンが上昇している可能性はあるかもしれない．

肝細胞傷害は5病日からは改善傾向に向かっている．軽度の肝細胞傷害はあるが，問題にはならない．

8 胆管・胆道の病態　ALP, γGT, D. Bil

11病日までγGTとALPは基準範囲内であり，胆管・胆道の閉塞所見はない．13病日にALP，15病日にγGTが基準範囲を超え，ビリルビンは逆に低下している．末梢性占拠病変による細胆管閉塞も考慮に入れる必要があるが，入院後2週間が経過しており，薬剤性の肝細胞傷害に伴う上昇が考えやすい．

9 細胞傷害　LD, CK, ALT, AST, amylase

2病日をピークにするCKの上昇があるが，CK-MBの上昇もあり心筋細胞傷害は考慮しなければならない．ただ，心筋細胞傷害だけではCKが高過ぎるので，骨格筋細胞傷害も伴っている．5病日からは骨格筋細胞傷害の進行はない．骨格筋細胞傷害ではAST，LD上昇も伴うが，CK/AST＝100〜140（未発表データ），CK/LD＝25〜30（未発表データ）の割合で上昇する．CKが4,000 U/L上昇すれば，ASTは28〜40 U/L，LDは133〜160 U/L上昇すると推定される．したがって，ASTおよびLD上昇はCK上昇だけでは説明できないので，骨格筋細胞以外の細胞が傷害されている可能性がある．傷害細胞の推定は難しいが，9病日からLDが低下しており細胞傷害はおさまってきている．

10 貧血　Hb, MCV, haptoglobin, reticulocyte, erythropoietin

1病日に，ヘモグロビンは9.2〜10.8 g/dLで，正球性貧血がある．入院直前に貧血が進行したとすると，出血もしくは溶血を考慮しなければならない．1〜2病日の総ビリルビン値には変動がなく，溶血を積極的に示唆しない．UNの変動からは消化管出血は考えにくいが，消化管以外の出血の可能性は残る．

2病日からは，ヘモグロビンの変動が認められるが著しい低下は示さない．MCVの変動が大きくないので，積極的に輸血を示唆する所見はない．2病日以降，ヘモグロビンの変化に乏しく，出血および溶血は考えにくい．総ビリルビンが5〜11病日にかけて高値であるが説明が難しい．

11 凝固・線溶の異常　PT, APTT, fibrinogen, D-dimer, AT

1病日PTが延長しており，フィブリノゲン低値，AT低値，D-dimer高値，血小板減少を合わせるとDICを疑わせる．しかし，2病日にはフィブリノゲンは上昇に転じているので，DIC傾向はなくなったと判断できる．ただ，PTの軽度延長は17病日まで続いている．肝機能が保たれていることより凝固因子産生低下は考えにくく，外因系凝固因子の消費が継続していると考えると，大きな組織障害があったかもしれない．

1病日，D-dimerが著明に上昇している．CRPの推移から判断すると，発症後数時間でD-dimerが上昇している．2病日に急激に低下し，その後軽度の上昇を維持

している。発症後数時間での D-dimer 異常高値と考えると，hyper fibrinolytic state ＋fibrinolytic shutdown（acute coagulopathy of trauma-shock）の状態と考えてよい[5]。

12 電解質異常　Na, K, Cl, Ca, P, Mg

5 病日以降，Na，Cl が低下し，K が上昇している。アルドステロン作用低下のパターンであり，腎臓において相対的に副腎皮質ホルモンが不足している可能性がある。全身に大きなストレスが加わり，腎臓での副腎皮質ホルモン量が不足していることを意味し，相対的副腎不全に陥っている可能性がある。

13 動脈血ガス

❶ pH からアシデミアもしくはアルカレミアを判断する

1 病日，pH 7.25 でアシデミアがある。

❷ 呼吸性か代謝性かを判断する

HCO_3＝18.8＜24 mmol/L で代謝性アシドーシス，$Paco_2$＝44.5＞40 mmHg で呼吸性アシドーシスである。代謝性，呼吸性のどちらが一次変化か判断が難しい。人工呼吸器下であり，低換気で容易に呼吸性アシドーシスになる。一方，代謝性アシドーシスは変化するのに数時間を要するので，代謝性アシドーシスを一次変化として考察する。

❸ Anion gap を求める

$Na－(Cl＋HCO_3)＝140－(112＋18.8)＝9.2$ mmol/L である。アルブミンが 2.7 g/dL であるので補正を行うと，補正 Anion gap＝Anion gap＋$(2.5～3.0)×(4.0－$アルブミン値$)＝9.2＋(2.5～3.0)×1.3＝12.45～13.10＜14.0$ であり，Anion gap は開大していない。

❹ 補正 HCO_3 値から，代謝性アルカローシスを判断する

Anion gap の開大がないので補正する必要がない。HCO_3＝18.8＜26 mmol/L より代謝性アルカローシスはない。

❺ 一次性酸塩基平衡に対する代償性変化を判断する

代謝性アシドーシスと呼吸性アシドーシスが共存している。代償反応が起きているとは考えにくい。

❻ 総合的に判断する

代謝性アシドーシス＋呼吸性アシドーシスの所見である。

呼吸性アシドーシスを主体としても同様な所見になる。代謝性アシドーシスがあり，代償性に過換気になるのではなく低換気の状態になっている。記載がなかったので判断が難しいが，人工呼吸器下でも Pao_2＝49.5 mmHg と低値であるので静脈血を検査した可能性がある。ただ，静脈血であっても HCO_3 および $Paco_2$ は動脈血と大きく変化しないので解釈は成り立つ。

$AaDO_2＝[(大気圧－47)×FiO_2－Paco_2/0.8]－Pao_2＝[(705－47)×0.21－44.5/0.8]－49.5＝33.055$ となり，酸素化障害を認める。大気圧＝705 mmHg（松本市），FiO_2＝0.21 にて計算した。

14 その他の検査

P-アミラーゼが5病日から上昇しており膵炎が疑われる。発症から数日遅れて出現している。

総合解釈

CRPの推移から，来院数時間前に発症した重症炎症疾患が考えられる。ただ，1病日に，白血球数が10,000/μL程度で減少していないので，重症細菌感染症があるとは積極的にいえない。

4〜7病日に中等度左方移動を伴っているが，白血球減少がないので重症細菌感染症は考えにくい。1病日の血小板減少およびフィブリノゲン低下から，敗血症合併も考慮しなければならないが，細菌感染症に伴う敗血症が合併しているとは考えにくい。D-dimerが発症直後から上昇し，hyper fibrinolytic state＋fibrinolytic shutdown (acute coagulopathy of trauma-shock)の状態で，外傷が疑われる。

著しい骨格筋細胞傷害と軽度肝細胞傷害が一過性に生じている。LD上昇はCKおよびALT上昇よりも長く継続しており，骨格筋細胞および肝細胞以外の細胞傷害を認める。間接ビリルビン上昇は溶血を疑わせるが，ヘモグロビンは低下していない。輸血したとは考えにくく，傷害細胞の推定は難しい。

Na，Cl低下およびK上昇は，腎臓における相対的副腎皮質ホルモン低下を示唆しており，全身的な強いストレスが強くなっていることを意味する。一方，フィブリノゲンからは2病日から回復傾向があると判断される。血管内炎症（重症の指標）は早期に改善したが，全身状態はあまり改善していないかもしれない。アルブミン上昇が遅いのも，アルブミンの消費亢進が継続している可能性がある。

診断と臨床経過

診断　多発外傷（交通事故）

1病日に交通事故にて外傷性くも膜下出血，両側血気胸，肺挫傷，胸骨肋骨肩甲骨の多発骨折，肝損傷，膵損傷，腎損傷，脊椎骨折などを認めた。呼吸状態が悪いので，人工呼吸器管理となった。手術治療のリスクが高く，保存的に輸血等の治療を行う方針となった。濃厚赤血球は1病日1,400 mL，2病日800 mL，FFPは1病日7単位，2病日15単位，濃厚血小板は2病日に10単位輸血された。ベッド上絶対安静で食事は摂れず，23病日からは経管栄養となった。

臨床経過を加えた考察

1病日12：00頃に起こった交通事故による多発外傷患者である。

CRPは受傷後2時間の13：54には0.02 mg/dLと陰性であるが，7時間半後の19：30には0.62 mg/dLと軽度上昇しており，4病日にピークになっている。急性発症の炎症性疾患では，CRPの推移は発症時間を推定するよい指標になる。

血小板は 2 病日に 10 単位輸血されているが，著明な増加とはなっていない．多発骨折を伴う多発外傷であり，5 病日まで止血のため血小板消費が亢進している．6 病日から血小板は増加しており，全身状態は安定してきている．MCV から捉えられなかったが，かなりの輸血を行っていた．

　D-dimer は，血栓が形成されてから 1〜2 日後にプラスミノゲンが活性化し上昇するので，早期の血栓診断マーカーとはならない．この症例では，受傷後早期から著しい上昇を認めており，多発外傷に伴う hyper fibrinolytic state＋fibrinolytic shutdown の状態と考えられる[5]．

　アルブミンは 13 病日まで低下しており，全身的にアルブミンが消費されるような病態が 13 病日まで続いている．

　CK から骨格筋細胞傷害は 4 病日まで継続している．ALT から肝細胞傷害は，3，4 病日がピークとなっている．

　ビリルビンは 5〜11 病日まで軽度高値を示している．間接ビリルビン優位で溶血を疑わせるが，3 病日以降輸血なしでも貧血が認められないので，ビリルビン上昇を溶血のためと考えるのは難しい．体内に出血した血液の吸収過程において間接ビリルビン上昇を伴っていると考えたほうがよいかもしれない．1〜2 病日に赤血球が 2.2 L 輸血されているので，ヘモグロビン値に大きな変化がなくても大量出血と考えられる．1〜3 病日，MCV は 90 fL 程度であり，変動が小さかったことより輸血の判断ができなかった．

　動脈血ガス所見では，呼吸性アシドーシスおよび代謝性アシドーシスが認められる．多発外傷による血気胸などで肺胞換気が十分に行えない状態による呼吸性アシドーシスと細胞傷害に伴う代謝性アシドーシスの両者が生じているため，呼吸性および代謝性ともに単純な代償性反応を示していない．輸血により体内にクエン酸が大量に入り，クエン酸は代謝され重炭酸になると考えられているので[6]，Anion gap が開大していないとも考えられる．ただ，3 病日以降は HCO_3 は高値であり，もともと代謝性アルカローシスがあったかもしれない．

　アミラーゼは一過性に上昇しているが，外傷に伴う膵炎と考えれば理解できる．臨床上は問題とはならなかったので，治療は行われなかった．

> **この症例で学べたこと**
>
> 1. CRP の変動から，急性炎症の発症時期を推定できる．
> 2. 多発外傷では，D-dimer が発症直後から上昇し 1〜2 日後に急速に低下する．
> 3. 体内出血の吸収により，持続的に間接ビリルビンが上昇する可能性がある．
> 4. 大量の輸血をするとクエン酸が体内に入るが，代謝されると重炭酸になるため，アシドーシスが緩和される．

症例 5　60 代女性，救急車にて来院し入院した

主な検査の読み方

① アルブミン　albumin

　　アルブミンは 1 病日 8：30 に 3.7 g/dL，20：00 には 1.4 g/dL と低下した。急速な低下であるので重症炎症性疾患が考えられる。CRP は 1 病日 0.14 mg/dL，2.86 mg/dL，4 病日に 23.25 mg/dL であり，発症後間もない重症炎症性疾患と推定される。

　　3 病日以降，アルブミンは 2.2 g/dL 前後で推移している。アルブミンから，患者は 3 病日以降回復も悪化もしていない。

② 血小板　platelet

　　血小板は，1 病日に 34.7 万/μL あり，その後減少している。フィブリノゲン低下を伴っており，1，2 病日に血小板は血管内で（DIC など）消費され減少していると判断される。3 病日に 4.7 万/μL で最低値となるが，その後増加している。4 病日以後は 7 万/μL 前後である。フィブリノゲンは，血小板とは逆に上昇しており，全身性の敗血症もしくは DIC 様の病態よりは，局所にて血小板が継続的に消費される病態のほうが考えやすい。

13 項目の解釈

1　栄養状態はどうか　albumin, total cholesterol, cholinesterase

　　主に，アルブミン，総コレステロール，コリンエステラーゼで検討する。食事が十分に摂れて，消化管で分解・吸収され，これらの材料が肝臓に運ばれて合成される。いずれかの検査値が基準範囲内にあれば，栄養が十分で，全身状態のよいことを示している。

　　1 病日は，アルブミン 3.7 g/dL と軽度に低下しているが，総コレステロール 265 mg/dL，コリンエステラーゼ 322 U/L と基準範囲内である。1 病日に栄養状態のよい患者が入院した。腎機能が悪くないのに尿酸値は基準範囲内で，小球性貧血もないことも，栄養状態のよいことを支持している。

2　全身状態の経過はどうか　albumin, platelet

　　アルブミンは，急速に低下しており，急性炎症性疾患が考えやすい。CRP は来院時にほぼ陰性で 5 病日に 27.05 mg/dL まで上昇しているので，発症後すぐに来院している。アルブミンは，3 病日以降は 2.2 g/dL 前後で推移し，患者は回復も悪化もしていないと判断される。

症例5　60代女性，救急車にて来院し入院した

生化学	1病日 8:30	1 20:00	2 6:00	2 16:30	3 2:00	3 6:00	3 16:00	4	5	6	7	8	基準範囲
TP	6.3	2.9	2.8	4.2	3.6	3.7	4.0	4.1	4.1	3.8	4.1	4.1	6.5-8.0 g/dL
Alb	3.7	1.4	1.6	2.5	1.9	2.1	2.2	2.2	2.3	2.1	2.2	2.2	4.0-5.0 g/dL
UN	13	13	12	14	18	16	16	14	15	15	19	22	8-21 mg/dL
Cre	0.83	0.50	0.49	0.46	0.50	0.49	0.47	0.44	0.48	0.52	0.50	0.54	0.45-0.80 mg/dL
UA	5.3								1.7	1.9			2.7-5.8 mg/dL
T-Cho	265								96	92			128-219 mg/dL
AST	36	25	23	26	22	24	34	38	25	15	12	13	11-28 U/L
ALT	9	7	8	14	15	14	17	16	14	13	11	9	7-23 U/L
γGT	8	2	2	17		27	29	28	20	18	16	13	9-27 U/L
T-Bil	1.18		0.99			1.02		2.02	1.15	0.86	0.84	0.87	0.30-1.40 mg/dL
D-Bil	0.13								0.52	0.32			0.10-0.40 mg/dL
ALP	196		81	136		109			128	175	190	195	115-330 U/L
LD	427			171	142		168	171	147	155		168	120-230 U/L
CK	67	199	399	582	400	549		753	195	63		23	30-165 U/L
CK-MB	15												3-15 U/L
AMY	50		54		46							30	44-127 U/L
P-AMY	31												22-55 U/L
ChE	322					204	215	211	148	151	136	110	195-466 U/L
Na	142	142	145	148	149	148	149	149	150	152	152	153	136-145 mmol/L
K	4.3	4.2	3.7	3.1	4.0	3.7	3.4	3.4	3.8	3.8	3.8	4.0	3.4-4.5 mmol/L
Cl	104	109	110	114	117	115	115	117	119	117	118	121	100-108 mmol/L
Ca	8.5		6.2		7.3	6.5				7.4			8.7-10.3 mg/dL
補正Ca	9.1		8.2		9.1	8.2				9			8.7-9.9 mg/dL
P	4.2				3.1								2.5-4.6 mg/dL
Mg	1.9												1.8-2.3 mg/dL
Glu	205	160	115	197		133			131	135	110	142	75-110 mg/dL
CRP	0.14	2.86	8.10	7.57	12.17	10.36	12.41	23.25	27.05	20.79	19.81	15.16	<0.10 mg/dL
ハプトグロビン	81												19-170 mg/dL

血算	1病日	1	2	2	3	3	3	4	5	6	7	8	基準範囲
白血球	9.50	18.37	16.53	8.43	3.52	3.00	6.12	9.02	7.77	8.15	9.48	10.81	3.04-8.72×10³/μL
好中球(Band)							22	58	31		30	33	0-15%
好中球(Seg)							21	19	41		54	53	28-68%
好中球(B+S)	52.3	87.9	85.7	84.4	81.0	78.7				78.6			42-75%
単球	3.5	4.4	5.5	4.9	5.1	4.7	15	3	5	7.7	3	4	0-10%
好酸球	0.8	0.0	0.0	0.0	0.3	0.3	0	0	1	0.6	0	0	0-10%
好塩基球	0.2	0.1	0.1	0.1	0.0	0.0	0	0	0	0.1	0	0	0-2%
リンパ球	43.2	7.6	8.7	10.6	13.6	16.3	17	3	8	11.0	12	9	17-57%
異型リンパ球							0	0	0		0	1	0%
後骨髄球							24	17	13		1	0	0%
骨髄球							1	0	1		0	0	0%
赤芽球							0	0	0		0	0	0%
赤血球	4.95	5.62	5.02	3.61	2.28	2.86	3.40	3.56	3.28	3.06	3.19	3.09	3.73-4.95×10⁶/μL
ヘモグロビン	15.6	17.6	15.7	10.9	6.9	8.6	10.4	10.7	9.9	9.4	9.7	9.5	10.7-15.3 g/dL
ヘマトクリット	46.7	52.1	47.1	32.6	20.4	24.9	29.5	31.2	29.2	28.0	29.3	29.0	33.6-45.1%
MCV	94.3	92.7	93.8	90.3	89.5	87.1	86.8	87.6	89.0	91.5	91.8	93.9	80.4-101.0 fL
MCH	31.5	31.3	31.3	30.2	30.3	30.1	30.6	30.1	30.2	30.7	30.4	30.7	25.5-34.6 pg
MCHC	33.4	33.8	33.3	33.4	33.8	34.5	35.3	34.3	33.9	33.6	33.1	32.8	30.8-35.4%
血小板	34.7	16.2	14.6	7.6	6.0	4.7	7.2	8.2	7.9	7.5	7.3	7.9	13.7-37.8×10⁴/μL

凝固・線溶	1病日	1	2	2	3	3	3	4	5	6	7	8	基準範囲
PT	11.3	13.9	14.9	12.5	13.5	12.5	12.1	13.4	13.6	13.0	13.1	13.5	正常対照±10%
PT-INR	1.00	1.22	1.31	1.12	1.21	1.12	1.08	1.20	1.21	1.15	1.17	1.19	0.85-1.15
APTT	25.5	67.6	134.0	40.9	41.7	37.6	35.3	42.2	50.2	39.3	39.5	41.6	23.0-38.0 sec
フィブリノゲン	335.2	254.5	251.7	284.8	306.5	310.4	365.9	526.0	537.6	554.5	549.7	452.7	180-350 mg/dL
D-dimer	0.9	5.9	6.2		1.5	1.6	1.9	2.8	4.8	6.6	7.8	7.5	≤1.0 μg/mL
AT	99.0	46.9	45.5	63.6	53.8	57.6	58.9	54.0	49.9	63.8	63.1	61.8	80-120%

動脈血ガス	1病日	1	2	2	3	3	3	4	5	6	7	8	基準範囲
酸素吸入(FiO₂)			0.45	0.45	0.6	0.6	0.6	0.5	0.4	0.4	0.4	0.4	
*	RM 10 L/M	RM 10 L/M	SIMV	SIMV	SIMV	SIMV	SIMV	SIMV	SIMV	SIMV	SIMV	SIMV	
pH	7.40	7.431	7.356	7.417	7.350	7.324	7.520	7.447	7.430	7.467	7.430	7.476	7.34-7.45
PaCO₂	29.0	31.4	43.2	36.4	50.0	56.1	33.0	38.6	42.4	38.6	43.1	35.9	32-45 mmHg
PaO₂	160.0	144.0	93.1	73.2	166.0	100.0	79.8	81.8	126.0	92.3	112.0	81.5	75-100 mmHg
HCO₃	20.4	20.6	23.5	23.0	26.8	28.3	26.8	26.2	27.7	27.5	26.4	26.1	22-28 mmol/L

尿(試験紙法)	1病日	基準範囲
pH	7.0	5.0-8.5
比重	1.015	1.005-1.030
蛋白	—	−(0 mg/dL)
糖	—	−(0 mg/dL)
ケトン	—	
ビリルビン	—	
潜血	—	
亜硝酸塩	—	
ウロビリノゲン	0.1	0.1 EU/dL
WBC	—	
色	黄色	
混濁	—	

尿沈渣	1病日	基準範囲
赤血球	<1	≤5/HPF
白血球		≤5/HPF
扁平上皮	+−	<1+
尿細管上皮	—	
硝子円柱	—	
上皮円柱	—	
顆粒円柱	—	
ろう様円柱	—	
細菌	—	
真菌	—	

RM 10 L：リザーバーマスクで毎分10 Lの酸素投与，SIMV：Synchronized intermittent mandatory ventilation
Band：桿状核好中球，Seg：分葉核好中球，B＋S：桿状核好中球＋分葉核好中球

血小板は，3病日まで減少している。フィブリノゲン低下を併せると，1，2病日に血小板は血管内で消費されている。DIC，pre DIC，敗血症などの血管内炎症が疑われる。2病日16：30からフィブリノゲンは上昇しており，血管内炎症はおさまったと考えられる。血小板は3病日に増加し，改善傾向を示すが，4病日以後は大きな変化なく回復も悪化もしていない。

3　**細菌感染症はあるのか**　left shift

　　　1病日，白血球は9,500/μLで，機器による自動測定であるため左方移動を確認できない。白血球数および好中球分画52.3％から左方移動がない可能性が高く，1病日には好中球が著しく消費されるような細菌性感染症はない。ただ，2～3病日にかけて白血球減少が認められ，好中球の消費亢進に産生が追いつかない状態があり，2病日16：30からは細菌感染症が疑われた。3病日以後は左方移動があり，細菌感染症が継続している。

4　**細菌感染症の重症度は**　left shift, CRP, white blood cell

　　　4病日には最も高度の左方移動が認められ，骨髄における好中球産生が増加している。しかし，3病日に白血球数は3,000/μLと基準範囲内下限にあるので，重症細菌感染症が推測される。5病日以後，左方移動が軽度になり好中球産生が低下しても白血球数が保たれているので，細菌感染巣に十分な好中球を供給できている。したがって，5病日以後，細菌感染症は継続しているがやや改善傾向を見せている。

5　**敗血症の有無**　platelet, fibrinogen

　　　1～3病日に血小板減少を認めるが，上記より1病日には重症の細菌感染症は考えにくく，1病日に敗血症を合併していた可能性は低い。フィブリノゲンは2病日から上昇しており，一過性に低下しているので，1病日に血管内炎症（DIC様病態）はあったと考えたほうがよい。2病日16：30以降は，血小板は低いものの減少はなく，フィブリノゲンも上昇に転じており，2病日以後の敗血症の合併は考えにくい。

6　**腎臓の病態**　creatinine, UN, UA, urinalysis, Ca, P

　　　クレアチニンは基準範囲内で糸球体濾過量は保たれており，腎機能に大きな問題はない。UNとクレアチニンに乖離が認められないので，消化管出血や著明な蛋白異化亢進は考えにくい。5，6病日，尿酸は低下しているが，入院後の食事が影響している。

7　**肝臓の病態**　ALT, AST, T. Bil, D. Bil, albumin, total cholesterol, cholinesterase

　　　ALTは基準範囲内であり，肝細胞傷害はない。ALTに比べASTは高値であり，ごく軽度に基準範囲を超えることがあり，肝細胞以外の細胞傷害が疑われる。しかし，ASTの上昇から推定される細胞傷害も，LDと合わせると軽度である。
　　　1病日に間接ビリルビンの上昇があり，溶血があるかもしれない。その後も総ビリルビンは高めで変動があり，溶血は否定できない。
　　　ビリルビンは軽度高値に留まり，肝代謝機能は保たれている。
　　　肝細胞傷害がほとんどなく，肝代謝能が保たれているので，肝機能に大きな問題は

8 **胆管・胆道の病態**　ALP, γGT, D. Bil

　　γGT が軽度上昇することはあるが，ALP は基準範囲を超えないので，胆管・胆道の閉塞所見はない。

9 **細胞傷害**　LD, CK, ALT, AST, amylase

　　1 病日にのみ LD 上昇が認められる。CK，ALT の上昇を伴っていないので，肝細胞，骨格筋細胞，心筋細胞以外の細胞傷害である。総ビリルビンおよび間接ビリルビンがこの患者では高めであるので溶血は考慮しなければならない。CK は 2〜4 病日に上昇しているが，AST 上昇がわずかであり，AST から心筋細胞傷害もしくは骨格筋細胞傷害の鑑別は難しい。

10 **貧血**　Hb, MCV, haptoglobin, reticulocyte, erythropoietin

　　2 病日から正球性貧血を認める。急激なヘモグロビンの低下で，出血もしくは溶血を考えたい。UN の一過性の上昇がないことから消化管出血は考えにくいが，それ以外の出血は否定できない。MCV は 2 病日から低下しており，2〜3 病日に MCV の異なる血液が輸血された可能性がある。

11 **凝固・線溶の異常**　PT, APTT, fibrinogen, D-dimer, AT

　　1〜2 病日は，PT および APTT が延長し，フィブリノゲン，AT の低下および血小板の減少を認めるので，DIC 様病態を疑わせる。2 病日にはフィブリノゲンは上昇に転じており，血小板は減少しているが，フィブリノゲンの消費亢進はなくなった。

　　しかし，2 病日以降も PT および APTT の延長するときがあり，AT は持続的に低下しているので，凝固因子の消費亢進が継続している。

12 **電解質異常**　Na, K, Cl, Ca, P, Mg

　　Na，Cl が徐々に上昇しているが，K は大きな変化をみせていない。脱水も考慮しなければならないが，入院中で長期に継続しているので考えにくい。NaCl の過剰投与の可能性がある。

13 **動脈血ガス**

❶ **pH からアシデミアもしくはアルカレミアを判断する**

　　1 病日，pH 7.460 でアルカレミアがある。

❷ **呼吸性か代謝性かを判断する**

　　$Pa_{CO_2}=29<40$ mmHg で呼吸性アルカローシスがある。

❸ **Anion gap を求める**

　　$Na-(Cl+HCO_3)=142-(104+20.4)=17.6$ mmol/L である。アルブミンが 3.7 g/dL であるので補正を行うと，補正 Anion gap＝Anion gap＋(2.5〜3.0)×(4.0−アルブミン値)＝17.6＋(2.5〜3.0)×0.3＝18.35〜18.50＞14.0 であり，Anion gap が開大する代謝性アシドーシスがある。

❹ **補正 HCO_3 値から，代謝性アルカローシスを判断する**

　　補正 HCO_3＝HCO_3＋(補正 Anion gap−12)＝20.40＋(18.50−12)＝26.90＞26 mmol/L

より代謝性アルカローシスを認める。

❺ 一次性酸塩基平衡に対する代償性変化を判断する

呼吸性アルカローシスに対する代償とすると，$\Delta HCO_3=0.2$（急性）〜0.5（慢性）×$\Delta Pa_{CO_2}=(0.2〜0.5)×(40-29.0)=2.20〜5.50$ mmol/L であり，$24-(2.20〜5.50)=18.50〜21.80$ mmol/L までは代償範囲である。$HCO_3=20.4$ mmol/L であり，急性呼吸性アルカローシスでは代償範囲を超え，慢性呼吸性アルカローシスであれば代償範囲内代謝性アシドーシスがある。

❻ 総合的に判断する

急性呼吸性アルカローシス＋代謝性アシドーシス＋代謝性アルカローシスもしくは，慢性呼吸性アルカローシス＋代償範囲内代謝性アシドーシス＋代謝性アルカローシスとなる。しかし，Anion gap が開大しているので，急性呼吸性アルカローシス＋代謝性アシドーシス＋代謝性アルカローシスと考えてよい。

$AaDO_2=[（大気圧-47）×FiO_2-Pa_{CO_2}/0.8]-Pa_{O_2}=[(705-47)×0.9-29.0/0.8]-160=395.95$ となり，酸素化障害が認められる。大気圧＝705 mmHg（松本市），リザーバーマスクにて毎分 10 L の酸素投与を受けているので $FiO_2=0.9$ にて計算した。

14　その他の検査

1 病日，ハプトグロビンは 81 mg/dL と基準範囲内であり，1 病日には溶血はない。尿は通常弱酸性であるが，pH 7.0 であるのは，呼吸性アルカローシスによるアルカレミアのためと考えられる。

■ 総合解釈

CRP は，1 病日 0.14 mg/dL，5 病日 27.05 mg/dL であり，急性炎症性疾患の発症後まもなく入院した。

2 病日から白血球が急激に減少し，好中球を大量に消費する細菌感染症が認められる。4〜5 病日にかけて左方移動は軽度になり改善傾向がある。しかし，依然として左方移動が認められ，好中球消費亢進が継続し，細菌感染症はくすぶっている。

アルブミンおよび血小板からも，患者状態は 1〜2 病日にかけて悪化しているが，その後は悪いなりに平衡状態になっている。

Na，Cl 上昇が著明で，K には変化なく過剰投与を考えなければならない。

貧血は，急激に悪化しており，UN 上昇がないので消化管出血は考えにくい。総ビリルビン上昇があり溶血を考えたいが，1 病日のハプトグロビンは基準範囲内で積極的に示唆する所見ではない。消化管以外の部位からの出血も考えられるが判断する根拠はない。

入院後に細菌感染を合併したが，敗血症を合併していない。8 病日，細菌感染症の状態は悪いながらも安定している。

診断と臨床経過

診断 熱傷

　1病日7：40に70％の熱傷を負い，救急車にて搬送された。点滴および抗菌薬などで加療された。

臨床経過を加えた考察

　1病日7：40に発症した熱傷患者の検査結果を示した。発症から50分後の8：30には，アルブミンは軽度低下しているが，血小板およびCRPは変化していない。しかし，LDおよびASTが上昇しており，すでに細胞傷害は認められる。消費によるアルブミン低下および逸脱酵素の変動は速いが，消費亢進による血小板の変動は遅い。

　CKは，2病日に上昇し，6病日に基準範囲内となっている。骨格筋細胞傷害は軽度であり，持続時間も短い。LDも1病日は高値であるが，その後は基準範囲内であり，今回の熱傷での細胞傷害は著しくないか，破壊された細胞のLDが血中に入っていない。

　ヘモグロビン低下は出血および溶血を示唆し，熱傷部位ではジワジワした出血がある。同部位にて溶血も伴っていれば，間接ビリルビン上昇が説明できる。6病日からビリルビンは低下し，貧血の進行も止まっている。1病日，ハプトグロビンからは溶血は著明ではない。

　細菌感染症は，熱傷発症時はなかったが，徐々に出現している。2病日6：00まで白血球数は著明に増加するが，自動計測であっても好中球の割合がそれほど高くないことから，白血球が大量に消費される重症細菌感染症はない。2病日16：30から白血球数減少が著しく，白血球を消費する細菌感染が出現し，高度左方移動を認めるので好中球の消費量が多い重症細菌感染症である。6病日から左方移動が軽度になり，細菌感染症は軽快傾向にある。しかし，白血球消費亢進の病態は継続し，左方移動もあるので，細菌感染症は継続している。

　血小板減少は，熱傷部分で局所的に消費が継続しているためと思われる。フィブリノゲン上昇は消費亢進があっても軽度で，全身性の血管内炎症病変による低下ではない。

　Na，Clの上昇は，熱傷治療の過程において多量の補液を行ったため，NaClが過剰投与されたと考えられる。クレアチニンの上昇がなく，体内水分量はきちんとコントロールされているので脱水の所見は考えにくい。

> **この症例で学べたこと**
> 1. CRP で急性炎症(熱傷)の発症時期を推定できる。
> 2. 急性発症の重症熱傷では，1 時間以内にアルブミン，LD および AST は変動するが，血小板の変動はそれほど速くない。
> 3. 熱傷部位で溶血が生じれば，総ビリルビンおよび間接ビリルビンが上昇する。
> 4. 血小板は局所出血病変でも減少するが，フィブリノゲンは局所病変では著しい低下は示さない。
> 5. 骨髄での好中球産生量は，左方移動の程度で判断できる。
> 6. 好中球(白血球)数に変動がなければ，好中球産生量＝好中球消費量＝感染巣の大きさになる。

症例6　80代女性，黄疸と腹痛を認め入院した

主な検査の読み方

1 アルブミン　albumin

　　1 病日 14：25，アルブミンは 2.3 g/dL とすでに低下している。総コレステロールは測られていないが，コリンエステラーゼも 91 U/L と低値であり，栄養状態が悪いと判断される。しかし，CRP が 12.09 mg/dL と高値であり，急性炎症に伴いアルブミンおよびコリンエステラーゼが低下している可能性も否定できない。ただ，急性炎症があったとしてもコリンエステラーゼは低すぎる。
　　アルブミンの推移は，1～5 病日まで低下し，11 病日まで平衡状態で，12 病日からは上昇に転じている。12 病日からは明らかに回復に向かった。

2 血小板　platelet

　　血小板も 1 病日 11.2 万/μL とすでに減少しており，その後さらに減少している。フィブリノゲンの低下傾向と合わせると，全身性に凝固・線溶が亢進する病態（DIC，pre DIC，SIRS，敗血症など）を伴っていると考えられる。血小板からは，2 病日まで全身状態が悪化し，5 病日から回復に向かった。

症例6 80代女性，黄疸と腹痛を認め入院した

全身状態の経過はどうか

生化学	1病日 14:25	1病日 18:43	1	2	3	4	5	6	7	8	9	10	11	12	14	基準範囲
TP	4.6	4.7	5.2	5.2	5.0	4.7	4.7	4.6	4.5						5.0	6.5-8.0 g/dL
Alb	2.3	2.4	2.7	2.4	2.2	2.1	2.1	2.1	2.0	2.0	1.8	2.0	2.5	2.5		4.0-5.0 g/dL
UN	37	37	31	28	28	34	26	19	12	10	9	9	9	10		8-21 mg/dL
Cre	2.63	2.54	2.05	1.43	0.97	0.99	0.86	0.70	0.64	0.62	0.59	0.58	0.62	0.62		0.45-0.80 mg/dL
eGFR	14	14	18	27	41	40	47	59	65	67	71	72	67	67		
UA	6.7	6.4	6.1	6.3	5.6	5.6	5.3				3.0	2.7				2.7-5.8 mg/dL
AST	351	340	216	100	95	153	244	157	179	224	178	168	64	46		11-28 U/L
ALT	386	381	276	198	147	151	218	209	242	305	284	276	159	107		7-23 U/L
γGT	840	867	680	594	563	730	949	903	1055	1139	901	906	761	622		9-27 U/L
T-Bil	8.77	9.41	9.57	5.58	3.36	2.46	2.65	2.19	1.81	1.86	1.74	1.67	1.69	1.74		0.30-1.40 mg/dL
D-Bil	6.47	6.80	6.83	3.89	2.25	1.58	1.69	1.32	1.08	1.07	1.03	0.98	0.92	0.99		0.10-0.40 mg/dL
ALP	2593	2700	2173	2068	1838	1751	1812	1620	1679	1768	1546	1701	1561	1332		115-330 U/L
LD	390	400	396	361	372	353	431	348	372	385	327	338	239	228		120-230 U/L
CK	81	77	103	36	17	19	20									30-165 U/L
AMY	52	46	62	77	155	251	294	297	299	437	238	178	143	154		44-127 U/L
P-AMY	38	34									223	165	130	140		22-55 U/L
ChE	91	92												100		195-466 U/L
Na	130	131	134	133	134	137	137	137	138	133	133	134	135	136		136-145 mmol/L
K	3.3	3.0	3.0	3.9	3.6	3.7	3.6	3.0	2.9	3.2	3.6	4.4	4.8	4.7		3.4-4.5 mmol/L
Cl	96	97	98	101	105	110	110	104	99	100	103	102	102			100-108 mmol/L
Ca	6.7	6.5														8.7-10.3 mg/dL
補正Ca	8.2	7.9														8.7-9.9 mg/dL
P	1.2	1.3														2.5-4.6 mg/dL
Glu	87	111	102	184	149	184	158	153	135	112	157	138				75-110 mg/dL
CRP	12.09	11.57	7.28	4.58	2.46	1.43	1.03	0.75	0.61	3.71	5.92	4.56	3.26	2.57		<0.10 mg/dL

血算	1病日	1	2	3	4	5	6	7	8	9	10	11	12	14	基準範囲
白血球	9.06	9.91	4.21	6.89	7.92	5.47	5.69	7.87	8.38	7.87	6.66	6.38	5.35	5.64	3.04-8.72×10³/μL
好中球(Band)	32	2	5	0	5	2	1	6	5	3	5				0-15%
好中球(Seg)	49	76	80	86	76	85	76	82	79	82	77				28-68%
好中球(B+S)												78.2	70.6		42-75%
単球	5	7	0	6	2	6	4	4	3	6	1	6.6	9.2		0-10%
好酸球	0	0	1	0	0	0	0	0	0	1	3	1.7	1.1		0-10%
好塩基球	1	0	0	0	0	0	0	0	0	0	0	0.2	0.2		0-2%
リンパ球	13	15	12	6	11	3	9	7	8	5	9	13.3	18.9		17-52%
異型リンパ球	0	0	1	1	1	0	1	0	0	0	0				0%
後骨髄球	0	0	1	0	2	2	3	1	2	1	1				0%
骨髄球	0	0	0	1	3	2	6	0	3	2	1				0%
赤芽球	0	0	1	0	0	0	0	0	0	0	0				0%
赤血球	3.47	3.76	3.37	3.47	3.13	2.71	2.62	2.61	2.54	2.75	2.57	2.59	2.51	2.56	3.73-4.95×10⁶/μL
ヘモグロビン	10.2	10.8	9.7	9.9	8.9	7.9	7.6	7.5	7.5	8.1	7.6	7.8	7.5	7.7	10.7-15.3 g/dL
ヘマトクリット	30.3	32.2	28.4	28.3	25.4	22.8	22.3	22.7	22.6	24.5	23.1	24.1	23.1	23.9	33.6-45.1%
MCV	87.3	85.6	84.3	81.6	81.2	84.1	85.1	87.0	88.6	89.1	89.9	93.1	92.0	93.4	80.4-101.0 fL
MCH	29.4	28.7	28.8	28.5	28.4	29.2	29.0	28.7	29.5	29.5	29.6	30.1	29.9	30.1	25.5-34.6 pg
MCHC	33.7	33.5	34.2	35.0	35.0	34.6	34.1	33.0	33.3	33.1	32.9	32.4	32.5	32.2	30.8-35.4%
血小板	11.2	11.0	6.9	7.1	7.5	8.7	11.7	15.2	19.2	20.1	19.6	20.3	19.2	18.3	13.7-37.8×10⁴/μL

凝固・線溶	1病日	1	2	3	4	5	6	7	8	9	10	11	12	14	基準範囲
PT	20.7	20.8	16.5	15.7	13.6	13.0	13.2	13.1	13.3		13.5	12.6			正常対照±10%
PT-INR	1.61	1.63	1.31	1.24	1.09	1.04	1.06	1.05	1.07		1.08	1.01			0.85-1.15
APTT	42.3	46.6	35.8	34.1	30.7	27.7	27.3	28.0	27.9		35.9	35.4			23.0-38.0 sec
フィブリノゲン	343.4	345.5	333.1	315.1	231.3	198.4	178.4	182.6	196.5		340.0	368.9			180-350 mg/dL
D-dimer	4.3	4.2	7.5	6.3	4.6	4.0	5.5	6.2	6.2		5.3	5.5			≦1.0 μg/mL
AT	54.1	52.4	64.9	64.6	72.0	83.0	89.6	95.6	88.5		78.3	83.5			80-120%

動脈血ガス	1病日	1	2	3	4	5	6	7	8	9	10	11	12	14	基準範囲
酸素吸入	M 3 L	M 3 L	M 3 L	M 3 L						M 2 L					
pH	7.490	7.439	7.506	7.490						7.498					7.34-7.45
PaCO_2	26.1	28.7	29.0	30.5						33.8					32-45 mmHg
PaO_2	85.2	73.8	72.6	95.1						88.2					75-100 mmHg
HCO_3	19.7	19.1	22.7	23.0						26.0					22-28 mmol/L

M 3 L：マスクにて毎分3L酸素投与
Band：桿状核好中球，Seg：分葉核好中球，B+S：桿状核好中球+分葉核好中球

13項目の解釈

1. **栄養状態はどうか**　albumin, total cholesterol, cholinesterase

    1病日，アルブミン 2.3 g/dL，コリンエステラーゼ 91 U/L と低下しており，栄養状態が悪い可能性がある。CRP 12.09 mg/dL と中等度の炎症反応を伴っている。総蛋白とアルブミンの差は 2.3 g/dL 程度であり，γグロブリンの上昇はないので，慢性炎症よりは急性炎症に伴うアルブミンの低下が考えやすい。アルブミンが数日でさらに低下している所見は急性炎症を支持する。

    尿酸は高値であるが，クレアチニンの上昇もあり，栄養状態のマーカーとしては判断が難しい。貧血もあるが，慢性炎症に伴う小球性貧血の所見ではない。

    ただ，コリンエステラーゼは 91 U/L と著しい低値を示し，急性炎症だけでは説明が難しい。栄養状態はよくないと考えたほうがよい。

2. **全身状態の経過はどうか**　albumin, platelet

    アルブミンからは，急激に悪化して4病日から平衡状態になり，12病日より改善している。

    血小板は5病日からは明らかに増加しているので，回復に向かっている。フィブリノゲンは，血小板より遅れて8病日からは明らかに上昇し回復傾向を示している。

    貧血は1～5病日まで進行し，6病日からは平衡状態である。貧血からは患者は改善傾向にはない。

    全体的に，4病日まで悪化していたが，その後回復傾向になったと判断できる。

3. **細菌感染症はあるのか**　left shift

    1病日 14：25，白血球は 9,060/μL で桿状核球が32％と左方移動を認めるので，細菌感染症があると判断される。1病日 18：43 には左方移動が消失しているので，細菌感染巣における好中球の需給関係が急速に改善した，つまり細菌感染症が改善したと判断される。

4. **細菌感染症の重症度は**　left shift, CRP, white blood cell

    1病日の白血球分画では，桿状核球が32％と中等度の左方移動が認められ，中等度の細菌感染症と判断される。ただ，白血球数はわずかに基準範囲を超えており，好中球を十分に細菌感染巣に供給できているかの判断が難しい。

5. **敗血症の有無**　platelet, fibrinogen

    1～3病日までは，血小板は著しく減少し，フィブリノゲンも軽度に低下している。フィブリノゲン低下が，血小板減少に比較してわずかであるが，敗血症の合併は考慮しなければならない。ただ，白血球数と分画から判断すると中等度の細菌感染症であり，敗血症を伴う感染症としては重症度が低い。

6. **腎臓の病態**　creatinine, UN, UA, urinalysis, Ca, P

    クレアチニンは，1病日に最も高値であるがその後低下し，7病日より基準範囲に入る。1病日に一過性に糸球体濾過量が低下し，その後回復している。1病日，短時

間のショック状態にあったかもしれない。Na，アルブミン，ヘモグロビンが高値ではなく，クレアチニン高値を脱水で説明しにくい。

UN はクレアチニンと連動しており，消化管出血などの蛋白異化亢進は考えにくい。尿酸は糸球体濾過量の上昇に伴い低下しているが，入院後の食事も影響している。

7 **肝臓の病態** ALT, AST, T. Bil, D. Bil, albumin, total cholesterol, cholinesterase

AST 351 U/L，ALT 386 U/L と中等度に上昇し，AST＜ALT であることから中等度のマイルドな肝細胞傷害を認める。AST，ALT は連動しており，AST 上昇は肝細胞傷害によると考えてよい。ビリルビンは直接型優位に増加しているが，3 病日以後は低下しており，肝細胞傷害による上昇よりは，胆管・胆道の閉塞が考えやすい。

8 **胆管・胆道の病態** ALP, γGT, D. Bil

γGT および ALP は著しく高値であり，胆管・胆道閉塞を疑わせる。直接型優位のビリルビン上昇があり，総胆管もしくは胆道閉塞が考えやすい。

9 **細胞傷害** LD, CK, ALT, AST, amylase

LD 上昇は，概ね ALT と連動し，肝細胞傷害に伴う。CK の上昇がないので，骨格筋細胞，心筋細胞傷害はない。上記以外の細胞傷害はあっても軽度である。

10 **貧血** Hb, MCV, haptoglobin, reticulocyte, erythropoietin

1～6 病日にかけて正球性貧血が進行し，出血もしくは溶血を検討する必要がある。UN の変動から消化管出血は考えにくい。MCV が 4 病日に 81.2 fL まで低下し，その後徐々に大きくなり 14 病日には 93.4 fL になっている。MCV の異なる赤血球が輸血された可能性を否定できない。3～4 病日にかけて，溶血による破砕赤血球が生じ MCV を低下させ，その後網赤血球が MCV を上昇させたと考えれば説明が可能である。

7 病日まで貧血は進行し，その後ヘモグロビン 7.5～8.1 g/dL で推移している。

11 **凝固・線溶の異常** PT, APTT, fibrinogen, D-dimer, AT

1～3 病日は，PT 延長，AT 低下および血小板減少を認め，DIC 様病態を疑わせる。

血小板は，4 病日から増加しているが，フィブリノゲンは 7 病日から増加に転じている。通常，フィブリノゲンの変化が早く現れるが，この症例では逆である。コリンエステラーゼからかなり栄養状態が悪いと判断できるので，肝のフィブリノゲン合成能が関与している可能性はある。

12 **電解質異常** Na, K, Cl, Ca, P, Mg

1～4 病日は Na，Cl が低下しており，抗利尿ホルモン高値（SIADH）や点滴などで水分量が多くなっている可能性がある。K もやや低めであるが，アルカレミアに伴うと考えてよい。K は，11 病日以後高値になっており，相対的な副腎皮質ホルモン低下があり，腎臓において鉱質コルチコイドの作用が低下している可能性がある。腎臓における相対的副腎皮質ホルモン低下が疑われる。もしくは，アルカレミアが改善している可能性がある。

13 動脈血ガス

❶ pH からアシデミアもしくはアルカレミアを判断する

pH 7.490 でアルカレミアがある。

❷ 呼吸性か代謝性かを判断する

$Paco_2$＝26.1＜40 mmHg で呼吸性アルカローシスがある。

❸ Anion gap を求める

$Na-(Cl+HCO_3)$＝130－(96＋19.7)＝14.3 mmol/L である。アルブミンが 2.3 g/dL であるので補正を行うと，補正 Anion gap＝Anion gap＋(2.5～3.0)×(4.0－アルブミン値)＝14.3＋(2.5～3.0)×1.7＝18.55～19.40＞14.0 であり，Anion gap が開大する代謝性アシドーシスがある。

❹ 補正 HCO_3 値から，代謝性アルカローシスを判断する

補正 HCO_3＝HCO_3＋(補正 Anion gap－12)＝19.70＋(19.40－12)＝27.10＞26 mmol/L より代謝性アルカローシスを認める。

❺ 一次性酸塩基平衡に対する代償性変化を判断する

呼吸性アルカローシスに対する代償とすると，ΔHCO_3＝0.2(急性)～0.5(慢性)×$\Delta Paco_2$＝(0.2～0.5)×(40－26.1)＝2.27～6.95 mmol/L であり，24－(2.27～6.95)＝17.05～21.73 mmol/L までは代償範囲である。HCO_3＝19.7 mmol/L であり，急性呼吸性アルカローシスでは代償範囲を超え，慢性呼吸性アルカローシスであれば代償範囲内代謝性アシドーシスがある。

❻ 総合的に判断する

急性呼吸性アルカローシス＋代謝性アシドーシス＋代謝性アルカローシスもしくは，慢性呼吸性アルカローシス＋代償範囲内代謝性アシドーシス＋代謝性アルカローシスとなる。しかし，Anion gap が開大しているので，急性呼吸性アルカローシス＋代謝性アシドーシス＋代謝性アルカローシスと考えてよい。

$AaDO_2$＝[(大気圧－47)×FiO_2－$Paco_2$/0.8]－Pao_2＝[(705－47)×0.32－26.1/0.8]－85.2＝92.735 となり，酸素化障害がある。大気圧＝705 mmHg(松本市)，マスクで毎分 3 L の酸素吸入があり FiO_2＝0.32 にて計算した。

呼吸性アルカローシスは徐々に改善し，吸入酸素量を下げても Pao_2 を保てるようになっているので呼吸状態は改善に向かっている。改善するに従い HCO_3 が徐々に上昇しているので，入院前から肺胞低換気状態にあったと思われる。

総合解釈

1 病日，白血球数は 9,060/μL で，桿状核球が 32％と中等度の左方移動を認める。左方移動からは中等度の細菌感染症が考えられるが，白血球が減少していないので細菌感染巣にある程度好中球が供給できている。一方，血小板減少およびフィブリノゲンの低下は，細菌感染症に伴う敗血症を疑わせる。敗血症を伴っているにもかかわらず，白血球数・分画からは重症ではなく，所見が一致しない。

直接型優位のビリルビン上昇があり，γGT および ALP の著しい上昇を伴っており，胆管閉塞が考えられる。経過を追うごとにビリルビンは低下しているので，何らかの治療が行われたと考えてよい。ALP はビリルビンの低下に合わせて低下しているが，γGT は低下傾向を示していないので，胆管閉塞以外の薬剤などによる影響の可能性が残る。

左方移動および CRP の変動からは 1 病日から急速に改善しているが，アルブミンや血小板などの全身状態を示す検査の改善は数日遅れている。栄養状態の悪さを反映しているのかもしれない。

腎機能障害も一過性であり，細菌感染症＋敗血症があったとすれば，1 病日に敗血症性ショックになって，すぐに改善した。

もともと代謝性アルカローシスがあったと思われるが，動脈血ガス所見では呼吸性アルカローシスを呈しており，呼吸性アシドーシスの代償状態にあったとは考えにくく，原因がはっきりしない。

胆道感染＋敗血症の所見と思われるが，通常の細菌感染症の経過としては動きが速すぎる部分と，遅い部分が混在しており，解釈を難しくしている。栄養状態が悪いことが関与しているかもしれない。

診断と臨床経過

診断　無石胆囊炎

主訴：腹痛

現病歴：1 週間前から腹痛を認めていた。某院を受診し無石胆囊炎と診断され，1 病日に当院紹介となった。入院時血圧 90 mmHg 台とすでにショック状態であった。緊急内視鏡的逆行性胆管造影を施行し，内視鏡的逆行性胆管ドレナージおよび経皮的胆囊ドレナージを施行した。

臨床経過を加えた考察

急性胆囊炎のショック状態で入院してきた患者である。緊急内視鏡を行い，内視鏡的逆行胆管ドレナージおよび経皮的胆囊ドレナージを施行したため，胆囊炎＋敗血症は急速に改善している。

入院時に CRP が高値であるので，数日前から胆囊炎があったと考えられる。CRP が 12.09 mg/dL であり，中等度の左方移動であるので，細菌感染症としては重症ではない。敗血症が生じてからすぐに治療が行われているため，重症度を示す検査所見にならなかったと考えられる。

コリンエステラーゼは，敗血症にて低下することがあり，栄養不良よりは敗血症による低下と考えたほうがよいかもしれないが，この患者の場合，アルブミンが上昇し始めた 14 病日でも低値であり，コリンエステラーゼを低下させる他の要因があるのかもしれない。コリンエステラーゼは栄養状態などが回復する場合，アルブミンより

は早期に上昇し反応性のよい検査である。
　貧血は，出血部位がはっきりしないので，溶血の可能性が高い。血小板と合わせて考えると，4～5病日に溶血があれば説明ができる。

> **この症例で学べたこと**
> 1. 胆嚢炎＋胆管炎における，総ビリルビン，直接ビリルビン，ALP，γGT の上昇。
> 2. 胆嚢炎＋胆管炎における敗血症の合併。
> 3. 胆嚢炎＋胆管炎における肝細胞傷害。

文献

1) Drews RE, Weinberger SE. Thrombocytopenic disorders in critically ill patients. Am J Respir Crit Care Med　2000；162：347-351.
2) Fitzgerald JR, Foster TJ, Cox D. The interaction of bacterial pathogens with platelets. Nat Rev Microbiol　2006；4：445-457.
3) Taylor FB, Jr., Wada H, Kinasewitz G. Description of compensated and uncompensated disseminated intravascular coagulation (DIC) responses (non-overt and overt DIC) in baboon models of intravenous and intraperitoneal Escherichia coli sepsis and in the human model of endotoxemia：toward a better definition of DIC. Crit Care Med　2000；28：S12-19.
4) Reitsma PH, Branger J, Van Den Blink B, Weijer S, Van Der Poll T, Meijers JC. Procoagulant protein levels are differentially increased during human endotoxemia. J Thromb Haemost　2003；1：1019-1023.
5) 久志本成樹．Q29　外傷．救急・集中治療　2010；22：1527-1535.
6) Reddy SV, Sein K. Potassium and massive blood transfusion. Singapore Med J　1991；32：29-30.

III

細菌感染症はあるのか

ルーチン検査で細菌感染症の有無が判定できれば臨床的に非常に有用である。しかし，血算，生化学検査では困難というのが一般的見解である。白血球および CRP は感染症治療に役に立たないと考える専門家も多い[1,2]。最近ではプロカルシトニンおよびプレセプシンが敗血症診断に用いられるが，細菌感染の有無を判断する検査には至っていない。プロカルシトニンは特異度の高い検査（90〜98％）[3,4]とされ，陽性であれば敗血症と診断可能とされているが，いまだ検証を要する段階である。

　細菌感染症診断に，白血球数および CRP が用いられるが，感度，特異度ともに十分でない[5,6]。多くの細菌感染症において白血球数は増加するが，感染初期や重症例では低下するので，白血球数で細菌感染症の有無を判定できないためである。

　CRP は 2〜3 日前の状態を反映しており，タイムラグを考慮する必要がある。リアルタイムに判断できないため，細菌感染症診断に使いにくい。また，CRP は感度が高いが特異度の低い検査で，高値となっても細菌感染症と診断できない[7,8]。

　しかし，白血球分画において**左方移動**を認めれば，細菌感染症と診断できる[9]。細菌感染症において，細菌を貪食するために血中から好中球が感染巣に供給される。したがって，感染巣が大きければ多くの好中球を必要とし，好中球消費量により細菌感染症の重症度を推定できる。しかし，感染巣における好中球消費量を直接計測できないため，骨髄での好中球供給量（産生量）から推測する。血中の好中球数が一定であれば，消費される好中球数と産生される好中球数は同数である。したがって，骨髄で産生される好中球が多ければ消費される好中球も多く，細菌感染症は重症と診断できる。血中の好中球数が変動しても，血中での好中球の回転が速いので，好中球産生が多ければ消費も多いと判断できる。細菌感染巣で多くの好中球が消費されると，骨髄では，まず貯蔵していた分葉核球を血中に放出し，分葉核球で不十分な場合に順次，桿状核球，後骨髄球，骨髄球の幼若好中球を血中に移行させる。好中球の成熟度を示す図において，より未熟な好中球を左から並べるので，**未熟な好中球の出現を左方移動と呼んでいる**（下図）。左方移動は骨髄における貯蔵好中球減少を意味しており，必然的に骨髄は好中球産生を増加させる。したがって，左方移動が高度になればなるほど，骨髄における好中球産生増加と判断できる。左方移動は，好中球産生増加とともに好中球の消費増大も意味するので，好中球を消費する細菌感染症の存在とその重症度を反映する。

　ただ，左方移動が認められても細菌感染症でない場合があるので注意を要する。①ウイルス感染による血中の好中球数減少，②薬剤などによる無顆粒球症，③大量出血。これらの場合，細菌感染以外の原因で血中の好中球減少が生じ，骨髄から幼若な好中球が供給されるため左方移動が生じる。しかし，これらが生じるのは稀で，CRP が陰性もしくは軽度陽性（1〜3 mg/dL 程度）であり，細菌感染症との鑑別は可能である。

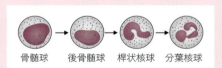

図　好中球の分化・成熟

1 左方移動　left shift

1 どのような指標か

目視による白血球分画において左方移動があると，骨髄における好中球産生亢進を意味する。産生亢進は同時に消費亢進を表すので，多くの好中球が必要な病態，すなわち細菌感染症の存在を示唆する。

左方移動は，骨髄にストックされていた分葉核球を血中に供給するだけでは，細菌感染症に必要な好中球数を補えないため，未熟な好中球を供給している状態を示している。したがって，骨髄のストックが少なくなったことを意味し，骨髄はこれに反応して好中球産生量を増大させている。

2 左方移動のメカニズム

A 左方移動の定義

左方移動とは，血液塗抹標本の目視による白血球分画で，桿状核球の割合が15％以上になることである[6,10]。

① 軽度の左方移動：桿状核球が15％以上で分葉核球の半分より少ない。
② 中等度の左方移動：桿状核球が分葉核球より少ないが，分葉核球の半分より多い。
③ 高度左方移動：桿状核球が分葉核球より多い。

B 好中球の体内分布と動態　▶表Ⅲ-1

❶ 好中球の分布

好中球の分布は 表Ⅲ-1 のとおりである。

❷ 骨髄での好中球産生

骨髄では，骨髄芽球，前骨髄球，骨髄球，後骨髄球，桿状核球を経て成熟した分葉核球になるまでに通常7〜10日間を要する。

❸ 血中の好中球動態

骨髄から血中に移動した好中球（桿状核球と分葉核球）は，数時間で消化管，肺などの組織に出るので，血管内滞在時間は数時間である。したがって，好中球は1日に4〜5回総代わりする[11]。

C 細菌感染後の左方移動のメカニズム　▶図Ⅲ-1

❶ 感染直後

流血中（循環プール）の好中球が細菌感染巣に移行し，細菌を貪食する。このとき，細菌量が多ければ好中球は減少する。骨髄が反応する前であるので，好中球産生亢進がなく左方移動は生じない。

表Ⅲ-1　好中球の体内分布と動態
1. 体内分布
骨髄プール　　　　　　　　　　　$120.0×10^8$/kg
血管内プール　　　　　　　　　　$6.6×10^8$/kg
循環プール　　　　　　　　　　$3.1×10^8$/kg
滞留プール　　　　　　　　　　$3.5×10^8$/kg
2. 体内動態
骨髄芽球から末梢血に出るまで　　7〜10日間
血管内滞留時間　　　　　　　　　数時間
1日に失われる好中球　　　　　　$17.2×10^8$/kg

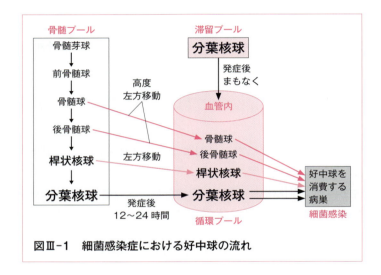

図Ⅲ-1　細菌感染症における好中球の流れ

❷ 発症後12〜24時間まで

　滞留プールから好中球が流血中に移行する。このとき，細菌量が多ければ好中球は減少する。骨髄が反応する前であるので，好中球産生亢進がなく左方移動はない。細菌量が少なければ好中球は滞留プールから供給されるが消費されないので，好中球数は2倍までは増加できる。

❸ 12〜24時間経過後

　骨髄から好中球が供給される。細菌数に見合う成熟好中球（分葉核球）のストックが骨髄にあれば，好中球は増加し，左方移動はないか軽度である。分葉核球が骨髄プールになくなると，骨髄での産生は亢進し幼若好中球（桿状核球，後骨髄球，骨髄球）を供給するようになる。

　細菌感染を制御できる好中球を供給できれば，好中球は増加し，軽度〜高度の左方移動を認める。

　細菌感染を制御できる好中球を供給できなければ，好中球は減少し，高度の左方移動を認める。

D 左方移動と白血球数

左方移動と白血球数で細菌感染症の病態を考えると，以下の4つに分けられる。

❶ 左方移動なし＋白血球増加

好中球消費はない。細菌感染症以外の原因（副腎皮質ホルモン投与，高サイトカイン血症など）で好中球数が増加している。滞留プールから好中球が供給されている。

❷ 左方移動なし＋白血球減少

好中球の消費があるが，骨髄が好中球産生を亢進していない。細菌感染症の初期。

❸ 左方移動あり＋白血球増加

好中球の消費亢進があり，骨髄で好中球産生が亢進している。細菌感染症があり，必要な好中球の供給が行われている。

❹ 左方移動あり＋白血球減少

好中球の大量消費があり，骨髄で好中球産生が亢進している。細菌感染症があるが，好中球の供給が不十分で患者は危険な状態である。

左方移動と白血球数は連続数であるので，各項目において細菌感染症の増悪・改善を検討できる。

E 左方移動を認めても細菌感染症でない場合
（細菌感染以外の原因による血中の好中球減少）

❶ ウイルス感染症

ウイルス感染が生じると，ウイルスが血管内皮に感染する。血管内皮に好中球が接着し，滞留プールの好中球数が増え，循環プールの好中球が減る。このとき，骨髄から幼若好中球が動員され，左方移動が生じることがある。

この場合，血管内皮に血小板が接着し，循環プールの血小板が減る。細胞傷害があるため，LDおよびASTの上昇を認めることがある。また，肝細胞傷害を伴い，ALT上昇を認めることがある。

一方，リンパ球の幼若化が認められるため，異型リンパ球が出現する。このとき異型リンパ球が10%以上あれば，Epstein-Barrウイルス（EBV）もしくはサイトメガロウイルス（CMV）の初期感染を疑う[12]。異型リンパ球が数%のときは，EBV，CMV以外のウイルス感染を疑う。

ヘモグロビン低下があれば，血球貪食症候群の合併も疑う。

CRPは経過を通して，3 mg/dL以上になることは稀である。

❷ 無顆粒球症

薬剤に対するアレルギー反応として生じることが多い。

末梢血中および骨髄での好中球数が低下する。末梢血中の好中球数を補うために，骨髄から幼若好中球が動員される時期に，左方移動が認められることがある。CRPの上昇は軽度（3 mg/dL以上になることは稀）である。

F 左方移動を認めない重症細菌感染症
❶ 感染性心内膜炎
　心臓弁の細菌感染巣が小さく，血中に放出される細菌数が少ない場合，循環プール内の好中球で対処できるため消費される好中球が少なく，骨髄プールから好中球は供給されない。したがって，骨髄は好中球を増産する必要がなく，左方移動は生じない。

❷ 細菌性髄膜炎
　血中の好中球は，基本的に髄膜腔に移行しない。そのため，発症しても，血中の好中球は減少しない。したがって，骨髄は好中球を増産する必要がなく，左方移動は生じない。

❸ 膿瘍
　血中の好中球は，膿瘍が生じても，線維化した膿瘍壁のために膿瘍腔内に移行できない。そのため，血中の好中球は減少しない。したがって，骨髄は好中球を増産する必要がなく，左方移動は生じない。

症例7　60代女性，腹痛にて入院した

主な検査の読み方

❶ 左方移動　　left shift

　−40病日は定期通院時に行われた検査で，この患者の基準となる。白血球数は3,820/μLで，白血球分画はオーダーされなかった。正確な桿状核球の割合が不明で，左方移動の有無を判断できない。

　1病日13：00には，白血球数は1,040/μL，桿状核球（Band）は11％，後骨髄球および骨髄球が1％ずつ出現している。桿状核球15％以上とする左方移動の定義には当てはまらない。ただ，後骨髄球および骨髄球の出現は異常と考えてよい。異型リンパ球も1％認められるが，直ちにウイルス感染があるとは判断できない。

　消費亢進による白血球減少であれば，骨髄プールから好中球供給が増加される前の細菌感染早期（12時間以内）と考えられる。細菌感染巣で多量の白血球が消費されるが，骨髄からの供給が十分でないため，白血球（好中球）が減少している。CRPは，1病日に5.97 mg/dL，4病日に31.61 mg/dLであるので，CRPの変動から来院数時間前に発症した細菌感染症と判断できる。来院7時間半後に，白血球数は1,340/μLと

症例7 60代女性，腹痛にて入院した

生化学	−40病日	1病日 13:00	1病日 20:30	1 6:00	2 6:00	3 6:00	4 6:00	5 6:00	6 6:00	7 6:00	8 6:00	9 6:00	基準範囲
TP		4.4	2.5	4.2	4.2	4.2	4.4	4.0	3.8	4.1	4.2		6.5–8.0 g/dL
Alb	4.3	2.5	1.4	2.3	2.2	2.0	2.3	1.9	1.9	1.9	1.8		4.0–5.0 g/dL
UN	13	32	28	26	18	21	29	31	25	15	17		8–21 mg/dL
Cre	0.46	0.80	0.82	0.80	0.63	0.40	0.35	0.32	0.26	0.26	0.27		0.45–0.80 mg/dL
UA	2.4	1.8											2.7–5.8 mg/dL
AST		26	32	45	49	44	46	57	52	69	71		11–28 U/L
ALT		12	14	19	19	17	19	25	29	43	47		7–23 U/L
γGT		12	13	22	18	16	13	13	12	21	26		9–27 U/L
T-Bil		0.60	0.52	0.76	0.84	0.97	0.87	0.68	0.60	0.75	0.64		0.30–1.40 mg/dL
D-Bil		0.07											0.10–0.40 mg/dL
ALP		1335	565	620	520	460	334	260	201	232	273		115–330 U/L
LD		180	167	195	215	200	183	236	271	348	441		120–230 U/L
CK			171		409	280	195	243	366	298	196		30–165 U/L
CK-MB			11										3–15 U/L
AMY		60	63		47	27	39		77	78	116		44–127 U/L
ChE		109											195–466 U/L
Na	137	137	138	140	147	145	150	149	148	144	139		136–145 mmol/L
K	3.9	4.9	4.0	3.8	3.5	3.5	4.3	3.8	3.7	4.5	4.4		3.4–4.5 mmol/L
Cl	101	104	109	106	111	114			114	110	106		100–108 mmol/L
Ca	9.5	7.7	5.8		6.6	7.2	7.4	6.8	7.0	7.1			8.7–10.3 mg/dL
P	3.8	3.9							2.1	1.6	1.5		2.2–4.1 mg/dL
Mg		8.7		4.0	2.9	2.4	2.0	1.7	1.6	1.5	1.8		2.5–4.6 mg/dL
Glu	96	193		128									75–110 mg/dL
CRP		5.97	4.91	15.86	27.40	31.61	19.00	11.32	9.46	8.80	9.22		<0.10 mg/dL

血算	−40病日	1病日	1	2	3	4	5	6	7	8	9	基準範囲
白血球	3.82	1.04	1.34	2.07	13.45	12.12	10.78	10.36	11.64	15.56	15.04	3.04–8.72×10³/μL
好中球(Band)		11	51	48	59	26	25	12	15	3	1	0–15%
好中球(Seg)		16	1	2	21	64	70	79	76	94	93	28–68%
好中球(B+S)												42–75%
単球		7	5	3	2	4	2	3	3	3	2	0–10%
好酸球		0	0	3	0	0	0	0	0	0	0	0–10%
好塩基球		0	0	1	0	0	0	0	0	0	0	0–2%
リンパ球		64	33	12	2	2	2	5	5	0	3	17–57%
異型リンパ球		1	0	0	0	0	0	0	0	1	0	0%
後骨髄球		1	11	29	15	4	1	1	0	0	0	0%
骨髄球		1	0	2	0	0	0	0	0	0	0	0%
赤芽球		0	0	0	0	0	0	0	0	0	0	0%
赤血球	4.15	4.81	3.75	4.42	3.55	3.26	3.30	3.41	3.17	3.46	3.40	3.73–4.95×10⁶/μL
ヘモグロビン	12.5	14.6	11.4	13.3	10.7	9.8	9.6	10.0	9.5	10.4	10.1	10.7–15.3 g/dL
ヘマトクリット	38.8	44.6	33.8	39.9	32.6	30.1	31.0	32.0	29.6	32.0	31.5	33.6–45.1%
MCV	93.5	92.7	90.1	90.3	91.8	92.3	93.9	93.8	93.4	92.5	92.6	80.4–101.0 fL
MCH	30.1	30.4	30.4	30.1	30.1	30.1	29.1	29.3	30.0	30.1	29.7	25.5–34.6 pg
MCHC	32.2	32.7	33.7	33.3	32.8	32.6	31.0	31.3	32.1	32.5	32.1	30.8–35.4%
血小板	20.7	19.6	8.8	11.1	6.8	4.1	3.1	5.2	7.9	13.8	21.3	13.7–37.8×10⁴/μL

凝固・線溶	−40	1病日	1	2	3	4	5	6	7	8	9	基準範囲
PT		14.6	18.8	17.5	15.5	12.9	12.0	12.8	13.9	14.4	14.9	正常対照±10%
PT-INR		1.22	1.59	1.48	1.30	1.07	0.99	1.06	1.16	1.20	1.24	0.85–1.15
APTT		33.1	74.1	125.5	52.7	42.0	40.4	39.2	43.5	41.9	38.0	23.0–38.0 sec
フィブリノゲン		306.0	144.0	214.1		664.4			354.8	382.6	369.9	180–350 mg/dL
D-dimer		6.6	2.9	2.1	8.5	12.0		21.7	25.1	28.3	22.6	≤1.0 μg/mL
AT		60.0	31.1	41.6	43.0	45.6	44.4	87.1	62.4	60.6	57.2	80–120%

Band：桿状核好中球，Seg：分葉核好中球，B+S：桿状核好中球+分葉核好中球

微増しているが，桿状核球51％（加えて後骨髄球11％）で著しい左方移動を認める。骨髄から好中球の供給が開始されたが，白血球減少は継続しており，生体として細菌感染を制御できる十分な好中球を供給できていない。

　2病日には，白血球は2,070/μLと増加したが，幼若好中球（桿状核球48％＋後骨髄球29％＋骨髄球2％）が79％と，さらに左方移動が高度になった。白血球数の増加を"細菌感染巣における好中球の需給関係がよくなった"すなわち患者が改善に向かったと解釈するには問題が残る。高度の左方移動が，さらなる骨髄の好中球増産を意味すれば，増産にもかかわらず十分な好中球を供給できない状態が続いている。

　3病日には，白血球は13,450/μLと著増し，細菌感染巣において明らかに好中球の供給が消費を上回った。好中球の需給関係からは細菌感染は改善していると判断できる。しかし，依然として桿状核球が59％と高度の左方移動があり，骨髄の好中球増産により必要な好中球を供給している。

　4病日には，白血球数は12,120/μLと大きな変動はないが，桿状核球が26％に減少し，左方移動は軽度となっている。骨髄が好中球の著しい増産を行わなくても，細菌感染巣が必要とする好中球数を供給できている。細菌感染巣が縮小したと判断できる。

　5病日には，左方移動は軽度になり，感染を抑えるために必要な好中球数がさらに減少している。細菌感染症は改善している。

　8病日には，白血球は高値であるが左方移動を認めない。骨髄が好中球産生を亢進しなくても通常の好中球供給で十分であり，好中球を必要とする細菌感染が消失したことを示している。

13 項目の解釈

1　栄養状態はどうか　albumin, total cholesterol, cholinesterase

　1病日，アルブミン2.5 g/dL，コリンエステラーゼ109 U/Lと低下している。総コレステロールは検査されていない。CRPが5.97 mg/dLと上昇し，4病日には31.61 mg/dLと最高値になっているので，CRPの変動から，1病日すでに強い炎症があったと判断できる。アルブミンおよびコリンエステラーゼ低下は，まず産生低下より異化亢進（炎症による消費亢進）を考慮しなければならない。

　入院40日前，尿酸が2.4 mg/dLと低いが，アルブミン4.3 g/dLと基準範囲内で，貧血（特に小球性）もないので，栄養状態はよい。CRPの変動から急性炎症性疾患の可能性が高く，−40病日から入院直前まで大きな変化がなければ，入院時の栄養状態はよいと判断できる。

2　全身状態の経過はどうか　albumin, platelet

　アルブミンは9病日まで上昇傾向を示さず，アルブミンから判断すると，9病日まで患者は改善していない。ただ，6病日からアルブミン低下がないので，患者の全身状態は平衡状態にあると解釈できる。

血小板は5病日まで低下し，6病日から上昇に転じており，血管内に及ぶ炎症があれば，6病日から改善している。血小板から，患者は6病日から改善している。

フィブリノゲンも，基準範囲以下からの上昇であれば，血小板と同じようなメカニズムで改善を意味する。本例では，1病日に低下しているが2病日からは上昇しており，2病日にはフィブリノゲン消費亢進が改善した。フィブリノゲンから，患者は2病日から改善に向かっている。

まとめると，患者は2病日から回復傾向にあるが，アルブミンが上昇するような改善には至っていない。

3　細菌感染症はあるのか　　left shift

1病日13：00には，白血球数は1,040/μLで左方移動はなく，単純に好中球の減少とすれば細菌感染症の発症早期(12時間以内)と推定される。来院7時間半後に，白血球数は1,340/μLで左方移動を認める。細菌感染巣で消費される好中球が多いため，血中の白血球が増加できない。

2病日，白血球は2,070/μLで高度左方移動を伴っている。骨髄で好中球生産を亢進しているが，十分な好中球を供給できない。

3病日，白血球は13,450/μLで左方移動を伴っている。好中球の供給が需要を上回り，細菌感染は改善してきた。

4病日，白血球は12,120/μLで，左方移動は軽度になり，細菌感染巣がさらに縮小した。

5病日，左方移動はさらに軽度となり，必要な好中球数が減少した。

8病日，白血球数は高値であるが左方移動を伴っていない。左方移動がないので，骨髄で好中球は増産されていない。好中球が消費される細菌感染巣はなくなった。

4　細菌感染症の重症度は　　left shift, CRP, white blood cell

1〜3病日に，桿状核球の割合が分葉核球の割合を超えており，重症細菌感染症と判断できる。1病日13：00には，著しく白血球(好中球)が減少しており，左方移動を認めないが重症細菌感染症が示唆される。1病日20：30の左方移動を伴った白血球数減少は，生体が細菌感染巣に対して，必要な好中球を供給していないことを示し，細菌感染症が重篤で患者が危ない状態にある。

4病日から，左方移動は徐々に軽度になり，逆に白血球数(好中球)は増加している。細菌感染巣において好中球の消費が低下し，需給関係が改善した。本例の細菌感染症は重症，中等度，軽症を経て治癒に向かっている。

5　敗血症の有無　　platelet, fibrinogen

1病日には，血小板およびフィブリノゲン減少を認め，細菌感染症があるので敗血症を合併している可能性がある。ただし，2病日以降はフィブリノゲンが上昇に転じ，敗血症の合併は考えにくい。

6　腎臓の病態　　creatinine, UN, UA, urinalysis, Ca, P

クレアチニンは経過中基準範囲内もしくは以下であるので，糸球体濾過量は保たれ

ており，腎機能は問題ない．ただし1病日は他の日に比べると高値であり，脱水があるかもしれない．

UNとクレアチニンの大きな乖離はないが，5，6病日にクレアチニンが低下しているのにUN上昇が認められる．また，ヘモグロビンが4〜7病日に低下しており，軽度の消化管出血を否定できない．

7　肝臓の病態　ALT, AST, T. Bil, D. Bil, albumin, total cholesterol, cholinesterase

肝臓の病態は，細胞傷害，代謝能および合成能の3項目について検討する．

ALTは6病日から徐々に上昇し，9病日に47 U/Lとなるがごく軽度の上昇であり，肝細胞傷害はほとんどないと考えてよい．ASTは経過中軽度上昇しているが，ALTと連動していないので，肝細胞以外の細胞傷害を考慮したほうがよい．ただ，8，9病日は，AST，ALTともに上昇しており，軽度の肝細胞傷害による上昇と考えてよい．

総ビリルビンは基準範囲内で，肝代謝能は保たれている．

肝合成能に関しては，アルブミン，コリンエステラーゼが低値であり，肝合成能低下を否定できないが，CRPが高値であり，消費亢進による低下との鑑別が難しい．

総合的に，肝細胞傷害に乏しく肝代謝能が保たれているので，基本的に肝機能は問題ない．

8　胆管の病態　ALP, γGT, D. Bil

γGTが基準範囲内であり，胆管および胆道系の閉塞はない．

ALPが1〜5病日に高値であり，γGTの上昇を伴っていないので，骨，胎盤もしくは小腸に由来するALPを考慮する必要がある．2病日から低下しており，ALPを上昇させる病態の改善と考えられるが，ルーチン検査データからはどの臓器由来のALPか判断できない．

9　細胞傷害　LD, CK, ALT, AST, amylase

肝細胞傷害はほとんどないが，LDおよびAST上昇があり，肝細胞以外の細胞傷害が示唆される．CKは上昇しているが変動が大きいので，心筋細胞傷害よりは骨格筋細胞傷害が考えやすい．LDはCKと連動しておらず，骨格筋細胞傷害の他にも細胞傷害が存在する．しかし，ルーチン検査データからは傷害細胞の推定は難しい．

10　貧血　Hb, MCV, haptoglobin, reticulocyte, erythropoietin

血管内水分量の変動のためか，ヘモグロビン値が上下しており，貧血の判断が難しい．ただ，−40病日のヘモグロビンと比べても低下しており，軽度の貧血は認められる．MCVが90〜94 fLと正球性貧血であるので，まず出血もしくは溶血を考慮しなければならない．UNからは消化管の大量出血は考えにくいが，5，6病日にUN/クレアチニンが上昇しているので，軽度の消化管出血は否定できない．

溶血に関しては，総ビリルビンが基準範囲内で，大きな変動を認めず可能性は低い．

11　凝固・線溶の異常　PT, APTT, fibrinogen, D-dimer, AT

1病日20：30にPT延長，APTT延長，AT低値およびフィブリノゲン低下が著し

い．細菌感染症＋敗血症に伴うDIC様病態が考えやすい．フィブリノゲンは2病日から上昇し，敗血症を合併していても2病日から改善している．血小板は5病日まで減少し，凝固・線溶検査の経過とは一致しない．血小板は全身性の血管内炎症だけでなく，出血に対する一次止血など局所で消費されている可能性も否定できない．PTは7病日から再度延長しAT低下も継続しているが，血小板は増加傾向を示し，DICを伴う敗血症の再発は考えにくい．7～9病日に，凝固因子が消費されているが，どのような病態であるのか判断が難しい．

12 **電解質異常** Na, K, Cl, Ca, P, Mg

　　Na，Clは，3～7病日まで上昇している．尿中のNa，Clの排泄量を加えて判断する必要があるが，点滴等によるNaClの過剰投与が考えやすい．K低下はなく，アルドステロン系ホルモンの上昇による高Na血症は考えにくい．

　　Caはアルブミン値で補正すると基準範囲内であり，問題はない．

13 **動脈血ガス**

　　計測されていない．

■ **総合解釈**

　　−40病日の定期検診時には，アルブミン4.3 g/dLで，貧血もなく，γグロブリン増加もない．入院直前まで同じ状態であれば，栄養状態の悪くない患者が入院してきた可能性が高い．

　　1病日の目視による白血球分画，白血球数，CRPから，来院数時間前に発症した重症細菌感染症が疑われる．ALPは上昇しているが，γGTの上昇がないので，胆道系感染は否定的である．また，尿所見がないため尿路感染は判断できない．1病日の血小板数およびフィブリノゲン低下から血管内の炎症所見も認められるので，敗血症合併を考慮しなければならない．血小板は5病日まで減少するが，フィブリノゲンは2病日で上昇に転じている．全身性の血管内炎症は2病日以降改善したと判断でき，敗血症は改善に向かっている．3病日には白血球が著明に増加し，細菌感染巣における好中球消費が低下している．細菌感染巣が縮小し，治癒に向かったと考えられる．4病日以降，左方移動が軽度となり，骨髄での好中球産生が低下しても必要な好中球を細菌感染巣に供給できており，好中球の消費低下を示している．少なくとも，細菌感染症は3病日から改善している．

　　本例の細菌感染症は，腎機能および肝機能には影響を及ぼしていない．

　　貧血および血小板減少を考慮すると，どこかに出血巣があり血小板が消費されている可能性がある．5，6病日に軽度のクレアチニン上昇を伴わないUN上昇があり，消化管出血を否定できない．

診断と臨床経過

診断 腹膜炎＋敗血症

−40病日は，通院時状態の良い時の検査結果である。入院3日前から食欲が低下し，1日前には腹部膨満を認めた。1病日3：00に腹痛を主訴に某院を受診した。8：00に多量の排便があり，9：00に血圧低下と頻脈を認めショック状態となった。腹部CTにて腹腔内に便が出ており，消化管穿孔と診断された。13：00に本院に転院し21：00から開腹手術が行われた。S状結腸に穿孔があり，手術および抗菌薬投与にて改善した。

来院時の血液培養から *Acinetobactor baumanii* が検出され，敗血症を伴っていた。

臨床経過を加えた考察

感染時期がはっきりしている"腹膜炎＋敗血症"患者の検査結果を示した。臨床において"細菌感染があるかどうか"の判断は重要である。ルーチン検査で細菌感染症を診断できれば，無駄な抗菌薬投与の必要がなくなる。

ルーチン検査で判断する場合，細菌感染症を"好中球を消費する疾患"と定義する必要がある。これに従うと，重症細菌感染症は"好中球を大量に消費する疾患"，軽症は"好中球を小量消費する疾患"となる。ルーチン検査で好中球の消費量が推定できれば，細菌感染症の経過が追える。

実際には，白血球数と白血球分画を用いて細菌感染巣における好中球消費量を推定する。好中球は，骨髄で7～10日間かけて骨髄芽球から分葉核球に分化し，血中に放出される。血管内に出てから血管内に留まる時間は数時間で，好中球は1日に4～5回総代わりする。したがって，血中の好中球数とその分画はリアルタイムに変動する。循環している好中球数(循環プール)を1とすると，脾臓，肝臓，肺などの毛細血管上に待機している好中球数(滞留プール)も1で，骨髄にはその40倍の好中球が貯蔵(骨髄プール)されている。

細菌感染初期は，循環プール＋滞留プールの好中球が細菌に対応し，骨髄プールから供給されないので，血中の白血球数は減少する。ただ，細菌感染症はこの時期に検査されることが少ないので，感染症初期に白血球数(好中球数)が減少することは意外に知られていない。感染12～24時間後から骨髄プールの供給が始まるが，大量に消費されると貯蔵好中球はすぐに枯渇する。骨髄プールには循環プールの40倍の好中球があるが，分葉核球が消費されると，桿状核球，後骨髄球，骨髄球の順序で幼若好中球が血中に出現し，これを「左方移動」と呼んでいる。したがって，左方移動は，骨髄プールにおける好中球枯渇を意味し，好中球を消費する細菌感染症を示唆する。

一方，左方移動が生じているとき，骨髄プールにおいて好中球の十分な蓄えがなくなるので，必然的に骨髄は好中球の産生を増加せざるを得ない。したがって，左方移動の程度は骨髄での好中球産生状態を表し，左方移動が高度であれば骨髄での好中球産生が盛んであると判断できる。

また，血中の白血球数（好中球数）は，骨髄からの好中球の供給量と細菌感染巣での消費量のバランスにより決まる。白血球数が基準範囲を超えていれば，細菌感染巣に十分な好中球が供給されており，基準範囲内もしくは下回れば細菌感染巣で必要とする好中球を供給できていない。

> **この症例で学べたこと**
> 1. 左方移動は，骨髄プールが枯渇し好中球の消費が増加していることを示す。
> 2. 左方移動は，骨髄が好中球産生を増加している所見である。
> 3. 好中球産生が増加していれば好中球消費も増加している。
> 4. 左方移動があれば，細菌感染症と診断できる。

症例 8　20 代男性，入院中であり 1 病日に発熱を認めた

主な検査の読み方

1　左方移動　left shift

　白血球数は基準範囲内もしくは以下であり，32 病日以外，左方移動を認めない。32 病日も桿状核球が 15％で，その他の幼若好中球は認められない。白血球は減少しているが CRP の上昇もなく，細菌感染症は考えにくい。

13 項目の解釈

1　栄養状態はどうか　albumin, total cholesterol, cholinesterase

　1 病日にアルブミン 3.0 g/dL と低下しているが，総コレステロールは基準範囲下限である。しかし，コリンエステラーゼの低下が認められないので，1 病日患者の栄養状態は悪くない。

　7 病日に CRP が 4.09 mg/dL と軽度高値であるが，肝機能は悪くなく，アルブミン低下は産生低下より異化亢進（消費亢進）のほうが考えやすい。

2　全身状態の経過はどうか　albumin, platelet

　アルブミンは，2.9〜3.6 g/dL を上下している。明らかな傾向を示さないが，25〜38 病日にアルブミン上昇と判断すると全身状態は改善している。

症例8 20代男性，入院中であり1病日に発熱を認めた

生化学	−7	1病日	7	12	15	18	22	25	32	38	基準範囲
TP	7.2	5.1	5.7	6.1	6.4	5.8	6.4	5.7	6.3	6.2	6.5–8.0 g/dL
Alb		3.0		3.6			3.2	2.9	3.3	3.5	4.0–5.0 g/dL
UN	12	6	12	11	9	9	12	3	4	5	8–21 mg/dL
Cre	0.55	0.57	0.53	0.45	0.45	0.52	0.46	0.50	0.49	0.48	0.63–1.05 mg/dL
UA	5.5	2.8	3.6	4.3	2.3	3.3	2.4	2.2	2.2	2.9	3.8–8.0 mg/dL
T-Cho	178	130	144								128–219 mg/dL *
AST	16	18	20	23	20	40	27	18	24	15	11–28 U/L
ALT	19	11	57	68	59	101	99	46	52	71	9–36 U/L
γGT	11	7	78	86	89	95	114	130	256	343	13–70 U/L
T-Bil	0.93	0.47	0.37	0.23	0.48	0.26	0.24	0.19	0.16	0.25	0.30–1.40 mg/dL
D-Bil							0.03				0.10–0.40 mg/dL
ALP	180	120	181	259	248	233	304	336	408	544	115–300 U/L
LD	166	155		197	212	173	227	206	296	221	120–230 U/L
CK	112	813	57	43	27		37	46		21	43–272 U/L
AMY					73	79	97	79	97	104	44–127 U/L
ChE		433		300	273	235	271	216	276	317	195–466 U/L
Na	141	144	136	139	133	139	133	137	134	136	136–145 mmol/L
K	3.6	3.5	4.1	3.7	3.9	3.9	3.9	3.9	3.6	3.6	3.4–4.5 mmol/L
Cl	106	114	101	104	100	105	98	101	98	101	100–108 mmol/L
Ca	9.2	8.5			8.3	8.1	8.0	7.8	7.8		8.7–10.3 mg/dL
補正Ca		9.5					8.9	8.9	8.6		8.7–9.9 mg/dL
P	3.2	3.0			2.6	4.5	3.0			92	2.5–4.6 mg/dL
Glu	116	202		81	122	90	134	104	125	92	75–110 mg/dL
CRP			4.09	1.13	14.84	3.07	3.31	1.75	0.52	0.11	<0.10 mg/dL

血算	−7	1病日	7	12	15	18	22	25	32	38	基準範囲
白血球	7.21	10.08	8.04	5.19	7.63	3.87	3.75	3.03	2.52	5.24	2.97–9.13×10³/μL
好中球(Band)			2	3		5	6	6	15		0–15%
好中球(Seg)			73	83		46	67	49	55	69.5	28–68%
好中球(B+S)					86.7					69.5	42–75%
リンパ球			9	10	7.5	27	13	33	23	17.9	17–57%
単球			13	3	5.6	14	11	8	6	8.0	0–10%
好酸球			3	1	0.1	4	1	2	0	4.4	0–10%
好塩基球			0	0	0.1	1	1	1	0	0.2	0–2%
異型リンパ球			0	0	0	0	0	0	1	0	0%
後骨髄球			1	0	0	0	0	0	0	0	0%
骨髄球			0	0	0	2	0	1	0	0	0%
赤芽球			0	0	0	0	0	0	0	0	0%
赤血球	4.12	3.14	3.01	2.97	2.89	2.54	3.20	2.84	3.10	3.42	4.14–5.63×10⁶/μL
ヘモグロビン	12.3	9.3	8.7	8.6	8.3	7.3	8.9	7.7	8.5	9.4	12.9–17.4 g/dL
ヘマトクリット	35.3	26.8	25.1	25.4	25.0	21.8	26.5	24.0	26.3	29.3	38.6–50.9%
MCV	85.7	85.4	83.4	85.5	86.5	85.8	82.8	84.5	84.8	85.7	84.3–99.2 fL
MCH	29.9	29.6	28.9	29.0	28.7	28.7	27.8	27.1	27.4	27.5	28.2–33.8 pg
MCHC	34.8	34.7	34.7	33.9	33.2	33.5	33.6	32.1	32.3	32.1	32.2–35.5%
血小板	25.1	17.3	22.4	28.2	23.2	28.4	28.6	21.4	9.9	20.6	14.3–33.3×10⁴/μL

凝固検査	−7	1病日	7	12	15	18	22	25	32	38	基準範囲
PT	11.8	13.6	11.6		12.9	12.4	13.6	12.3	11.7	12.1	正常対照±10%
PT-INR	0.98	1.12	0.98		1.06	1.04	1.12	1.02	0.99	1.00	0.85–1.15
APTT	29.3	33.2	26.6		29.7	28.4	31.2	25.5	24.8	28.6	23.0–38.0 sec
フィブリノゲン	291.6	191.9	318.0		494.6	415.2	379.4	306.6	293.8	236.9	180–350 mg/dL
D-dimer		7.0	11.9			4.4		9.7	8.0	2.1	≦1.0 μg/mL
AT						105.0		>120.0	119.6		80–120%
ヘパプラスチンテスト					84.5	98.0		79.6			70–140%

髄液検査	−7	1病日	7	12	15	18	22	25	32	38	基準範囲
細胞数					4270	9360	2500	55/3	17/3	3/3	<5/μL
単核球					320	330	450	52/3	17/3	3/3	/μL
分葉核球					3950	9030	2050	3/3	0/3	0/3	/μL
IgG					403	42.6			7.3	4.6	0.9–2.7 mg/dL
TP					2863	282	93	55	49	36	10–40 mg/dL
Glu					11	12	34	51	61	53	50–75 mg/dL
Na					139	143					130–150 mmol/L
K					3.9	3.6					2.3–3.5 mmol/L
Cl					107	114					120–130 mmol/L
リバルタ反応					+						−

Band：桿状核好中球，Seg：分葉核好中球，B+S：桿状核好中球＋分葉核好中球
＊：病態基準範囲

血小板は 1 病日に軽度減少しているが，継続的に減少していない．32 病日にごく軽度の左方移動を認めるが，CRP も高くなく血管内炎症は考えにくい．敗血症を伴う重症細菌感染症の所見ではない．32 病日の血小板減少の原因ははっきりしない．

3 **細菌感染症はあるのか**　left shift

　　1 病日，白血球は 10,080/μL と軽度増加しているが，その後基準範囲以下になることもある．32 病日を除いて左方移動は認めない．32 病日も桿状核球が 15% であり，白血球数および分画から積極的に細菌感染症は考えにくい．

　　CRP は 15 病日に一時的に 14.84 mg/dL となるが，それ以外は軽度上昇に留まり，細菌感染症を疑うほど炎症は強くない．左方移動を伴わずに白血球だけが減少している感染初期の状態も考えられるが，期間が長すぎて可能性は低い．

4 **細菌感染症の重症度は**　left shift, CRP, white blood cell

　　白血球数(好中球数)と左方移動からは，32 病日に軽度の炎症があるかもしれないが，細菌感染症は考えにくい．

　　細菌感染症がなければ，重症度判定は必要ない．

5 **敗血症の有無**　platelet, fibrinogen

　　血小板は一定の傾向なく増減している．1，25，32 病日には減少しており，持続的ではなく一過性であるので，血管内炎症や出血の可能性が残る．

　　フィブリノゲンも 1 病日に軽度低下し，血小板減少と合わせると 1 病日に血管内炎症を伴う病態を考慮しなければならない．しかし，上記より細菌感染症は考えにくく，敗血症はない．

6 **腎臓の病態**　creatinine, UN, UA, urinalysis, Ca, P

　　クレアチニンからは糸球体濾過量は保たれており，腎機能は問題ない．

　　UN とクレアチニンの乖離もなく，消化管出血や蛋白異化亢進も考えにくい．

7 **肝臓の病態**　ALT, AST, T. Bil, D. Bil, albumin, total cholesterol, cholinesterase

　　7〜38 病日にかけて，ALT＞AST で ALT が軽度上昇しており，軽度肝細胞傷害を認める．γGT および ALP の上昇を伴っており，薬剤性肝障害が鑑別に挙がるが確定する根拠に乏しい．総ビリルビンは基準範囲内で，肝代謝能は問題ない．また，総コレステロールおよびコリンエステラーゼも基準範囲内で経過し，肝合成能も保たれている．

　　軽度の肝細胞傷害を認めるが，肝機能は特に問題ない．

8 **胆管の病態**　ALP, γGT, D. Bil

　　γGT および ALP は 7 病日から徐々に上昇している．ビリルビン上昇がないので，胆道および中枢胆管の閉塞はない．しかし，ビリルビン上昇を伴わない末梢性細胆管閉塞の可能性は否定できない．悪性腫瘍の肝転移など，肝の占拠性病変は考慮する必要がある．ただ，7 病日から急に上昇しているので悪性は考えにくい．

　　両者ともに，ALT と連動し，肝細胞傷害に伴う上昇と考えてよい．入院後に徐々に上昇しているので，薬剤性肝障害が考えやすいが根拠はない．

9 **細胞傷害**　LD, CK, ALT, AST, amylase

　　CK および LD は，一過性に軽度上昇するが，一定の傾向はない。一過性の細胞傷害はあるが，問題となる所見ではない。

10 **貧血**　Hb, MCV, haptoglobin, reticulocyte, erythropoietin

　　1 病日に，ヘモグロビン 9.3 g/dL と正球性貧血を認めるが，その後進行していない。UN およびビリルビンは，消化管出血もしくは溶血を積極的に示唆しない。一過性の血小板変動から局所の出血が疑われるが，ルーチン検査では断定できない。

11 **凝固・線溶の異常**　PT, APTT, fibrinogen, D-dimer, AT

　　フィブリノゲンは，基準範囲内か軽度上昇しており，著しい消費亢進を認めない。ただ，−7 病日に比して，1 病日にフィブリノゲンが低下しており，一過性の消費亢進(血管内炎症)を否定できない。D-dimer は軽度上昇しているが，10 μg/mL を超えることは少なく，凝固・線溶亢進を積極的に示唆しない。

12 **電解質異常**　Na, K, Cl, Ca, P, Mg

　　時々 Na が低値になる。ただ，1 病日に Na−Cl＝Anion gap＋HCO_3＝30 で，HCO_3 の低下が疑われ，代謝性アシドーシスがあるかもしれない。

13 **動脈血ガス**

　　検査していない。

14 **その他の検査**

　　15 病日の髄液検査では，総細胞数が 4,270/μL と著しく増加しており，分画では分葉核球(好中球)が主体である。細菌性髄膜炎と診断できる。総蛋白が 2,863 mg/dL と上昇し，グルコースが低値の所見も細菌性髄膜炎に合致する。

　　25 病日から，髄液の総細胞数は減少し，総蛋白低下およびグルコース上昇を伴っている。細菌性髄膜炎が改善していく髄液の所見である。

■ 総合解釈

　　髄液所見からは，細菌性髄膜炎と診断される。重症細菌感染症であるにもかかわらず，細菌感染症を示唆するルーチン検査所見に乏しい。CRP は 10 mg/dL を超えることもあるが，髄液所見から明らかに髄膜炎が認められても，CRP 3.0 mg/dL 程度に留まっている。髄腔内の炎症が，全身性の炎症として捉えられない。

　　アルブミンは消費亢進により低下しているが，髄膜炎の病勢を反映していない。総蛋白およびアルブミンからは γ グロブリン上昇はなく，経過の長い慢性炎症は考えにくい。アルブミンは低値であるが，経過中大きな変化を認めない。髄膜炎は血中アルブミンにも大きな影響を与えない。

　　腎機能障害はなく，肝細胞傷害はごく軽度で問題とならない。細胞傷害は存在してもごく軽度であり，1 病日から正球性貧血を認めるが原因ははっきりしない。

臨床経過

診断 細菌性髄膜炎

　頭部外傷にて入院中に，ブドウ球菌による髄膜炎を発症した患者である．1病日に発熱したが原因不明であり，抗菌薬で治療していた．頭痛が出現したため，15病日に髄腋検査を行い細菌性髄膜炎と診断した．髄腋からは表皮ブドウ球菌が培養された．抗菌薬の点滴は有効でなく，23病日からバンコマイシンの髄注を開始した．25病日から髄腋培養にて菌が認められなくなり，髄液細胞数が減少し治癒に向かった．

臨床経過を加えた考察

　細菌性髄膜炎は左方移動を呈さないため，ルーチン検査で病態を捉えにくい重症細菌感染症の一つである．血中の好中球消費のない特殊な重症細菌感染症に対して，ルーチン検査の限界を示した症例である．

　細菌感染症を好中球消費が亢進する病態と定義することで，白血球数および白血球分画にてその状態を把握している．しかし，髄膜炎(膿瘍も同じ)では血中の好中球が髄腔(細菌感染巣)に移動しにくく，結果として血中の好中球が消費されない．したがって，骨髄は好中球を増産させ，供給を増加させる必要がない．つまり，細菌性髄膜炎は好中球消費が亢進する病態として捉えられないため，ルーチン検査で診断および病勢判断ができない．

　脳脊髄領域は循環系から独立しており，重症の感染症であっても血液生化学検査に異常が出にくい．重篤な細菌性髄膜炎でもマクロファージの反応が乏しいためか，CRPも軽度上昇に留まる．細菌感染巣に対する反応は，軽度の白血球増多のみで，左方移動も生じていない．細菌性髄膜炎は，白血球数，白血球分画およびCRPでは診断できない．

　逆に髄腋所見は，髄膜炎の病態をよく反映している．23病日にバンコマイシンを髄注してから，劇的に改善した．15病日の髄腋所見は，分葉核球が多く，総蛋白が高値で，糖低下と，細菌性髄膜炎の典型的な所見を呈している．22病日まで点滴にてバンコマイシン，リネゾリドを投与しても，髄液への移行が悪いためか改善が認められなかった．

　22病日と25病日以降のルーチン検査を比較してみても，白血球数および分画，CRPに変化がない．細菌性髄膜炎の病態を的確に反映する検査項目がルーチン検査にはない．

この症例で学べたこと

1. 細菌性髄膜炎だけでは，著しい白血球増加はない。
2. 細菌性髄膜炎だけでは，中等度〜高度の左方移動はない。
3. 細菌性髄膜炎だけでは，著しい CRP 上昇はない。
4. 細菌性髄膜炎は，髄液の好中球数が病態を反映する。
5. 細菌性髄膜炎は，髄液の蛋白および糖が病態を反映する。

症例 9　80 代男性，自宅の廊下で倒れているのを発見され，救急搬送された

主な検査の読み方

1　左方移動　left shift

　1 病日，白血球が 20,640/μL と増加を認めるが，自動機器による白血球分画であり，桿状核球の割合が不明なため，左方移動の有無を判定できない。好中球 84% であり低い値ではないが，左方移動を伴うと好中球は 90% 以上のことが多い。

　白血球は 4 病日 14,160/μL と減少しているが，桿状核球は 0% で左方移動はない。1〜4 病日に白血球数は減少し，4 病日に左方移動がないので，1〜3 病日にも左方移動がある可能性は低い。細菌感染症の治癒過程では，まず左方移動が軽度になり消失し，その後白血球数(好中球数)が減少することが多い。

　本例では，細菌感染症はないと判断される。

13 項目の解釈

1　栄養状態はどうか　albumin, total cholesterol, cholinesterase

　1 病日は，アルブミン 3.1 g/dL，総コレステロール 111 mg/dL，コリンエステラーゼ 123 U/L と低値である。CRP は 1 病日 5.06 mg/dL と軽度高値であり，4 病日に 34.04 mg/dL とピークになるので，発症後数時間で来院したと推定される。1 病日すでに炎症が強く，アルブミン，総コレステロールおよびコリンエステラーゼ低下は，炎症による消費亢進を考慮する必要がある。

　クレアチニンが 1.93 mg/dL と高値であり，UA 6.4 mg/dL が糸球体濾過量低下にて上昇している可能性がある。したがって，UA では患者の栄養状態を判断しにく

症例9 80代男性，自宅の廊下で倒れているのを発見され，救急搬送された

生化学	1病日	2	3	4	5	7	9	11	13	15	基準範囲
TP	5.8	5.5	5.5	5.4	5.6	5.7	6.1	5.7	6.3	6.2	6.5-8.0 g/dL
Alb	3.1	3.3	3.0	2.7	2.7	2.7	2.8	2.5	3.0	3.1	4.0-5.0 g/dL
UN	36	32	33	31	30	30	29	35	34	27	8-21 mg/dL
Cre	1.93	1.38	1.24	1.12	1.02	0.83	1.06	0.97	0.76	0.64	0.63-1.05 mg/dL
eGFR	26	38	43	48	53	66	51	56	73	88	
UA	6.4										3.8-8.0 mg/dL
T-Chol	111	128	118	115	113	107	123	137	151	155	128-219 mg/dL *
AST	41	106	88	76	49	35	37	45	79	82	11-28 U/L
ALT	15	33	32	32	29	23	22	22	36	46	9-36 U/L
γGT	14	36	28	29	32	42	43	40	89	140	13-70 U/L
T-Bil	0.31	1.50	2.12	2.40	3.50	7.65	15.28	16.70	17.43	10.59	0.30-1.40 mg/dL
D-Bil	0.07						9.98		11.49	6.72	0.10-0.40 mg/dL
ALP	168	168	179	190	187	220	254	276	497	678	115-300 U/L
LD	272	424	339	349	318	435	431	496	676	729	120-230 U/L
CK	490	1206	1082	913	416	206	106	128	140	64	43-272 U/L
CK-MB	46	26									3-15 U/L
AMY	84	107	38	44	80		48	52			44-127 U/L
P-AMY	46										22-55 U/L
ChE	123	229	183	157	157	146		137		110	195-466 U/L
Na	140	143	142	145	146	145	142	140	138	139	136-145 mmol/L
K	5.0	3.4	3.4	3.8	4.1	4.3	4.3	4.4	4.1	3.9	3.4-4.5 mmol/L
Cl	102	101	107	111	112	111	107	106	101	103	100-108 mmol/L
Ca	8.1	7.6	7.2	7.1	7.6		7.7	7.8	7.7		8.7-10.3 mg/dL
補正 Ca	9.1	8.4	8.2	8.3	8.8		8.9	9.2	8.7		8.7-9.9 mg/dL
P	5.6										2.5-4.6 mg/dL
Glu	99	104	141	142	126	90	81	110	118	98	75-110 mg/dL
CRP	5.06	13.36	33.79	34.04	24.24	19.40	22.44	19.29	12.67	5.97	<0.10 mg/dL
Mg	2.2										1.8-2.3 mg/dL

血算	1病日	2	3	4	5	7	9	11	13	15	基準範囲
白血球	20.64	12.84	16.14	14.16	11.85	12.51	11.20	12.73	15.31	13.34	2.97-9.13×10^3/μL
好中球(Band)				0		8					0-15%
好中球(Seg)				96		76					28-68%
好中球(B+S)	84	88.1	89.4		84.1		84.7	85.0	87.2	81.6	42-75%
リンパ球	7.9	6.7	5.9	2	7.8	7	6.3	6.5	5.4	7.7	17-57%
単球	7.9	5.1	4.5	2	7.3	8	7.1	6.5	6.6	8.5	0-10%
好酸球	0	0	0	0	0.5		1.3	1.6	0.3	1.5	0-10%
好塩基球	0.2	0.1	0.2	0	0.3	0	0.6	0.4	0.5	0.7	0-2%
異型リンパ球				0		0					0%
後骨髄球				0		0					0%
骨髄球				0		0					0%
赤芽球				0		0					0%
赤血球	3.47	4.33	4.09	3.88	3.88	3.77	4.11	4.16	4.15	3.7	4.14-5.63×10^6/μL
ヘモグロビン	8.4	12.7	12	11.1	11.2	10.8	11.6	11.8	11.8	10.4	12.9-17.4 g/dL
ヘマトクリット	27.2	36.1	36	34.8	35.1	33.9	36.6	36.2	35.7	32.3	38.6-50.9%
MCV	78.4	83.4	88	89.7	90.5	89.9	89.1	87	86	87.3	84.3-99.2 fL
MCH	24.2	29.3	29.3	28.6	28.9	28.6	28.2	28.4	28.4	28.1	28.2-33.8 pg
MCHC	30.9	35.2	33.3	31.9	31.9	31.9	31.7	32.6	33.1	32.2	32.2-35.5%
血小板	26.9	10.1	13.1	14.7	17.5	20.9	35.4	46.5	52.6	48	14.3-33.3×10^4/μL

凝固・線溶	1病日	2	3	4	5	7	9	11	13	15	基準範囲
PT	15.4	13.5	15.3	14.3	14.3	15.7	15.4	14.7	14.1	13.8	正常対照±10%
PT-INR	1.23	1.08	1.21	1.14	1.14	1.24	1.22	1.17	1.13	1.11	0.85-1.15
APTT	32	31.4	39.3	39.3	37.4	38.5	46.2	44.9	49.8	43.6	23.0-38.0 sec
フィブリノゲン	380	312.5	520.8	637	621.7	474.7	466.3	408.3	368.7	276.7	180-350 mg/dL
D-dimer	13.9	2.7	4.4	6.7	10.6	14.9	12.1	10.5	12.4	13.6	≦1.0 μg/mL
AT	72.4	71.8	61	60	64.3	68.2	72.8	60.8			80-120%
ヘパプラスチンテスト	90.9								83.8	75.9	70-140%
トロンボテスト	109.8										>60%

動脈血ガス	1病日	2	3	4	5	7	9	11	13	15	基準範囲
酸素濃度(FiO$_2$)	不明	0.50	0.50	0.50	0.50	0.50	0.50	0.55	0.40	M 5L	
呼吸器		SIMV	SIMV	SIMV	SIMV	SIMV	SIMV	SIMV	SIMV		
PEEP		5	5	5	5	5	5	5	5		
pH	7.381	7.505	7.507	7.504	7.497	7.398	7.438	7.471	7.411	7.415	7.340-7.450
Pa$_{CO_2}$	45.4	39.8	36	35.7	35.5	46.9	44.6	39.1	43.2	47.1	32.0-45.0 mmHg
Pa$_{O_2}$	288	63.7	76.1	86.1	75.6	80.2	54.3	85.8	66.6	102	75.0-100.0 mmHg
HCO$_3$	26.3	31.1	28.3	27.3	27.3	28.3	29.3	28.2	26.3	29.6	22-28 mmol/L

M 5L：マスクにて毎分5Lの酸素投与, SIMV：Synchronized intermittent mandatory ventilation
Band：桿状核好中球, Seg：分葉核好中球, B+S：桿状核好中球＋分葉核好中球
＊：病態基準範囲
(本田孝行, 他：RCPC2 臨床で利用しやすい検査結果を提供しよう. 臨床病理 62：811-820, 2014 より)

い。ヘモグロビン 8.4 g/dL および MCV 78.4 fL と小球性貧血を認める。慢性炎症もしくは長期にわたる消化管出血がなければ，栄養不良による貧血も考えられる。

強い炎症があるので，入院時の栄養状態の判断は難しい。

2　**全身状態の経過はどうか**　albumin, platelet

アルブミンは 2.5～3.3 g/dL を上下し，急激な低下はないが，11 病日まで患者は悪化していると判断できる。また，著しいアルブミン低下に対して，アルブミン製剤で補っている可能性があるが，13，15 病日のアルブミン上昇からは改善と考えられる。

血小板数は 1～2 病日に減少し，3 病日からは増加に転じており，3 病日からは血管内の炎症が改善している。患者は回復に向かっている。

3　**細菌感染症はあるのか**　left shift

1 病日，白血球は 20,640/μL と高値であるが，左方移動の判断ができない。好中球（分葉核球＋桿状核球）が 84％で，積極的に細菌感染症を支持しない。4 病日には桿状核球 0％で，この時点で細菌感染症はない。経過から，1～4 病日において白血球数は高値であるが，細菌感染症の可能性は低い。

4　**細菌感染症の重症度は**　left shift, CRP, white blood cell

細菌感染症がない可能性が高く，判断しなくてよい。

5　**敗血症の有無**　platelet, fibrinogen

血小板は減少しているが，細菌感染症がないので敗血症は考えにくい。

しかし，血小板は 1～2 病日に減少しているので，出血の一次止血に伴う減少が考えにくければ，何らかの血管内病変は考慮する必要がある。細菌感染症に伴う敗血症以外の SIRS，pre DIC のような病態を考慮する必要がある。

6　**腎臓の病態**　creatinine, UN, UA, urinalysis, Ca, P

1 病日にクレアチニン 1.93 mg/dL と上昇しているが，Na およびヘモグロビンは高くなく，脱水を積極的に支持する所見ではない。しかし，入院後，徐々にクレアチニンは低下しており，もともとの腎機能に問題はなかった。クレアチニンは一過性の腎血流量減少のため，上昇した。

UN とクレアチニンの乖離がある。クレアチニンが低下して糸球体濾過量が保たれているが UN の値は変わらず，蛋白の異化亢進が起こっている。UN の上昇が一過性でなく継続しているので消化管出血は考えにくい。

7　**肝臓の病態**　ALT, AST, T. Bil, D. Bil, albumin, total cholesterol, cholinesterase

ALT は 15 病日を除いて基準範囲内であり，少なくとも 1～13 病日には肝細胞傷害はない。

総ビリルビンは，1 病日は基準範囲内であるが，2 病日より徐々に上昇している。直接ビリルビン優位であるが，間接ビリルビンも上昇している。肝機能障害に加えて溶血は考慮しなければならない。ただし，著明な貧血がないので，溶血はあっても軽度である。CRP が著しく高いので，高サイトカイン血症による肝細胞から細胆管への直接ビリルビンを輸送する酵素障害も考慮する必要がある。この場合，直接ビリル

ビンが肝細胞内に溜まり，直接ビリルビン優位にビリルビン上昇が認められる。

8 **胆管の病態** ALP, γGT, D. Bil

　　γGT および ALP は，11 病日までは基準範囲内であり，胆管・胆道の閉塞はない。13 病日からは，γGT および ALP ともに上昇してきているが，軽度の肝細胞傷害（ALT の上昇）も生じており，これに伴った上昇と考えてもよい。高ビリルビン血症に，胆管病変は関与していない。

9 **細胞傷害** LD, CK, ALT, AST, amylase

　　LD は高値で上下しているが，CK および ALT とは連動していないので肝細胞，骨格筋細胞，心筋細胞傷害では説明がつかない。7 病日から LD が上昇している。ALT も上昇傾向にあるがごく軽度で，肝細胞傷害だけでは説明できない。溶血も考慮しなければならないが，ヘモグロビン低下は明らかでない。

10 **貧血** Hb, MCV, haptoglobin, reticulocyte, erythropoietin

　　1 病日にヘモグロビンは 8.4 g/dL であったが，2 病日には 12.7 g/dL と上昇している。MCV も 78.4 fL から 83.4 fL と増大しており，MCV の大きな赤血球の輸血が行われた。その後も MCV に変動がみられ，輸血が繰り返された可能性が高い。K の値が不安定であるのは，輸血であれば理解できる。ヘモグロビン低下があったと考えると，LD および AST の上昇は溶血も考慮しなければならない。

　　1 病日の MCV は 78.4 fL で小球性貧血を認める。今回のエピソード以前に消化管からの持続性出血や慢性炎症を考慮する必要がある。ただ，総蛋白とアルブミン値の差は大きくなく，γ グロブリンの増加はないので慢性炎症に伴う小球性貧血の可能性は低い。消化管出血に関しては，UN がクレアチニンに比して高値であるが，変動に乏しい。一過性消化管出血による UN 上昇であれば数日で元の値に復するので，消化管出血の可能性も低い。

11 **凝固・線溶の異常** PT, APTT, fibrinogen, D-dimer, AT

　　1 病日 PT は延長しているが，APTT およびフィブリノゲンは基準範囲内もしくはそれ以上である。大きな組織障害があれば，外因系凝固因子の消費が優位に生じたと考えられる。多発外傷などでは，第Ⅷ因子は逆に増加するため，APTT は短縮傾向になることがある。CRP の変動から，発症から数時間で来院したと推定されるが，1 病日の D-dimer は 13.9 μg/mL でありやや高い。外傷なども念頭に置く必要があるかもしれない。1 病日，AT は基準範囲より低いが，ヘパプラスチンテストおよびトロンボテストは基準範囲内にあり，著しい凝固因子の消費亢進はない。

　　2 病日に，フィブリノゲンおよび血小板の低下があるので，凝固・線溶の亢進が認められる。ただ，3 病日にはフィブリノゲンおよび血小板は上昇し，凝固・線溶の異常（血管内炎症）は改善している。

　　D-dimer は，5 病日から 10 μg/mL を超えることが多くなり，血栓形成を否定できない。

　　フィブリノゲンは急性期蛋白であり，CRP 低下に伴い低下した。CRP と同様に肝

での合成が減少しているためである。

12 電解質異常　Na, K, Cl, Ca, P, Mg

1病日に高K血症を認める。これまでの解釈により溶血を含めた細胞傷害を否定できない。Kの変動は，輸血が関連していると考えれば理解しやすい。Na－Cl＝140－102＝38であるので，著しい代謝性アシドーシスは伴っていない。

13 動脈血ガス

❶ pHからアシデミアもしくはアルカレミアを判断する

pH 7.381でアシデミアがある。

❷ 呼吸性か代謝性かを判断する

Pa_{CO_2}＝45.4＞40 mmHgで呼吸性アシドーシスがある。

❸ Anion gapを求める

Na－(Cl＋HCO_3)＝140－(102＋26.3)＝11.7 mmol/Lである。アルブミンが3.1 g/dLであるので補正Anion gapを求める。補正Anion gap＝Anion gap＋(2.5〜3.0)×(4.0－アルブミン値)＝11.7＋(2.5〜3.0)×0.9＝13.95〜14.4であり，軽度にAnion gapは開大する代謝性アシドーシスがある。

❹ 補正HCO_3値から，代謝性アルカローシスを判断する

補正HCO_3＝HCO_3＋(補正Anion gap－12)＝26.30＋(14.40－12)＝28.70＞26 mmol/Lより代謝性アルカローシスを認める。

❺ 一次性酸塩基平衡に対する代償性変化を判断する

呼吸性アシドーシスに対する代償とすると，ΔHCO_3＝(0.1(急性)〜0.35(慢性))×ΔPa_{CO_2}＝(0.1〜0.35)×(45.4－40)＝0.54〜1.89 mmol/Lであり，24＋(0.54〜1.89)＝24.54〜25.89 mmol/Lまでは代償範囲である。HCO_3＝26.3 mmol/Lであり，急性もしくは慢性呼吸性アシドーシスでも，代償を超える代謝性アルカローシスがある。

❻ 総合的に判断する

呼吸性アシドーシス＋代謝性アルカローシス＋代謝性アシドーシスがある。

14 その他の検査

特記すべきことはない。

■ 総合解釈

白血球数・分画とCRPから判断すると，細菌感染を伴わない重症炎症性疾患が入院数時間前に生じたと推測される。ヘモグロビンおよびMCVの動きから，輸血が行われていると考えられる。アルブミン製剤の投与が行われていなければ，全身状態の急激な悪化はないと判断できる。血小板数は3病日から増加傾向を示しているので，3病日から回復に向かっている。CRP低下は11病日からであるので，早期に病因は取り除かれたが，炎症がしばらく続いたと考えられる。

1病日に糸球体濾過量が減少しているが，脱水の所見ははっきりしない。経過によ

り改善しているので，血圧が保たれないショック状態になった可能性がある。ただ，ショックがあったとしても肝細胞傷害がなく代謝性アシドーシスも著しくないので，重症とは考えにくく，比較的早期に回復したと考えられる。ビリルビンは高値であるが胆道・胆管閉塞の所見には乏しく，CRP改善に少し遅れて低下している。高サイトカイン血症により直接ビリルビンを細胆管に運ぶ酵素障害が疑われる。

　ヘモグロビンおよびMCVの変動から，頻回の輸血にてヘモグロビン値を保っている可能性がある。UNの動きからは，消化管出血は考えにくいので他の部位からの出血が考えやすい。D-dimerが中等度に上昇し，血栓形成があるかもしれない。

　入院後に速やかに改善に向かっているので，治療が効果的であった。

診断と臨床経過

診断 腹部大動脈瘤破裂

既往歴：ヘビースモーカー，COPDにて加療中。
現病歴：1病日 AM 5：00 倒れているのを発見され，救急車にて某院へ搬送された。腹部膨満があり，ヘモグロビン 8.8 g/dL の貧血と腹部CTにて腹部大動脈瘤破裂が認められ，当院へ搬送された。1病日にYグラフト置換術が施行された。赤血球および新鮮凍結血漿が投与された。

臨床経過を加えた考察

　腹部大動脈破裂の患者で，1病日に緊急手術が行われ，輸血および新鮮凍結血漿が投与された。したがって，アルブミン値は患者の全身状態を反映していない。経過中，明らかな細菌感染は認められなかった。4病日のCRPのピークは，手術の影響が大きいと考えられる。血管内病変は手術にて処理されているので，3病日から血小板およびフィブリノゲン値は上昇傾向を示し，患者は回復傾向にある。

　腎機能障害はショック状態が関与しており，高ビリルビン血症はCRPが示すように高サイトカイン血症によると考えてよい。

　CK上昇も手術によると考えてよい。

　1病日のK上昇は輸血および溶血が考えやすい。また，ASTおよびLD上昇も溶血があれば考えやすいが，それ以外の細胞傷害も否定できない。

　腹部大動脈瘤（破裂）にて血栓が形成されているので，5～12病日にD-dimer上昇が継続している。

この症例で学べたこと

1. 左方移動がなければ，特定の細菌感染症を除き，細菌感染症は考えにくい．
2. DICもしくは敗血症がなくても血管内炎症（大動脈瘤破裂など血管内に病変）があれば，血小板およびフィブリノゲンは低下する．
3. 腹部大動脈瘤破裂では，CRPおよび白血球が異常高値になり細菌感染症に類似する．
4. 高サイトカイン血症では，直接ビリルビンが高くなることがある．

文献

1) 青木眞：レジデントのための感染症診療マニュアル，第3版．医学書院，2015．
2) Ardron MJ, Westengard JC, Dutcher TF：Band neutrophil counts are unnecessary for the diagnosis of infection in patients with normal total leukocyte counts. Am J Clin Pathol 1994；102：646-649．
3) Assicot M, Gendrel D, Carsin H, Raymond J, Guilbaud J, Bohuon C：High serum procalcitonin concentrations in patients with sepsis and infection. Lancet 1993；341：515-518．
4) Chirouze C, Schuhmacher H, Rabaud C, Gil H, Khayat N, Estavoyer JM, et al：Low serum procalcitonin level accurately predicts the absence of bacteremia in adult patients with acute fever. Clin Infect Dis 2002；35：156-161．
5) Cornbleet PJ：Clinical utility of the band count. Clin Lab Med 2002；22：101-136．
6) Al-Gwaiz LA, Babay HH：The diagnostic value of absolute neutrophil count, band count and morphologic changes of neutrophils in predicting bacterial infections. Med Princ Pract 2007；16：344-347．
7) Black S, Kushner I, Samols D：C-reactive protein. J Biol Chem 2004；279：48487-48490．
8) Ho KM, Lipman J：An update on c-reactive protein for intensivists. Anaesth Intensive Care 2009；37：234-241．
9) Ishimine N, Honda T, Yoshizawa A, Kawasaki K, Sugano M, Kobayashi Y, et al：Combination of white blood cell count and left shift level real-timely reflects a course of bacterial infection. J Clin Lab Anal 2013；27：407-411．
10) Wile MJ, Homer LD, Gaehler S, Phillips S, Millan J：Manual differential cell counts help predict bacterial infection. A multivariate analysis. Am J Clin Pathol 2001；115：644-649．
11) Abramson N, Melton B：Leukocytosis：Basics of clinical assessment. Am Fam Physician 2000；62：2053-2060．
12) 岡田定：誰も教えてくれなかった血算の読み方・考え方．医学書院，2011．

IV

細菌感染症の重症度は

細菌感染症は，白血球分画の左方移動の有無で判断したが，細菌感染症の重症度は，細菌感染巣に対する好中球の供給と消費のバランスで判断する．
　細菌感染巣にてより多くの好中球を消費する病態を重症（細菌感染症）と定義する．白血球数（好中球数）が一定の場合，好中球消費＝好中球産生が成り立つので，好中球産生が増加する病態を重症と定義してもよい．
　骨髄での好中球産生量は左方移動の程度で推測できる．幼若な好中球が多く血中に出現することは，骨髄プールが枯渇し骨髄が好中球の産生を増加させていることを意味している．桿状核球もしくは幼若白血球（桿状核球＋後骨髄球＋骨髄球）の割合が高ければ高いほど，好中球の消費量が多く，加えて骨髄での好中球産生量の増加を意味している．
　CRPは，マクロファージ活性化により上昇するので，細菌感染症以外の疾患（膠原病および悪性腫瘍など）でも高値となる．しかし，細菌感染症以外で20 mg/dLを超えることは少ないので，20 mg/dLを超えた場合には細菌感染症を第一に疑う．細菌感染症において抗菌薬で細菌が死滅しても，器質化によりマクロファージの活性化が継続している場合，CRPが10 mg/dL以上であることも稀ではない．
　一方，細菌感染症において，血中の白血球（好中球）が基準範囲を超えれば，細菌感染巣に必要な好中球を供給しており，生体が十分に対応している．逆に，重症細菌感染症にもかかわらず白血球数が減少することは，好中球の需要が供給を上回り，生体が細菌感染巣に十分な好中球を供給できていないので，患者は重篤な状態である．

1　左方移動 left shift の程度

1　どのような指標か

　骨髄にて，好中球は骨髄芽球，前骨髄球，骨髄球，後骨髄球，桿状核球を経て分葉核球に分化する．細菌感染症が生じると，最初に成熟した好中球である分葉核球が対応し細菌を貪食する．分葉核球が不足すると桿状核球が血中に動員され，順次，後骨髄球，骨髄球が血中に出現することを左方移動と呼んでいる．つまり，左方移動とは，骨髄にストックされていた分葉核球が消費されてしまったため，やむなく幼若好中球を血中に動員している状態を示している．細菌感染症では，骨髄芽球および前骨髄球が血中に出現することはなく，骨髄球，後骨髄球および桿状核球を幼若好中球と呼んでいる．

　幼若好中球の増加は，骨髄プールの好中球の減少を意味し，骨髄は反応性に好中球を増産していると考えてよい．高度の左方移動は好中球の需要の増加を意味するので，骨髄は必然的に好中球産生を亢進し，供給量を増やしている．逆に，好中球の供

給増加は消費増加を意味し，重症細菌感染症を示唆する。

したがって，左方移動が高度になれば重症細菌感染症，軽度になれば軽症細菌感染症と判断できる。

2 左方移動のメカニズム

Ⅲ章「❶-❷左方移動のメカニズム」(59ページ)を参照。

2 CRP C-reactive protein

1 どのような指標か

CRPは細菌感染症の指標として用いられることが多いが，細菌感染症に特異的な炎症マーカーではない。また，リアルタイムに病勢を反映しないので，解釈が難しい。しかし，その特性を十分に理解できれば，細菌感染症の診断および経過判定には有用であり，急性炎症性疾患では発症時期の推定も可能である。

CRPは，1930年に肺炎球菌肺炎の患者から発見された蛋白で，肺炎球菌の細胞壁を構成している"C"多糖体と沈降反応を示した[1]。現在では，補体の古典経路を活性化し，貪食能を上昇し，免疫グロブリンのレセプター(FcγR)に結合することが知られている。CRPは，肝臓で産生される40種類ほどある急性期蛋白の一つで，急性炎症時に1,000倍以上に上昇するため，炎症の程度を示す指標として用いられている。

急性期蛋白(acute phase proteins/acute phase reactants)には，フィブリノゲン，$α_1$アンチトリプシン，ハプトグロビン，interleukin (IL)-1 receptor antagonist，ヘプシジン，フェリチンなどがある。一方，急性炎症時に低下する蛋白としてアルブミン，トランスフェリン，およびトランスサイレチンがある。

2 CRP上昇のメカニズム[2]

A 細菌などの異物による単球/マクロファージの活性化

細菌感染症，組織障害[3]，悪性腫瘍増大[4]，免疫異常[5]によりマクロファージが活性化される。

B 活性化されたマクロファージによるInterleukin-6 (IL-6)産生[6]

Interleukin-1βおよび腫瘍壊死因子(tumor necrosis factor)-αも単球/マクロファージを刺激し，IL-6を産生させる。

C IL-6が肝細胞に作用してCRPを産生

マクロファージによるIL-6の放出から，CRPが産生され始めるまでに4時間，CRPがピークになるまでは48～72時間を要する。

肥満，喫煙，糖尿病，運動不足，ホルモン療法(エストロゲンとプロゲステロン)

はCRP産生をわずかに上昇させる[7]。一方，肝硬変であってもCRP産生は低下しないことが多い[8]。

敗血症において，年齢や栄養状態はCRPの反応に影響を与えない[9]。

D CRPの代謝

CRPの半減期は19時間である[10]。CRP値は，糸球体濾過量，食事，年齢の影響を受けない。

3 白血球数 white blood cell count

1 どのような指標か

細菌感染症にて，生体は細菌感染巣に必要な好中球を移行させやすくするために血中の好中球数を増加させる。好中球増加は，細菌感染症に対する適切な反応であり，生体が細菌感染症に対処していることを示している。

一方，細菌感染が改善しないのに白血球が減少することは，骨髄で好中球を増産しているにもかかわらず細菌感染巣に必要な好中球数を供給できないことを示しており，患者が危険な状態になっている可能性がある。

急激な白血球数の変動は好中球数に左右される。したがって，この場合，白血球数を好中球数と同義語と使用しても問題ない。

2 白血球数減少のメカニズム

Ⅲ章「❶-❷左方移動のメカニズム」(59ページ)を参照。

症例10　20代女性，腰痛がひどく歩けなくなったため入院した

主な検査の読み方

❶ 左方移動の程度

1病日，20,010/μLの白血球増多と桿状核球32％（幼若好中球33％）で，中等度の左方移動を認める。左方移動の所見から骨髄にて好中球が増産され，白血球数からは細菌感染症に必要な好中球が供給されている。生体が好中球産生を亢進させ，細菌感

症例10 20代女性，腰痛がひどく歩けなくなったため入院した

生化学	1病日	2	3	4	5	6	7	8	9	10	基準範囲
TP	5.8		5.2	5.0		4.9	4.9	5.5	6.3	6.1	6.5-8.0 g/dL
Alb	2.0	1.8	1.7	1.6	1.7	1.5	1.5	1.8	2.2	2.3	4.0-5.0 g/dL
UN	13	10	9	8	6	8	10	5	3	7	8-21 mg/dL
Cre	0.26	0.25	0.23	0.23	0.25	0.26	0.27	0.23	0.22	0.24	0.45-0.80 mg/dL
UA	5.5					3.1	3.5				2.7-5.8 mg/dL
T-Cho	170	155									128-219 mg/dL *
HDL-C		13									>40 mg/dL *
LDL-C		116									<139 mg/dL *
TG		160									<150 mg/dL *
AST	22	16	23	30	90	46	28	18	16	21	11-28 U/L
ALT	17	15	17	22	59	48	35	14	11	10	7-23 U/L
γGT	41	38		45		78	67	53	50	43	9-27 U/L
T-Bil	0.31		0.39	0.35		0.29	0.27	0.27	0.34	0.28	0.30-1.40 mg/dL
ALP	578	513	474	445	447	403	345	333	295	253	115-330 U/L
LD	262	248	278	314	355	270	218	327	265	230	120-230 U/L
CK	64	49	42	34	44	66	79	54	32	18	30-165 U/L
AMY	16		13	12		21	22	25	28	43	44-127 U/L
ChE	187										195-466 U/L
Na	132	135	135	134	137	139	137	136	139	141	136-145 mmol/L
K	4.0	4.0	3.7	3.3	3.4	3.0	3.2	4.0	3.7	3.8	3.4-4.5 mmol/L
Cl	92	93	97	96	97	104	100	95	97	103	100-108 mmol/L
Ca	7.2			7.1					8.3		8.7-10.3 mg/dL
補正Ca	8.9			9.1					9.9		8.7-9.9 mg/dL
Mg	1.8										2.5-4.6 mg/dL
Glu	368		251	223	102	79	111	188	172	143	75-110 mg/dL
CRP	42.24	35.77	27.35	24.60	21.51	15.70	12.28	8.13	9.22	6.81	<0.10 mg/dL
HbA1c	12.5										4.3-5.8%

血算	1病日	2	3	4	5	6	7	8	9	10	基準範囲
白血球	20.01	21.82	18.72	15.84	20.49	16.54	13.43	11.77	10.76	9.27	3.04-8.72×10³/μL
好中球(Band)	32		10	6	4	10	7	1	2	0	0-15%
好中球(Seg)	51		83	82	83	76	70	88	87	78	28-68%
リンパ球	10		1	6	5	5	15	2	3	12	17-57%
単球	6		5	4	7	7	6	6	5	7	0-10%
好酸球	0		0	0	0	0	0	0	2	0	0-10%
好塩基球	0		0	0	0	0	0	0	0	0	0-2%
異型リンパ球	0		0	0	0	0	1	0	0	0	0%
後骨髄球	0		1	2	0	2	1	2	1	1	0%
骨髄球	1		0	0	1	0	0	1	0	2	0%
赤血球	4.20	3.89	3.96	3.80	3.78	3.41	3.30	3.29	3.20	3.01	3.73-4.95×10⁶/μL
ヘモグロビン	12.1	10.9	11.2	10.4	10.6	9.3	9.2	9.0	8.9	8.4	10.7-15.3 g/dL
ヘマトクリット	36.1	33.9	34.4	33.2	32.6	30.0	29.4	28.2	27.2	26.3	33.6-45.1%
MCV	86.0	87.1	86.9	87.4	86.2	88.0	89.1	85.7	85.0	87.4	80.4-101.0 fL
MCH	28.8	28.0	28.3	27.4	28.0	27.3	27.9	27.4	27.8	27.9	25.5-34.6 pg
MCHC	33.5	32.2	32.6	31.3	32.5	31.0	31.3	31.9	32.7	31.9	30.8-35.4%
血小板	44.9	44.3	44.8	36.6	44.8	34.1	35.1	41.9	40.1	40.9	13.7-37.8×10⁴/μL

凝固・線溶	1病日	2	3	4	5	6	7	8	9	10	基準範囲
PT	13.4		14.0	14.4	14.1	12.4	14.0	13.4		13.7	正常対照±10%
PT-INR	1.11		1.17	1.20	1.18	1.03	1.17	1.11		1.14	0.85-1.15
APTT	26.2		28.4	28.8	28.1	27.3	29.0	28.2		79.2	23.0-38.0 sec
フィブリノゲン	891.5		863.5	739.8	706.9	603.9	589.2	469.8		461.5	180-350 mg/dL
D-dimer	2.8		4.9	7.2	8.0	10.2	8.3	8.8		6.5	≤1.0 μg/mL

Band：桿状核好中球，Seg：分葉核好中球
*：病態基準範囲

染症に対処している。

　　3病日，桿状核球10%（幼若好中球11%）と左方移動が認められなくなり，骨髄で好中球を増産しなくても白血球数が保たれるようになった。6病日まで白血球数は高値であるが横ばいで，左方移動がないので好中球産生亢進もなく，消費される好中球も多くないと判断される。つまり，細菌感染症に対処するために必要な好中球数が減少しているので，細菌感染症が治癒に向かっている。

　　7病日からは白血球が減少している。細菌感染症が改善したので，血中の好中球数を高く保つ必要がなくなり，細菌感染巣に好中球を供給しなくてよくなった。

　　1病日から末梢血に骨髄球，後骨髄球が1〜2%認められている。3病日以降は左方移動がないにもかかわらず認められており，少数の幼若好中球出現のメカニズムは不明である。

❷ CRP

　　1病日にCRPが42.24 mg/dLあり，20 mg/dLを超えているので，細菌感染症であれば重症である。1病日にCRPがピークを示しているので，急性であれば発症は少なくとも数日前である。CRPは2病日から低下傾向で，入院後から細菌感染症は改善している。

　　10病日，好中球の消費亢進がないので細菌感染症は治癒している。しかし，CRPは6.81 mg/dLと高値である。細菌感染が治癒しても，器質化病変が存在するとマクロファージの活性化が持続し，CRPは低下しない。

❸ 白血球数

　　白血球は経過を通じて高値であり，好中球消費亢進があるが供給は十分である。白血球は7病日から減少しているが，左方移動を伴っていないので，細菌感染が治癒する過程で基準範囲に戻ると考えてよい。

13項目の解釈

1　栄養状態はどうか　albumin, total cholesterol, cholinesterase

　　1病日，アルブミン2.0 g/dLおよびコリンエステラーゼ187 U/Lと低下しているが，総コレステロールは基準範囲内である。CRPが42.24 mg/dLと高値であり，入院1日目にピークがあるので，アルブミン低下は産生低下より異化亢進（消費増大）のほうが考えやすい。

　　最近まで栄養状態のよい患者が入院した。

2　全身状態の経過はどうか　albumin, platelet

　　アルブミンは活動性疾患があれば低下するので，上昇を認めれば回復と判断できる。アルブミンは7病日まで低下し，8病日から上昇している。したがって患者は7病日まで悪化し，8病日からは回復している。

　　血小板は血管内での炎症を反映して減少し，主に重症患者で問題となる。血管内に炎症が波及すれば（DIC，敗血症など）血小板は減少し，血管内炎症がなくなれば増加

する．本例では，血小板は基準範囲を超え変動に乏しい．血管内炎症を伴っていないと判断できるので，血小板による全身状態の判断は難しい．

総合すると，患者は少なくとも8病日からは回復に向かっている．

3 **細菌感染症はあるのか** left shift

 1病日に，白血球が高値で左方移動があるので細菌感染症がある．CRPも20 mg/dLを大幅に超えているので，重症細菌感染症を考慮する．

4 **細菌感染症の重症度は** left shift, CRP, white blood cell

 1病日，20,010/μLの白血球増多と幼若好中球33％〔桿状核球（Band）32％＋骨髄球1％〕であるので，中等度細菌感染症を認める．白血球数および左方移動からは，少なくとも3病日以降，細菌感染症は改善に向かっている．

5 **敗血症の有無** platelet, fibrinogen

 血小板およびフィブリノゲンは高値であり，減少傾向はない．敗血症はない．

6 **腎臓の病態** creatinine, UN, UA, urinalysis, Ca, P

 クレアチニンから糸球体濾過量は十分保たれており，腎機能は問題ない．UNとクレアチニンの乖離もなく，消化管出血および蛋白異化亢進も考えにくい．

7 **肝臓の病態** ALT, AST, T. Bil, D. Bil, albumin, total cholesterol, cholinesterase

 ALTは5，6病日に59 U/L，48 U/Lと基準範囲をわずかに超え，ごく軽度の肝細胞傷害を認める．ASTは5病日に軽度上昇し，同時にLDも上昇している．AST上昇は軽度であるがAST＞ALTであるので，肝細胞以外の細胞傷害を考慮する必要がある．しかし，軽度で一過性であるので，大きな問題とはならない．総ビリルビンは基準範囲に入っており，肝代謝能は問題ない．肝細胞傷害はあってもごく軽度で肝代謝能が問題ないので，肝機能は保たれている．

8 **胆管の病態** ALP, γGT, D. Bil

 ALPは1病日がピークで徐々に減少している．γGTは5病日まで上昇し，その後低下するが，わずかな上昇である．ビリルビンの上昇がなく，ALPとγGTが連動していないことより，胆管・胆道閉塞は考えにくい．

9 **細胞傷害** LD, CK, ALT, AST, amylase

 ALTの軽度上昇があり，肝細胞傷害はごく軽度認められるが，LDおよびASTの上昇を肝細胞傷害では説明できない．他の細胞傷害を考慮しなければならない．CKは上下しているが基準範囲内であり，積極的に骨格筋細胞傷害もしくは心筋細胞傷害を示唆しない．傷害細胞の推定は難しい．

10 **貧血** Hb, MCV, haptoglobin, reticulocyte, erythropoietin

 少なくとも4病日からヘモグロビンの低下があり，進行性の貧血を認める．急性で正球性であるので，出血もしくは溶血を考慮する．UNの一過性上昇がないので，消化管の大量出血は考えにくい．溶血は，ビリルビン値が基準範囲内で変動を認めないので可能性は低い．血小板減少もなく，積極的に出血を示唆しない．

 貧血の原因の推定は難しい．

11 凝固・線溶の異常　PT, APTT, fibrinogen, D-dimer, AT

　　1病日 PT-INR, APTT は基準範囲内である。CRP が高値であるので急性期蛋白としてフィブリノゲンが増加している。その後 PT は軽度延長しているが，APTT は基準範囲内でも低値である。組織ダメージが強いかもしれない。

　　CRP 低下に伴いフィブリノゲンも低下しているので，凝固亢進ではなく炎症改善に伴う急性期蛋白の低下である。D-dimer は高くて 10.2 μg/mL であり，線溶系の著しい亢進はない。

　　凝固・線溶が活性化している所見に乏しく，血管内で炎症が生じている(SIRS, 敗血症など)病態は考えにくい。

12 電解質異常　Na, K, Cl, Ca, P, Mg

　　1病日に Na, Cl は低値である。血糖値が 368 mg/dL と高いので，血清浸透圧補正のために Na が低下している可能性がある。血糖が通常 100 mg/dL とすると 268 mg 高くなっているので，浸透圧に換算すると 2,680 mg/L/180(ブドウ糖の分子量)＝14.9 mmol/L＝14.9 mOsm/L となる。Na 濃度に換算すると 14.9/2＝7.45 に相当しているので，これを考慮すると Na は基準範囲になる。入院して血糖値低下に合わせて Na 濃度が増加している。

13 動脈血ガス

　　検査されていない。

14 その他の検査

　　HbA1c が 12.5%，随時血糖でも 368 mg/dL と高値を示しており，糖尿病のコントロールは悪かった。

■ 総合解釈

　　コントロールの悪い糖尿病患者が入院したが，入院時の栄養状態はよい。

　　1病日に白血球の左方移動があり，細菌感染症を認める。白血球は 2 万/μL を超えるが，左方移動は軽度で，生体として細菌感染症に十分に対処している。CRP の変動から，細菌感染症の発症は入院数日前と推定され，何日か経過してから入院している。

　　3病日から左方移動がなくなり，白血球数も減少しているので，細菌感染症は入院後順調に改善している。ただ，アルブミンは 8 病日から上昇し，CRP の明らかな低下は 6 病日からであり，乖離が認められる。3病日から細菌感染症は治癒過程にあるが，全身状態および炎症所見の改善が遅れている。

　　経過中，血小板およびフィブリノゲンの消費亢進による減少はなく，炎症は血管内には波及していない。細菌感染症があるが敗血症には及んでいない。

　　入院時，Na は低値で，高血糖に対して代償性に低下している。血糖が改善されるとともに上昇している。

　　貧血を認めるが，UN から消化管出血は考えにくく，ビリルビン値からも溶血を積

極的に示唆する所見はない。原因ははっきりしない。

臨床経過

診断 壊死性筋膜炎

　以前より糖尿病が認められ，近医で加療していた。−20病日より腰痛があり，近医を受診した。その後，痛みのため歩けなくなり−1病日某院に入院となった。CTで左大腿部に膿瘍を認め，1病日本院に転院した。造影CTにて左腸腰筋，殿筋，大腿内転筋群に膿瘍があり，抗菌薬投与と高気圧酸素療法を行った。3病日のMRIでは，左臀部中心に広範囲に小さい膿瘍が散発していた。外科的処置は行わず，保存的に抗菌薬治療を行う方針となった。

　1病日の血液培養から黄色ブドウ球菌が検出された。

臨床経過を加えた考察

　コントロールの悪い糖尿病患者が壊死性筋膜炎を発症した。細菌感染の発症は入院日より20日前と推定されるが，細菌の侵入部位ははっきりしない。大きな感染巣であるが，膿瘍を形成しているためか，中等度の左方移動であり，著しい好中球消費を示していない。

　この症例では，血液培養が陽性であるが，血小板減少およびフィブリノゲン低下などの敗血症を疑わせるルーチン検査所見はない。間欠的な菌血症で，持続的に菌が血中へ供給されていないため，血小板，フィブリノゲンに影響していない。グラム陽性球菌感染であったことも，グラム陰性桿菌ほど重症になっていない要因と考えられる。

　また，−1病日から十分な抗菌薬が投与されており，敗血症の病態が弱いとも考えられる。血液培養陽性であるが，ルーチン検査データ上は細菌が血管内に及ぼす影響は著しくなく，重篤な敗血症状態にはない。

　壊死性筋膜炎だが，CKの上昇が認められない。骨格筋に直接影響を与えずに筋膜間に拡がったと解釈できる。

> **この症例で学べたこと**
> 1. 壊死性筋膜炎では，著しい CRP 高値を認めるが，好中球の左方移動は著しくない。
> 2. 壊死性筋膜炎では，周囲臓器への浸潤ではなく，筋膜間に膿瘍形成をするため，CRP が上昇する一方，左方移動は著しくならない。
> 3. 壊死性筋膜炎では，周囲臓器への浸潤ではなく，筋膜間に膿瘍形成をする傾向が強いため，敗血症を起こしにくい。
> 4. 壊死性筋膜炎では，周囲臓器への浸潤ではなく，筋膜間に膿瘍形成をする傾向が強いため，CK 上昇がない。
> 5. 高血糖により低 Na 血症を呈している。血糖が低下するに従い Na が上昇した。

症例 11　80 代男性，1 病日ショック状態で入院となった

主な検査の読み方

1 左方移動の程度

　−7 病日は白血球数の増多を認めるが，自動機器による白血球分画であるので桿状核球の割合はわからない。ただ，好中球が 72.7％で 90％を超えていないので，左方移動のない可能性が高い。CRP は 0.46 mg/dL とごく軽度にしか上昇しておらず，1 病日からの CRP の上昇を考慮すると，入院 1 週間前から細菌感染症があったとは考えにくい。

　1 病日に 3,760/μL と白血球数の増加はないが，桿状核球（Band）が 70％と高く，後骨髄球も出現しており，高度左方移動を認める。重症細菌感染症と判断される。高度左方移動を認めるので，骨髄での好中球産生が著しく亢進している。しかし，白血球数は増加せずに基準範囲内にあるので，細菌感染巣で必要な好中球を供給できていない。

　2 病日には，高度左方移動より骨髄での著しい好中球産生亢進は継続している。しかし，白血球数は 9,430/μL と増加し，好中球の需給関係がよくなり，細菌感染巣に十分な好中球を供給できるようになった。

　3 病日には，白血球はさらに増加し，逆に左方移動が高度から中等度になってい

症例 11 80代男性，1病日ショック状態で入院となった

生化学	−7病日	1病日	2	3	4	5	6	7	8	9	基準範囲
TP	7.5	6.3	5.0	5.3	5.7	5.7		4.9	5.0	5.2	6.5-8.0 g/dL
Alb	3.7	2.9	2.2	2.1	2.4	2.2		1.8	2.0	1.9	4.0-5.0 g/dL
UN	25	36	27	26	33	38	37	30	26	20	8-21 mg/dL
Cre	1.22	1.64	1.15	1.09	1.03	1.05	0.94	0.81	0.73	0.71	0.63-1.05 mg/dL
UA	7.2	7.5									3.8-8.0 mg/dL
T-Cho		127									128-219 mg/dL *
AST	49	65	60	59	43	58	135	80	83	69	11-28 U/L
ALT	58	29	25	39	41	53	107	89	87	81	9-36 U/L
γGT	20	17	13	11	14	20		75	69	85	13-70 U/L
T-Bil	0.71	0.69	0.66	0.75	0.76	0.69		1.49	1.22	1.29	0.30-1.40 mg/dL
D-Bil		0.19		0.31	0.29			0.84	0.65	0.72	0.10-0.40 mg/dL
ALP	318	316	211	212	262	301		280	273	309	115-330 U/L
LD	333	609	559	524	472	537	660	517	476	429	120-230 U/L
CK	215	699	505								43-272 U/L
CK-MB		28									3-15 U/L
AMY		40		44	71	30		38	44		44-127 U/L
P-AMY		20									22-55 U/L
ChE		209									195-466 U/L
Na	156	151	143	139	142	145	148	143	142	139	136-145 mmol/L
K	3.0	3.0	4.2	3.9	3.1	3.9	4.3	4.1	4.2	4.3	3.4-4.5 mmol/L
Cl	113	112	114	108	108	110	116	112	111	106	100-108 mmol/L
Ca	9.3	9.0		7.8	8.1					7.3	8.7-10.3 mg/dL
P	3.5	3.9	2.5	2.5						3	8.7-9.9 mg/dL
Mg		2.6									2.5-4.6 mg/dL
Glu		230									75-110 mg/dL
CRP	0.46	13.39	18.82	28.48	20.09	9.35	5.15	6.58	9.41	10.59	<0.10 mg/dL

血算	−7病日	1病日	2	3	4	5	6	7	8	9	基準値
白血球	12.79	3.76	9.43	20.63	18.37	21.14	19.30	15.20	18.60	20.60	2.97-9.13×10³/μL
好中球(Band)		70	63	36	14	4	1	4	0	1	0-15%
好中球(Seg)		22	12	47	77	89	92	91	88	88	28-68%
好中球(B+S)	72.7										42-75%
リンパ球	16.3	2	8	3	3	2	0	2	4	3	17-57%
単球	6.3	2	1	9	5	3	4	0	4	1	0-10%
好酸球	4.3	1	0	0	0	0	1	3	4	0	0-10%
好塩基球	0.4	0	0	0	0	0	0	0	0	0	0-2%
異型リンパ球		2	8	3	3	2	0	2	4	3	0%
後骨髄球		3	15	5	1	1	0	2	1	2	0%
骨髄球		0	1	0	0	1	3	0	0	1	0%
赤芽球		0	0	0	0	0	5	2	0	1	0%
赤血球	4.87	4.44	4.00	3.73	3.60	3.73	4.07	3.49	3.33	3.37	4.14-5.63×10⁶/μL
ヘモグロビン	13.8	12.8	11.2	10.5	10.0	10.3	11.4	9.7	9.3	9.5	12.9-17.4 g/dL
ヘマトクリット	45.4	40.8	36.3	33.9	32.3	33.6	37.1	32.1	30.6	30.9	38.6-50.9%
MCV	93.2	91.9	90.8	90.9	89.7	90.1	91.2	92.0	91.9	91.7	84.3-99.2 fL
MCH	28.3	28.8	28.0	28.2	27.8	27.8	28.0	27.8	27.9	28.2	28.2-33.8 pg
MCHC	30.4	31.4	30.9	31.0	31.0	30.7	30.7	30.2	30.4	30.7	32.2-35.5%
血小板	19.1	19.1	13.1	6.3	5.1	5.9	5.7	4.9	6.9	11.6	14.3-33.3×10⁴/μL

凝固・線溶	−7病日	1病日	2	3	4	5	6	7	8	9	基準範囲
PT		15.8	18.0	21.2	15.6	14.6	15.0	15.4	14.1	13.7	正常対照±10%
PT-INR		1.33	1.52	1.81	1.34	1.31	1.22	1.25	1.29	1.17	0.85-1.15
APTT		34.5	106.6	109.0	39.6	35.3	30.9	34.1	33.4	35.2	23.0-38.0 sec
フィブリノゲン		672.0	498.2	548.9	483.0	347.9	338.8	352.6	383.7	442.1	180-350 mg/dL
D-dimer		2.4	7.8	13.5	11.2	13.1	11.9	11.6	8.6	4.5	≤1.0 μg/mL
AT		71.3	51.1	43.5	52.8	>120.0	98.0	70.0	65.9	67.4	80-120%
TAT		41.0									0.1-1.8 ng/mL

動脈血ガス	−7病日	1病日	2	3	4	5	6	7	8	9	基準範囲
酸素濃度(FiO₂)		RA	0.50	0.40	0.50	0.50	0.40	0.50	0.60	0.45	
呼吸器			SIMV	SIMV	SIMV	SIMV	SIMV	SIMV	SIMV	SIMV	
PEEP			10	8	8	6	5	5	5	5	
pH		7.404	7.433	7.440	7.499	7.540	7.544	7.524	7.520	7.525	7.340-7.450
PaCO₂		34.9	30.2	34.2	35.6	32.1	30.8	29.5	31.4	29.2	32.0-45.0 mmHg
PaO₂		48.5	110.0	110.0	116.0	151.0	80.7	94.5	72.6	93.6	75.0-100.0 mmHg
HCO₃		21.4	19.8	22.8	27.4	27.4	26.5	24.1	25.5	24.0	22-28 mmol/L

その他	−7病日	1病日	2	3	4	5	6	7	8	9	基準範囲
BNP		245.2									≤20 pg/mL
β-D-グルカン		25.76									<12 pg/mL
エンドトキシン		1.64									<5 pg/mL
レジオネラ尿中抗原		−	−								
肺炎球菌尿中抗原		−	−								

尿(試験紙法)	1病日	基準範囲
pH	6.5	5.0-8.5
比重	1.015	1.005-1.030
蛋白	2+(100)	−(0 mg/dL)
糖	0.1	−(0 mg/dL)
ケトン	−	
ビリルビン	−	
潜血	2+	
亜硝酸塩	−	
ウロビリノゲン	0.1	0.1 EU/dL
WBC	2+	
色	黄色	
混濁	1+	

尿沈渣	1病日	基準範囲
赤血球	5-10	≤5/HPF
白血球	51-99	≤5/HPF
扁平上皮	+−	<1+
移行上皮	+−	
尿細管上皮	1+	
硝子円柱	1+	
顆粒円柱	−	
ろう様円柱	−	
細菌	3+	
真菌	−	

SIMV：Synchronized intermittent mandatory ventilation, PEEP：Positive end expiratory pressure
Band：桿状核好中球，Seg：分葉核好中球，B+S：桿状核好中球+分葉核好中球
*：病態基準範囲

る．好中球の需給関係がさらに好転したことを示している．4病日には左方移動が軽度になり，好中球の増産を行わなくとも十分に供給できる状態になっており，細菌感染巣が縮小し，治癒に向かっている．

異型リンパ球が出現しているので，ウイルス感染も考慮しなければならない．1〜2％の異型リンパ球が単回認められる程度ではウイルス感染の判断は難しいが，複数日にわたり最高8％の異型リンパ球が認められているので，細菌感染症に加えて先行するウイルス感染があったかもしれない．

また，赤芽球が出現している．末梢血における白赤芽球症（leukoerythroblastosis）は，骨髄の破壊（血液悪性腫瘍，悪性腫瘍の骨髄転移など）を疑う所見である．赤芽球症は，重度の急性溶血性貧血，重症感染症などにおいても認められることがある．本例では重症細菌感染症があり，すぐに骨髄の破壊があるとは判断できないが，念頭に置く必要がある．

❷ CRP

CRPは1病日に13.39 mg/dLで，3病日に28.48 mg/dLであるので，入院の少なくとも1〜2日前に発症した可能性が高い．CRPは20 mg/dLを超えているので細菌感染症の可能性が高くなる．CRPは6病日には5.15 mg/dLと低下しているが，その後再び上昇している．白血球数および分画からは細菌感染症は改善していると判断されるので，再発（再燃）は考えにくい．器質化などによりマクロファージの活性化状態が続いていると考えたほうがよい．

❸ 白血球数

−7病日には12,790/μLの白血球数があったが，1病日3,760/μLに減少している．白血球が大量に消費される病態（細菌感染症）での入院が示唆される．3病日以降，白血球が高値で左方移動が軽度になり，細菌感染巣における好中球の需給関係が好転している．細菌感染巣により多くの好中球を効率よく供給するために白血球が増加していると考えてよい．

13 項目の解釈

1 栄養状態はどうか　albumin, total cholesterol, cholinesterase

1病日は，アルブミン2.9 g/dL，総コレステロール127 mg/dLと基準範囲より低く，コリンエステラーゼは基準範囲下限である．CRPが13.39 mg/dLと高値であり，アルブミン低下は産生低下より異化亢進（消費増大）のほうが考えやすい．UAは7.5 mg/dLと高いが，クレアチニンも軽度高値で栄養状態の判断根拠にはなりにくい．

総合的に判断すると，1病日の患者の栄養状態は良くもなく悪くもない．

2 全身状態の経過はどうか　albumin, platelet

アルブミンは3病日まで低下し，その後9病日まで上下するが大きな変化はない．ただ，全体的には低下傾向である．アルブミンからは，3病日まで急激に悪化し，その後平衡状態であるが，改善していない．

血小板数も，2〜4病日に減少し，4〜7病日は横ばいで，8病日から増加している。血小板からは，8病日から改善している。

全体的には，8病日から改善していると考えてよい。

3 **細菌感染症はあるのか**　left shift

　　1病日，白血球は基準範囲にあるが，左方移動を認め細菌感染症がある。CRP高度上昇も細菌感染症を支持する。

4 **細菌感染症の重症度は**　left shift, CRP, white blood cell

　　1病日は高度左方移動を認め，白血球数も基準範囲内であるが低めであり，重症細菌感染症と判断される。徐々に白血球が増加し，感染巣における好中球の需給関係が改善している。左方移動も軽度になり，骨髄にて好中球の産生量を低下しても必要な好中球を供給できるようになり，細菌感染症は改善していると判断できる。

5 **敗血症の有無**　platelet, fibrinogen

　　2病日から血小板減少があり，敗血症は考慮する必要がある。

　　フィブリノゲンは基準範囲を超えるが，1〜2病日にかけて低下している。CRP上昇と逆の動きを呈しており，フィブリノゲンの消費亢進があったと考えたほうがよい。

　　敗血症は考慮しなければならない。

6 **腎臓の病態**　creatinine, UN, UA, urinalysis, Ca, P

　　クレアチニンは−7，1病日に1.22 mg/dL，1.64 mg/dLと高値である。Naおよびヘモグロビンも高く，脱水が考えやすい。入院後，徐々にクレアチニンは低下し，点滴などにより十分な水分供給が行われたと推察される。UNとクレアチニンの乖離はなく，消化管出血や蛋白異化亢進は考えにくい。1病日，UAは栄養状態があまりよくないにもかかわらず基準範囲内で高めであり，糸球体濾過量低下による。

　　総合的に腎機能は問題ない。

7 **肝臓の病態**　ALT, AST, T. Bil, D. Bil, albumin, total cholesterol, cholinesterase

　　ALTは時々基準範囲を超えるが107 U/Lが最も高く，軽度の肝細胞傷害がある。

　　ASTも時々上昇しているが，AST＞ALT，AST＜ALTとなることがあり，ALTと連動しない。肝細胞以外の細胞傷害の可能性がある。

　　総ビリルビンは5病日まで基準範囲内であるが，7病日より軽度上昇を認める。直接および間接ビリルビンが上昇し，肝細胞傷害型を呈している。ただ，肝細胞傷害は著しくなく，ヘモグロビン低下を合わせると溶血があるかもしれない。

　　総合的に，ごく軽度の肝細胞傷害を認めるが，肝合成能および代謝能に問題はなく，肝機能は保たれている。

8 **胆管の病態**　ALP, γGT, D. Bil

　　ALPは，経過中上下するが，上昇傾向はなく胆道閉塞は考えにくい。γGTは7病日からわずかに上昇し，ALTと連動していないので薬剤性が考えやすい。しかし，はっきりした根拠はない。

9 **細胞傷害**　LD, CK, ALT, AST, amylase

　　−7 病日から LD 上昇があり，何らかの細胞傷害があるが，ALT および CK から肝細胞，骨格筋細胞，心筋細胞傷害では説明がつかない。

　　1 病日に CK が 699 U/L と上昇し，CK–MB も上昇している。軽度の心筋細胞傷害は否定できない。骨格筋細胞傷害の場合 CK/LD＝20〜30（未発表データ）で，CK 上昇による LD 上昇は 40〜60 U/L 程度となるため，骨格筋細胞傷害だけでは説明できない。

　　肝細胞，骨格筋細胞および心筋細胞以外の細胞傷害が 9 病日まで継続している。

10 **貧血**　Hb, MCV, haptoglobin, reticulocyte, erythropoietin

　　経過中，ヘモグロビンが徐々に低下し貧血を認める。MCV が 90 fL 程度で正球性貧血であり，まず出血もしくは溶血を考慮する。UN の一過性の上昇はなく，大量の消化管出血は考えにくい。ビリルビンは基準範囲内であるが，7 病日から上昇しており，溶血性貧血は否定できない。ルーチン検査では原因がはっきりしない。

11 **凝固・線溶の異常**　PT, APTT, fibrinogen, D-dimer, AT

　　1〜4 病日に PT および APTT はともに延長し，AT が低値で凝固因子も低下している。血小板減少を考慮すると DIC 様病態が考えやすい。しかし，フィブリノゲンは基準範囲より高く，DIC 様病態を支持しない。

　　5 病日に AT が高値になっており，補充した可能性がある。

　　3〜7 病日に遅れて D-dimer が 10 μg/mL を超えるが，大きな変化ではない。上記の DIC 様病態を反映している可能性はある。

12 **電解質異常**　Na, K, Cl, Ca, P, Mg

　　−7, 1 病日に高 Na 血症を認め，高 Cl 血症も伴っている。クレアチニンなどからは脱水が考えやすいが，UN の上昇はなく，ヘモグロビンも低下しているので脱水の判断が難しい。

　　−7 病日は Na−Cl が 43 あり，HCO_3 が上昇している可能性がある。代謝性アルカローシスが呼吸性アシドーシスの代償性変化とすると，もともと肺胞換気の悪い患者の可能性がある。

13 **動脈血ガス**

❶ **pH からアシデミアもしくはアルカレミアを判断する**

　　pH 7.404 で，ごく軽度のアルカレミアがある。

❷ **呼吸性か代謝性かを判断する**

　　$Paco_2$＝34.9＜40 mmHg で呼吸性アルカローシスがある。

❸ **Anion gap を求める**

　　Na−(Cl+HCO_3)＝151−(112+21.4)＝17.6 mmol/L である。アルブミンが 2.9 g/dL であるので補正を行うと，補正 Anion gap＝Anion gap＋(2.5〜3.0)×(4.0−アルブミン値)＝17.6＋(2.5〜3.0)×1.1＝20.35〜20.90＞14.0 であり，Anion gap が開大する代謝性アシドーシスがある。

❹ 補正 HCO_3 値から，代謝性アルカローシスを判断する

　　補正 HCO_3＝HCO_3＋(補正 Anion gap－12)＝21.40＋(20.90－12)＝30.30＞26 mmol/L より代謝性アルカローシスを認める。

❺ 一次性酸塩基平衡に対する代償性変化を判断する

　　呼吸性アルカローシスに対する代償とすると，ΔHCO_3＝0.2(急性)〜0.5(慢性)×ΔPa_{CO_2}＝(0.2〜0.5)×(40－34.9)＝1.02〜2.55 mmol/L であり，24－(1.02〜2.55)＝22.98〜21.45 mmol/L までは代償範囲である。HCO_3＝21.4 mmol/L であり，急性呼吸性アルカローシスでは代償範囲を超え，慢性呼吸性アルカローシスであれば代償範囲内代謝性アシドーシスがある。

❻ 総合的に判断する

　　急性呼吸性アルカローシス＋代謝性アシドーシス＋代謝性アルカローシスもしくは，慢性呼吸性アルカローシス＋代償範囲内代謝性アシドーシス＋代謝性アルカローシスとなる。しかし，Anion gap が開大しているので，急性呼吸性アルカローシス＋代謝性アシドーシス＋代謝性アルカローシスが考えやすい。

　　$AaDO_2$＝[(大気圧－47)×FiO_2－Pa_{CO_2}/0.8]－Pa_{O_2}＝[(704－47)×0.21－34.9/0.8]－48.5＝45.845 となり開大している。ただし，大気圧＝705 mmHg(松本)，FiO_2＝0.21(室内気)にて計算した。

14　その他の検査

　　尿所見では蛋白および潜血が認められ，糸球体傷害が疑われる。潜血 2＋は沈渣の赤血球所見に比べて高い。まず，尿が放置され，赤血球の破壊が起こったことを考慮する必要があるが，pH 6.5 でアルカリ性でなく考えにくい。次に，ミオグロビン，ヘモジデリンあるいはヘモグロビンの存在を疑うが，CK 上昇は軽度でミオグロビン尿が出現する値ではない。溶血も 6 病日まではビリルビンの上昇を認めない。潜血 2＋と沈渣所見の乖離の原因ははっきりしない。

　　尿中に白血球が多く，尿路感染を示唆する。亜硝酸塩は(－)であるが，WBC(好中球エステラーゼ活性)は 2＋であり，尿路感染症を考えなければならない。

　　BNP は高値であり，うっ血性心不全が疑われる。

　　β-D-グルカンは特異度の低い検査であり，上昇しても常に真菌感染症を合併しているとは限らない。経過からは真菌感染の可能性は低い。エンドトキシンは 1.64 pg/mL と基準範囲以下であるが，上昇しており敗血症を否定できない。

■ 総合解釈

　　1 病日，高度左方移動を認めるが，白血球数の増加がなく基準範囲内であるので，重症細菌感染症と考えてよい。入院直後であるが，血小板の減少があり，フィブリノゲン消費亢進があるので血管内炎症があると判断し，敗血症合併の可能性がある。左方移動は徐々に軽度になり 5 病日には認められないので，好中球を消費する細菌感染巣は改善している。4 病日から CRP も低下し，細菌感染症の改善を裏付ける。た

だ，CRPは5病日以降も5.0 mg/dL以上あり，細菌感染はよくなっても炎症が継続している。したがって，アルブミンに上昇傾向が認められない。急性細菌感染症とすれば，CRP上昇から考えると，入院1～2日前に発症した。

−7病日のNa，Clの所見からは代謝性アルカローシスがあり，代償性の反応とすると，呼吸性アシドーシスがベースにあるかもしれない。ただ，1病日に過換気状態である説明が難しい。呼吸器感染症があるかの判断は難しい。

−7，1病日にクレアチニンは高値で，糸球体濾過量低下が考えられる。入院後点滴などが行われたため，クレアチニンが徐々に低下し腎機能的に問題はなかった。

徐々にヘモグロビンが低下し，貧血が進行しているが，−7，1病日に脱水があるとすれば，ヘモグロビン低下はわずかである。

臨床経過

診断　肺炎

既往歴：脳梗塞，アルツハイマー病。

介護老人保健施設へ入所中。−9病日，発熱あり経口抗菌薬で加療された。−7病日，点滴治療を受けたが発熱・振戦が継続した。−5病日，振戦が強くなり意識レベル低下が認められたが，食事は摂取できた。

1病日，食事をむせるようになった。当院搬送中，血圧が80 mmHg台に低下した。胸部X線写真で両肺野に浸潤影を認めた。肺炎による敗血症ショックと診断し，気管挿管，中心静脈カテーテル挿入。エンドトキシン吸着療法（PMX–DHP：polymyxin–B immobilized column direct hemoperfusion）を施行した。

16病日，両肺に器質化病変が残存していた。

臨床経過を加えた考察

老健施設で肺炎を発症した。経口抗菌薬で加療していたが敗血症を合併し入院となった。白血球分画が連日検査されており，白血球数およびその分画の変動が明らかである。現病歴およびCRPから推察すると−7病日にすでに肺炎発症を示唆している。しかし，検査データからは，白血球が増加しているが好中球分画も高くなく，CRPはごく軽度の上昇であり，誤嚥性肺炎のごく初期で軽症であったかもしれない。

1病日は，肺炎に敗血症が合併しており，好中球が細菌感染巣で大量に消費され，骨髄での産生が追いつかず，白血球は減少している。2病日から抗菌薬治療が功を奏したので，左方移動が軽度になった。5病日からは左方移動がなくなり，骨髄での好中球産生を低下させても血中の好中球数を保てる状態になった。

1病日，ショック状態であり，敗血性ショックを疑いエンドトキシン吸着療法を行った。この治療がPT，APTTの延長をきたし，その他の凝固・線溶検査に影響を与えた。1病日の検査は療法前に行われており，ショック状態を考慮すると敗血症合併は十分に考えられる。

BNPが245.2 pg/mLあり，うっ血性心不全が認められる。軽度の肝細胞傷害はうっ血肝でも説明がつく。

　肺炎(＋肺水腫)が加わり，過換気にもかかわらず低酸素血症を呈している。代謝性アルカローシスが，呼吸性アシドーシス(肺気腫などにより)の代償として存在していたとすれば説明がつく。しかし，1病日にPaco_2が低下し過換気になっている説明が難しい。

　尿沈渣で白血球が多く尿路感染があるが，尿所見のみで腎盂腎炎の判断は難しい。また，胆管系のデータからは胆管・胆道感染も考えにくいので，敗血症は肺炎に合併したと考えるほうがよい。

> **この症例で学べたこと**
> 1. 細菌性肺炎＋敗血症の治癒過程における白血球数および分画の推移。
> 2. エンドトキシン吸着療法施行時の，凝固・線溶検査の推移。

症例12　70代男性，入院2日前に発熱・咽頭痛が生じた

主な検査の読み方

1 左方移動の程度

　1病日0：08に1,930/μLと白血球減少があり，桿状核球39％の高度左方移動を認めている。幼若好中球(桿状核球＋後骨髄球＋骨髄球)の割合は66％になり，高度左方移動を裏付けており，細菌感染症と判断される。すでに左方移動があるので，発症から12時間以上経過している。CRPも24.83 mg/dLと高値であり，CRPからは少なくとも発症から1～2日は経過している。

　左方移動は，2病日が桿状核球51％(幼若好中球75％)とピークで，その後低下し，7病日には桿状核球7％と左方移動はなくなっている。7病日には，骨髄が好中球産生を亢進しなくても必要な好中球を供給できているので，細菌感染巣が小さくなった(治癒した)ことを示している。

　左方移動が軽度になるにつれ，白血球数も増加している。1～2病日は，左方移動が著明であるのに白血球数が少なく，必要な好中球が供給できていないので，患者の

症例12 70代男性，入院2日前に発熱・咽頭痛が生じた

生化学	1病日 0:08	1 9:00	2	3	4	5	6	7	8	9	基準範囲
TP	5.3	6.4	5.3	4.6	4.6	4.4	4.8	4.9	4.7	4.9	6.5-8.0 g/dL
Alb	2.8	3.9	2.7	2.2	2.1	2.1	2.2	2.0	1.7	2.2	4.0-5.0 g/dL
UN	28	32	35	31	30	27	26	25	26	24	8-21 mg/dL
Cre	0.74	1.07	0.72	0.62	0.47	0.45	0.46	0.53	0.53	0.44	0.63-1.05 mg/dL
UA	3.5										3.8-8.0 mg/dL
T-Cho	125										128-219 mg/dL *
AST	44	65	115	61	33	21	18	17	15	13	11-28 U/L
ALT	42	50	56	41	29	21	16	14	13	10	9-36 U/L
γGT	13	15	14	6	8	7	12	11	10	8	13-70 U/L
T-Bil	0.74	0.87	1.02	0.75	0.52	0.63	0.77	0.76	0.68	0.92	0.30-1.40 mg/dL
D-Bil	0.24										0.10-0.40 mg/dL
ALP	172	151	125	125	135	133	155	177	174	139	115-300 U/L
LD	158	195	208	211	190	179	219	274	273	211	114-220 U/L
CK	108	739	1856	705	279	153	96	76	54	38	43-272 U/L
CK-MB	6										3-15 U/L
AMY	131	332	1492	894	388	125	98	78	67	54	44-127 U/L
P-AMY	9										22-55 U/L
ChE	229	232	191	135	113	105	111	110	103	84	195-466 U/L
Na	142	145	147	148	146	149	151	149	148	141	136-145 mmol/L
K	4.0	3.8	3.4	3.8	3.8	3.7	3.8	4.3	4.3	3.8	3.4-4.5 mmol/L
Cl	106	105	108	110	105	107	109	108	105	101	100-108 mmol/L
Ca	8.3	8.3	7.9	7.4	7.4	7.4	7.6	7.4	7.0	7.6	8.6-10.1 mg/dL
補正 Ca	9.5	8.7	9.1	9.0	9.1	9.1	9.2	9.1	8.9	9.2	8.7-9.9 mg/dL
P	1.2										2.2-4.1 mg/dL
Glu	277	180	140	214	212	222	204	230	237	272	75-110 mg/dL
CRP	24.83	27.67	48.34	44.68	35.13	22.14	24.16	24.89	21.70	20.28	<0.10 mg/dL
Mg	1.8										1.8-2.3 mg/dL
HbA1c		6.2									4.3-5.8%

血算	1病日	1	2	3	4	5	6	7	8	9	基準範囲
白血球	1.93	1.55	2.52	7.37	8.08	9.62	13.54	17.16	20.32	19.61	2.97-9.13×10³/μL
好中球(Band)	39	26	51	51	24	23	18	7		3	0-15%
好中球(Seg)	11	10	18	38	68	70	74	92		94	28-68%
リンパ球	21	39	5	7	5	7	3	1		1	17-57%
単球	2	7	2	1	1	0	2	0		2	0-10%
好酸球	0	0	0	0	1	0	0	0		0	0-10%
好塩基球	0	0	0	0	0	0	0	0		0	0-2%
異型リンパ球	0	0	0	0	0	0	1	0		0	0%
後骨髄球	19	8	24	3	1	0	1	0		0	0%
骨髄球	8	10	0	0	0	0	1	0		0	0%
赤芽球	0	0	0	0	0	0	0	0		0	0%
赤血球	3.91	3.67	4.09	3.87	3.56	3.53	3.71	3.85	3.73	3.30	4.14-5.63×10⁶/μL
ヘモグロビン	12.7	11.7	13.0	12.2	11.2	11.1	11.7	12.1	11.6	10.2	12.9-17.4 g/dL
ヘマトクリット	37.9	35.9	40.1	38.1	35.3	34.8	36.9	38.3	37.9	32.9	38.6-50.9%
MCV	96.9	97.8	98.0	98.4	99.2	98.6	99.5	99.5	101.6	99.7	84.3-99.2 fL
MCH	32.5	31.9	31.8	31.5	31.5	31.4	31.5	31.4	31.1	30.9	28.2-33.8 pg
MCHC	33.5	32.6	32.4	32.0	31.7	31.9	31.7	31.6	30.6	31.0	32.2-35.5%
血小板	14.4	12.3	11.9	10.5	8.9	10.5	16.6	22.9	28.0	30.9	14.3-33.3×10⁴/μL

凝固・線溶	1病日	1	2	3	4	5	6	7	8	9	基準範囲
PT	14.0	13.3	14.7	13.8	12.4	12.6	13.0	13.5	13.9	14.1	正常対照±10%
PT-INR	1.23	1.17	1.29	1.23	1.09	1.13	1.16	1.21	1.22	1.26	0.85-1.15
APTT	36.0	33.4	51.5	55.9	53.3	50.9	47.5	48.9	47.2	47.9	23.0-38.0 sec
フィブリノゲン	770.7	770.7	945	1243.5	1016	954.1	903.3	809.8	707.3	596.5	180-350 mg/dL
D-dimer	2.3	3.9	8.9	4.1	2.2	2.0	2.9	3.2	3.0	2.6	≦1.0 μg/mL
AT	71.1	68.3	52.6	69.5	108	79.6	74.1	70.9	68.4	53.1	80-120%
トロンボテスト	41										>60%

動脈血ガス	1病日	1	2	3	4	5	6	7	8	9	基準範囲
酸素濃度(FiO_2)	1.00	0.40	0.50	0.50	0.40	0.40	0.40	0.40		0.40	
呼吸器	SIMV	SIMV	SIMV	SIMV	SIMV	SIMV	SIMV	SIMV		SIMV	
pH	7.445	7.410	7.424	7.399	7.418	7.475	7.468	7.443		7.446	7.340-7.450
$PaCO_2$	38.1	37.2	42.6	49.6	51.8	50.1	49.2	50.9		52.3	32.0-45.0 mmHg
PaO_2	365.0	103.0	90.7	119.0	119.0	117.0	104.0	98.3		113.0	75.0-100.0 mmHg
HCO_3	25.7	23.1	27.4	30.0	32.8	36.5	35.1	34.2		35.4	22-28 mmol/L

SIMV：Synchronized intermittent mandatory ventilation
Band：桿状核好中球，Seg：分葉核好中球
*：病態基準範囲
(菅野光俊，他：RCPC1 臨床で利用しやすい検査結果を提供しよう．臨床病理 62：802-810, 2014 より)

状態はよくない。白血球から推定すると，3病日から明らかに増加しているので，細菌感染症は改善している。

❷ CRP

CRPは1病日に24.83 mg/dL，ピークが2病日で48.34 mg/dLであり，20 mg/dLを超えているので，CRPからは重症細菌感染症が疑われる。CRPは3病日から減少に転じて，20 mg/dLあたりで下げ止まっている。細菌感染が治まっていれば，器質化などの炎症が継続している。

13項目の解釈

1　栄養状態はどうか　　albumin, total cholesterol, cholinesterase

1病日は，アルブミン2.8 g/dL，総コレステロール125 mg/dLと低いが，コリンエステラーゼが229 U/Lと基準範囲である。CRPが24.83 mg/dLと高値であり，2病日にピークとなっている。栄養状態の良い患者に強い炎症が加わったと判断される。

尿酸は軽度に低下し，またヘモグロビン低値から軽度貧血を認めるが小球性ではない。この2つの検査値から栄養状態の判断は難しい。

2　全身状態の経過はどうか　　albumin, platelet

アルブミンは，1病日9：00に一過性に上昇しているが，3病日まで低下傾向にある。その後2.0 g/dL前後で平衡状態である。アルブミンからは，3病日まで悪化しているが，4病日からは悪いなりに安定している。

血小板数は4病日まで減少し，5病日からは増加に転じている。したがって，患者は5病日からは回復傾向を示している。

全身状態は，5病日から回復していると考えてよい。

3　細菌感染症はあるのか　　left shift

1～6病日，左方移動を認めるので細菌感染症がある。

4　細菌感染症の重症度は　　left shift, CRP, white blood cell

1～2病日までは，白血球減少と高度左方移動を認め重症感染症がある。3病日は高度の左方移動があるが，白血球は増加しており，細菌感染巣において，好中球の需給関係が改善した。3病日から細菌感染症は改善している。

5　敗血症の有無　　platelet, fibrinogen

血小板は，4病日まで減少傾向があり，5病日からは増加している。フィブリノゲンは1病日から高値であり，3病日まで上昇している。フィブリノゲンの消費亢進がないと判断すると，全身の血管内炎症（敗血症）は考えにくい。局所での血小板の消費亢進のほうが考えやすい。

6　腎臓の病態　　creatinine, UN, UA, urinalysis, Ca, P

1病日9：00にクレアチニン1.07 mg/dLで，0：08に比して上昇しているが，基準範囲内である。腎機能に問題はない。

UNはクレアチニンに連動しているので，糸球体濾過量による変動と考えられる。

7 **肝臓の病態**　ALT, AST, T. Bil, D. Bil, albumin, total cholesterol, cholinesterase

　　ALT が 1〜3 病日に軽度上昇しており，軽度の肝細胞傷害を認める。

　　ビリルビンは基準範囲内で大きな変動なく，肝のビリルビン代謝能は保たれている。

　　アルブミンは低値のままで，コリンエステラーゼは低下しているので，肝合成能の判断は難しい。

　　総合的には，肝細胞傷害に乏しく肝代謝能が保たれているので，肝機能に大きな問題はない。

8 **胆管の病態**　ALP, γGT, D. Bil

　　γGT，ALP，総ビリルビンは基準範囲内にあり，大きな変動もない。

　　胆管および胆道閉塞はない。

9 **細胞傷害**　LD, CK, ALT, AST, amylase

　　CK が 2 病日をピークに 4 病日まで一過性に上昇している。CK 上昇に伴って，LD および AST も上昇している。ただし，AST は CK 以上に（CK/AST＝100〜130）上昇しており，さらに他の細胞傷害を伴っている可能性がある。しかし，軽度で短期間で改善している。LD は 7，8 病日に上昇し，同時に K も上昇しているが，傷害された細胞の同定は難しい。

10 **貧血**　Hb, MCV, haptoglobin, reticulocyte, erythropoietin

　　全体的にヘモグロビンは低下傾向にあるが，上下しており判断が難しい。MCV は徐々に高くなっているので，網赤血球が増加しているかもしれない。急性であれば，出血もしくは溶血があるかもしれない。

11 **凝固・線溶の異常**　PT, APTT, fibrinogen, D-dimer, AT

　　1〜9 病日に PT，APTT の軽度延長を認め，AT も軽度に低下し，凝固因子の消費亢進が認められる。しかし，フィブリノゲンは高値であり，DIC 様病態（pre DIC, SIRS および敗血症など）は考えにくい。

　　D-dimer が軽度に上昇しているが，変動に乏しく 10 μg/mL を超えないので，線溶亢進の判断は難しい。D-dimer からも DIC 様病態は考えにくい。

12 **電解質異常**　Na, K, Cl, Ca, P, Mg

　　Na，Cl 濃度が軽度上昇していることがあり，補液が関与していれば NaCl の過剰投与の可能性がある。Ca は基準範囲内であるが，P は低値を示している。

13 **動脈血ガス**

❶ **pH からアシデミアもしくはアルカレミアを判断する**

　　1 病日，pH 7.445 でアルカレミアがある。

❷ **呼吸性か代謝性かを判断する**

　　HCO_3＝25.7＞24 mmol/L で代謝性アルカローシス，$Paco_2$＝38.1＜40 mmHg で呼吸性アルカローシスである。代謝性，呼吸性のどちらが一次変化か判断が難しい。呼吸性アルカローシスは過呼吸で生じ容易に変化する。一方，代謝性アルカローシスは変化するのに数時間を要するので，代謝性アルカローシスを一次変化

として考察する。

❸ Anion gap を求める

Na－(Cl＋HCO₃)＝142－(106＋25.7)＝10.3 mmol/L である。アルブミンが 2.8 g/dL であるので補正を行うと，補正 Anion gap＝Anion gap＋(2.5〜3.0)×(4.0－アルブミン値)＝10.3＋(2.5〜3.0)×1.2＝13.3〜13.9 であり，Anion gap は開大していない。

❹ 補正 HCO₃ 値から，代謝性アルカローシスを判断する

補正 HCO₃＝HCO₃＋(補正 Anion gap－12)＝25.7＋(13.9－12)＝27.6＞26 mmol/L より代謝性アルカローシスを認める。

❺ 一次性酸塩基平衡に対する代償性変化を判断する

代謝性アルカローシスと呼吸性アルカローシスが共存しており，代償反応は生じていない。

❻ 総合的に判断する

代謝性アルカローシス＋呼吸性アルカローシスの所見である。
AaDO₂＝[(大気圧－47)×FiO₂－Paco₂/0.8]－Pao₂＝[(705－47)×1.0－38.1/0.8]－365＝245.375 となり，酸素化障害を認める。大気圧＝705 mmHg(松本市)，FiO₂＝1.0 にて計算した。

呼吸性アルカローシスを主体としても同様な所見になる。代謝性アルカローシスがあり，何らかの要因で代償性に換気量が減少するのではなく過換気状態になっていると考えられる。もともと，呼吸性アシドーシスに対して代償性呼吸性アルカローシスがあった可能性がある。

14 その他の検査

HbA1c が 6.2% であるので，軽症の糖尿病がある。経過中血糖はあまりよくコントロールされていない。

■ 総合解釈

ベースに軽度の糖尿病があるが，栄養状態の良い人に，入院 1〜2 日前に発症した重症細菌感染症を認める。敗血症および DIC 傾向はない。白血球から考察すると，3 病日から細菌感染症は改善し，血小板からは，5 病日から全身状態が改善している。

腎障害および肝障害はないが，低酸素血症が認められる。

■ 臨床経過

診断 降下性壊死性縦隔炎

－2 病日に咽頭痛と発熱にて某院を受診した。内服薬を処方された。－1 病日に頸部腫脹，嗄声が出現し再診した。頸部 CT にて声門周囲の浮腫，一部ガス産生を認め気道閉塞，深頸部膿瘍の診断にて 2 次救急病院を受診した。1 病日に本院転院となり，同日ドレナージ手術を行った。

■ 臨床経過を加えた考察

1～2病日，左方移動が著明で，白血球が減少している細菌感染症である。1～2病日は，感染巣で必要とされている好中球を供給できない危険な状態である。3病日からは，白血球が増加し，骨髄から供給される好中球が，消費される好中球を上回ったと判断される。血小板の軽度減少はあるが，フィブリノゲンの減少はなく，敗血症（DIC 様の所見を呈する）の合併は考えにくい。入院時に手術を行い，縦隔膿瘍のドレナージを行っているので，その際の出血＋止血による血小板減少が考えやすい。

CK の上昇は手術による。抗菌薬はメロペネム＋クリンダマイシンを使用していたが，5 病日からアンピシリン 2 g×6/day に変更した。白血球の左方移動は改善しても，CRP は速やかに改善しておらず，細菌はいなくなっても器質化に伴う炎症が継続していると考えたほうがよい。

呼吸状態は，肺に浸潤影が認められ，人工呼吸器下においても $Paco_2$ は高値である。肺胞低換気の所見である。アルカレミアであり，代謝性アルカローシスを中心に考えたほうがよい。ただ，実際は呼吸性アシドーシスがあり，その代償作用のために代謝性アルカローシスが存在すると考えたほうがよいかもしれない。

凝固・線溶検査では，PT および APTT の軽度延長が持続している。手術による軽度の出血があり，凝固因子が消費されている可能性がある。貧血の進行は明らかではない。

縦隔炎であるので，細菌感染が治まっても炎症反応が強く，CRP 高値が持続している。炎症が治まっていないためと考えられる。

この症例で学べたこと

1. 降下性壊死性縦隔炎では，明らかな左方移動が生じる。
2. 降下性壊死性縦隔炎では，血管内炎症は起こしにくい。
3. 降下性壊死性縦隔炎では，感染が治まっても，CRP 高値が継続する。

文献

1) Tillett WS, Francis T : Serological reactions in pneumonia with a non-protein somatic fraction of pneumococcus. J Exp Med 1930 ; 52 : 561-571.
2) Ho KM, Lipman J : An update on c-reactive protein for intensivists. Anaesth Intensive Care 2009 ; 37 : 234-241.
3) Di Napoli M, Papa F, Bocola V : C-reactive protein in ischemic stroke : An independent prognostic factor. Stroke 2001 ; 32 : 917-924.
4) Herishanu Y, Perry C, Braunstein R, Metser U, Goor O, Rogowski O, et al : Early-mid treatment c-reactive protein level is a prognostic factor in aggressive non-hodgkin's lymphoma. Eur J Haematol 2007 ; 79 : 150-154.
5) Mert A, Ozaras R, Tabak F, Pekmezci S, Demirkesen C, Ozturk R : Erythema nodosum : An experience of 10 years. Scand J Infect Dis 2004 ; 36 : 424-427.

6) Black S, Kushner I, Samols D : C-reactive protein. J Biol Chem 2004 ; 279 : 48487-48490.
7) Pradhan AD, Manson JE, Rossouw JE, Siscovick DS, Mouton CP, Rifai N, et al : Inflammatory biomarkers, hormone replacement therapy, and incident coronary heart disease : Prospective analysis from the women's health initiative observational study. JAMA 2002 ; 288 : 980-987.
8) Bota DP, Van Nuffelen M, Zakariah AN, Vincent JL : Serum levels of c-reactive protein and procalcitonin in critically ill patients with cirrhosis of the liver. J Lab Clin Med 2005 ; 146 : 347-351.
9) Wester AL, Blaasaas KG, Wyller TB : Is the concentration of c-reactive protein in bacteraemia associated with age? Immun Ageing 2008 ; 5 : 8.
10) Pepys MB, Hirschfield GM : C-reactive protein : A critical update. J Clin Invest 2003 ; 111 : 1805-1812.

V
敗血症の有無

細菌感染症において，敗血症合併は患者の予後を大きく左右する。プロカルシトニンが敗血症診断に用いられているが，コスト面から頻回に行うことができないうえ[1]，満足できる感度・特異度を有した検査ではない。Ⅲ，Ⅳ章では，細菌感染巣における好中球の需給から細菌感染症の有無を検討し，白血球分画の左方移動でその重症度を判定した。さらに，ルーチン検査で細菌感染症患者において敗血症を疑えれば，臨床的に有用である。

　敗血症を，細菌感染症に血管内炎症が加わった病態と定義できると，ルーチン検査での検討が可能になる[2]。血管内炎症を反映する検査，すなわち，**血小板減少**および**フィブリノゲン低下**（non-overt DIC を含めた DIC 様の所見）が，細菌感染症患者に認められれば，敗血症が疑われる。

　なお，本書の敗血症は，細菌感染症が原因で生じる狭義の敗血症をいう。断りのない敗血症はすべて細菌感染症に伴う敗血症のことである。

1　血小板　platelet

1　どのような指標か

　血小板は，血管内で何らかの異常が生じれば消費が亢進し減少する。敗血症では細菌が血管内で増殖し，血管内炎症が生じる。したがって，細菌感染症患者において血小板減少が認められれば，敗血症の合併が疑われる。

　ただ，血小板減少は他の要因でも生じる。たとえば，出血などで1次止血のため局所で消費が亢進しても，血小板は減少する。必ずしも血小板減少が全身的に生じる血管内炎症（DIC および敗血症など）を反映しない場合もあるので注意を要する。

2　血小板減少のメカニズム[3]　▶Ⅱ章 表Ⅱ-1（36 ページ）参照

　健常人の血小板の寿命は 10 日前後であり，1 日 3〜4 万/μL 相当の血小板が，骨髄巨核球から産生され，末梢血中の血小板数を一定に保っている。

　血小板数（/μL）は，「骨髄で作られ血管内に供給される血小板数（供給）」と，「血管内で消費されるか血管外に出ていく血小板数（消費）」により決定される。したがって，血小板低下の場合，供給減少と消費増大の 2 通りを考慮する必要がある。

　骨髄での血小板産生低下により供給減少が生じる場合は，原因（放射線治療，抗がん剤治療など）が限られており，他の血球 2 系統（赤血球系および白血球系）の減少を伴うことも多い。

　血小板が減少する場合，消費亢進の頻度が高い。全身の血管内で消費が亢進していれば，血小板はフィブリノゲンと連動し減少する。患者の状態をリアルタイムに反映

し，基本的に基準範囲以下から増加すれば改善と考えてよい。減少の場合，全身状態が改善しても，局所の出血で消費が亢進し血小板が減少する場合があるので注意を要する。この場合フィブリノゲン低下を伴わないか，ごく軽度の低下であり，鑑別が可能である。

A 骨髄における産生低下
① 骨髄低形成
② 放射線障害
③ 化学療法

B 消費亢進

❶ 全身性血管内凝固亢進による血小板消費亢進[4]

フィブリノゲンの中等度～高度減少を伴う。

・DIC，pre DIC
・SIRS（敗血症を含む）[5,6]：実験的敗血症では，6時間以内のごく早期には著明な減少を示さない[6]。
・感染性心内膜炎
・カテーテル感染

❷ 局所的血管内凝固亢進による血小板消費亢進

フィブリノゲンの減少を伴わないか，伴っても軽度である。

・塞栓・血栓症
・血管腫

❸ 局所の出血による血小板消費

❹ 免疫学的血小板消費

・Immune thrombocytopenic purpura（ITP）

2 フィブリノゲン　fibrinogen

1 どのような指標か

フィブリノゲンは血液凝固系第Ⅰ因子であり，凝固系の最終段階でフィブリノゲンからフィブリンが産生される ▶ 図Ⅴ-1 。フィブリノゲンの血中濃度は，産生量と消費量のバランスで検討する。低下は消費量に左右されることが多い。フィブリノゲン低下の場合，まず凝固・線溶亢進を考える必要があり，細菌感染症を伴っていれば敗血症を疑う。

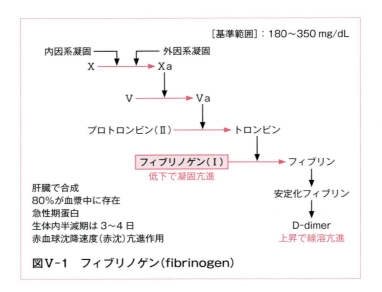

図Ⅴ-1　フィブリノゲン（fibrinogen）

2　フィブリノゲン低下のメカニズム

A　肝臓におけるフィブリノゲン産生低下

アルブミン産生が低下する病態で，フィブリノゲン産生も低下する。一方，マクロファージが活性化しIL-6が産生されればCRPに連動して増加する。

B　フィブリノゲン消費亢進（凝固・線溶亢進）

基準範囲以下であれば，消費亢進の可能性が大きい。この場合，産生低下がないことが条件となる。

基準範囲内もしくは以上であっても低下が認められれば，消費亢進の可能性がある。

3　その他の凝固・線溶検査

D-dimer上昇，PT延長，APTT延長，AT低下も凝固・線溶亢進を示す（Ⅺ章を参照）。

症例 13　70代女性，嘔吐および39℃台の発熱のため入院した

主な検査の読み方

❶ 血小板

　　1病日，血小板13.5万/μLと低値である。1～3病日まで減少するが，4病日からは増加に転じている。白血球数およびその分画から細菌感染症があり，血小板減少を伴っているので敗血症合併が疑われる。

❷ フィブリノゲン

　　1病日，フィブリノゲンは394.9 mg/dLで基準範囲を超えている。CRPが7.56 mg/dLと上昇しており，CRP上昇に見合う急性期蛋白としてのフィブリノゲン上昇なのか，消費亢進を上回る産生亢進のため基準範囲を超えているのかの判断が難しい。しかし，2病日，CRP上昇に伴いフィブリノゲンも上昇してよいが，逆に低下しているので消費亢進が認められる。細菌感染症があり，敗血症合併が疑われる。3病日からはフィブリノゲンは上昇し，敗血症は改善している。

❸ その他の凝固・線溶検査

　　1病日，D-dimerの上昇を認め，血栓症の存在を否定できない。2病日，PT，APTTおよびATから凝固因子が低下しており，フィブリノゲン低下を合わせると，凝固・線溶が亢進している。細菌感染症があるので敗血症の可能性がある。D-dimerが2病日に著しく上昇し，その後急激に低下している。Hyperfibrinolytic syndrome＋fibrinolytic shutdownの所見と考えると，多発外傷を疑わねばならない[7]。

13項目の解釈

1　**栄養状態はどうか**　albumin, total cholesterol, cholinesterase

　　1病日，アルブミン3.7 g/dLと低下しているが，総コレステロールとコリンエステラーゼは基準範囲内にある。CRPが7.56 mg/dLと高値なので，アルブミン低下は産生低下より消費亢進が考えやすい。
　　最近まで栄養状態がよかった人が入院した。

2　**全身状態の経過はどうか**　albumin, platelet

　　アルブミンは3病日まで低下し，その後大きく変化していない。1～3病日に悪化したが，その後全身状態に大きな変化がなく平衡状態である。
　　血小板は3病日まで減少するが，4病日から増加している。血小板からは，4病日から改善している。

症例13　70代女性，嘔吐および39℃台の発熱のため入院した

生化学	1病日	2	3	4	5	6	7	基準範囲
TP	6.6	6.2	5.8	6.2	5.6	5.9	5.8	6.5-8.0 g/dL
Alb	3.7	3.3	3.1	3.2	3.0	3.1	3.0	4.0-5.0 g/dL
UN	20	23	17	12	14	7	6	8-21 mg/dL
Cre	0.97	0.76	0.54	0.52	0.41	0.36	0.42	0.45-0.80 mg/dL
eGFR	43	56	81	85	110	126	107	
UA	7							2.7-5.8 mg/dL
T-Cho	174							128-219 mg/dL *
AST	106	75	71	46	41	95	84	11-28 U/L
ALT	61	46	38	35	27	121	157	7-23 U/L
γGT	92	66	46	43	46	112	76	9-27 U/L
T-Bil	0.92	0.91	0.80	0.78	0.66	0.79	0.54	0.30-1.40 mg/dL
D-Bil	0.35						0.15	0.10-0.40 mg/dL
ALP	300	213	261	368	258	263	244	115-330 U/L
LD	413	335	282	311	256	240	204	120-230 U/L
CK	128	893	666	307	394	174	143	30-165 U/L
CK-MB	8							3-15 U/L
AMY	57			121				44-127 U/L
P-AMY	33			112				22-55 U/L
ChE	351			289				195-466 U/L
Na	136	142	145	139	137	138	141	136-145 mmol/L
K	4.3	3.7	3.4	3.0	3.2	3.2	3.8	3.4-4.5 mmol/L
Cl	107	112	112	104	105	107	109	100-108 mmol/L
Ca	8.3			8.1	8.0	7.7		8.7-10.3 mg/dL
補正Ca	8.9			9.0	9.0	8.7		8.7-9.9 mg/dL
P	2.7				2.1	3.0		2.5-4.6 mg/dL
Glu	294	130	128	182	102	96		75-110 mg/dL
CRP	7.56	29.13	27.15	11.96	3.53	1.56	2.27	<0.10 mg/dL

血算	1病日	2	3	4	5	6	7	基準範囲
白血球	3.03	34.25	37.80	41.48	16.28	9.56	11.33	3.04-8.72×10³/μL
好中球(Band)		42	37	11	11	2		0-15%
好中球(Seg)		43	47	73	58	75		28-68%
好中球(B+S)	73.0						76.3	42-75%
リンパ球	26.7	1	4	9	23	14	17.1	17-57%
単球	0.3	2	3	6	7	6	4.0	0-10%
好酸球	0.0	0	0	0	1	1	2.4	0-10%
好塩基球	0.0	1	0	0	0	0	0.2	0-2%
異型リンパ球		0	0	0	0	0		0%
後骨髄球		10	9	1	0	2		0%
骨髄球		1	0	0	0	0		0%
赤芽球		1	0	0	0	0		0%
赤血球	4.09	4.05	3.70	4.00	3.97	4.22	3.80	3.73-4.95×10⁶/μL
ヘモグロビン	12.0	11.9	10.8	11.6	11.6	11.9	10.9	10.7-15.3 g/dL
ヘマトクリット	35.6	34.2	31.6	33.8	34.8	35.2	32.2	33.6-45.1%
MCV	87.0	84.4	85.4	84.5	87.7	83.4	84.7	80.4-101.0 fL
MCH	29.3	29.4	29.2	29.0	29.2	28.2	28.7	25.5-34.6 pg
MCHC	33.7	34.8	34.2	34.3	33.3	33.8	33.9	30.8-35.4%
血小板	13.5	10.5	7.7	8.7	11.0	22.3	35.6	13.7-37.8×10⁴/μL

凝固・線溶	1病日	2	3	4	5	6	7	基準範囲
PT	13.2	18.1	14.2	12.6	12.3	12.2		正常対照±10%
PT-INR	1.06	1.43	1.14	1.01	0.99	0.99		0.85-1.15
APTT	36.3	40.6	38.9	29.7	26.6	33.1		23.0-38.0 sec
フィブリノゲン	394.9	341.3	453.2	468.5	400.6	418.8		180-350 mg/dL
D-dimer	11.4	108.0	37.1	7.3	2.8	2.1		≤1.0 μg/mL
AT	96.6	69.9	61.6	69.7	73.6	98.9		80-120%
トロンボテスト	87.3							>60%

動脈血ガス	1病日	2	3	4	5	6	7	基準範囲
酸素	RM 10L/M		N 4L/M					
pH	7.338		7.438					7.34-7.45
$PaCO_2$	20.1		32.9					32-45 mmHg
PaO_2	117.0		78.8					75-100 mmHg
HCO_3	10.5		21.9					22-28 mmol/L

尿(試験紙法)	5病日	基準範囲
pH	8.0	5.0-8.5
比重	1.02	1.005-1.030
蛋白	100	– (0 mg/dL)
糖	–	– (0 mg/dL)
ケトン	–	–
ビリルビン	–	–
潜血	3+	–
亜硝酸塩	–	–
ウロビリノゲン	0.1	0.1 EU/dL
WBC	3+	–
色	赤色	
混濁	1+	–

尿沈渣	5病日	基準範囲
赤血球	>100	≤5/HPF
白血球	>100	≤5/HPF
扁平上皮	<1	<1+
尿細管上皮	1-4	
硝子円柱	–	
上皮円柱	–	
顆粒円柱	–	
ろう様円柱	–	
細菌	–	
真菌	–	–

RM 10L：リザーバーマスクにて毎分10L酸素投与
N 4L：鼻カニューラにて毎分4L酸素投与
Band：桿状核好中球，Seg：分葉核好中球，B+S：桿状核好中球＋分葉核好中球
＊：病態基準範囲

3 **細菌感染症はあるのか**　left shift

　　2病日に白血球数は34,250/μLと増加し，桿状核球42％と増加している．左方移動を伴った白血球の増加があるので，好中球の消費亢進があり，細菌感染症がある．

　　1病日は，逆に白血球が減少している．CRPが2病日に29.13 mg/dLと最高値であり，1病日は細菌感染早期であり，骨髄プールから好中球が供給され始める前で，骨髄がまだ好中球産生を亢進していない時期の可能性も否定できない．白血球分画が自動計測されているため正確な左方移動の判定が難しい．好中球は73％で左方移動があるか判断できない．

　　4～6病日に，桿状核球数とCRPは大きく低下しているので，細菌感染症は4病日から急速に改善している．

4 **細菌感染症の重症度は**　left shift, CRP, white blood cell

　　2病日には，桿状核球が42％で分葉核球より少ないが，幼若好中球の割合は53％であり，高度の左方移動があると判断できる．したがって，重症細菌感染症の所見である．ただ，白血球数は34,250/μLと増加しており，細菌感染巣が必要としている好中球は十分に供給できている．生体としては細菌感染に対処していると考えてよい．

　　3病日からは左方移動が軽度となり，急速に細菌感染症は改善している．4病日から左方移動がなくなり，5病日から白血球数が減少しているので，細菌感染巣で必要とされている好中球数はさらに少なくなり，細菌感染症は軽快したと考えてよい．

5 **敗血症の有無**　platelet, fibrinogen

　　血小板およびフィブリノゲンの減少が認められており，細菌感染症があるので，敗血症合併の可能性は高い．

6 **腎臓の病態**　creatinine, UN, UA, urinalysis, Ca, P

　　1病日，クレアチニンはやや高く，糸球体濾過量が低下しているので，脱水状態にあったかもしれない．入院後，糸球体濾過量が上昇し，クレアチニンは徐々に低下している．したがって，1病日に一時的な糸球体濾過量低下があったと考えられる．

　　敗血症があれば，一過性の血圧低下で説明がつく．

　　UNとクレアチニンの乖離はなく，消化管出血や著しい蛋白の異化亢進は考えにくい．

7 **肝臓の病態**　ALT, AST, T. Bil, D. Bil, albumin, total cholesterol, cholinesterase

　　1病日，ALTは61 U/Lと軽度に上昇し，5病日まで低下している．1病日に軽度肝細胞傷害を認めるが改善している．6, 7病日，ALTが再上昇し，再び肝細胞傷害を認める．γGTは上昇しているが，ALPは基準範囲にあるので，γGTのみを上昇させる薬剤性肝障害が考えやすい．

　　一方ASTは1～4病日に軽度上昇し，AST＞ALTであり，肝細胞以外の細胞傷害が疑われる．LDもASTに連動して上昇し，他の細胞の傷害を示唆する．

　　ビリルビンは基準範囲内であり，肝臓の代謝機能は保たれている．

肝機能には大きな問題はない。

8 **胆管の病態** ALP, γGT, D. Bil

4 病日 ALP は基準範囲を一過性に超えるが，他の日は基準範囲内であり，中枢胆管・胆道閉塞は考えにくい。γGT は ALT と連動しており，肝細胞傷害に伴う所見と考えたほうがよい。

9 **細胞傷害** LD, CK, ALT, AST, amylase

CK および ALT の上昇があるので，軽度の肝細胞傷害および骨格筋細胞傷害を認める。しかし，LD および AST 上昇は，CK および ALT と連動せず，肝細胞，心筋細胞および骨格筋細胞以外の細胞傷害によると考えられる。

ヘモグロビンが低下傾向にあり，ビリルビンも 1 病日にやや高いことから溶血は否定できない。

傷害されている細胞の同定は難しい。

10 **貧血** Hb, MCV, haptoglobin, reticulocyte, erythropoietin

基準範囲を下回る貧血はない。しかし，ヘモグロビンは低下しているので，溶血があるかもしれない。敗血症があれば矛盾しない。

11 **凝固・線溶の異常** PT, APTT, fibrinogen, D-dimer, AT

1，2 病日のフィブリノゲン，PT，APTT および AT の動きから，凝固因子が低下し，凝固・線溶亢進があると判断される。細菌感染症があれば，敗血症の合併を否定できない。

2 病日，フィブリノゲンは基準範囲内であるが，CRP 上昇にもかかわらず低下しているので，消費亢進を伴っている。敗血症の所見でもよい。

3 病日からはフィブリノゲンの上昇が認められるので，敗血症があれば改善している。

12 **電解質異常** Na, K, Cl, Ca, P, Mg

$Na-Cl=HCO_3+Anion\ gap=29$（通常 35～40）であり，$HCO_3$ の低下を疑わせる。代謝性アシドーシスを念頭に置く必要がある。1 病日のみ，K がやや高めで，Na，Cl が低い。腎における副腎皮質ホルモンの相対的低下があるかもしれない。その後は，K は低めに経過している。アルカレミアがあるかもしれない。

13 **動脈血ガス**

❶ **pH からアシデミアもしくはアルカレミアを判断する**

1 病日，pH 7.338 でアシデミアがある。

❷ **呼吸性か代謝性かを判断する**

$HCO_3=10.5<24$ mmol/L であり，代謝性アシドーシスを認める。

❸ **Anion gap を求める**

$Na-(Cl+HCO_3)=136-(107+10.5)=18.5$ mmol/L である。アルブミンが 3.7 g/dLであるので補正を行うと，補正 $Anion\ gap=Anion\ gap+(2.5～3.0)×(4.0-アルブミン値)=18.5+(2.5～3.0)×0.3=19.25～19.40>14.0$ であり，Anion gap が開大し

ている代謝性アシドーシスがある。

❹ 補正 HCO₃ 値から，代謝性アルカローシスを判断する

補正 HCO_3＝HCO_3＋（補正 Anion gap－12）＝10.5＋（19.40－12）＝17.90＜26 mmol/L より代謝性アルカローシスはない。

❺ 一次性酸塩基平衡に対する代償性変化を判断する

代謝性アシドーシスに対して，ΔPa_{CO_2}＝（1.0〜1.3）×ΔHCO_3＝（1.0〜1.3）×（24－HCO_3）＝（1.0〜1.3）×13.5＝13.5〜17.55 mmHg となり，40－（13.5〜17.55）＝22.45〜26.5 mmHg まで代償範囲内である。Pa_{CO_2}＝20.1 mmHg で，代償範囲以上の呼吸性アルカローシスがある。

❻ 総合的に判断する

代謝性アシドーシス＋呼吸性アルカローシスの所見である。

簡易 $AaDO_2$＝［（大気圧－47）×FiO_2－Pa_{CO_2}/0.8］－Pa_{O_2}＝［（705－47）×1.0－20.1/0.8］－117＝515.9。ただし，大気圧＝705 mmHg（松本），FiO_2＝1.0（リザーバーマスク 10 L/分で簡易計測上）にて計算した。FiO_2 が 0.6 としても $AaDO_2$＝262.1 であり開大している。したがって，肺水腫などの酸素化障害の状態が考えやすい。

14 その他の検査

5 病日の尿所見では，赤色であるので肉眼的血尿が疑われ，潜血 3＋ および沈渣にて赤血球＞100/HPF で血尿を認める。また，沈渣で白血球が＞100/HPF であり，尿路感染症も伴っている。WBC 3＋ も尿路感染を示唆するが，細菌は（－）である。5 病日であるので，尿路感染があってもすでに抗菌薬による治療が行われた可能性が高い。

肉眼的血尿を認めているので判断が難しいが，血尿および蛋白尿があるので糸球体障害は考慮しなければならない。

総合解釈

1，2 病日にかけて白血球および CRP の推移から，1 病日もしくはその前日発症の細菌感染症が考えられる。血小板減少およびフィブリノゲン消費亢進が認められ，全身性の血管内炎症を示唆している。細菌感染症の存在と合わせると敗血症が考えやすい。

5 病日の尿所見から沈渣の白血球多数の所見は尿路感染症を疑わせるが，細菌が認められておらず，抗菌薬投与後の尿所見と考えれば説明できる。尿路感染症であれば，敗血症を伴っているので，腎盂腎炎が鑑別にあがる。一方，胆管・胆道系に問題がないので胆管炎＋敗血症を生じたとは考えにくい。

動脈血ガス所見では，Alveolar-Capillary block があり，肺水腫の所見があり肺炎も鑑別にあがる。ただし，敗血症を伴った細菌感染症は，3 病日から改善傾向を示し，急速に改善しているので，肺炎より腎盂腎炎のほうが考えやすい。

診断と臨床経過

診断 腎盂腎炎＋敗血症

うつ病，アルツハイマー型認知症で寝たきりであった．1病日，起床時より嘔吐を繰り返した．その後39℃台の発熱が認められ，意識がなくなったため救急車にて搬送された．腹部CTでは，右腎盂の拡張が認められ，右腎下極から約1cm下部に結石の嵌頓を認めた．血液培養から，大腸菌が検出され，腎盂腎炎＋敗血症と診断された．治療により速やかに改善した．

臨床経過を加えた考察

尿管結石による腎盂腎炎から敗血症を合併した症例である．1病日は感染初期であり，好中球は供給されずに消費されるのみであり，白血球は減少している．2病日に，白血球が3万/μL以上になり，骨髄が好中球産生を亢進し，血中への供給が増大した．骨髄での好中球産生亢進は左方移動の程度で判断できる．白血球数・分画とCRPから，入院の10〜20時間前に発症した尿路感染症が考えられる．

5病日の尿検査であるので，抗菌薬が濃縮される尿にはすでに細菌が存在せず，白血球のみが残っている．尿路感染症を治療すると細菌は消失するが，組織傷害がすぐには改善しないためである．敗血症があると血栓形成などにより糸球体障害および尿細管障害が認められることが多いが，5病日の尿所見では認められない．急速に回復しているためと思われる．

この症例では，ABPC/SBTが2g 8時間ごとに投与され，3病日からは改善している．血小板は4病日に増加するが，フィブリノゲンからは，3病日に敗血症（血管内炎症）の改善を示唆する．フィブリノゲンが最も鋭敏に病態を反映している．また，抗菌薬の反応しやすい臓器の感染症（腎盂腎炎＋敗血症）であったため，急速に改善している．

この症例で学べたこと

1. 腎盂腎炎＋敗血症の典型的な白血球数および白血球分画の動きを示した．
2. 腎盂腎炎＋敗血症は，的確な抗菌薬治療により速やかに検査データが改善する．
3. 腎盂腎炎＋敗血症では，尿中の細菌がなくなっても，好中球は検出される．
4. 敗血症の経過は，フィブリノゲンが最も鋭敏に反映する．
5. フィブリノゲンは，基準範囲以上であっても低下すれば，消費亢進の可能性がある．

症例 14　小学生男児，加療目的で入院中，1病日に発熱した

主な検査の読み方

① 血小板

　1病日 8：00 に血小板は 26.4 万/μL であり，基準範囲内であるが−7病日に比して減少している．1病日 19：00 まで減少が続き，2，3病日は上下しているが，7病日からは増加している．1～3病日にかけて，血小板が消費されている可能性がある．血管内炎症もしくは局所出血が鑑別にあがる．ただ，UN の一過性上昇はなく，積極的に消化管出血を示唆する所見はない．また，ヘモグロビンは−7病日に比較すると上昇しており，出血に対しては否定的な所見である．

　白血球は，−14病日に 1,970/μL と減少しており，−7病日には 3,850/μL と基準範囲内の低値である．−7病日の 3,850/μL を基準に考えると，1病日 8：00 には 3,670/μL はほとんど変化がない．したがって，19：00 の 1,850/μL は一時的に好中球が減少し，好中球の消費亢進が生じたと考えられる．

　2病日に，白血球数は 13,570/μL まで増加しているが，桿状核球が 9％で左方移動がないので，骨髄は好中球の産生増加には至っていない．骨髄プールにある分葉核球で今回のエピソードに対応できたと考えられる．すなわち，細菌感染巣があったとしても小さかったのではないかと判断される．

　1病日には，目視での白血球分画が検査されていないので，左方移動の有無ははっきりしない．自動血球計数器での好中球の割合は 81.7％であり，90％以上あれば，左方移動がある確率が高くなる．白血球数および分画からは，細菌感染症が存在したとの判断は難しい．

　細菌感染症があれば，血小板減少より敗血症があってもおかしくない．

② フィブリノゲン

　1病日 8：00 に 221.2 mg/dL とフィブリノゲンは基準範囲内で，CRP が 0.02 mg/dL と基準範囲内であるので，この時点においてフィブリノゲンの上下に関する判断はできない．1病日 19：00 には，フィブリノゲンは上昇しており，この間には血管内にて全身的な凝固・線溶亢進は生じていない．

　ただ，CRP は 1病日 8：00 には基準範囲内だが，2病日にピークであるので，1病日に何らかの炎症があった．しかし，炎症はすぐに改善し，2病日以降のフィブリノゲンの動きは急性期蛋白として CRP の動きに連動している．炎症が改善し，マクロファージから産生される IL-6 が減少したため低下した．

症例 14 小学生男児，加療目的で入院中，1 病日に発熱した

生化学	−14	−7	1病日 8:00	1 19:00	2 8:00	3 19:00	7	基準範囲
TP	5.6	5.8	6.8	6.3	5.9	6.5	8.0	6.5-8.0 g/dL
Alb	3.3	3.6	4.2	3.9	3.4	4.0	5.1	4.0-5.0 g/dL
UN	7	8	12	13	8	4	5	8-21 mg/dL
Cre	0.19	0.18	0.25	0.28	0.26	0.30	0.26	0.63-1.05 mg/dL
UA	2.2	2.1	4.8					3.8-8.0 mg/dL
AST	43	14	18	28	18	17	16	11-28 U/L
ALT	28	10	10	18	13	12	7	9-36 U/L
γGT	15	14	15	22	19	19	19	13-70 U/L
T-Bil	0.27	0.21	0.32	0.31	0.36		0.29	0.30-1.40 mg/dL
ALP	329	499	717	661	529	519	606	115-300 U/L
LD	326	239	228	242	227	188	231	120-230 U/L
CK		136	92			54		43-272 U/L
AMY		51	51	77				44-127 U/L
Na	138	125	143	134	140	141	142	136-145 mmol/L
K	4.0	6.4	3.6	3.5	3.9	3.4	5.2	3.4-4.5 mmol/L
Cl	94	94	104	102	108	109	105	100-108 mmol/L
Ca	8.5	9.1	9.1	8.1	8.5	9.1	9.7	8.7-10.3 mg/dL
P	3.9	8.5	4.0		3.4		5.1	2.5-4.6 mg/dL
Glu		909	94	146	75	99	99	75-110 mg/dL
CRP	0.25	0.02	0.02	2.02	8.01	3.12	0.35	<0.10 mg/dL

血算	−14	−7	1病日	1	2	3	7	基準範囲
白血球	1.97	3.85	3.67	1.85	13.57	6.17	6.46	2.97-9.13×10³/μL
好中球(Band)					9		1	0-15%
好中球(Seg)					82		45	28-68%
好中球(B+S)	64.0	66.1	81.7	76.3		56.2		42-75%
リンパ球	23.9	24.2	15.3	22.7	7	34.2	39	17-57%
単球	8.6	4.2	0.5	0.5	2	6.3	8	0-10%
好酸球	2.5	3.9	2.2	0.0	0	2.8	4	0-10%
好塩基球	1.0	1.6	0.3	0.5	0	0.5	2	0-2%
異型リンパ球					0		1	0%
後骨髄球					0		0	0%
骨髄球					0		0	0%
赤芽球					0		0	0%
赤血球	4.84	3.36	3.39	3.65	3.56	3.45	6.46	4.14-5.63×10⁶/μL
ヘモグロビン	13.9	9.5	10.7	10.5	9.7	9.9	12.0	12.9-17.4 g/dL
ヘマトクリット	40.5	29.3	32.9	31.7	29.9	29.8	36.8	38.6-50.9%
MCV	83.7	87.2	83.7	86.8	84.0	86.4	83.8	84.3-99.2 fL
MCH	28.7	28.3	27.2	28.8	27.2	28.7	27.3	28.2-33.8 pg
MCHC	34.3	32.4	32.5	33.1	32.4	33.2	32.6	32.2-35.5%
血小板	17.9	37.8	26.4	19.0	22.8	18.1	29.7	14.3-33.3×10⁴/μL

凝固・線溶	−14	−7	1病日	1	2	3	7	基準範囲
PT			11.5	13.3	14.5	11.6	11.1	正常対照±10%
PT-INR			1.02	1.17	1.29	1.03	0.99	0.85-1.15
APTT			26.9	36.1	41.5	33.2	29.5	23.0-38.0 sec
フィブリノゲン			221.2	258.8	321.5	305.9	261.6	180-350 mg/dL
D-dimer			1.4	4.6	10.2	1.1	0.9	≦1.0 μg/mL
AT					76.3	96.1	>120.0	80-120%
TAT					12.2		2.0	0.1-1.8 ng/mL
PIC					1.7		1.0	0.3-1.1 μg/mL
ヘパプラスチンテスト					34.1	76.7	88.2	70-140%
トロンボテスト								>60%

Band：桿状核好中球，Seg：分葉核好中球，B+S：桿状核好中球＋分葉核好中球

❸ その他の凝固・線溶検査

D-dimerが上昇しており，凝固・線溶亢進の可能性があるが，2病日のピーク値が10.2 μg/mLであり，それほど高値でないため断定できない。フィブリノゲンの低下はなかったが，PTおよびAPTTの延長，AT，TAT，PICおよびヘパプラスチンテストは，凝固因子の消費を示しており，軽度の血管内炎症を示唆していると考えてよい。

13 項目の解釈

1　栄養状態はどうか　albumin, total cholesterol, cholinesterase

1病日，アルブミンおよび尿酸からは，栄養状態は悪くない。総コレステロールおよびコリンエステラーゼは検査されていないので，それらでの評価はできない。

栄養状態の悪くない男児が発熱した。

2　全身状態の経過はどうか　albumin, platelet

アルブミンからは，−14病日，−7病日，1病日にかけて状態は改善してきている。原疾患があれば改善しており，回復傾向にある男児が発熱した。

1〜2病日にかけて，アルブミンが低下している。ヘモグロビンおよびUNの大きな変動がなく，体内の水分量に大きな変化はないので，アルブミンの消費亢進が考えられる。CRP上昇も合わせると，急性炎症が疑われる。3病日から急速に回復している。

血小板は，基準範囲内であるが−7病日に比較して1病日19：00まで減少し，その後3病日まで20万/μL前後であり，7病日には確実に増加している。血小板の動きからは，1〜3病日まで病態は悪化もしくは変化なしで，その後回復していると推察される。

3　細菌感染症はあるのか　left shift

白血球は1病日19：00に著しく減少しているが，2病日には増加し，白血球分画では左方移動を認めない。左方移動がないので，細菌感染症はないと判断したい。ただ，1病日に一過性に好中球が消費される病態が生じたが，骨髄に貯蔵されている好中球で対応できたため，左方移動まで至らなかったとも解釈できる。したがって，白血球数からは，細菌感染症を完全に否定できない。

CRPは2病日にピーク値8.01 mg/dLを呈するが，著しく高値でなく，左方移動を伴っていないので細菌感染症を強く示唆する所見ではない。

細菌感染症があるかの判断は難しい。

4　細菌感染症の重症度は　left shift, CRP, white blood cell

2病日には，桿状核球が9％で左方移動はない。ただ，桿状核球が増加している可能性はあるので，骨髄において好中球の産生が亢進しているかもしれない。しかし，細菌感染症があっても，少数の好中球で対処できるので，軽症と考えたい。

5　敗血症の有無　platelet, fibrinogen

細菌感染症があれば，血小板減少から敗血症が疑われる。しかし，フィブリノゲン

低下はなく，敗血症の合併は考えにくい．敗血症を示唆するデータに乖離があり，敗血症の判断は難しい．

6 **腎臓の病態**   creatinine, UN, UA, urinalysis, Ca, P

クレアチニンから糸球体濾過量の低下はなく，腎機能に大きな問題はない．

UNとクレアチニンの乖離はなく，消化管出血や蛋白の異化亢進も考えにくい．UNは低値であるので，筋肉量が減少しているか蛋白代謝が低い可能性がある．

7 **肝臓の病態**   ALT, AST, T. Bil, D. Bil, albumin, total cholesterol, cholinesterase

ASTおよびALTも基準範囲内であり，肝細胞傷害はない．また，ビリルビンの上昇もなく，肝代謝能も問題ない．アルブミンの変動から肝合成能に問題はない．

肝細胞傷害がなく肝代謝能および合成能が保たれているので，肝機能に大きな問題はない．

8 **胆管の病態**   ALP, γGT, D. Bil

γGTは基準範囲内であり，胆管・胆道閉塞は考えにくい．

ALPは高値で変動している．しかし，成長期の男児で骨芽細胞が活性化されているので基準範囲内と考えてよい．

胆管・胆道系には問題がない．

9 **細胞傷害**   LD, CK, ALT, AST, amylase

LDは−14病日に高く1病日にかけて改善しており，原疾患によるものかもしれない．1病日以後わずかに基準範囲を超えているが，CK，ALTの上昇がないので肝細胞，心筋細胞，骨格筋細胞の傷害は考えにくい．

LD軽度上昇があるが，傷害されている細胞の同定は難しい．

10 **貧血**   Hb, MCV, haptoglobin, reticulocyte, erythropoietin

正球性貧血を認める．ヘモグロビンにばらつきがあり，血管内水分量が影響しているかもしれないが，UNとは連動しておらず考えにくい．溶血や出血を考慮しなければならないが，UNおよび総ビリルビンなどの変化に乏しく，出血もしくは溶血を積極的に疑う検査所見はない．

11 **凝固・線溶の異常**   PT, APTT, fibrinogen, D-dimer, AT

2病日をピークに，D-dimerの増加を認めており，凝固・線溶亢進があった．フィブリノゲンの低下はなかったが，PTおよびAPTTの延長，ATおよびヘパプラスチンテストの低下，TATおよびPICの上昇は，凝固因子の消費亢進を示唆している．

12 **電解質異常**   Na, K, Cl, Ca, P, Mg

−7病日には低Na血症，高K値症があるので，抗アルドステロン薬を使用したか，副腎不全状態を考慮しなければならない．しかし，グルコースが909 mg/dLと異常高値を示し，点滴している腕から採血している可能性が高く，輸液の混入が考えられる．この日の検査データは輸液剤で薄まって全体的に低値となっており，参考にできない．

13 **動脈血ガス**

　　検査されていない。

14 **その他の検査**

　　特記すべき所見なし。

■ 総合解釈

　1病日に，白血球と血小板の減少を呈した患者である。白血球が減少し増加しているので，好中球が一過性に消費される病態が考えやすく，細菌感染症が疑われる。しかし，2病日の目視による白血球分画において左方移動がなく，1病日も分葉核球が81.7%であるので，左方移動がないと推定される。白血球数・分画からは細菌感染症は考えにくい。また，1日で急速に改善している点は，細菌感染症の経過としては早すぎる。

　白血球減少から好中球が消費される病態，すなわち細菌感染症が存在したとすると，血小板減少は敗血症を意味する。血小板減少，凝固因子の消費を考えると血管内炎症を伴ったと考えられる。しかし，フィブリノゲンの低下がなく，CRPのピークも8 mg/dLと高値ではなく，血小板減少も軽度であり，敗血症に伴う炎症とするには検査値の動きが軽度である。

　どのような病態を想定すべきか考察が難しい。

■ 臨床経過

　診断 カテーテル感染

　腫瘍の化学療法を行った後，−20病日に手術を行った。−7病日には白血球数も回復し全身状態は良かった。1病日8：00に定期採血を行ったが，特に症状は認めなかった。10：00に突然，悪寒戦慄が出現し頭痛と嘔吐を認めた。20：00カテーテル感染を疑いカテーテルを抜去し，抗菌薬の投与を開始した。23：00には解熱し，症状も消失した。血液培養から *Acinetobacter baumanii* が検出された。

■ 臨床経過を加えた考察

　臨床症状から判断すると，1病日の10：00～23：00までカテーテル感染に伴う敗血症を合併した患者である。1病日8：00定期の血液検査時には症状がなく，カテーテル感染による発熱直前の血液検査データが得られた。

　−7病日は，−14および1病日に比べて著しい低Na血症と高K血症を認めている。また，グルコースが909 mg/dLと異常高値であり，採血に際して輸液剤が混入したと考えられる。この日のデータはすべて実際の値より低くなっている可能性があり，参考にできない。−14病日は，化学療法のため白血球減少が継続しているときの検査結果である。ASTおよびLDの上昇は化学療法による。

　1病日8：00のデータでは，CRPが0.02 mg/dLと基準範囲内であった。細菌感染

症発症からCRPが上昇し始めるまで6時間を要するので，発症は2：00～10：00の間と推定されるが確定できない。−7病日の検査結果が輸液の混入により希釈されていれば，−7病日の白血球数は3,850/μLより高値であってもよく，1病日8：00にはすでに白血球の減少があるかもしれない。血小板も37.8万から26.4万/μLに減少し，好中球および血小板の消費亢進が考えられる。ただ，フィブリノゲンは基準範囲内であり，前回値がないので，その増減が判断できない。

　細菌感染症にもかかわらず白血球分画に左方移動が認められなかったのは，カテーテルの部分的な感染で，白血球が反応しなければならない細菌数が少なかったためと考えられる。血管内に感染巣がある感染性心内膜炎などの場合も，敗血症にもかかわらず長い経過をたどるのは，細菌感染巣が小さく好中球によって菌増殖が抑えられているためと考えられる。この症例でも，実際に対処する細菌数が少なかったため，滞留プールもしくは骨髄プールにストックされていた好中球で対処でき，骨髄での好中球産生増加(左方移動)が起こらなかったと考えられる。

> **この症例で学べたこと**
> 1. カテーテル感染では，細菌感染巣が小さく，対処すべき細菌数が限られているので，血算，生化学検査の大きな変動がない場合がある。
> 2. カテーテル感染では，敗血症であっても，左方移動が生じない場合がある。
> 3. カテーテル感染では，敗血症であっても，フィブリノゲンの低下がない場合がある。
> 4. カテーテル感染は，カテーテルの抜去により早急に改善する。
> 5. カテーテル挿入時には，わずかな血小板の減少であっても敗血症を疑う必要がある。

症例15　40代男性，発熱と呼吸困難にて転院となった

主な検査の読み方

❶ 血小板

　1病日から血小板減少を認める。骨髄での産生低下であるのか，消費亢進であるのかの判断が難しい。CRPは軽度に上昇しているが，血管内炎症を生ずる病態(敗血症

症例 15 40代男性，発熱と呼吸困難にて転院となった

生化学	1病日	2	3	4	5	6	7	8	9	10	11	16	21	25	基準範囲
TP	6.4	4.4	5.1	5.0	5.8	5.7	5.1	5.3	5.3	5.4	5.2	5.4	5.1	5.5	6.5-8.0g/dL
Alb	3.1	2.2	2.5	2.4	2.9	2.9	2.4	2.4	2.4	2.4	2.3	2.4	2.2	2.5	4.0-5.0g/dL
UN	87	79	92	107	99	76	77	76	70	70	67	44	32	26	8-21mg/dL
Cre	3.70		3.13	3.87	4.49	4.10	3.32	3.30	3.20	3.03	2.97	2.90	2.71	2.53	2.41 / 0.63-1.05mg/dL
UA	11.7				11.5	8.7					8.7			8.1	3.8-8.0mg/dL
T-Cho	163														128-219mg/dL *
AST	13	27	20	16	12	15	17	23	23	23	24	25	21	36	11-28U/L
ALT	14	12	5	3	2	4	5	4	6	7	7	11	15	32	9-36U/L
γGT	101	47	44	49	66	70	77	82	87	115	105	87	67	88	13-70U/L
T-Bil	1.06	0.84	0.82	0.67	0.94	1.13	1.01	1.38	1.76	1.69	1.33	0.90	0.65	0.70	0.30-1.40mg/dL
D-Bil	0.3				0.47					0.98					0.10-0.40mg/dL
ALP	381	177	177	173	185	183	177	194	192	229	242	294	287	361	115-300U/L
LD	484	560	627	581	582	596	552	663	609	588	499	509	529	596	120-230U/L
CK	87	258	323	525	311	236	184	199	156	101	94		37	32	43-272U/L
CK-MB	73	69	25	17		14				10					3-15U/L
AMY	101	55	68	67	84	126			71	80	91				44-127U/L
ChE	129				150	166				153	137				195-466U/L
Na	142	144	144	147	144	141	144	142	148	144	142	144	136	139	136-145mmol/L
K	4.8	5.0	4.0	3.9	3.4	4.5	3.8	3.4	3.2	3.3	3.3	4.0	3.6	4.3	3.4-4.5mmol/L
Cl	112	110	109	106	105	104	106	106	112	108	104	109	106	112	100-108mmol/L
Ca	7.7	6.9	6.6	6.7	6.8		6.8	7.1	6.7	7.0	6.6	7.1	7.1	7.4	8.7-10.3mg/dL
補正 Ca	8.7	8.5	8.0	8.1	7.9		8.2	8.5	8.1	8.4	8.1	8.5	8.7	8.8	8.7-9.9mg/dL
P	7.1	7.8	6.3	10.4	7.5		4.4	4.3	3.4	3.7		4.2	3.6	3.7	2.5-4.6mg/dL
Glu	175						126	158	154			88	91		75-110mg/dL
CRP	3.45	4.71	12.84	9.27	5.97	3.95	4.09	8.17	5.42	4.83	5.01	4.16	4.09	1.85	<0.10mg/dL
ハプトグロビン	<5							<5							19-170mg/dL
トロポニンT	0.12														<0.1ng/mL
H-FABP	+														−

血算	1病日	2	3	4	5	6	7	8	9	10	11	16	21	25	基準範囲
白血球	12.29	4.32	7.66	9.27	9.60	7.67	6.62	5.79	5.08	5.66	5.62	5.44	3.94	4.42	2.97-9.13×10³/μL
好中球(Band)	7									13	1				0-15%
好中球(Seg)	85									76	77				28-68%
好中球(B+S)		93.7	95.3	95.5	94.5	92.9	92.4	91.8	88.3		84.9		76.4	56.7	42-75%
リンパ球	5	4.9	3.4	3.5	4.4	6.1	6.3	6.4	9.1	9	13.3	16	19.5	34.4	17-57%
単球	0	1.4	1.2	1.0	1.1	1.0	1.1	1.6	2.4	2	1.6	5	3.8	7.5	0-10%
好酸球	0	0.0	0.0	0.0	0.0	0.0	0.0	0.0	0.0		0.0	0	0.0	0.7	0-10%
好塩基球	0	0.0	0.1	0.0	0.0	0.2	0.2	0.2	0.0		0.2	0	0.3	0.7	0-2%
異型リンパ球	0						0				0				0%
後骨髄球	2						0				0				0%
骨髄球	0						0				1				0%
赤芽球	0						0				0				0%
赤血球	2.68	2.84	3.19	3.16	3.49	3.46	3.40	3.45	3.00	3.23	2.86	3.17	2.90	2.77	4.14-5.63×10⁶/μL
ヘモグロビン	7.4	8.3	9.4	9.4	10.1	10.2	9.9	9.9	8.8	9.6	8.5	9.7	8.3	8.3	12.9-17.4g/dL
ヘマトクリット	24.4	24.9	28.0	28.3	31.8	32.1	31.8	31.6	27.9	30.4	26.6	29.7	26.6	25.5	38.6-50.9%
MCV	91.0	87.7	87.8	89.6	91.1	92.8	93.5	91.6	93.0	94.1	93.0	93.7	91.7	92.1	84.3-99.2fL
MCH	27.6	29.2	29.5	29.7	28.9	29.5	29.1	28.7	29.3	29.7	29.7	30.6	28.6	30.0	28.2-33.8pg
MCHC	30.3	33.3	33.6	33.2	31.8	31.8	31.1	31.3	31.5	31.6	32.0	32.7	31.2	32.5	32.2-35.5%
血小板	5.2	8.8	3.1	2.0	2.4	2.6	2.4	2.9	4.8	4.6	4.1	4.2	5.8	7.4	14.3-33.3×10⁴/μL

凝固・線溶	1病日	2	3	4	5	6	7	8	9	10	11	16	21	25	基準範囲
PT	12.1	12.3	12.2	11.0	11.2	10.8	11.3	11.1	11.8	11.2	11.3	11.5	11.5	25.2	正常対照±10%
PT-INR	1.08	1.09	1.09	0.97	1.00	0.96	1.00	0.98	1.06	0.99	1.01	1.02	1.03	2.22	0.85-1.15
APTT	27.3	48.9	42.3	36.5	47.8	44.0	43.3	38.9	36.6	47.7	37.0	34.0	43.9	44.3	23.0-38.0sec
フィブリノゲン	312.7	212.9	330.9	327.5	321.6	310.3	362.4	494.7	511.6	485.1		384.4	419.8	339.6	180-350mg/dL
D-dimer	3.9	2.8	1.5	1.4	1.2	1.6	3.3	5.9	9.0		7.3	10.2	9.9		≤1.0μg/mL
AT	>120.0	79.0	80.4	92.7			80.4	81.1	77.9	81.9		85.7	84.1		80-120%

動脈血ガス	1病日	2	3	4	5	6	7	8	9	10	11	16	21	25	基準範囲
酸素濃度(FiO₂)	M 10L					0.45	0.4	M 5L	M 4L	M 3L					
呼吸器						SIMV	SIMV								
pH	7.375					7.438	7.448	7.511	7.520	7.483					7.340-7.450
Paco₂	17.0					38.8	35.9	30.2	29.8	34.3					32.0-45.0mmHg
Pao₂	55.8					85.5	63.9	134.0	87.6	75.6					75.0-100.0mmHg
HCO₃	9.7					25.8	24.5	24.0	24.2	25.4					22-28mmol/L

尿(試験紙法)	1病日	5	9	11	基準範囲
pH	≤5.0	≤5.0	5.5	6.0	5.0-8.5
比重	1.015	1.010	1.015	1.015	1.005-1.030
蛋白	100	15	100	30	− (0 mg/dL)
糖	−	−	0.1	−	− (0 mg/dL)
ケトン	−	−	−	−	
ビリルビン	−	−	−	−	
潜血	3+	3+	3+	3+	
亜硝酸塩	−	−	−	−	
ウロビリノゲン	0.1	0.1	2	1	0.1 EU/dL
WBC	1+	−	±	−	
色	黄色	黄色	黄褐色	黄色	
混濁	−	−	−	−	

尿沈渣	1病日	5	9	11	基準範囲
赤血球	>100	>100	>100		≤5/HPF
白血球	5-10	3-4	5-10		≤5/HPF
扁平上皮	−	−	±		<1+
尿細管上皮	±	−	±		
硝子円柱	−	−	2+		
上皮円柱	−	−	1+		
顆粒円柱	−	−	1+		
ろう様円柱	−	−	−		
細菌	±	±	±		
真菌	−	−	−		

V 敗血症の有無

M 10L：酸素マスクにて毎分10L酸素投与， SIMV：Synchronized intermittent mandatory ventilation
Band：桿状核好中球， Seg：分葉核好中球， B+S：桿状核好中球+分葉核好中球
*：病態基準範囲

もしくは SIRS など）としては低い。血小板は 2 病日に一時的に増加するが 4 病日までは減少傾向にあり，21 病日からは増加傾向にある。

消費亢進に伴うと推定される急速な血小板減少は，1〜4 病日に認められるだけで，血小板産生低下を考慮する必要がある。ヘモグロビン低下および白血球減少も骨髄での産生低下を示唆する所見である。

❷ フィブリノゲン

フィブリノゲンは基準範囲内もしくは軽度高値である。CRP が中等度に上昇しているので，フィブリノゲンも連動してさらに高値になると考えれば，フィブリノゲンの消費が亢進している。しかし，pre DIC もしくは DIC で生じる著しい消費亢進ではない。7 病日から上昇傾向にあり，血小板と連動していると考えると，血管内炎症の存在を否定できない。ただ，フィブリノゲンの動きに一定の傾向がなく，判断に迷う。

❸ その他の凝固・線溶検査

時々 APTT の延長を認めるが，PT は 25 病日を除いて基準範囲内で，消費亢進による凝固因子の低下を示していない。AT もほぼ基準範囲内であり，凝固因子の消費亢進は明らかではない。D–dimer も軽度に上昇しているが，10 μg/mL 以下であり，積極的に血栓形成および線溶亢進を疑う所見ではない。D–dimer は時々高値になるが一定の傾向がなく，判断が難しい。

13 項目の解釈

1　栄養状態はどうか　albumin, total cholesterol, cholinesterase

1 病日は，アルブミン 3.1 g/dL と低いが，総コレステロール 163 mg/dL は基準範囲内，コリンエステラーゼ 129 U/L と基準範囲以下である。CRP が 3.45 mg/dL と軽度高値であり，入院 3 日目にピークとなっている。強くはないが持続した炎症を伴っている。

総コレステロールが基準範囲を超えているので栄養状態は悪くない。

2　全身状態の経過はどうか　albumin, platelet

アルブミンは上下し一定の傾向がなく，病状の回復もしくは悪化を判断できない。

血小板も，16 病日まで 2 病日を除いて 2 万〜5 万/μL で推移しており，21 病日からは上昇に転じている。21 病日からは回復に向かっていると判断する。

3　細菌感染症はあるのか　left shift

1 病日，白血球は 12,290/μL と増加しているが，左方移動がないので，細菌感染症はないと判断する。重症疾患に時にみられる後骨髄球が 2% 認められるが，意味づけが難しい。その後の白血球数・分画でも，明らかな左方移動の所見は認められず，細菌感染症はない。

4　細菌感染症の重症度は　left shift, CRP, white blood cell

左方移動がなく，CRP も軽度上昇に留まるので，細菌感染症は考えにくい。重症

5 **敗血症の有無**　platelet, fibrinogen

　　細菌感染症がないので，敗血症はないと判断される。

6 **腎臓の病態**　creatinine, UN, UA, urinalysis, Ca, P

　　1 病日，クレアチニン 3.70 mg/dL と上昇しているので，糸球体濾過量は低下し腎機能低下を認める。UN とクレアチニンの乖離があり，UN/クレアチニン比が高値であるため消化管出血を疑わなければならない。しかし，UN/クレアチニン比高値は 1〜11 病日まで持続しており，大量の消化管出血が継続している所見である。ヘモグロビン変動から大量輸血を連日行う必要があり，出血・輸血を繰り返したとは考えにくい。出血でなければ蛋白異化亢進を考慮する必要がある。

　　クレアチニンから，5 病日以降，糸球体濾過量は改善傾向にある。ただ，腎機能は 25 病日でも障害されており，尿酸値は高値である。高尿酸血症の原因として，LD 高値より細胞傷害が加わっている可能性が高い。

7 **肝臓の病態**　ALT, AST, T. Bil, D. Bil, albumin, total cholesterol, cholinesterase

　　ALT は基準範囲内にあるので，肝細胞傷害はない。ALT に比し，AST が高値であり，肝細胞以外の細胞傷害が疑われる。

　　総ビリルビンは，時々高値であり，直接型および間接型ともに上昇し肝細胞傷害型である。ハプトグロビンおよび総ビリルビンの動きから，溶血を考慮しなければならない。

　　肝細胞傷害がなく，肝代謝能も保たれているので，肝機能に問題はない。

8 **胆管の病態**　ALP, γGT, D. Bil

　　γGT および ALP は軽度上昇している。総ビリルビンの上昇はあるが，上下しており胆管閉塞は考えにくい。薬剤性肝障害も疑われるが，根拠に乏しい。

9 **細胞傷害**　LD, CK, ALT, AST, amylase

　　LD が高値を示しているので細胞傷害がある。しかし，AST は 25 病日を除いて基準範囲内で，AST が逸脱する細胞傷害ではない。採血後に溶血が生じると，LD/AST 比は約 100 程度とされており[8]，LD が 400〜500 U/L 上昇するとしても AST の上昇は 4〜5 U/L とわずかである。LD の上昇は溶血の可能性は否定できない。

　　AST，LD および総ビリルビンの間に関連があるか判断が難しい ▶ 図V-2。

　　CK に関しては，1〜2 病日は CK-MB の高値を認めるが，3 病日から CK 上昇はあるが CK-MB は低値である。軽度の心筋障害の後，3 病日から骨格筋細胞傷害が優位となった。しかし，著しい心筋障害，骨格筋障害ではない。

10 **貧血**　Hb, MCV, haptoglobin, reticulocyte, erythropoietin

　　1 病日からヘモグロビンの低下を認める。正球性貧血であるので，出血および溶血が考えやすい。ハプトグロビンが <5 mg/dL と基準範囲以下であり，溶血を示唆する。LD，総ビリルビンはすでに示したように溶血を示唆する。

　　MCV は上下しており，輸血の可能性がある。しかし輸血を必要とするほどヘモグ

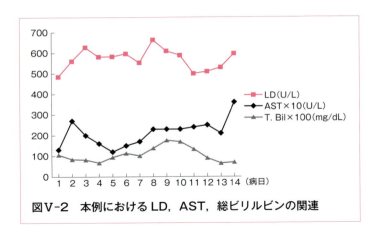

図V-2 本例におけるLD，AST，総ビリルビンの関連

ロビンは低くない。

UN/クレアチニン比も高く，消化管出血を疑わせる。UNが70 mg/dL以上で，大量出血が10日以上続いていることになり，ヘモグロビンの変動からは大量出血が続いているとは考えにくい。蛋白の異化亢進を考えなければならないが，LD，CKおよびASTなどから著しい細胞傷害はなく，アルブミンも大きな変動はない。UN/クレアチニン比の高い原因がはっきりしない。

11 凝固・線溶の異常　PT, APTT, fibrinogen, D-dimer, AT

フィブリノゲンは急性期蛋白であり，通常CRPに連動するが，ばらつきが目立ち一定の傾向はない。

2病日にフィブリノゲンの低下が認められるが，血小板は増加している。血小板輸血をした可能性がある。ATは経過中基準範囲内であり，凝固因子消費亢進はあっても軽度である。D-dimer≦10.2 μg/mLであり，積極的に血栓症も考えにくい。

12 電解質異常　Na, K, Cl, Ca, P, Mg

1病日は，$Na-Cl=142-112=30$であり，代謝性アシドーシスを疑わせる。動脈血ガス分析ではHCO_3 9.7 mmHgと代謝性アシドーシスがある。2病日以後，代謝性アシドーシスは改善に向かっている。

糸球体濾過量の低下（クレアチニンの高値）があるので，Ca低下およびP上昇が認められる。

13 動脈血ガス

❶ **pHからアシデミアもしくはアルカレミアを判断する**

1病日，pH 7.375でアシデミアがある。

❷ **呼吸性か代謝性かを判断する**

$HCO_3=9.7<24$ mmol/Lであり，代謝性アシドーシスを認める。

❸ **Anion gapを求める**

$Na-(Cl+HCO_3)=142-(112+9.7)=20.3$ mmol/Lである。アルブミンが3.1 g/dL

であるので補正を行うと，補正 Anion gap＝Anion gap＋(2.5〜3.0)×(4.0－アルブミン値)＝20.3＋(2.5〜3.0)×0.9＝22.55〜23.00＞14.0 であり，Anion gap が開大している代謝性アシドーシスがある。

❹ **補正 HCO_3 値から，代謝性アルカローシスを判断する**

補正 HCO_3＝HCO_3＋(補正 Anion gap－12)＝9.7＋(23－12)＝20.7＜26 mmol/L より代謝性アルカローシスはない。

❺ **一次性酸塩基平衡に対する代償性変化を判断する**

代謝性アシドーシスに対して，ΔPa_{CO_2}＝(1.0〜1.3)×ΔHCO_3＝(1.0〜1.3)×(24－HCO_3)＝(1.0〜1.3)×14.3＝14.30〜18.59 mmHg となり，40－(14.30〜18.59)＝21.41〜25.70 mmHg まで代償範囲内である。Pa_{CO_2}＝17.0 mmHg で，代償以上の呼吸性アルカローシスがある。

❻ **総合的に判断する**

代謝性アシドーシス＋呼吸性アルカローシスの所見である。

簡易 $AaDO_2$＝[(大気圧－47)×FiO_2－Pa_{CO_2}/0.8]－Pa_{O_2}＝[(705－47)×0.6－17.0/0.8]－55.8＝317.75 と開大している。ただし，大気圧＝705 mmHg（松本），FiO_2＝0.6（マスク 10 L/分で簡易計測上）にて計算した。酸素化障害があり，肺水腫などの病態が疑われる。

14　その他の検査

1 病日，トロポニン T 軽度高値，H-FABP 陽性より，心筋障害の可能性がある。

■ 総合解釈

総コレステロールが基準範囲内であり，栄養状態のよい患者が入院した。アルブミンは改善傾向にないが，血小板では 21 病日から改善している。左方移動がないので，好中球が消費される細菌感染症は考えにくい。ただ，血小板は減少しており，フィブリノゲンの低下も伴っており，血管内で軽度の凝固・線溶亢進が認められる。細菌感染症を伴わない DIC もしくは SIRS も考慮する必要がある。腎機能低下があるが，改善傾向にあり，可逆性の変化である。肝機能に問題はない。溶血は認められる。1〜2 病日は軽度であるが心筋障害を伴っている。著明な代謝性アシドーシスがあるので，細胞傷害を考慮に入れる必要がある。

血管内の凝固・線溶亢進(DIC 様病態)，腎機能障害を伴っている。CRP が軽度に上昇しているので，軽症から中等症の炎症が考えられるが，定まった見解が得られない。ルーチン検査データから病態が読みにくい。

■ 臨床経過

診断　感染性心内膜炎

現病歴：ここ 6 か月の間，時々感冒様症状あり，15 kg の体重減少を認めた。－60 病日，出血傾向を認めたため某院を受診し，9 万/μL の血小板減少を指摘された。－4

病日から呼吸困難が出現した．−2病日に下腿浮腫が出現，腎機能障害が明らかになったため，1病日転院となった．心エコーにて僧帽弁にvegetation（疣贅）が認められ，血液培養から腸球菌が検出された．感染性心内膜炎と診断され，2病日に弁置換術が行われた．

臨床経過を加えた考察

　感染性心内膜炎という重症細菌感染症であるにもかかわらず，細菌感染症と的確に診断できなかった．左方移動は骨髄での好中球産生亢進を意味しており，血中の好中球数が一定であれば，"好中球産生量＝消費量"が成り立つ．したがって，左方移動は好中球を消費する病巣があることを示唆し，細菌感染症の存在を意味する．したがって，一般臨床的には左方移動があればまず細菌感染症と考えてよい．例外的に細菌感染症以外で好中球消費が増大する場合があり，注意を要する．一部の大量出血（好中球が血管外に失われる），重症ウイルス感染症（ごく初期に好中球が毛細血管に接着するために循環プールから滞留プールに移動し，循環プールの好中球が減少する）にて認められることがある．ただ，どの疾患においても稀である．

　骨髄の好中球産生に影響を与えない，すなわち，左方移動を示さない好中球消費の少ない重症感染症がある．感染性心内膜炎はその一つで，弁のvegetationで細菌が増殖し，血管内に細菌が放出されるので，菌血症になる．しかし，細菌感染巣が小さいため，血中に出てくる細菌数は少なく，循環している好中球で十分に対処できる．したがって，骨髄で好中球産生を亢進する必要がないので左方移動を生じない．

　原因菌がブドウ球菌や腸球菌などの場合，不明熱で数週間〜数か月間診断されないことも多い．緩やかな経過は，生体が一度に対処すべき菌量が少なく，通常血中にある好中球数である程度対処できていることを示している．対処すべき細菌数が少ないということは，マクロファージの反応も弱く，CRPも軽度〜中等度の上昇であることが多い．

　Vegetationは血管内異物であるが，小さければ血管内炎症も軽度のため凝固・線溶亢進の程度も様々である．本症例では，vegetationがある程度大きくなっており血小板低下を認めるが，はっきりしない症例も多い．急性期蛋白のフィブリノゲンはCRP上昇と合わせて判断しなければならないので，消費亢進と判断するのは容易ではない．Vegetationにて溶血が生じるが，程度は様々である．軽度でも血管内炎症所見を認めた場合，左方移動がなくとも感染性心内膜炎は疑う必要があるが，すべての症例に認められるわけではない．

　長期間の血管内炎症（敗血症）が持続した場合，肝機能には大きな変化はないが，腎機能は中等度から高度に障害されており，血栓形成に伴うと考えてもよい．しかし，本症例の場合，著しい血栓形成はなかった．

　CK-MB，H-FABPからみると，心筋も軽度に障害されている．2病日にCK-MBが上昇しているのは，手術の影響があったと考えられる．

血中の好中球を大量に必要としない細菌感染症としては，感染性心内膜炎のほかに細菌性髄膜炎および膿瘍が考えられる。血管内の好中球が感染巣に移動できないため結果的に消費される好中球が多くない。したがって，左方移動は起こらない。

　左方移動があれば，通常は細菌感染症が存在する。しかし，血管内に存在する好中球で十分に対処できるか，血流に乏しい細菌巣では，重篤な細菌感染症であっても左方移動が生じないので注意を要する。

> **この症例で学べたこと**
> 1. 感染性心内膜炎では，左方移動が認められないことが多い。
> 2. 感染性心内膜炎の初期には，ルーチン検査で異常を認めないことが多い。
> 3. 感染性心内膜炎は進行しても，ルーチン検査で軽度の異常しか示さないことがある。
> 4. 感染性心内膜炎では，凝固・線溶検査に及ぼす影響が様々である。
> 5. 感染性心内膜炎では，溶血の程度は様々である。
> 6. 感染性心内膜炎では，炎症反応の程度は様々である。

文献

1) Limper M, de Kruif MD, Duits AJ, Brandjes DP, van Gorp EC : The diagnostic role of procalcitonin and other biomarkers in discriminating infectious from non-infectious fever. J Infect　2010 ; 60 : 409-416.
2) Levi M, Schultz M, van der Poll T : Sepsis and thrombosis. Semin Thromb Hemost　2013 ; 39 : 559-566.
3) Drews RE, Weinberger SE : Thrombocytopenic disorders in critically ill patients. Am J Respir Crit Care Med　2000 ; 162 : 347-351.
4) Fitzgerald JR, Foster TJ, Cox D : The interaction of bacterial pathogens with platelets. Nat Rev Microbiol　2006 ; 4 : 445-457.
5) Reitsma PH, Branger J, Van Den Blink B, Weijer S, Van Der Poll T, Meijers JC : Procoagulant protein levels are differentially increased during human endotoxemia. J Thromb Haemost　2003 ; 1 : 1019-1023.
6) Taylor FB, Jr., Wada H, Kinasewitz G : Description of compensated and uncompensated disseminated intravascular coagulation (DIC) responses (non-overt and overt DIC) in baboon models of intravenous and intraperitoneal Escherichia coli sepsis and in the human model of endotoxemia : toward a better definition of DIC. Crit Care Med　2000 ; 28 : S12-19.
7) 久志本成樹：Q29 外傷．救急・集中治療　2010 ; 22 : 1527-1535.
8) Di Pancrazio F, Bisetto E, Alverdi V, Mavelli I, Esposito G, Lippe G : Differential steady-state tyrosine phosphorylation of two oligomeric forms of mitochondrial F0F1ATPsynthase : a structural proteomic analysis. Proteomics　2006 ; 6 : 921-926.

VI

腎臓の病態

腎臓は，体に不要となった物質を排泄する役割を担う臓器である。この排泄能力を腎機能と呼んでおり，糸球体濾過量に依存する。推算糸球体濾過量（estimated glomerular filtration rate：eGFR）は，クレアチニン，年齢および性別にて算出されるので，クレアチニンが糸球体濾過量を反映していると考えてもよい。現在のところ，腎機能評価法としては，簡便な eGFR を用いるのが一番よい。ただ，クレアチニンが著しく高い場合（軽度〜中等度の腎機能障害ではない），正しい糸球体濾過量を反映しないので注意を要する[1]。

　尿素窒素（UN）（以前は BUN）の排泄は，糸球体濾過量に依存するので，クレアチニンと連動することが多い。しかし，UN はアミノ酸の代謝産物であるため，蛋白異化亢進により UN 産生が増加すれば，血中濃度が上昇する。消化管出血において一過性の異常高値となることがあり，急速な UN/クレアチニン比の増大は，消化管出血を考慮する必要がある。一方，蛋白異化亢進では，UN がさらに 20 mg/dL 以上上昇することは少ない。

　尿酸（UA）も，排泄・分泌は糸球体濾過量に依存し，産生は食事および細胞破壊に影響される。産生量が一定であれば糸球体濾過量に鋭敏に反応するが，産生量の個人差，食事による変化も大きく，腎機能検査としては使いにくい。

　糸球体濾過量が減少すると，Ca が低下し P は上昇する。

　尿所見は，腎臓の障害部位推測に有用である。尿潜血と蛋白尿が同時に検出されれば糸球体障害を疑い，尿沈渣で円柱（上皮円柱，顆粒円柱およびろう様円柱など）が出現すれば尿細管上皮細胞傷害を疑う。尿沈渣の白血球は尿路感染症の有力な指標である。そのほか，ケトン体，ビリルビン，ウロビリノゲン，ヘモジデリンなども特異な病態を示唆する。

1 クレアチニン creatinine

1 どのような指標か

　クレアチニンは著しい骨格筋細胞傷害がない限り，骨格筋にて一定量が産生され，産生量の変化がない。したがって，クレアチニンは腎臓におけるクレアチニン排泄にのみ左右され，糸球体濾過量によりクレアチニン値が決まる。

2 クレアチニン上昇のメカニズム ▶図Ⅵ-1

A クレアチニン産生

　健常人では 1 日に産生されるクレアチニン量は一定である[2]。

❶ クレアチンの生成

　クレアチニンの前駆物質であるクレアチンは肝臓で作られる。クレアチンは肝臓から血中に供給され，その 98％ が骨格筋に取り込まれる。クレアチンは体重 70 kg

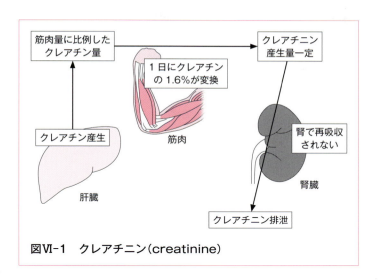

図Ⅵ-1　クレアチニン（creatinine）

の男性で120 g存在する。60〜70％はリン酸化クレアチンで，残りがフリーのクレアチンである。クレアチンの血中濃度は0.16〜0.79 mg/dLで低い。

クレアチンは腎から能動的に再吸収され，1日の腎からの排泄量は100 mg以下である。

❷ クレアチンからクレアチニンへ

クレアチニンは骨格筋において，クレアチンから非酵素的な脱水反応によって作られる。1日に骨格筋のクレアチン量の1.6〜1.7％がクレアチニンになる。したがって体重70 kgの男性では，120 gの1.6％であるので1.92 g産生される。ただし筋肉が減少する状態ではばらつきが大きく，1.4〜2.4％になる。なお，食事にてクレアチンを摂取してもクレアチニン量に影響はない。

クレアチニン産生量は，骨格筋に存在するクレアチン量に最も影響を受ける。その骨格筋のクレアチン量は，筋肉量で決まる[3]。したがって，蛋白摂取不足や筋量が減少する疾患では，産生されるクレアチニン量は減少する。また，骨格筋細胞傷害（横紋筋融解など）があれば，クレアチニンが血中に逸脱するが，稀である。

B クレアチニン排泄

クレアチニン排泄量は，健常人では糸球体濾過量で決まる。健常人ではクレアチニン産生量と腎臓からの排泄量は一致する。

腎外排泄は重症の腎機能障害で認められ，主に消化管から排泄される[4]。クレアチニン排泄量の68％までは腎外排泄可能である。なお，軽症〜中等症の腎障害では腎外排泄は生じない。

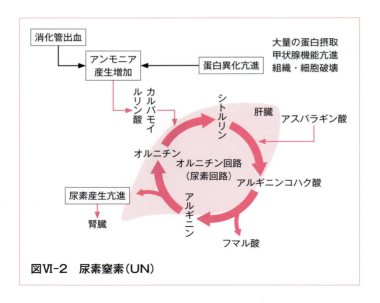

図Ⅵ-2　尿素窒素（UN）

2 尿素窒素（UN） urea nitrogen, blood urea nitorogen (BUN)

1 どのような指標か

蛋白質の最終代謝産物として UN が肝臓で合成され，尿に排泄される．通常，毎日，体蛋白質の 1〜2％（主として筋肉蛋白質）が代謝される．75％はアミノ酸として蛋白に再合成され，残りの 25％に含まれる窒素が UN となる．

2 UN 上昇のメカニズム ▶図Ⅵ-2

A UN 合成[5]

❶ 体蛋白質からアンモニア合成

体蛋白質がプロテアーゼもしくはペプチダーゼによりアミノ酸に分解される．健常人では，1 日に体蛋白質全体の 1〜2％が分解される．肝臓にて，アミノ酸の α-アミノ基の窒素からアンモニアが合成される．

❷ 消化管出血に伴うアンモニア合成亢進

上部消化管出血が生じると，UN が一過性に高値になる[6]．出血にてヘモグロビンが消化管内に出現する．ヘモグロビンは必須アミノ酸であるイソロイシンに乏しい蛋白であり，イソロイシン欠乏は，腸管壁での蛋白異化およびアンモニア産生を亢進する[7]．産生されたアンモニアは門脈にて肝臓に運ばれる．

一方，下部消化管出血では，腸内細菌により赤血球の蛋白質からアンモニアが合成される[8]．

> **表Ⅵ-1　UN/クレアチニン比**
>
> UN/クレアチニン＝10(or ＜10)
> 　糸球体濾過量が作用して，UN およびクレアチニンが連動する。
> 　UN の産生増加がない。
> UN/クレアチニン＞10
> 　1．UN の増加
> 　　　消化管出血
> 　　　蛋白異化亢進
> 　　　　大量の蛋白摂取
> 　　　　甲状腺機能亢進
> 　　　　組織・細胞破壊(悪性腫瘍など)
> 　2．腎臓における UN の再吸収が増加する
> 　　　有効循環血液量が低下する
> 　　　　心不全
> 　　　　ネフローゼ症候群
> 　　　　肝不全

❸ UN/クレアチニン比　▶ 表Ⅵ-1

消化管出血における UN/クレアチニン比は以下のとおりである[9]。

　　上部消化管出血：22.5±11.5

　　下部消化管出血：15.9±8.2

UN/クレアチニン比≦33 であれば，下部消化管出血の感度97％，特異度17％である。

B UN の排泄低下

基本的に糸球体濾過量に比例して排泄される。有効循環血液量が低下すると，腎臓で UN が再吸収され，UN/クレアチニン比が上昇する。

・心不全
・ネフローゼ症候群
・肝不全

C UN が上昇する病態

① 糸球体濾過量の低下
② 消化管出血
③ 蛋白異化亢進
　・大量の蛋白摂取
　・甲状腺機能亢進
　・組織・細胞破壊(悪性腫瘍など)

> **表Ⅵ-2 尿酸(UA)**
> 1. 肝臓での産生増加
>   ○食事性
>   ・蛋白質の摂取量が増加するとグリシンのヌクレオチドへの取り込みが増加し，尿酸産生量も増加する。
>   ・肉，魚，茸類，豆類，ホウレンソウ，アスパラガスはプリン体を多量に含むが，これらの関与は少ない。
>   ○細胞破壊性
>   ・細胞破壊が亢進すれば，プリン体が生じ，最終代謝産物である尿酸が増産される。
> 2. 腎臓での排泄低下
>   ○糸球体濾過量低下
>   ・腎血流量低下および腎障害。

3 尿酸(UA) uric acid

1 どのような指標か

糸球体濾過量(腎機能)の変化により鋭敏に動く指標であるが，腎機能の検査として使用されることは少ない。個人差が著しく，食事や細胞破壊により値が大きく変化するためである。尿酸産生が一定であれば，尿酸値は糸球体濾過量に左右される。

2 尿酸上昇のメカニズム ▶表Ⅵ-2

A 尿酸の産生
① プリン体もしくはプリン体を構成するアミノ酸が肝臓に運ばれ，合成される。
  ・蛋白質の大量摂取
  ・細胞破壊(悪性腫瘍の化学療法など)でプリン体増加
② 肝臓で尿酸が合成される。

B 尿酸の排泄
糸球体濾過量に応じて尿中に排泄される。

4 尿検査 urinalysis

A 色
① 赤色〜赤褐色：血尿，ヘモグロビン尿，ミオグロビン尿もしくはポルフィリン尿を疑う。血液が0.1%以上混じると赤くなる
② 黄褐色：ビリルビン尿，ウロビリン尿
③ 乳白色：膿尿，乳び尿

B 混濁
　① 尿路感染
　② 塩類析出(問題とならないことも多い)

C 比重
　通常 1.010 程度である。
- 1.025 以上あれば，尿濃縮力は保たれている。
- 1.030 以上であれば，脱水症，造影剤などの混入などを考慮する。
- 1.006 以下であれば，水分過剰摂取，尿崩症，利尿薬の投与を考える。

D pH
　通常，弱酸性(6.0 or 6.5)である。不揮発酸(リン酸塩，硝酸塩，硫酸塩など)を排泄するために酸性になる。

❶ 酸性の強いとき
- 代謝性アシドーシス
- 呼吸性アシドーシス
- 腎尿細管性アシドーシス

❷ アルカリ性の強いとき
- 代謝性アルカローシス
- 呼吸性アルカローシス
- 放置した尿(細菌が増殖し，尿素をアンモニアに変換する)
- 細菌による尿路感染

E 尿蛋白

❶ 腎前性蛋白尿
- ベンスジョーンズ蛋白(試験紙法では検出できない)
- ミオグロビン尿(試験紙法では検出できない)

❷ 腎性蛋白尿
- 糸球体性蛋白尿(糸球体の篩が壊れる)
- 尿細管性蛋白尿(尿細管の再吸収が障害される)

❸ 破綻性蛋白尿
- 尿管結石，出血性膀胱炎など

F 尿潜血
　尿中にアスコルビン酸や亜硝酸塩などの還元剤が大量に存在する場合は，偽陰性になる場合がある。

❶ 血尿
- 腎臓：糸球体障害，尿細管障害，腎盂腎炎
- 尿管：尿管結石，腫瘍，炎症など
- 膀胱：膀胱腫瘍，炎症など
- 尿道：尿道腫瘍，炎症など

- ❷ ヘモグロビン尿
  - ・ヘモジデリン尿
- ❸ ミオグロビン尿
  - ・骨格筋融解

G ケトン体
- ・糖尿病のコントロール不良（糖尿病性ケトアシドーシス）
- ・飢餓状態（食事摂取不良で脂肪酸がエネルギー源として代謝）

H ウロビリノゲン
- ❶ 低下
  - ・消化管に到達する直接ビリルビン量が減る（胆道閉塞）
- ❷ 上昇
  - ・消化管に到達する直接ビリルビン量が増える（溶血，肝炎回復期）
  - ・消化管内で細菌によりウロビリノゲン産生が亢進する（消化管における細菌増殖：盲端症候群など）

I ビリルビン
上昇：血中の直接ビリルビンが高くなる（肝炎，溶血，胆道・中枢胆管の閉塞）
ただし，尿中にアスコルビン酸や亜硝酸塩等の還元剤が大量に存在すると偽陰性となる場合がある。

J グルコース
陽性であれば糖尿病を疑う。
ただし，尿中にアスコルビン酸や亜硝酸塩等の還元剤が大量に存在すると偽陰性となる場合がある。

K 亜硝酸塩
細菌が尿中で増殖していることを示す。細菌（大腸菌や腸球菌など）が硝酸塩を還元し，亜硝酸に変化させる。早朝第一尿あるいは膀胱内に4時間以上滞留した尿で検査する。

L WBC
尿中に白血球の存在（細菌感染症）を示唆する。好中球エステラーゼ活性を測定する。

5 カルシウム(Ca) calcium

骨代謝の影響により増減する。パラサイロイドホルモン，カルシトニン，ビタミンDが関与する。糸球体濾過量が低下すると低下する。

6 リン（P） phosphorus

骨代謝の影響により増減する．パラサイロイドホルモン，カルシトニン，ビタミンDが関与する．糸球体濾過量が低下すると上昇する．

症例 16　50代男性，血圧上昇と浮腫のため入院した

主な検査の読み方

① クレアチニン

クレアチニンは，経過中 4.69〜6.01 mg/dL であり，変動に乏しい．eGFR も 10 mL/min 前後と著しく低下しているが，クレアチニン高値であるので誤差が大きい．慢性の糸球体濾過量低下すなわち腎不全を認める．

② UN

クレアチニンに比して UN が低い傾向にあり，蛋白質代謝が低下している．筋組織における代謝が低下していると考えると，日常生活において安静にしていることが多いかもしれない．

③ 尿酸

尿酸は基準範囲内であるが高値である．UN からは蛋白異化が亢進していないこと，LD から細胞傷害のないことを考慮すると，糸球体濾過量低下による高値が考えやすい．

④ 尿検査

2病日，尿は黄色で混濁は認められない．沈渣にて白血球は 5〜9/HPF であるが，WBC，亜硝酸塩は陰性で，細菌も± であるので，尿路感染は考えにくい．

pH は弱酸性であり，比重も 1.020 で，軽度濃縮気味であるが特に問題はない．

尿蛋白は 300 mg/dL 以上であり，尿潜血（血尿）も認められるので，糸球体障害が疑われる．アルブミンが 3.5 g/dL 以下であるので，ネフローゼ症候群を疑う．

尿糖が 500 mg/dL と高く，糖尿病がある．

尿沈渣では，尿細管上皮，上皮円柱および顆粒円柱を認める．また，卵円形脂肪体（oval fat body，尿細管上皮細胞由来の脂肪顆粒細胞：重症ネフローゼ症候群，糖尿病性腎症，Fabry 病，Alport 症候群などに出現）を認め，ネフローゼ症候群もしくは

症例16 50代男性，血圧上昇と浮腫のため入院した

生化学	1病日	2	3	4	5	6	8	10	13	16	基準範囲
TP	4.4	4.0	3.7	4.0	3.9	3.9	3.9	4.5	4.4	4.5	6.5-8.0 g/dL
Alb	2.2	2.0	1.8	1.9	1.8	1.8	1.8	2.0	2.1	2.2	4.0-5.0 g/dL
UN	37	38	36	39	37	34	23	25	25	23	8-21 mg/dL
Cre	5.69	6.01	5.87	5.90	5.94	5.79	4.69	5.30	5.74	5.65	0.63-1.05 mg/dL
eGFR				9	9	9	12	10	9	9	
UA	7.5	7.7	7.7						8.3	8.0	3.8-8.0 mg/dL
T-Cho	374						286			269	128-219 mg/dL *
HDL-C	43										>40 mg/dL *
LDL-C	96						153			125	<139 mg/dL *
TG	1099						442			428	≤150 mg/dL *
AST	10	23	15	12	11	13	38	35	18	11	11-28 U/L
ALT	10	10	9	8	9	11	19	32	17	11	9-36 U/L
γGT	11	9	9	9	8	10				15	13-70 U/L
T-Bil	0.29			0.53	0.33	0.30	0.27	0.31	0.32	0.28	0.30-1.40 mg/dL
D-Bil	0.04			0.04	0.02	0.02					0.10-0.40 mg/dL
ALP	367	230	197	201	193	193	219	242		225	115-330 U/L
LD	197	201	177	198	167	167	212	234	241	222	120-230 U/L
CK	583	501	219	201	123	118	197	141			43-272 U/L
CK-MB	17	26	15	10	8	9					3-15 U/L
AMY	43	35	28	29	29	30					44-127 U/L
P-AMY	30										22-55 U/L
ChE	490	455	415								195-466 U/L
Na	136	140	136	134	138	136	137	137	138	137	136-145 mmol/L
K	3.9	3.7	4.3	4.3	4.3	4.2	4.1	4.0	4.1	3.9	3.4-4.5 mmol/L
Cl	106	102	111	109	108	107	107	105	104	105	100-108 mmol/L
Ca	6.9								7.6	7.3	8.7-10.3 mg/dL
補正Ca	8.5								9.3	8.9	8.7-9.9 mg/dL
P	3.8								4.1	4.2	2.5-4.6 mg/dL
Glu	413	162	177	193	198	170	177	176			75-110 mg/dL
CRP	0.08	0.08	2.16	6.94	5.61	3.53	1.67	1.88	0.45	0.18	<0.10 mg/dL
HbA1c		9.7								8.5	4.3-5.8%
ZTT	3.6										4.0-12.0
TTT	8.7										1.5-7.0
CPR	2.3										1.5-3.6 ng/mL
24CCr	24.9										89-155 mL/min
トロポニンT	<0.05										0.0-1.0 ng/mL
H-FABP	+										-

血算	1病日	2	3	4	5	6	8	10	13	16	基準範囲
白血球	8.62	8.13	10.32	9.37	6.79	7.14	6.53	7.41	6.80	6.73	2.97-9.13×10^3/μL
好中球	66.7	68.0	76.4	74.6	68.8	63.7	65.8	65.5	63.6	64.4	42-75%
リンパ球	19.7	17.6	12.2	12.7	15.0	19.6	18.8	18.1	19.6	20.7	17-57%
単球	5.0	5.4	5.7	6.6	8.4	7.6	6.7	7.8	7.1	6.8	0-10%
好酸球	8.1	8.6	5.4	5.9	7.7	8.7	8.4	8.2	9.1	7.7	0-10%
好塩基球	0.5	0.4	0.3	0.2	0.1	0.4	0.3	0.4	0.6	0.4	0-2%
赤血球	3.5	3.3	3.0	2.9	3.3	2.9	2.9	3.1	2.9	3.1	4.14-5.63×10^6/μL
ヘモグロビン	10.6	9.9	9.1	8.8	9.9	8.5	8.5	9.2	8.8	9.1	12.9-17.4 g/dL
Ht	31.3	28.9	26.9	26.5	29.9	26.1	25.4	27.9	26.5	27.4	38.6-50.9%
MCV	89.4	88.7	90.0	90.1	89.5	89.4	88.2	88.9	90.8	89.3	84.3-99.2 fL
MCH	30.3	30.4	30.4	30.3	29.9	30.5	29.5	29.3	30.1	29.6	28.2-33.8 pg
MCHC	33.9	34.3	33.8	33.6	33.4	34.1	33.5	33.0	33.2	33.2	32.2-35.5%
血小板	23.2	20.2	21.3	19.5	15.4	19.8	18.7	21.4	25.5	26.1	14.3-33.3×10^4/μL

凝固・線溶	1病日	2	3	4	5	6	8	10	13	16	基準範囲
PT	10.5	11.0	11.7	12.0	11.7	11.8					正常対照±10%
PT-INR	0.86	0.89	0.94	0.97	0.95	0.96					0.85-1.15
APTT	29.0	28.8	31.3	41.9	51.1	46.5					23.0-38.0 sec
フィブリノゲン	557.5	520.5	610.6								180-350 mg/dL
D-dimer	1.8	1.4	1.5								≤1.0 μg/mL
AT	103.9	97.3	86.0								80-120%
ヘパプラスチンテスト	>200.0										70-140%
トロンボテスト	>150.0										>60%

動脈血ガス	1病日	2	3	4	5	6	8	10	13	16	基準範囲
酸素濃度	M 5L/M										
pH	7.348							7.418			7.340-7.450
Paco₂	38.4							39.0			32.0-45.0 mmHg
Pao₂	110.0							86.0			75.0-100.0 mmHg
HCO₃	20.5							24.7			22-28 mmol/L

M 5L/M：マスクにて酸素 5L/min 吸入
＊：病態基準範囲

尿（試験紙法）	2	16	基準範囲
pH	6.5	7.0	5.0-8.5
比重	1.02	1.015	1.005-1.030
蛋白	≧300	≧300	-（0 mg/dL）
糖	500	250	-（0 mg/dL）
ケトン	-	-	
ビリルビン	-	-	
潜血	2+	1+	
亜硝酸塩	-	-	
ウロビリノゲン	0.1	0.1	0.1 EU/dL
WBC	-	-	
色	黄色	黄色	
混濁	-	-	

沈渣	2	16	基準範囲
赤血球	20-29	1-4	≤5/HPF
白血球	5-9	<1	≤5/HPF
扁平上皮	-	-	
移行上皮	<1	-	
尿細管上皮	1-4	1-4	
硝子円柱	-	1+	
上皮円柱	2+	-	
顆粒円柱	2+	1+	
ろう様円柱	-	-	
卵円形脂肪体	1-4	<1	
細菌	±	-	
真菌	-	-	

尿化学	2	16	基準範囲
尿量	1754 mL		
U-Cre	2.0		1.0-1.5 g/day
U-Na	119.3		70-250 mmol/day
U-NAG	16.8		0.3-11.5 U/L
U-β₂ミクログロブリン	71251		30-370 μg/day
U-TP	1571.6	667	25-75 mg/day
U-Alb	1045.4		<30 mg/day
U-Glu	5.2		0 g/day
U-CPR	27.7		45-117 μg/day

糖尿病性腎症の可能性が高い。

尿化学では，NAG は軽度に，β_2 ミクログロブリンは著明に上昇している。尿細管障害を認める。NAG が軽度で，進行性の尿細管上皮細胞傷害は軽度と判断される。尿糖は 5.2 g/day であり糖尿病を疑わせる。

❺ Ca, P

Ca は基準範囲内にあるが低値で，逆に P も基準範囲内にあるが高値である。糸球体濾過量低下が考えやすい。

13 項目の解釈

1　栄養状態はどうか　albumin, total cholesterol, cholinesterase

1 病日は，アルブミン 2.2 g/dL と低下しているが，総コレステロール 374 mg/dL，コリンエステラーゼ 490 U/L と基準範囲を超えており，栄養状態のよい患者が入院してきた。

CRP が 0.08 mg/dL と炎症もなく，異化亢進によりアルブミンが低下しているとは考えにくい。低アルブミン血症の原因としては，尿蛋白が著明(3 g/日以上)であるので，ネフローゼ症候群をまず疑う。ネフローゼ症候群があれば，総コレステロールおよびコリンエステラーゼ高値は肝臓における合成亢進による。

2　全身状態の経過はどうか　albumin, platelet

アルブミンは，8 病日まで若干低下傾向にあるが，概ね 2.0 g/dL 前後を推移している。アルブミンの変動が乏しいので，アルブミンからは患者の全身状態は改善も増悪もしていない。

血小板は 1〜5 病日まで減少傾向にあるが，基準範囲以下ではないので血管内炎症が存在してもごく軽度である。ただし，CRP が 4 病日にかけて 6.94 mg/dL まで上昇しており，通常血小板は CRP に連動して増加するが，逆に低下しており，実測値より血小板消費は亢進している。血管内に炎症があったと考えてもよい。6 病日から血小板は増加しており，患者は回復している。

3　細菌感染症はあるのか　left shift

白血球分画を自動機器計測で行っており，目視でないので左方移動が確認できず判断できない。ただ，3〜4 病日に軽度の白血球増多があり，CRP が 6.94 mg/dL まで上昇しているので細菌感染症を完全に否定できない。

4　細菌感染症の重症度は　left shift, CRP, white blood cell

CRP の推移からは，細菌感染症があったとしても軽度である。白血球数の急激な変化もなく，中等度〜重症の細菌感染症を示唆する所見はない。

5　敗血症の有無　platelet, fibrinogen

血小板減少から，1〜5 病日に敗血症も疑われるが，CRP の著しい上昇はなく，フィブリノゲン低下もないので否定的である。したがって，血小板減少は敗血症以外で生じていると考えたほうがよい。

6 **腎臓の病態** creatinine, UN, UA, urinalysis, Ca, P

 1病日から，クレアチニンが高値で，eGFR も 10 mL/min 前後と低下している。慢性の糸球体濾過量の低下があり，慢性腎不全状態である。

 2病日 300 mg/dL 以上の尿蛋白を認め，尿潜血(血尿)を伴い，糸球体障害が考えられる。3.5 g/dL 以下の低アルブミン血症を認め，ネフローゼ症候群が疑われる。尿糖が 500 mg/dL と高く，糖尿病も診断される。尿沈渣では，尿細管障害が疑われる。また，尿中に oval fat body が認められ，ネフローゼ症候群もしくは糖尿病の所見である。

7 **肝臓の病態** ALT, AST, T. Bil, D. Bil, albumin, total cholesterol, cholinesterase

 ALT は変動があるが基準範囲内で肝細胞傷害はない。ビリルビンも基準範囲内で肝代謝能に問題はない。総コレステロールおよびコリンエステラーゼも基準範囲内にあり，肝合成能にも問題がない。

 肝機能は問題ない。

8 **胆管の病態** ALP, γGT, D. Bil

 1病日に ALP 367 U/L と基準値を超えるが，その後基準範囲内である。γGT およびビリルビンは経過中基準範囲内である。

 胆管・胆道閉塞所見はない。

9 **細胞傷害** LD, CK, ALT, AST, amylase

 1病日 CK は 583 U/L と高値で，徐々に低下している。軽度であるが一過性の骨格筋細胞傷害が生じた。LD は 10, 13 病日に軽度に基準範囲を超えるが，それ以外は基準範囲内であり，著しい細胞傷害はない。

10 **貧血** Hb, MCV, haptoglobin, reticulocyte, erythropoietin

 1病日すでに正球性貧血があり，徐々に進行している。出血もしくは溶血を考慮する。UN は徐々に低下しており一過性の上昇が認められないので，消化管出血は考えにくい。ただ，日によってヘモグロビン値が異なり，体内水分量変化が大きく影響している。

11 **凝固・線溶の異常** PT, APTT, fibrinogen, D-dimer, AT

 1病日からフィブリノゲンは高値であり，CRP 上昇に連動しているので，フィブリノゲン消費亢進はない。PT は基準範囲内であるが APTT は 4〜6 病日に延長しており，APTT の延長する薬剤を使用した可能性がある。

 ネフローゼ症候群があれば，フィブリノゲン高値は肝臓における蛋白合成亢進によると考えてもよい。

12 **電解質異常** Na, K, Cl, Ca, P, Mg

 1病日，$Na-Cl=HCO_3+Anion\ gap=30$ で，30 以下であるので HCO_3 低下，すなわち代謝性アシドーシスを示唆する。実際に HCO_3 は 20.5 mmol/L で代謝性アシドーシスを認めている。HbA1c 9.7％で糖尿病を認め，糖尿病性ケトアシドーシスの否定が必要である。尿のケトン体は(−)で，糖尿病性ケトアシドーシスは考えにくい。

糸球体濾過量の著しい低下により適定酸の排泄ができないため代謝性アシドーシスになっていると考えてもよい。

13　動脈血ガス

❶ pH からアシデミアもしくはアルカレミアを判断する

1 病日，pH 7.348 でアシデミアがある。

❷ 呼吸性か代謝性かを判断する

HCO_3＝20.5＜24 mmol/L であり，代謝性アシドーシスを認める。

❸ Anion gap を求める

$Na-(Cl+HCO_3)$＝136－(106＋20.5)＝9.5 mmol/L である。アルブミンが 2.2 g/dL であるので補正を行うと，補正 Anion gap＝Anion gap＋(2.5〜3.0)×(4.0－アルブミン値)＝9.5＋(2.5〜3.0)×1.8＝14.0〜14.9＞14.0 であり，Anion gap が開大している代謝性アシドーシスがある。

❹ 補正 HCO_3 値から，代謝性アルカローシスを判断する

補正 HCO_3＝HCO_3＋(補正 Anion gap－12)＝20.5＋(14.9－12)＝23.4＜26 mmol/L より代謝性アルカローシスはない。

❺ 一次性酸塩基平衡に対する代償性変化を判断する

代謝性アシドーシスに対して，ΔPa_{CO_2}＝(1.0〜1.3)×ΔHCO_3＝(1.0〜1.3)×(24－HCO_3)＝(1.0〜1.3)×3.5＝3.50〜4.55 mmHg となり，40－(3.50〜4.55)＝35.45〜36.50 mmHg まで代償範囲内である。Pa_{CO_2}＝38.4 mmHg で，代償範囲内の呼吸性アルカローシスがある。

❻ 総合的に判断する

代謝性アシドーシス＋代償範囲内の呼吸性アルカローシスの所見である。$AaDO_2$＝[(大気圧－47)×FiO_2－Pa_{CO_2}/0.8]－Pa_{O_2}＝[(705－47)×0.4－38.4/0.8]－110＝105.2 となり，酸素化障害を認める。大気圧＝705 mmHg(松本市)，マスクにて毎分 5 L の酸素吸入を行っているので FiO_2＝0.4 にて計算した。

14　その他の検査

HbA1c が 9.7％であり，糖尿病が認められる。血糖も高く，尿糖陽性も糖尿病を支持する。血中の C-ペプチド(CPR)は基準範囲内であるので，2 型糖尿病と診断される。

1 病日，ヒト心臓由来脂肪酸結合蛋白(H-FABP)が陽性であるので心筋梗塞が疑われる。H-FABP は，心筋梗塞発症後 3 時間以後陽性となり，トロポニン(6 時間から陽性)に比べて早期診断に役立つが，偽陽性が多い。本例では，CK-MB の上昇を認めており，何らかの心筋細胞傷害があったと考えたほうがよい。

■ 総合解釈

クレアチニン上昇は糸球体濾過量低下を意味し，腎不全状態である。クレアチニンは大きな変動を示さずに高値を維持しており，慢性腎不全と判断される。アルブミン

低下，尿中アルブミン量増加，総コレステロール高値から，ネフローゼ症候群を合併している。尿沈渣で白血球は少なく，尿路感染症は否定的である。蛋白尿および尿潜血陽性から糸球体病変，尿沈渣で上皮円柱および顆粒円柱が認められ，尿細管障害が認められる。HbA1cが高値であるので，糖尿病性腎症を考えたい。

2〜5病日には，白血球数の増加，CRPの上昇を認めるので，軽度の細菌感染症を疑わせる。血小板減少から敗血症合併を考慮しなければならないが，フィブリノゲン低下がないので考えにくい。

貧血傾向にあるが，UNからは消化管出血を示唆しない。また，ビリルビンおよびLDから溶血を積極的に疑う所見は得られない。慢性腎不全のエリスロポエチン低値に伴う貧血も考慮しなければならないが，急性から亜急性の貧血進行であり考えにくい。ルーチン検査からは貧血の原因がはっきりしない。

■ 診断と臨床経過

診断 慢性腎不全，ネフローゼ症候群

17年前に狭心症と診断され，9年前に急性心筋梗塞を発症した。5年前から糖尿病と診断され，加療されていた。

1病日，座ってテレビを見ていたところ，胸部圧迫感が生じ救急車にて入院となった。心臓カテーテル検査が行われ，冠動脈に狭窄が認められた。2病日，ヘパリン10,000単位/日投与を開始した。3病日，ヘパリン15,000単位/日に変更した。2〜4病日まで38℃台の発熱が生じたが，原因ははっきりしなかった。7病日，冠動脈形成術が施行された。9病日，透析が開始された。

■ 臨床経過を加えた考察

慢性腎不全＋ネフローゼ症候群＋糖尿病を基礎疾患に有する患者が，狭心症症状にて入院した。来院時心電図にてST低下を認め，不安定狭心症と診断された。

2病日，ヘパリン10,000単位/日投与を開始し，3病日15,000単位/日に増量したので，APTTの延長が認められた。明らかな心筋梗塞と診断できなかったが，CKおよびCK-MBの軽度上昇を認めた。

CRPが1〜4病日に徐々に上昇しており，血小板が低下しているのは心臓カテーテル検査によると影響と考えられる。白血球数が3〜4病日に軽度増加しているが，心臓カテーテルの影響かどうかは，経過が合わないので判断ができない。

貧血に関しては，心臓カテーテル検査の血管内操作において溶血が生じていれば説明可能である。

CK-MBの上昇があり，軽度ではあるが心筋細胞傷害は認められた。1病日から低下しているので，治療が奏功したと考えられる。

この症例で学べたこと

1. ネフローゼ症候群では，総コレステロール，コリンエステラーゼ，フィブリノゲンが高値になる。
2. ヘパリンを使用して2日後からAPTTが延長した。PTは変化しなかった。
3. ネフローゼ症候群にて凝固因子も増加しているためかTT，HPTは高値である。

症例17　20代男性，発熱と意識消失にて入院した

主な検査の読み方

❶ クレアチニン

　−200病日のデータがこの患者の基準となる。クレアチニンは0.72 mg/dLと基準範囲内であり，腎機能に問題はなかった。1病日，クレアチニンが4.58 mg/dLと最も高値であり，その後低下し9病日には−200病日より低値になった。したがって，入院前に一過性の糸球体濾過量低下があり，入院後から回復している。

　1病日はUN/クレアチニン＜10であり，UNに比較してクレアチニンが高値である。CKの著しい高値を加味すると，骨格筋細胞傷害に伴うクレアチニン上昇も考慮しなければならない。

❷ UN

　UNはクレアチニンに連動しているので，糸球体濾過量低下に伴って上昇している。蛋白の異化亢進もしくは消化管出血を積極的に示唆する所見はない。

❸ 尿酸

　1病日，尿酸は糸球体濾過量低下により，排泄量が低下し高値となっている。糸球体濾過量改善（クレアチニン低下）に伴い，6病日には低下している。ただ，1病日の尿酸高値は，著しい骨格筋細胞傷害が大きく影響していてもおかしくない。9〜26病日に尿酸値が上昇するが，腎機能および細胞傷害がないので，食事もしくは投与薬剤により上昇したと考えたほうがよい。

❹ 尿検査

　1病日の尿において混濁が認められている。尿路感染もしくは塩析出を念頭に置く必要がある。沈渣にて白血球は100/HPF以上であり，尿路感染を強く疑う。尿がア

症例17　20代男性，発熱と意識消失にて入院した

生化学	−200	1病日	2	3	4	6	9	16	26	基準範囲
TP	6.7	7.3	5.7	5.6	5.6	6.8	6.5	6.6	6.3	6.5-8.0 g/dL
Alb	4.6	4.7	3.6	3.4	3.4	4.1	3.9	4.2	4.2	4.0-5.0 g/dL
UN	13	40	38	18	14	12	13	11	16	8-21 mg/dL
Cre	0.72	4.58	2.89	1.07	0.89	0.77	0.59	0.62	0.74	0.63-1.05 mg/dL
UA	2.2	6.6				1.9	3.1	4.5	7.3	3.8-8.0 mg/dL
T-Cho	163	198								128-219 mg/dL *
AST	19	128	183	171	177	102	50	46	44	11-28 U/L
ALT	27	73	76	82	111	187	125	197	79	9-36 U/L
γGT	91	29	21		73	174	104	65	95	13-70 U/L
T-Bil	0.57	1.90	1.21		1.19	1.02	0.49	0.49	0.54	0.30-1.40 mg/dL
D-Bil	0.12		0.41			0.26	0.14	0.12	0.09	0.10-0.40 mg/dL
ALP	192	237	204		344	573	378	282	214	115-300 U/L
LD	143	337	428	358	324	322	203	165	126	120-230 U/L
CK	358	10410	12370	8147	6181	1789	256	127	139	43-272 U/L
CK-MB	14		66			10	14			3-15 U/L
AMY	139	1249	614		241	133	134	124	66	44-127 U/L
P-AMY	17	62	40						19	22-55 U/L
Na	138	141	142	139	137	138	139	140	140	136-145 mmol/L
K	3.3	3.9	3.9	3.7	3.8	5.1	4.3	4.3	4.0	3.4-4.5 mmol/L
Cl	102	103	105	102	98	97	102	102	106	100-108 mmol/L
Ca	9.3	9.7	8.2		8.5	9.6	9.2	9.2	9.2	8.7-10.3 mg/dL
補正Ca	9.2	9.6	8.8		9.3	9.9	9.6	9.4	9.4	8.7-9.9 mg/dL
P	3.6	1.5	2.4		4.2	4.2	3.3	4.3	4.2	2.5-4.6 mg/dL
CRP	0.02	27.24	34.05	31.85	23.17	14.05	2.95	0.66	0.03	<0.10 mg/dL
ミオグロビン(血清)			2620							<60 ng/mL
ミオグロビン(尿)			11000							<10 ng/mL

血算	−200	1病日	2	3	4	6	9	16	26	基準範囲
白血球	8.03	11.64	11.24	10.53	7.77	7.16	5.37	4.95	6.69	2.97-9.13×10^3/μL
好中球	68.0	81.2	84.3	84.6	76.3	61.8	52.6	48.1	42.8	28-68%
リンパ球	23.0	9.9	10.9	9.2	13.9	20.1	35.0	42.6	47.7	17-57%
単球	8.0	8.8	4.7	5.2	7.1	13.4	8.0	5.9	5.8	0-10%
好酸球	0.9	0.0	0.0	0.9	2.4	4.3	3.7	2.8	3.4	0-10%
好塩基球	0.1	0.1	0.1	0.1	0.3	0.4	0.7	0.6	0.3	0-2%
赤血球	4.60	5.64	4.70	4.30	4.06	4.71	4.48	4.65	4.68	4.14-5.63×10^6/μL
ヘモグロビン	15.0	17.5	14.5	13.1	12.3	14.5	13.9	14.1	14.8	12.9-17.4 g/dL
ヘマトクリット	40.7	49.6	41.9	38.4	36.1	42.5	40.2	41.6	42.1	38.6-50.9%
MCV	88.5	87.9	89.1	89.3	88.9	90.2	89.7	89.5	90.0	84.3-99.2 fL
MCH	32.6	31.0	30.9	30.5	30.3	30.8	31.0	30.3	31.6	28.2-33.8 pg
MCHC	36.9	35.3	34.6	34.1	34.1	34.1	34.6	33.9	35.2	32.2-35.5%
血小板	26.3	21.5	18.2	16.1	17.5	28.5	43.4	54.5	21.9	14.3-33.3×10^4/μL

凝固・線溶	−200	1病日	2	3	4	6	9	16	26	基準範囲
PT		14.9	13.4						12.2	正常対照±10%
PT-INR		1.17	1.03						0.93	0.85-1.15
APTT		30.2	36.0						27.2	23.0-38.0 sec
フィブリノゲン		775.5	882.0						152.0	180-350 mg/dL
D-dimer		5.2	3.5							≦1.0 μg/mL
AT		126.6	79.2							80-120%

*：病態基準範囲

尿(試験紙法)	1病日	基準範囲
pH	8.0	5.0-8.5
比重	1.015	1.005-1.030
蛋白	15	− (0 mg/dL)
糖	−	− (0 mg/dL)
ケトン	−	−
ビリルビン	−	−
潜血	3+	−
亜硝酸塩	−	−
ウロビリノゲン	0.1	0.1 EU/dL
WBC	3+	−
色	黄色	
混濁	1+	−

尿沈渣	1病日	基準範囲
赤血球	5-10	≦5/HPF
白血球	>100	≦5/HPF
移行上皮	3+	
尿細管上皮	2+	
硝子円柱	2+	
上皮円柱	1+	−
顆粒円柱	−	
ろう様円柱	−	
細菌	±	
真菌	−	
ヘモジデリン	±	

尿化学	1病日	基準範囲
U-Cre	3.9	1.0-1.5 g/day
U-UN	20	15-30 g/day
U-Na	276.3	70-250 mmol/day
U-K	82	25-100 mmol/day
U-Cl	138.1	70-250 mmol/day
U-AMY		59-458 U/L
U-NAG	9.0	0.3-11.5 U/L
U-TP	662	25-75 mg/day
U-Alb	199	<30 mg/day
U-$β_2$ミクログロブリン	51588	30-370 μg/day
U-Glu	0	0 g/day
U-iP	0.42	0.5-2.0 g/day
尿量	2878	mL/day

ルカリ性であり，尿路感染を示唆する所見である。

15 mg/dL の尿蛋白を認めるが，1回の検査であり，病的蛋白尿の判断は難しい。尿沈渣にて赤血球が5〜10/HPFが出ており，蛋白尿+尿潜血があるので，糸球体障害を疑わせる。

尿潜血は3+であり，尿沈渣にて赤血球が100/HPF以上あってもよいが，実際は5〜10/HPFであり乖離が認められる。尿が採取後放置されて赤血球が破壊されたとすれば，アルカリ尿はこの所見を支持する。しかし，尿中ミオグロビンもしくはヘモグロビンが尿潜血を陽性にしている可能性も考慮しなければならない。

WBC（尿中のエステラーゼの検査）3+は好中球の存在を意味するが，亜硝酸塩は陰性である。

尿沈渣では，上皮円柱1+であり尿細管上皮細胞傷害を疑わせる。移行上皮細胞が多いが，尿路感染症があれば説明できる。尿細管上皮細胞は尿細管上皮細胞傷害に伴う。

ヘモジデリン±はヘモグロビンの存在を意味し，溶血を疑わせる。

細菌は±であるので，尿路感染があったとすると治療後の尿で，細菌は消失したが白血球が残った所見となる。

尿化学では，NAGが基準範囲内で進行性の尿細管上皮細胞傷害ははっきりしないが，β_2ミクログロブリンが高値であり，近位尿細管の吸収障害を疑わせる。

❺ Ca，P

CaおよびPは基準範囲内にあり，短期間の糸球体濾過量低下では大きな影響を受けていない。

13 項目の解釈

1 栄養状態はどうか　albumin, total cholesterol, cholinesterase

1病日，アルブミン 4.7 g/dL と基準範囲内であるが高めであり，ヘモグロビンも−200病日に比較して高いので，脱水状態が疑われる。一方，総コレステロール 198 mg/dL で−200病日と比べ変化がない。1病日にコリンエステラーゼは検査されていないが，少なくとも，アルブミンおよび総コレステロールの低下はなく，栄養状態のよい患者が入院してきた。

1病日 CRP が 27.24 mg/dL と高度の炎症を認めるが，アルブミンおよび総コレステロールは低下していないので，細菌感染症は考えにくくなる。

2 全身状態の経過はどうか　albumin, platelet

アルブミンは4病日まで低下し，6病日から上昇している。アルブミンからは，4病日まで悪化しその後改善している。

血小板は，3病日まで減少し，4病日から上昇している。血小板からは，3病日まで悪化しその後改善している。しかし，血小板減少は軽度であり全身状態を反映していない場合もあるので，全身状態の悪化と判断してよいか問題が残る。26病日の血

小板減少は，CRP が基準範囲内で炎症がなくなり，血小板が基準範囲内に戻った。

3　細菌感染症はあるのか　　left shift

　　　　目視による白血球分画が検査されていないので，左方移動の正確な確認ができず，細菌感染症の判断は難しい。CRP が著しく高値であるが，白血球は軽度増加にとどまり変動にも乏しく，細菌感染症の動きとは異なる。自動血球計数器にて好中球が 90％以上であれば左方移動を伴っていることが多いが，本例では 80〜85％であるので，判断が難しい。

　　　　細菌感染がない可能性が高い。

4　細菌感染症の重症度は　　left shift, CRP, white blood cell

　　　　CRP が 30 mg/dL を超えているので，CRP のみで判断すると重症細菌感染症の可能性がある。しかし，白血球数および分画からは細菌感染症のない可能性が高く，目視による白血球分画が検査されていないので重症度は判断できない。

5　敗血症の有無　　platelet, fibrinogen

　　　　1〜3 病日には血小板が徐々に減少し，血管内炎症を考慮する必要があるが，フィブリノゲン低下を伴っていないので敗血症は考えにくい。

　　　　また，細菌感染症のない可能性が高く，敗血症はないと判断される。

6　腎臓の病態　　creatinine, UN, UA, urinalysis, Ca, P

　　　　1 病日にクレアチニンが最も高値であり，糸球体濾過量が減少している。2 病日からはクレアチニンが低下し，糸球体濾過量が増加しているので，腎機能は回復している。

　　　　6 病日の尿酸低下も糸球体濾過量増加を反映している。9 病日以降の尿酸上昇は，腎機能が正常となり，LD も基準範囲内で細胞傷害もないので，食事もしくは薬剤が関連している可能性が高い。

　　　　尿所見からは，糸球体障害，尿細管上皮細胞傷害を疑わせるが軽度である。潜血反応と尿沈渣赤血球所見に乖離が認められる。ヘモグロビン尿もしくはミオグロビン尿を考慮しなければならない。

7　肝臓の病態　　ALT, AST, T. Bil, D. Bil, albumin, total cholesterol, cholinesterase

　　　　1 病日に，ALT は 73 U/L で，軽度の肝細胞傷害を認める。AST＞ALT であるので，①高度の肝細胞傷害（低酸素血症，血流障害などによる），②アルコール性肝障害，③肝硬変，④他の細胞傷害による AST 上昇を考慮しなければならない。ALT 値からは高度肝細胞傷害はなく，γGT からアルコール性肝障害は考えにくく，総ビリルビンは 9 病日以降は 1.0 mg/dL 以下となり，肝代謝機能は保たれており肝硬変も考えにくい。1〜4 病日の AST 上昇は，肝細胞以外の細胞傷害を考えたほうがよい。

　　　　ALT は 3 病日から上昇し，16 病日に 197 U/L と軽度肝細胞傷害を認める。軽度の ALT 上昇であるが，γGT および ALP も連動しているので，薬剤性肝障害を考慮する必要がある。

　　　　総ビリルビンは，1 病日に 1.90 mg/dL と高いが，2 病日から漸減している。分画

では間接ビリルビンの増加が認められ，溶血を疑わせる．1～4病日にかけてヘモグロビンの低下もある．

8 **胆管の病態**　ALP, γGT, D. Bil

−200病日にすでに γGT が 91 U/L で ALP が基準範囲内であるので，飲酒の可能性がある．ただ，1，2病日は γGT が基準範囲でアルコール常用の判断は難しい．4～6病日から γGT，ALP が上昇し始めるが，同時に ALT も軽度上昇しており，肝細胞傷害に伴う上昇と考えられる．

ビリルビンは前項に示したように，溶血が疑われる．

9 **細胞傷害**　LD, CK, ALT, AST, amylase

1病日から LD 上昇を認める．ALT の上昇がないので肝細胞傷害によるものではない．CK の著しい上昇を認め，骨格筋細胞もしくは心筋細胞傷害が疑われるが，CK が 10,000 U/L を超えることもあり，主体は骨格筋細胞傷害である．ただ，CK-MB の軽度上昇を伴っており，軽度心筋細胞傷害を完全に否定できない．骨格筋細胞傷害の場合，おおよそ CK/AST＝100～140，CK/LD＝25～30（未公開データ）であるので，2病日の CK 12,370 U/L に対して LD は 412～494 U/L 上昇し，AST は 88～123 U/L 上昇することになり，LD および AST の上昇は CK の上昇に伴うと考えてよい．

ただ，1病日，間接ビリルビンが上昇しており，溶血による AST と LD の上昇が加わっていることも否定できない．

10 **貧血**　Hb, MCV, haptoglobin, reticulocyte, erythropoietin

1病日，ヘモグロビンは 17.5 g/dL で，脱水により上昇している可能性が高い．脱水が疑われても，2～4病日にかけてヘモグロビンの急速な低下があり，出血もしくは溶血を考慮しなければならない．UN は高値となっているが，クレアチニンと連動しているので糸球体濾過量による変化であり，消化管出血は考えにくい．

1，2病日に，間接ビリルビンが上昇しており，溶血の可能性がある．

11 **凝固・線溶の異常**　PT, APTT, fibrinogen, D-dimer, AT

1病日，PT は軽度延長しているが，APTT および AT は基準範囲内である．外因系凝固因子が軽度に消費されているので，広範に組織がダメージを受けている可能性がある．D-dimer が軽度に上昇しているが，10.0 μg/mL 以下であり，血栓が形成され線溶系が亢進していると判断しにくい．フィブリノゲンは高値で，1～2病日にかけて上昇しており，CRP 上昇に伴う急性期蛋白としての上昇と考えてもよい．

12 **電解質異常**　Na, K, Cl, Ca, P, Mg

1病日 Na−Cl＝HCO$_3$＋Anion gap＝38（通常 35～40）であり，代謝性アシドーシスを示唆する所見ではない．6病日の K 5.1 mmol/L は，採血後の溶血なども考慮する必要がある．

13 **動脈血ガス**

検査されていない．

14 その他の検査

　2病日，ミオグロビンが血清 2,620 ng/mL，尿中 11,000 ng/mL と高値である．骨格筋細胞傷害がある．CK 高値も骨格筋細胞傷害によると考えてよい．尿の潜血反応も尿中ミオグロビンにより 3+ と増強され，沈渣所見における尿潜血と尿沈渣の赤血球の乖離が説明できる．

総合解釈

　血清・尿のミオグロビン高値，CK 高値から骨格筋細胞傷害があり，ミオグロビン尿症を合併している．ミオグロビンが尿細管に詰まることにより糸球体濾過量の低下をきたしている．尿潜血 3+ はミオグロビンに対する反応である．尿中の NAG が基準範囲内であるのは，尿細管細胞傷害の乏しさを示し，尿中 β_2 ミクログロブリン高値は近位尿細管における再吸収障害が原因と考えてよい．尿沈渣でも，上皮円柱が 1+ 認められ，尿細管上皮細胞傷害は認められる．

　尿沈渣中の白血球は，細菌が ± とわずかであり，尿細管に詰まったミオグロビンに反応し出現した白血球と考えられる．試験紙法の WBC はエステラーゼを見ているので 3+ となっており，亜硝酸塩は認められていない．

　骨格筋細胞には CK のほかにも主に LD および AST などの逸脱酵素が含まれている．骨格筋細胞が破壊された場合，大まかに CK/AST＝100〜140，CK/LD＝25〜30（未公開データ）と推定できる．

　CRP は 30 mg/dL 以上と，20 mg/dL を超えており，重症細菌感染症を疑わせるが，白血球の変動に乏しく，積極的に細菌感染症を疑う所見ではない．骨格筋細胞傷害に伴ってマクロファージが活性化され，IL-6 が産生された所見と考えられる．

　入院後は，糸球体濾過量を上昇させる治療が行われ，クレアチニンは徐々に低下している．尿酸は 9 病日から上昇しているが，LD の上昇はなく細胞傷害は認められない．食事による上昇と考えられる．

診断と臨床経過

診断 横紋筋融解症，ミオグロビン尿症

　向精神薬を服用していた．
　−1 病日夜間に大量の薬を内服した．1 病日昼頃から発熱が認められ，夕方には意識を消失したため，救急車にて入院となった．

臨床経過を加えた考察

　向精神薬を服用している患者に横紋筋融解症が生じることが多い．ミオグロビンは分子量が小さいので糸球体を容易に通過し，大量であれば尿細管に鋳型状に詰まるため糸球体濾過量低下を招く．ミオグロビンは鉄を含んでいるので，尿試験紙法では出血でなくとも尿潜血陽性となり，沈渣では赤血球が認められないか潜血反応に比べて

少ない乖離現象が認められる。

　血小板減少は，多量の横紋筋融解に伴っていると考えてよい。

　横紋筋融解だけでも CRP は 30 mg/dL 以上に上昇している。細菌感染症は合併していないので，横紋筋融解によるマクロファージの反応と考えられる。2 病日をピークに，CRP は速やかに低下しており，一過性のマクロファージの活性化による。

　著しい横紋筋（骨格筋）細胞傷害にもかかわらず，K 上昇は認められない。K はかなり厳密にコントロールされているので，大量の細胞が傷害されても K の上昇は認められないことが多い。

この症例で学べたこと

1. 横紋筋融解症では，尿検査において試験紙法の潜血反応と尿沈渣の赤血球数に乖離がある。
2. 大量の骨格筋細胞傷害があっても K は上昇しないことがある。
3. 骨格筋細胞傷害の場合，CK/AST＝100〜140，CK/LD＝25〜30（未公開データ）と推定できる。
4. 横紋筋融解症だけで，CRP が 30 mg/dL 以上に上昇する。
5. 単純なミオグロビン尿症では，糸球体および尿細管上皮細胞傷害はあっても軽度である。

症例 18　50 代女性，呂律が回りにくくなり入院した

主な検査の読み方

❶ クレアチニン

　1 病日に基準範囲を若干超えて上昇している。2 病日以降，徐々に低下している。糸球体濾過量は保たれているので，腎機能に問題はない。1 病日に軽度の糸球体濾過量の低下があった。

❷ UN

　−44 病日に比べ−3 病日では，クレアチニンが 0.42 mg/dL から 0.32 mg/dL に低下しているが，UN は 14 mg/dL から 25 mg/dL に上昇している。−3 病日に糸球体

症例18　50代女性，呂律が回りにくくなり入院した

生化学	−44	−40	−3	1病日	1	1	2	2	3	4	6	基準範囲
				9:00	9:00	11:00	16:00	7:00	18:00	7:00	7:00	7:00	
TP	5.8	5.4	4.9	3.2	4.4	5.2	4.7	4.7	4.5	4.8	4.6	6.5–8.0 g/dL
Alb	3.6	3.3	2.9	1.9	3.2	3.5	2.9	2.8	2.6	2.7	2.6	4.0–5.0 g/dL
UN	14		25	65	57	50	33	27	16	11	5	8–21 mg/dL
Cre	0.42		0.32	0.84	0.63	0.49	0.38	0.33	0.31	0.32	0.28	0.45–0.80 mg/dL
UA			3.4	5.4		6.3	5.5	4.2	3.1	2.1	1.6	2.7–5.8 mg/dL
AST	22	16	7	8	12	24	41	30	22	25	80	11–28 U/L
ALT	28	17	9	10	9	18	23	28	29	34	126	7–23 U/L
γGT	13		14	10	10	21	21	26	25	28	36	9–27 U/L
T-Bil	0.29		0.31	<0.10	0.27	1.00	1.31	1.04	0.87	0.72	0.65	0.30–1.40 mg/dL
D-Bil			0.06	0.01		0.31	0.44	0.31	0.26	0.22	0.21	0.10–0.40 mg/dL
ALP	818		803	507	379	380	387	414	417	405	455	115–330 U/L
LD	177		82	90	82	143	366	240	210	224	263	120–230 U/L
CK				23	105	222	197	93	49	43	64	30–165 U/L
AMY	45			629	613	842	658	388	255	145	67	44–127 U/L
P-AMY				388	417	559	254	127	77	79	42	22–55 U/L
ChE	210	170	109	63		146					168	195–466 U/L
Na	137	137		132	142	143	142	144	142	137	135	136–145 mmol/L
K	5.1	4.2		3.8	3.3	3.5	3.3	2.8	3.0	3.9	3.3	3.4–4.5 mmol/L
Cl	102	104		101	101	105	106	111	112	109	108	100–108 mmol/L
Ca	7.8	8.2		9.0		8.2	6.9	6.8	6.5	6.6	6.3	8.7–10.3 mg/dL
補正Ca	8.4	9.0		10.8		8.9	8.0	8.0	7.8	7.6	7.9	8.7–9.9 mg/dL
P	3.3	1.9		0.4		1.1	1.1	0.5	0.4	0.5	0.9	2.5–4.6 mg/dL
Mg				2.5								1.8–2.3 mg/dL
Glu	94	129		311	107	106	150		143	114	146	75–110 mg/dL
CRP	0.01		0.05	0.31	0.31	0.66	4.54	4.27	2.68	0.69	0.15	<0.10 mg/dL
赤沈 1.0h						5						3–15 mm/hr
IgG						540						870–1700 mg/dL
IgM						70						35–220 mg/dL
IgA						153						110–410 mg/dL
IgE						216						<361 IU/mL
Fe		184	383	126							38	29–164 μg/dL
TIBC			304	134							147	262–452 μg/dL
UIBC			120	8							109	
フェリチン			306	457							1276	10–120 ng/mL

尿（試験紙法）	1	6	基準範囲
pH	5.5	7.5	5.0–8.5
比重	1.01	1.01	1.005–1.030
蛋白	−	15	−（0 mg/dL）
糖	100	100	−（0 mg/dL）
ケトン	−	−	
ビリルビン	−	−	
潜血	2+	3+	
亜硝酸塩	−	−	
ウロビリノゲン	0.1	0.1	0.1 EU/dL
WBC	±	±	
色	黄色	黄色	
混濁	−	1+	

尿沈渣	1	6	基準範囲
赤血球	31–50	>100	≤5/HPF
白血球	1–2	1–2	≤5/HPF
扁平上皮	±	±	<1+
尿細管上皮	−	−	
硝子円柱	1+	1+	
上皮円柱	−	−	
顆粒円柱	−	−	
ろう様円柱	−	−	
細菌	−	−	
真菌	−	−	

血算	−44	−40	−3	1病日	1	1	2	2	3	4	6	基準範囲
白血球	3.81	2.56	7.64	9.29	5.02	3.06	6.33	5.44	4.68	2.34	1.62	3.04–8.72 ×10³/μL
好中球（Band）				50								0–15%
好中球（Seg）				47								28–68%
好中球（B+S）	70.5	58.2	84.7		88.8	92.2	93.3	91.9	90.8	84.2	70.4	42–75%
リンパ球	20.7	32.0	12.2	1	8.4	6.2	4.3	5.3	5.8	11.1	20.4	17–57%
単球	7.3	5.9	2.5	0	2.6	1.6	2.1	2.2	3.0	4.3	4.3	0–10%
好酸球	1.0	3.1	0.5	0	0.0	0.0	0.3	0.6	0.4	0.4	4.9	0–10%
好塩基球	0.5	0.8	0.1	0	0.2	0.0	0.0	0.0	0.0	0.0	0.0	0–2%
異型リンパ球				0								0%
後骨髄球				0								0%
骨髄球				0								0%
赤芽球				0								0%
赤血球	4.72	4.19	3.66	2.90	3.41	3.72	3.46	3.36	3.36	3.11	3.04	3.73–4.95 ×10⁶/μL
ヘモグロビン	13.9	12.3	10.7	8.4	9.8	11.0	10.3	9.8	9.8	9.4	9.1	10.7–15.3 g/dL
ヘマトクリット	42.8	38.1	30.9	25.1	28.8	30.7	28.5	27.8	28.2	26.5	25.6	33.6–45.1%
MCV	90.7	90.9	84.4	86.6	84.5	82.5	82.4	82.7	83.9	85.2	84.2	80.4–101.0 fL
MCH	29.4	29.4	29.2	29.0	28.7	29.6	29.8	29.2	29.2	30.2	29.9	25.5–34.6 pg
MCHC	32.5	32.3	34.6	33.5	34.0	35.8	36.1	35.3	34.8	35.5	35.5	30.8–35.4%
血小板	12.2	11.6	4.4	1.7	5.9	8.1	7.2	3.6	2.8	3.4	1.6	13.7–37.8 ×10⁴/μL

凝固・線溶	−44	−40	−3	1病日	1	1	2	2	3	4	6	基準範囲
PT				21.1	16.8	14.4	14.6	14.7	15.1	14.2	14.2	正常対照 ± 10%
PT-INR				1.69	1.41	1.20	1.22	1.23	1.26	1.18	1.15	0.85–1.15
APTT				>200.0	66.5	42.6	47.2	49.5	53.2	42.3	37.7	23.0–38.0 sec
フィブリノゲン				169.2	146.6	176.0	267.2	309.7	321.4	317.6	264.4	180–350 mg/dL
D-dimer				0.9	0.9	1.4	1.7	2.3	2.2	3.3	2.9	≤1.0 μg/mL
AT				51.7		63.4	62.7	63.2	>120.0	97.2	85.1	80–120%

動脈血ガス	−44	−40	−3	1病日	1	1	2	2	3	4	6	基準範囲
酸素 FiO₂				M 4 L/m			0.4	0.4	0.4			
人工呼吸							SIMV	SIMV	SIMV			
pH				7.306	7.396		7.497	7.469	7.467			7.34–7.45
PaCO₂				25.4	34.8		35.9	35.3	31.4			32–45 mmHg
PaO₂				139.0	85.9		147.0	140.0	124.0			75–100 mmHg
HCO₃				12.3	20.9		27.6	25.3	22.3			22–28 mmol/L

M 4 L：酸素吸入マスクにて毎分4 L酸素投与，SIMV：Synchronized Intermittent Mandatory Ventilation
Band：桿状核好中球，Seg：分葉核好中球，B+S：桿状核好中球＋分葉核好中球

濾過量以外の要因で UN が上昇している。蛋白異化亢進もしくは消化管出血を考慮する必要がある。

UN は 1～2 病日に著しく高値となり，3 病日には −44 病日の値に戻っている。急に上昇し下降する特徴ある所見を呈し，消化管出血が疑われる。上部消化管出血では，ヘモグロビン蛋白が腸管にて分解されアンモニアを増産させる。アンモニアは肝臓にて速やかに UN に代謝され，クレアチニン上昇なしに UN 上昇が認められる。

③ 尿酸

1 病日 16：00，尿酸は基準範囲をわずかに超え高値となっている。その後は基準範囲内で徐々に減少している。一過性上昇は糸球体濾過量の低下が考えやすい。

④ 尿検査

1 病日の尿は，酸性，比重 1.010 で，特に異常所見ではない。尿糖が 100 mg/dL 認められ，糖尿病の可能性がある。尿潜血および尿沈渣の赤血球数から血尿が認められる。蛋白尿はわずかである。血尿と蛋白尿から糸球体傷害が疑われる。

⑤ Ca，P

1 病日，Ca は基準範囲内であるが，2 病日からは低値になっている。Parathyroid hormone（PTH）もしくはビタミン D 欠乏を考慮しなければならない。ビタミン D 欠乏は，① 日光に当たらない，② ビタミン D 摂取不足，③ 肝不全，④ 腎不全などを考慮しなければならない。③，④ はなく，−44 病日にも低 Ca 血症を認めるので ① もしくは ② の可能性があるかもしれない[10]。

−40 病日から低 P 血症を認める。特に入院後 P は低下している。高 Ca 血症を伴っていない低 P 血症の原因としては，① P の供給が少ない，② P が細胞内に取り込まれる，③ 細胞増殖が著しい，が考えられる。②，③ は考えにくいので ① が考えられる。制酸薬（マーロックス®など）で食事中の P が吸着されて消化管で吸収できなかったり，鉄製剤（フェジン®など）では近位尿細管での P の再吸収が抑制される[10]。

13 項目の解釈

1　栄養状態はどうか　albumin, total cholesterol, cholinesterase

1 病日は，アルブミン 1.9 g/dL と低値であり，−44 病日から低下傾向を示している。また，コリンエステラーゼも，−44 病日から低下し 1 病日には 63 U/L となっている。CRP が陰性で炎症所見に乏しいので，栄養状態の悪い患者が入院した。

2　全身状態の経過はどうか　albumin, platelet

アルブミンは入院前から低下傾向にあり，1 病日が最低で，2 病日以降は 2.6～2.9 g/dL で平衡状態である。悪いながらも著しい悪化はない。

血小板も同様に入院前から減少しており，1 病日に 17,000/μL まで減少し，2 病日にかけて増加するが，再び減少している。血小板では，患者はいったん改善傾向を示したが，その後悪化しており改善傾向はない。ただし，血小板輸血をしている可能性はある。

3 **細菌感染症はあるのか**　left shift

　　1病日に白血球数9,290/μLで桿状核球が50%であるので，細菌感染症があると判断したい．しかし，CRPは0.31 mg/dLとごく軽度の上昇にとどまっており，細菌感染症の発症後間もない，少なくとも6時間以内であると推察される．細菌感染症で骨髄から桿状核球が出てくるまでには12〜24時間を要するので，CRP所見と白血球所見の間に乖離が認められる．細菌感染症の典型的な所見ではなく，細菌感染症があるとすぐに判断してよいか迷う．CRPは2病日7：00に最高値の4.54 mg/dL程度であり，CRPの変動からは，中等度〜重症細菌感染症は考えにくい．

4 **細菌感染症の重症度は**　left shift, CRP, white blood cell

　　1病日，桿状核球が分葉核球より多いことより重症細菌感染症と判断されるが，上記に示すようにCRPからは重症細菌感染症は否定的である．判断が難しい．

5 **敗血症の有無**　platelet, fibrinogen

　　血小板は−3病日から明らかに減少しており，1病日フィブリノゲンも減少傾向を示している．細菌感染症があれば敗血症を疑うが，−3病日から感染症が生じていれば，CRPは高値であり，CRPの変動からは敗血症は考えにくい．

6 **腎臓の病態**　creatinine, UN, UA, urinalysis, Ca, P

　　1病日，クレアチニンはやや高値である．軽度の脱水もしくは一過性のショック状態は考慮しなければならない．しかし，全体的にはクレアチニンは基準範囲内で，基本的に糸球体濾過量は保たれており，腎機能に問題はない．UNは，1病日に65 mg/dLと急激に上昇し，3病日には16 mg/dLと−44病日のレベルに戻っている．クレアチニン上昇に連動しない一過性のUN上昇であり，消化管出血が疑われる．−3病日にもすでに25 mg/dLと軽度のUN上昇があり，ヘモグロビン低下と合わせると，この時点ですでに消化管出血があったと判断される．

7 **肝臓の病態**　ALT, AST, T. Bil, D. Bil, albumin, total cholesterol, cholinesterase

　　ALTは2病日7：00まで基準範囲であったが，2病日18：00から徐々に上昇傾向にあり，軽度の肝細胞傷害を認める．

　　総ビリルビンは，基準範囲内であるが1〜2病日に軽度の上昇を認め，間接ビリルビン増加を主体と考えると，溶血を考慮しなければならない．

　　アルブミンおよびコリンエステラーゼは明らかな上昇傾向になく，肝合成能が十分であるとの判断が難しい．

　　肝細胞傷害がごく軽度で肝代謝能が保たれているので，基本的に肝機能には大きな問題はない．4病日から軽度の薬剤性肝障害を伴ったと考えれば理解しやすいが，判断根拠には乏しい．

8 **胆管の病態**　ALP, γGT, D. Bil

　　γGTは，ALTと連動して軽度に上昇しているので，肝細胞傷害に伴うと考えてよい．

　　一方，ALPは−44病日から818 U/Lと高度に上昇しているが，γGTの上昇は認め

られないので，胆管・胆道系障害による ALP 上昇は考えにくい。50 代で骨性 ALP 上昇とすると，悪性腫瘍の骨髄転移を否定しなければならない。ただ，ALP は上昇しているが，増加傾向にはなく減少している。また，1 病日の目視による血液像では骨髄芽球，前骨髄球もしくは赤芽球が認められないので leukoerythroblastosis の所見はなく，積極的に悪性腫瘍の骨転移を疑う所見ではない。

小腸性 ALP については判断する根拠がない。

9　細胞傷害　LD, CK, ALT, AST, amylase

LD は 1 病日までは基準範囲であるが，2 病日からは基準値を超え細胞傷害を認める。一部は肝細胞傷害に伴うが，2 病日は肝細胞傷害だけでは説明できない。2 病日 7：00 には 366 U/L であり，一過性に上昇している。肝細胞，骨格筋細胞および心筋細胞以外の細胞傷害を伴っている。傷害されている細胞の同定は難しいが，軽度である。

10　貧血　Hb, MCV, haptoglobin, reticulocyte, erythropoietin

貧血の進行は，ヘモグロビンの値から判断すると入院前−40 病日から認められ，Fe 184 μg/dL の正球性の貧血である。MCV の変動は 82.4〜86.6 fL であり，変動幅が大きくないので，輸血を行っているかの判断は難しい。ただ，急激にヘモグロビンが上昇しているので，ヘモグロビンの動きからは明らかに輸血を行っている。

UN のクレアチニンに連動しない一過性の上昇から，1 病日の消化管出血が疑われる。UN が 60 mg/dL を超えるので，500 mL 以上の出血があった可能性が高い。また UN/クレアチニンが 77.4 であり，33 を超えるので上部消化管からの出血が疑われる[9]。

総ビリルビンが上昇しており，軽度の溶血性貧血を伴っている可能性は否定できない。2 病日の MCV は 82 fL 程度に低下しているが，輸血による変化とするには低い。

11　凝固・線溶の異常　PT, APTT, fibrinogen, D-dimer, AT

1 病日，PT および APTT が延長しており，AT およびフィブリノゲンも基準範囲以下で低下している。凝固因子の消費亢進が考えられる。APTT は 200.0 sec 以上であり，APTT を延長する薬剤が使用された可能性がある。フィブリノゲン低下は，明らかな DIC の所見とはいえない。1 病日 16：00 に，赤血球沈降速度が 5 mm/1 hr であることからも，DIC は考えにくい。

12　電解質異常　Na, K, Cl, Ca, P, Mg

1 病日 Na−Cl＝HCO$_3$＋Anion gap＝31（通常 35〜40）であり，代謝性アシドーシスを疑ってもよい。1 および 4 病日を除いて，K は 2.8〜3.3 mmol/L で低 K 血症であるが，高 Na 血症ではない。レニン・アルドステロン系の亢進は考えにくいが，利尿薬などの投与があるかもしれない。低 K 血症は尿中の K 排泄量がわからないので判断が難しい。

1 病日から P の著しい低下を認める。腎機能には特に問題がなく，Ca は軽度低下している。骨代謝よりも，消化管における吸収障害のほうが考えやすい。消化管出血

があったとすると，マーロックス®などの制酸薬投与が行われたと判断される。

13　動脈血ガス

❶ pH からアシデミアもしくはアルカレミアを判断する

1 病日，pH 7.306 でアシデミアがある。

❷ 呼吸性か代謝性かを判断する

HCO_3＝12.3＜24 mmol/L であり，代謝性アシドーシスを認める。

❸ Anion gap を求める

$Na-(Cl+HCO_3)$＝142－(101＋12.3)＝28.7 mmol/L である。アルブミンが 3.2 g/dL であるので補正を行うと，補正 Anion gap＝Anion gap＋(2.5〜3.0)×(4.0－アルブミン値)＝28.7＋(2.5〜3.0)×0.8＝30.7〜31.1＞14.0 であり，Anion gap が開大する代謝性アシドーシスがある。

❹ 補正 HCO_3 値から，代謝性アルカローシスを判断する

補正 HCO_3＝HCO_3＋(補正 Anion gap－12)＝12.3＋(31.1－12)＝31.4＞26 mmol/L より代謝性アルカローシスがある。

❺ 一次性酸塩基平衡に対する代償性変化を判断する

代謝性アシドーシスに対して，$\Delta Paco_2$＝(1.0〜1.3)×ΔHCO_3＝(1.0〜1.3)×(24－HCO_3)＝(1.0〜1.3)×11.7＝11.7〜15.21 mmHg となり，40－(11.7〜15.21)＝24.79〜28.30 mmHg まで代償範囲内である。$Paco_2$＝25.4 mmHg で，代償範囲内の呼吸性アルカローシスがある。

❻ 総合的に判断する

代謝性アシドーシス＋代償範囲内の呼吸性アルカローシスの所見である。
$AaDO_2$＝[(大気圧－47)×FiO_2－$Paco_2$/0.8]－Pao_2＝[(705－47)×0.3－25.4/0.8]－139＝26.65 となり，軽度の酸素化障害があるかもしれない。大気圧＝705 mmHg（松本市），マスクで毎分 4 L の酸素投与を行っていたので FiO_2＝0.3 にて計算した。

14　その他の検査

IgG が 540 mg/dL と低値で，赤沈は亢進していない。慢性炎症の所見はない。

1 病日アミラーゼが高値であり，P アミラーゼが優位であるので，膵炎の合併が疑われるが，6 病日には基準範囲に戻っている。一過性の膵炎があるかもしれない。

■ 総合解釈

UN の 60 mg/dL を超える一過性上昇は消化管出血を疑わせる。ヘモグロビン低下および UN/クレアチニンからは，1 病日前後に数百 mL 以上の上部消化管出血があったと推定される。UN 上昇は－3 病日にすでに認められ，ヘモグロビン低下を伴っているので，この時点ですでに消化管出血があったと考えられる。すぐに止血されたので，UN は 3 病日には基準範囲内に回復している。

P の低下は，マーロックス®などの制酸薬投与により P の消化管からの吸収が低下したためと考えられる。

1病日，高度の左方移動を認めるので，白血球分画からは重症細菌感染が疑われる。しかし，CRPは軽度の上昇に留まり重症細菌感染症は考えにくい。大量出血があると，骨髄から赤血球が多く血中に放出されるに伴い幼若な白血球も血中に出現するという報告はあるが，桿状核球が50%までになるかは不明である。ただ，1病日には血小板減少，フィブリノゲン低下があり，PT，APTT延長も著しい。DICを疑わせるが，赤沈の著しい遅延はない。

1病日に代謝性アシドーシスが著しく，大量の消化管出血があればショック状態かもしれない。

診断と臨床経過

診断 小腸潰瘍出血，カテーテル感染疑い

小腸潰瘍にて在宅IVH管理となっていた。潰瘍からの出血を繰り返していた。
−3病日から呂律が回りにくくなった。−1病日，腹痛あり，大量のタール便を認めた。1病日にショックになり入院となった。小腸出血と診断された。

臨床経過を加えた考察

小腸潰瘍からの出血を繰り返していた患者で，UNからは入院3日前にすでに出血を起こしていた。消化管出血ではクレアチニンに関係なく，UNが短期間上昇し，数日で元の値に復するのが特徴である。数百mL以上の上部消化管出血があれば，UN 60〜80 mg/dLの高値となる。したがって，出血によるUN上昇をとらえられるのは数日である。検診などでクレアチニンに連動しないUN上昇を認めれば，消化管出血を疑ってもよい。

在宅IVH管理という特殊な状況にあったので，カテーテル感染により血小板が減少し，消化管出血を生じたと考えるのが素直である。しかし，カテーテル感染を実際に起こしていたかどうかの判断が難しい。血小板減少や左方移動などは細菌感染で十分に説明でき，CRPの上昇が軽度であるのも，カテーテル感染にて菌数が少ないのであれば理解できる。

低P血症は制酸薬によるものと考えられるが，Caも同時に低下している。

この症例で学べたこと

1. クレアチニンに連動しない一過性のUN上昇は，消化管出血を疑う。
2. 数百mL以上の消化管出血があると，UNは最高値で40〜60 mg/dL以上上昇する。
3. マーロックス®などPを吸着する制酸薬を使用すると，Pは低下する。

文献

1) Perrone RD, Madias NE, Levey AS : Serum creatinine as an index of renal function : new insights into old concepts. Clin Chem　1992 ; 38 : 1933-1953.
2) Heymsfield SB, Arteaga C, McManus C, Smith J, Moffitt S : Measurement of muscle mass in humans : validity of the 24-hour urinary creatinine method. Am J Clin Nutr　1983 ; 37 : 478-494.
3) Heymsfield SB, McManus C, Smith J, Stevens V, Nixon DW : Anthropometric measurement of muscle mass : revised equations for calculating bone-free arm muscle area. Am J Clin Nutr 1982 ; 36 : 680-690.
4) Hankins DA, Babb AL, Uvelli DA, Scribner BH : Creatinine degradation I : the kinetics of creatinine removal in patients with chronic kidney disease. Int J Artif Organs　1981 ; 4 : 35-39.
5) Rodwell VW : Catabolism of Proteins & Amino Acid Nitrogen. In : Murray RK, Granner DK, Rodwell VW, editors. Harper's Illustrated Biochemistry, 27th ed. New York : McGraw-Hill ; 2006.
6) Olde Damink SW, Dejong CH, Deutz NE, van Berlo CL, Soeters PB : Upper gastrointestinal bleeding : an ammoniagenic and catabolic event due to the total absence of isoleucine in the haemoglobin molecule. Med Hypotheses　1999 ; 52 : 515-519.
7) Nance FC, Batson RC, Kline DG : Ammonia production in germ-free Eck fistula dogs. Surgery 1971 ; 70 : 169-174.
8) Pumphrey CW, Beck ER : Raised blood urea concentration indicates considerable blood loss in acute upper gastrointestinal haemorrhage. Br Med J　1980 ; 280 : 527-528.
9) Chalasani N, Clark WS, Wilcox CM : Blood urea nitrogen to creatinine concentration in gastrointestinal bleeding : a reappraisal. Am J Gastroenterol　1997 ; 92 : 1796-1799.

VII

肝臓の病態

肝臓の病態を判断する場合，①肝細胞傷害（細胞破壊），②肝合成能障害，③肝代謝能障害に分けて検討する。肝細胞の破壊がなく，合成能もしくは代謝能が保たれていれば，肝機能は保たれていると判断できる。

　肝細胞が破壊されると肝細胞内の逸脱酵素である **AST および ALT** が血中に放出されるので，破壊される細胞数が多くなれば，血中の AST および ALT が高くなる。ALT は肝臓にのみ存在すると考えてよく，ALT 上昇は肝細胞傷害を意味する。一方，AST は肝細胞以外の細胞にも含まれるので，AST 上昇は必ずしも肝細胞傷害を意味しない ▶ 表Ⅶ-1 。

　肝細胞が傷害されると，AST＞ALT の場合と AST＜ALT の場合の 2 通りがある。肝細胞全体が強く傷害されると，細胞質に含まれる AST だけでなくミトコンドリア AST も放出されるので，AST＞ALT となる。一方，ウイルス肝炎の活動期など軽度〜中等度の肝細胞傷害では，AST＜ALT になる。軽度の肝細胞傷害（細胞膜が傷害される）では，細胞質の AST と ALT が主に放出されるが，ミトコンドリア AST の逸脱には至らないため AST＜ALT になると考えると理解しやすい。実際は AST と ALT の半減期が異なるのでもう少し複雑になる。**AST/ALT**，ALT 値および各々の半減期から進行している肝細胞傷害の状態を推察できれば，さらに詳しい解釈が可能になる ▶ 表Ⅶ-2,3 。

　肝臓の合成能は，肝臓で作られる物質で検討する。アルブミン，総コレステロール，コリンエステラーゼおよび凝固因子により判断する。ただし，これらの検査項目は，炎症に伴う消費亢進でも低下することが多く，炎症の程度を常に考慮する必要がある。補充なしにどれか一つでも基準範囲にあれば，合成能は保たれていると判断してよい。

　肝臓の代謝能は **ビリルビン** で判断する。総ビリルビンが基準範囲内かそれ以下であれば，肝代謝能は保たれていると判断できる。しかし，総ビリルビンの上昇は肝機能障害以外でも生じ，直接ビリルビンの割合により分類される。総ビリルビンが高く，直接ビリルビンがその 30％以下であれば溶血を考え，70％以上であれば胆管・胆道閉塞が疑われる。肝細胞傷害型の総ビリルビン上昇では，直接ビリルビンの割合は 30〜70％となることが多い。

1　ALT　alanine aminotransferase

1　どのような指標か

　ALT は肝細胞に含まれる酵素で，肝細胞自体もしくは細胞膜が傷害されると血中に放出される。ALT は肝細胞にのみ存在すると考えてよく，ALT 上昇は肝細胞傷害を意味する。

2　ALT 上昇のメカニズム

　ALT は，肝細胞が傷害されると血中に放出される。ALT の血中半減期は 47 時間で

表Ⅶ-1　ALT と AST の分布

ALT（GPT）：肝細胞に特異的である。
AST（GOT）：いろいろな組織に存在する。
　　　　　　　　肝細胞
　　　　　　　　心筋細胞
　　　　　　　　骨格筋細胞
　　　　　　　　赤血球
　　　　　　　　腫瘍細胞　など

表Ⅶ-2　肝細胞の AST と ALT の割合と半減期

肝細胞内　ALT：AST＝1：3.1
細胞質 AST：ミトコンドリア AST＝1：4

	含有割合	半減期（時間）
細胞質　ALT	1.6	40〜50
細胞質　AST	1	10〜20
ミトコンドリア AST	4	5〜10

表Ⅶ-3　AST と ALT の関係からわかること

	ALT（U/L）の条件	AST と ALT の関係
健常人	＜40	AST＞ALT
重症肝細胞傷害	＞1,000	AST＞ALT
慢性肝炎（ウイルス）	40＜ALT＜500	AST＜ALT
脂肪肝	40＜ALT＜500	AST＜ALT
肝硬変	＜200	AST＞ALT
アルコール性肝炎	40＜ALT＜500	AST＞ALT

ある[1]。

A 高度傷害（500〜20,000 U/L）

急性ウイルス性，中毒性，薬剤性，虚血性で生じ，心臓発作（肝うっ血）でも生じる[2]。中毒性，薬剤性，虚血性肝細胞傷害は，原因が排除されれば数日で基準範囲内になることが多い。

B 中等度傷害（120〜500 U/L）

ウイルス性，薬剤性，自己免疫性，アルコール性などで生じ，肝炎の活動度と一致する。

C 軽度傷害（＜120 U/L）

肝硬変，脂肪蓄積性肝炎，胆汁うっ滞性肝炎，脂肪肝および肝癌などで生じる。

3　ALT 低下のメカニズム[3]

ALT は，ピリドキサールリン酸（PLP，ビタミン B_6 の誘導体）を補酵素とするアミノ酸転移酵素であるので，PLP 減少により低値となる。アポ酵素（PLP が結合しない状態で酵素活性を有さない）が相対的にホロ酵素（PLP が結合して酵素活性を有する）より多くなる。

A ビタミン B_6 が欠乏し PLP が減少

・透析患者
・高齢者動脈硬化患者

B PLP が減少しアポ型 ALT が増加

❶ 急性心筋梗塞

アポ・ホロ型酵素の血中逸脱時期の差やアイソザイム組成による PLP との結合性の差が関与している。

❷ 肝疾患
　　ピリドキサールキナーゼの活性低下
❸ 肝癌
　　PLP の異化亢進

2 AST aspartate aminotransferase

1 AST 上昇のメカニズム

　AST は肝細胞以外にも心筋，骨格筋，腎臓，脳，膵臓および赤血球にも含まれるので，これらの細胞傷害により血中に放出される。AST はミトコンドリアに 80％，細胞質に 20％存在する[4]。細胞全体が傷害されると，AST＞ALT となる。AST の血中半減期は 17 時間である[1]。

2 AST 低下のメカニズム[3]

　AST は，ピリドキサールリン酸（PLP，ビタミン B_6 の誘導体）を補酵素とするアミノ酸転移酵素であるので，PLP 減少により低値となる。アポ酵素（PLP が結合しない状態で酵素活性を有さない）が相対的にホロ酵素（PLP が結合して活性を有する）より多い。

A ビタミン B_6 が欠乏し PLP が減少
・透析患者
・高齢者動脈硬化患者

B PLP が減少しアポ型 AST が増加
❶ 急性心筋梗塞
　　アポ・ホロ型酵素の血中逸脱時期の差やアイソザイム組成による PLP との結合性の差が関与している。
❷ 肝疾患
　　ピリドキサールキナーゼの活性低下
❸ 肝癌
　　PLP の異化亢進

3 AST/ALT

　肝細胞の壊れ方で AST と ALT の血中への放出される量が異なるので，AST/ALT によって，肝細胞傷害を分類できる。肝細胞傷害が強いほど，AST＞ALT になる[5]。

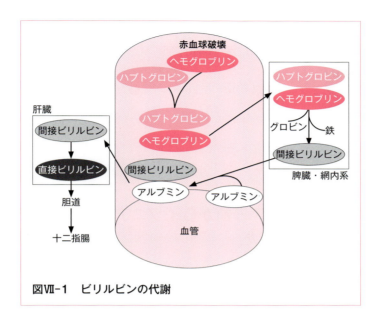

図Ⅶ-1　ビリルビンの代謝

これはミトコンドリアに含まれるASTが多く放出されることによる[6]。

❶ アルコール性肝細胞傷害

AST/ALTは2倍になる[5,7]。ピリドキサールリン酸欠如がASTよりもALTを低下させる[8]。肝ALT活性が低下する[9]。

❷ 肝の虚血性障害

AST＞ALTとなるが，虚血がなくなれば速やかに低下し逆転する[10]。

4 ビリルビン[11]　bilirubin　▶図Ⅶ-1

ビリルビンの上昇は，①溶血で主に間接ビリルビンが増加する，②肝細胞傷害があり間接および直接ビリルビンが増加する，③中枢胆管・胆道閉塞により主に直接ビリルビンが増加する，の3つに分類される。

1 総ビリルビン増加のメカニズム

❶ 溶血による間接ビリルビン上昇

直接ビリルビンが30％未満であれば溶血性黄疸を考える。

❷ 肝細胞傷害

直接および間接ビリルビンが増加する(直接ビリルビンが総ビリルビンの30〜70％)。

❸ 胆道・中枢胆管の閉塞

直接ビリルビンが70％以上であれば閉塞性黄疸を考える。

5 肝臓での産生物質 albumin, total cholesterol, cholinesterase

Ⅰ章「❶アルブミン」「❷総コレステロール」「❸コリンエステラーゼ」の項（8ページ～）を参照。

症例19　40代男性，7日前からイソニアジド(INH)の内服を開始した

主な検査の読み方

❶ ALT

ALTは−365病日にすでに85 U/Lと高値であり，軽度の肝細胞傷害を認める。AST＜ALTである。B型およびC型肝炎のキャリアーでなければ，脂肪肝の頻度が高い。1，5，12病日も2ケタ台のALT上昇を認めている。AST＜ALTで軽度の肝細胞傷害が持続している。19病日，ALT 680 U/Lと上昇し，肝細胞傷害が増悪した。この肝細胞傷害は58病日まで続き，61病日から改善した。

高度の肝細胞傷害が6週間続いてその後軽快しているので，長期間にわたるが一過性の肝細胞傷害であった。

❷ AST

ASTはALTに連動しているので，肝細胞傷害に伴う上昇である。AST＜ALTで，細胞質のASTおよびALTが血中に放出され，ミトコンドリアASTが逸脱するような重症の肝細胞傷害ではない。ALTは高値であるがAST/ALTからは重症肝細胞傷害のパターンではない。50～54病日にASTとALTが逆の動きを示している。ALTの半減期がASTの3倍であることが起因しているかもしれない。

❸ ビリルビン(肝代謝能)

19～54病日に1.49 mg/dLから2.00 mg/dLと上昇している。直接ビリルビンの割合が30％未満であるので，溶血を考慮しなければならないが，ヘモグロビンの低下がなく否定的である。総ビリルビンはALTに連動しているので，肝細胞傷害に伴うビリルビン上昇と考えたほうがよい。

❹ 肝臓での産生物質(肝合成能)

経過中，アルブミン，総コレステロール，コリンエステラーゼの低下はなく，肝臓においてこれらは十分に産生されているので，肝合成能は保たれている。

症例19　40代男性，7日前からイソニアジド（INH）の内服を開始した

生化学	−365	1病日	5	12	19	49	50	54	58	61	70	基準範囲
TP	7.5					7.8	7.3		7.5	7.3		6.5-8.0 g/dL
Alb	4.6					4.8	4.5		4.7	4.6		4.0-5.0 g/dL
UN	11	12	15	13	13	9	13		14	13		8-21 mg/dL
Cre	0.78					0.78	0.86			0.78		0.63-1.05 mg/dL
UA						6.6						3.8-8.0 mg/dL
T-Cho						220						128-219 mg/dL *
TG						148						≤150 mg/dL *
AST	59	24	28	17	317	488	346	317	111	56	26	11-28 U/L
ALT	85	55	41	27	680	804	764	847	506	284	70	9-36 U/L
γGT	210	183	128	87	680	831	744	845	675	547	291	13-70 U/L
T-Bil		1.01	0.67	0.82	1.49	1.25	2.00	1.88	0.84	0.96	0.83	0.30-1.40 mg/dL
D-Bil						0.29	0.41		0.15	0.15		0.10-0.40 mg/dL
ALP	261	252	240	228	460	516	466	526	436	367	257	115-330 U/L
LD	206	168	179	178	349	454	319	284	186	169	148	120-230 U/L
CK	124					110						43-272 U/L
AMY						57						44-127 U/L
ChE	350					354						195-466 U/L
Na	141					142	140	140				136-145 mmol/L
K	3.7					4.0	3.9	3.7				3.4-4.5 mmol/L
Cl	102					106	103	102				100-108 mmol/L
Glu						96	87					75-110 mg/dL
CRP	0.17	0.16	0.05			0.05		0.03	0.02	0.01		<0.10 mg/dL
HBsAg							0.1					<1.0 COI
HCV							0.1					<1.0 COI
ZTT							10.6					4.0-12.0
TTT							7.6					1.5-7.0
EBVCA IgM							<10					<10
EBVCA IgG							160					<10
EBV EBNA							20					0-10 x
IgM HA							−					−

血算	−365	1病日	5	12	19	49	50	54	58	61	70	基準範囲
白血球	6.83	7.15	6.39	5.98	4.96	4.65	5.38	5.11	6.23	5.26	6.09	2.97-9.13×10^3/μL
好中球(Band)					0							0-15%
好中球(Seg)					46							28-68%
好中球(B+S)		57.2						44.8	47.1	46.9		42-75%
リンパ球		36.9			45			48.3	46.2	44.9		17-57%
単球		4.0			6			5.1	4.7	5.9		0-10%
好酸球		1.8			2			1.6	1.8	1.9		0-10%
好塩基球		0.1			0			0.2	0.2	0.4		0-2%
異型リンパ球					0							0%
後骨髄球					0							0%
骨髄球					0							0%
赤血球	4.77	4.86	4.89	4.85	4.97	4.86	4.91	4.81	4.82	4.84	4.83	4.14-5.63×10^6/μL
ヘモグロビン	14.8	15.0	15.3	15.0	15.2	15.2	15.0	14.7	15.4	14.8	14.9	12.9-17.4 g/dL
ヘマトクリット	43.1	44.4	43.4	43.5	44.8	44.0	45.1	43.8	44.2	43.1	43.0	38.6-50.9%
MCV	90.4	91.4	88.8	89.7	90.1	90.5	91.9	91.1	91.7	89.0	89.0	84.3-99.2 fL
MCH	31.0	30.9	31.3	30.9	30.6	31.3	30.5	30.6	32.0	30.6	30.8	28.2-33.8 pg
MCHC	34.3	33.8	35.3	34.5	33.9	34.5	33.3	33.6	34.8	34.3	34.7	32.2-35.5%
血小板	33.2	29.8	29.0	30.7	28.7	28.5	29.3	30.4	33.0	34.0	30.8	14.3-33.3×10^4/μL

凝固検査	−365	1病日	5	12	19	49	50	54	58	61	70	基準範囲
PT						11.4	11.8	12.1		12.1	12.1	正常対照±10%
PT-INR						0.92	0.96	0.97		0.97	0.98	0.85-1.15
APTT						29.4	31.6	30.6				23.0-38.0 sec
フィブリノゲン						202.6	215.5					180-350 mg/dL

＊：病態基準範囲

13 項目の解釈

1. **栄養状態はどうか**　albumin, total cholesterol, cholinesterase

    1 病日の患者の栄養状態に関しては，アルブミン，総コレステロール，コリンエステラーゼがいずれも計測されておらず，判断が難しい．ただ，49 病日に，アルブミン，総コレステロール，尿酸，コリンエステラーゼが基準範囲内もしくはそれ以上であるので，栄養状態は悪くない．また，貧血がないことも栄養状態のよいことを支持している．

2. **全身状態の経過はどうか**　albumin, platelet

    アルブミンは基準範囲内で低下していないので，アルブミンから全身状態の悪化はない．

    血小板も 1 病日から基準範囲内で変動しないので，血小板からは全身状態の悪化は考えにくい．

3. **細菌感染症はあるのか**　left shift

    1 病日，白血球は 7,150/μL と基準範囲内で，自動血球計数器であるが好中球は 57.2% で 90% を超えないので，左方移動がない可能性が高い．19 病日の目視による白血球分画でも桿状核球は 0% で，白血球の左方移動はない．

    1〜5 病日の白血球の変動も小さく，好中球が消費されるような細菌感染症は考えにくい．

4. **細菌感染症の重症度は**　left shift, CRP, white blood cell

    細菌感染症がないので，重症度を判断する必要がない．

5. **敗血症の有無**　platelet, fibrinogen

    細菌感染症がないので，敗血症はない．

6. **腎臓の病態**　creatinine, UN, UA, urinalysis, Ca, P

    クレアチニンは基準範囲内で，糸球体濾過量の低下はない．UN も大きな変動なく，蛋白異化亢進の所見もない．腎機能は保たれている．

7. **肝臓の病態**　ALT, AST, T. Bil, D. Bil, albumin, total cholesterol, cholinesterase

    以前から軽度の肝細胞傷害を認め，19 病日から 1 か月以上，中等度〜高度の肝細胞傷害が持続していた．ビリルビンの代謝能が低下した可能性が高いが，アルブミンなどの合成能は保たれていたので，重篤な肝機能障害には陥っていない．AST/ALT も重症の肝細胞傷害を示唆していない．ALP および γGT も ALT に連動して上昇している．長期間に及ぶが一過性であるので薬剤性肝障害は否定できない．

8. **胆管の病態**　ALP, γGT, D. Bil

    ビリルビンの上昇は，間接ビリルビン優位であり，胆管・胆道閉塞の所見ではない．ALP よりも γGT が大きく変動しており，γGT を誘導しやすい薬剤の関与も考慮しなければならない．肝細胞傷害に連動する ALP および γGT の上昇であるので，薬剤性肝障害は鑑別に挙がる．

9 **細胞傷害**　LD, CK, ALT, AST, amylase

　　19〜54病日にLDの上昇を認め，ALTに連動しているので肝細胞傷害による上昇である。

　　CK上昇がないため，心筋細胞および骨格筋細胞傷害は考えにくい。ヘモグロビン低下もないので溶血も考えにくい。

10 **貧血**　Hb, MCV, haptoglobin, reticulocyte, erythropoietin

　　貧血はなく，ヘモグロビンの低下もない。

11 **凝固・線溶の異常**　PT, APTT, fibrinogen, D-dimer, AT

　　PT，APTTおよびフィブリノゲンが基準範囲内で，凝固・線溶に異常を認めない。

12 **電解質異常**　Na, K, Cl, Ca, P, Mg

　　電解質に大きな変動はなく，特に異常を認めない。

13 **動脈血ガス**

　　計測されていない。

14 **その他の検査**

　　HBsAg，HCVおよびIgM HAが陰性で，B型，C型およびA型肝炎ではない。EBウイルスもはっきりした感染所見はない。

総合解釈

−365病日，栄養状態はよいが，ALTが軽度上昇しているので，軽度の肝細胞傷害を認める。ALPは基準範囲内で，γGTが高値になっているので，アルコールによる肝細胞傷害が考えやすい。ただ，AST＜ALTでアルコール性肝障害のパターンではないので，脂肪肝による肝細胞傷害の可能性が高い。

50病日の肝炎ウイルスの検査において，A型，B型およびC型肝炎が否定される。

INH内服から26日目の19病日に，著しいALTの上昇を認め，AST，γGT，ALPおよび総ビリルビン上昇を伴っている。INHによる薬剤性肝細胞傷害が最も考えやすい。肝細胞傷害は54病日まで継続し，58病日からは軽快しているので，35日間中等度〜高度の肝細胞傷害が続いた。ASTはALTと連動しているので肝細胞傷害によると考えられるが，AST/ALT＝1/2程度で，ALTに比べASTが低い印象がある。γGTおよびALPもALTに連動しているので，肝細胞傷害に伴う上昇と考えてよい。

ビリルビンは時に1.0 mg/dLを超えるが，直接ビリルビンが30％未満であるので溶血を考えたくなる。しかし，ヘモグロビンの低下が認められないので，溶血はあってもごく軽度である。

LD上昇はALTと連動しており，肝細胞傷害に伴うと考えられる。

診断と臨床経過

診断 薬剤性肝障害，脂肪肝

−67病日に結核患者との接触があった。−10病日にクオンティフェロン陽性とな

り，−7病日からINHおよびビタミンB_6の予防内服を開始した．1週間ごとの血液・化学検査で1か月経過を追っていたが，肝機能障害の増悪を認めなかった．17病日に風邪様の症状があり，19病日に血液検査を行ったところ肝細胞傷害の増悪を認めた．すぐにINHを中止し，1週間入院したが肝機能に悪化傾向はなく，自覚症状も改善したため自宅療養となった．その後，検査値および症状の増悪は認めなかった．

■ 臨床経過を加えた考察

　脂肪肝にて軽度肝細胞傷害のある人に，INH 0.3 g/日の内服を行い，中等度〜高度の肝細胞傷害を生じた症例である．

　INH内服後24日目（17病日）に風邪様の症状が発症しており，INHを中止しても54病日まで肝細胞傷害は継続した．70病日にはALTはほぼ元の値に戻った．ビリルビンは2 mg/dL程度まで上昇し，ALTと連動しているので肝細胞傷害に伴うビリルビン代謝障害と考えたい．

　薬剤性肝細胞傷害は頻度の高い病態であるが，種々の治療が同時に行われているため，薬剤性のみの病態と考えてよいか迷う症例も多い．今回の症例は，脂肪肝はあるものの健常人にINHを投与することにより生じた薬剤性肝障害の症例であり，純粋な薬剤性肝細胞傷害の症例である．これだけの肝細胞傷害があっても，CRPは陰性でありマクロファージの活性化は認められない．

この症例で学べたこと

1　INHを使用して26日目から肝細胞傷害が出現している．
2　INHを中止しても，ALT 600〜800 U/L程度の肝細胞傷害が35日間継続した．
3　INHによる肝障害では，ALTのほうがASTより2倍高い．
4　INHによる肝障害でγGT，ALPも著しい高値を示した．
5　INHによる肝障害では，CRPは陰性で炎症反応を示さなかった．

症例20　70代男性，1病日ショック状態にて入院した

主な検査の読み方

❶ ALT
　　　入院前，ALTは基準範囲内か軽度上昇している。入院後もALTは軽度〜中等度に上昇しており，4病日が最も高く166 U/Lである。持続的に軽度肝細胞傷害を認める。

❷ AST
　　　ASTはALTに連動して上下しているので，基本的には肝細胞傷害に伴う上昇と考えてよい。AST/ALT>2であるので，アルコール性肝障害を考慮しなければならない。ただし，肝細胞以外の細胞傷害でASTが上昇している可能性もある。
　　　1〜5病日にAST/ALT>2にてASTおよびALTの上昇を認めるが，入院後に飲酒しているとは考えにくく，他の細胞傷害が加わり，AST>ALTになっている可能性が高い。

❸ ビリルビン（肝代謝能）
　　　総ビリルビンは入院前から高値であり，−100病日には直接型が53％で，肝細胞傷害型のビリルビン上昇である。4病日から急激な上昇を認め，直接ビリルビンが優位であるが，肝代謝能が悪化している。ヘモグロビンおよびMCVの変動も著しく，輸血が行われたとすれば，ビリルビン上昇に関して溶血も考慮しなければならない。

❹ 肝臓での産生物質（肝合成能）
　　　アルブミン，コリンエステラーゼおよび総コレステロールは低値である。CRPは基準範囲内で炎症はなく，肝臓での合成能低下を考えたい。
　　　栄養不良もしくは肝合成能低下は否定できない。

13項目の解釈

1　栄養状態はどうか　　albumin, total cholesterol, cholinesterase
　　　1病日，アルブミン，総コレステロールおよびコリンエステラーゼがすべて低値で，栄養不良の患者が入院してきた。−200病日にも，アルブミン2.5 g/dLおよびコリンエステラーゼ68 U/Lであり，すでに低栄養を疑わせる。
　　　4病日，CRPが5.36 mg/dLと軽度高値で炎症を認め，消費亢進によるアルブミン低下も考慮しなければならない。ただ，アルブミンは以前から低値であり，炎症による消費亢進のみでは説明できない。

症例20 70代男性, 1病日ショック状態にて入院した

生化学	−300	−200	−100	1病日 11:00	1 16:00	1 21:00	2	3	4	5	6	7	8	基準範囲
TP	6.8	6.6	7.1	6.2	3.3	5.1	5.4	5.6	5.6	5.8	6	6	6.1	6.5-8.0 g/dL
Alb	2.5	2.5	2.8	2.1	1.5	2.5	2.8	2.8	2.7	2.8	2.8	2.7	2.8	4.0-5.0 g/dL
UN	9	14	13	23	18	26	32	40	48	49	34	31	36	8-21 mg/dL
Cre	0.73	0.86	0.71	3.38	2.28	3.53	3.49	2.59	2.63	1.87	1.36	1.18	1.33	0.63-1.05 mg/dL
eGFR				15	23	14	15	20	20	29	41	48	42	
UA	6.5						10.6	10.6	10.5	9.5	7.3	5.3	4.8	3.8-8.0 mg/dL
T-Cho	134			59										128-219 mg/dL *
AST	160	53	66	65	51	223	438	520	361	164	81	51	41	11-28 U/L
ALT	61	41	38	32	20	59	115	160	166	119	75	55	44	9-36 U/L
γGT	91	25	65	63	29			65	81	90	86	87	79	13-70 U/L
T-Bil	3.34	1.73	2.14	4.40		3.43	3.01	4.74	6.90	10.42	14.23	17.93	21.75	0.30-1.40 mg/dL
D-Bil			1.13			1.85	1.65		4.17	6.50	9.00	11.54	13.93	0.10-0.40 mg/dL
ALP	850	633	637	565	231			258	240	242	233	249	250	115-300 U/L
LD	437	322	303	429	271	718	962	926	601	402	351	330	311	120-230 U/L
CK		156		412	582	2038	2739	3279	1222	477	219	113	56	43-272 U/L
CK-MB				21										3-15 U/L
AMY		112		93		1826	1280	871	198	150	103	87	116	44-127 U/L
ChE		68		49	76				197	208	215	220	214	195-466 U/L
Na		138		135	143	138	139	141	145	148	153	157	155	136-145 mmol/L
K		3.6		4.0	3.6	4.5	3.7	4.4	4.4	4.5	4.5	4.7	4.1	3.4-4.5 mmol/L
Cl		108		100	112	99	101	102	107	114	120	120	122	100-108 mmol/L
Ca		9.2		8.1	5.4	7.4	7.2							8.7-10.3 mg/dL
P		3.6		9.5	7.2									2.5-4.6 mg/dL
Glu		123		145	68	109	97	94	126	119	126	129	134	75-110 mg/dL
CRP		0.03		0.04	0.03				5.36	5.10	4.66	4.53	4.77	<0.10 mg/dL
Mg				2.1										1.8-2.3 mg/dL
HbA1c								4.9						4.6-6.5%
NH₃	67	112	58	144										12-66 μg/dL
トロポニンT				<0.05										<0.1 ng/mL
H-FABP				(+)										−

血算	−300	−200	−100	1病日	1	1	2	3	4	5	6	7	8	基準範囲
白血球	2.56	2.49	3.13	10.98	6.42	4.30	1.86	2.01	4.27	4.16	4.07	5.19	6.96	2.97-9.13×10³/μL
好中球(Band)				8	14	15	27	26	30		9		9	0-15%
好中球(Seg)				81	76	61	31	34	40		43		70	28-68%
好中球(B+S)			41.8							62.1		71.7		42-75%
リンパ球			38.6	7	5	15	27	21	7	10.3	13	9.1	9	17-57%
単球			12.4	2	5	7	7	16	13	22.6	27	14.8	10	0-10%
好酸球			6.8	2	0	0	1	1	5	4.8	6	4.2	2	0-10%
好塩基球			0.4	0	0	0	0	0	0	0.2	2	0.2	0	0-2%
異型リンパ球				0	0	0	1	0	0	0	0	0	0	0%
後骨髄球				0	0	2	2	2	3	0	0	0	0	0%
骨髄球				0	0	0	4	0	2	0	0	0	0	0%
赤芽球				1	4	3	5	2	2	0	0	0	0	0%
赤血球	3.79	3.54	4.29	2.48	1.69	2.78	3.23	3.37	3.42	3.44	3.36	3.49	3.47	4.14-5.63×10⁶/μL
ヘモグロビン	13.6	12.4	14.0	9.5	5.7	8.9	10.1	10.4	10.5	10.6	10.7	10.9	11.0	12.9-17.4 g/dL
ヘマトクリット	39.6	37.0	42.9	29.1	17.1	25.8	29.1	30.5	32.0	33.4	33.4	34.8	34.9	38.6-50.9%
MCV	104.5	104.5	100.0	117.3	101.2	92.8	90.1	90.5	93.6	97.1	99.4	99.7	100.6	84.3-99.2 fL
MCH	35.9	35.0	32.6	38.3	33.7	32.0	31.3	30.9	30.7	30.8	31.8	31.2	31.7	28.2-33.8 pg
MCHC	34.3	33.5	32.6	32.6	33.3	34.5	34.7	34.1	32.8	31.7	32.0	31.3	31.5	32.2-35.5%
血小板	1.9	4.2	3.3	4.0	1.3	0.8	1.4	2.5	1.9	2.7	2.7	2.2		14.3-33.3×10⁴/μL

凝固・線溶	−300	−200	−100	1病日	1	1	2	3	4	5	6	7	8	基準範囲
PT	19.6	17.2	15.7	>60.0	25.8	22.1	19.0	19.9	21.7	21.5	21.7	23.0	24.0	正常対照±10%
PT-INR	1.74	1.45	1.32	算定不能	1.98	1.71	1.48	1.55	1.68	1.68	1.68	1.79	1.85	0.85-1.15
APTT		35.8		>200.0	170.9	42.4	36.8	37.9	38.2	38.7	38.8	41.4	44.4	23.0-38.0 sec
フィブリノゲン		147.0		<40.0	48.6	87.0	122.5	159.1	187.9	192.9	198.8	188.2	166.9	180-350 mg/dL
D-dimer		2.4		268.6	129.3	84.8	57.6	42.7	24.9	19.0	17.0	17.2	26.3	≦1.0 μg/mL
AT	36.6			21.8	32.7	43.9	49.2							80-120%
HPT				31.7			47.2	37.0	30.8	27.9	26.7	23.0	21.2	70-140%

動脈血ガス	−300	−200	−100	1病日	1	1	2	3	4	5	6	7	8	基準範囲
酸素濃度(FiO₂)				1.00	1.00	0.80	0.50	0.50	0.50	0.50	0.50			
pH				7.18	7.268	7.371	7.439	7.488	7.415	7.423	7.407			7.340-7.450
PaCO₂				19.4	22.6	31.2	37.7	40.6	49.4	47.8	50.9			32.0-45.0 mmHg
PaO₂				221.0	185.0	134.0	110.0	78.0	79.1	89.7	91.4			75.0-100.0 mmHg
HCO₃				7.0	10.0	17.6	25.0	30.5	31.0	30.7	31.4			22-28 mmol/L

Band:桿状核好中球, Seg:分葉核好中球, B+S:桿状核好中球+分葉核好中球
*:病態基準範囲

2 全身状態の経過はどうか　albumin, platelet

　　　アルブミンは，1病日に急激に低下し2病日には回復している。急激な変化で体内水分量を考慮する必要があるが，クレアチニンは高値で，ヘモグロビンと逆に動いている。体内水分量増減の推定が難しく，アルブミンの変動を正確に把握できない。アルブミンで患者の全身状態の経過を判断できない。

　　　血小板は入院前から低値で大きな変動がない。血小板では，血管内炎症の推定ができないため，全身状態を判断できない。

3 細菌感染症はあるのか　left shift

　　　入院前白血球は低値であるが，1病日11：00には，10,980/μL と増加している。しかし，左方移動は認めないので滞留プールから白血球が血中に動員されたと考えてもよく，細菌感染症は生じていない。1病日16：00以後，白血球は徐々に減少し桿状核球が多くなり，左方移動を認める。細菌感染が生じたと考えてよい。

　　　ただ，1病日16：00にはヘモグロビンの著しい低下があり，大量出血が生じていれば，桿状核球の割合の増加（左方移動）が認められる場合があるので，注意を要する。

4 細菌感染症の重症度は　left shift, CRP, white blood cell

　　　1病日16：00から，白血球が減少するに伴い幼若白血球の割合が増加し，左方移動を認めている。感染巣で好中球消費が亢進し，骨髄で好中球産生が亢進している。桿状核球が分葉核球数を超えないので，定義としては中等度左方移動が認められる。しかし，2病日，幼若好中球（桿状核球＋後骨髄球＋骨髄球）は分葉球数を超えており，高度左方移動があると判断してよい。高度左方移動があり白血球数が減少しているので重症感染症を否定できない。3病日から白血球数が上昇し，左方移動も中等度になり，好中球の消費減少を示しているので，細菌感染症は改善している。

　　　CRPは最高値で5.36 mg/dLであり，CRP値からは細菌感染症はあっても軽症であり矛盾している。

　　　白血球（数＋分画）とCRPからの細菌感染症の判断に乖離があり，入院前から白血球数が基準範囲以下であることが影響しているかもしれない。また，大量の出血があれば，細菌感染症がなくても白血球が消費された状態になり，左方移動を生じてもよい。

5 敗血症の有無　platelet, fibrinogen

　　　入院前から血小板が減少しており，敗血症の有無の判断は難しい。フィブリノゲンも入院前から低値であるが，1病日は著しく低下しており，敗血症合併を否定できない。

6 腎臓の病態　creatinine, UN, UA, urinalysis, Ca, P

　　　入院前クレアチニンは基準範囲内で，糸球体濾過量の低下はない。1病日，クレアチニンが上昇し糸球体濾過量が低下している。3病日からはクレアチニンは低下し，糸球体濾過量は徐々に改善しているが，8病日でも入院前の糸球体濾過量に回復していない。一時的な腎血流量の低下でよいか迷う。

UN は 3 病日までクレアチニンと同じ動きをするが，4 病日からは UN が高く，乖離が認められる．蛋白異化亢進や軽度の消化管出血を考慮する必要がある．しかし，UN は高値が続き，一過性でなく，消化管出血は考えにくい．

7 肝臓の病態　ALT, AST, T. Bil, D. Bil, albumin, total cholesterol, cholinesterase

ALT は上昇しているが 200 U/L 以下であり，軽度の肝細胞傷害である．AST＞ALT であるので，肝硬変，アルコール性肝障害を考慮する必要がある．AST/ALT＞2 よりアルコール性肝障害のほうが考えやすい．ただ，γGT は著しく高値ではなく，アルコール性を支持しない．AST 上昇は ALT と連動しており，肝細胞傷害の可能性が高い．

総ビリルビンは入院前から高値であり，肝代謝能障害を認める．4 病日から急激な上昇を認め，肝代謝能は悪化している．

アルブミン，コリンエステラーゼおよび総コレステロールは低値であり，炎症所見も乏しいので，栄養不良もしくは肝合成能低下が考えられる．

ビリルビンが入院前から高値であり，アルブミン低値などを考慮すると，肝細胞傷害は軽度であるが肝代謝能および合成能が低下しており，肝硬変の所見である．

8 胆管の病態　ALP, γGT, D. Bil

総ビリルビン上昇は直接ビリルビン優位であるが，直接ビリルビン/総ビリルビンは 0.52〜0.64 であり，肝細胞傷害型を呈している．γGT は軽度上昇であり，ALP も入院後に基準範囲内になっている．胆管および胆道閉塞はない．

入院前に ALP が高値であるが，胆道系 ALP であるかの判断が難しい．

9 細胞傷害　LD, CK, ALT, AST, amylase

入院前にすでに LD は高値である．ALT および CK ともに高くなく，肝細胞，骨格筋細胞，心筋細胞傷害は考えにくい．傷害されている細胞の推定は難しい．

LD は 1 病日 21：00 から 4 病日までさらに高値であり，ALT および CK 高値に伴う上昇も含まれるが，LD 上昇のすべてを説明できない．他の細胞傷害も加わっている．ヘモグロビン低下があり，溶血は考慮する必要がある．

10 貧血　Hb, MCV, haptoglobin, reticulocyte, erythropoietin

入院前に貧血は認めないが，MCV 100 fL を超え大球性である．100〜105 fL であり悪性貧血を示唆するほど大球性でないこと，恒常的に高値であることより，葉酸が肝細胞増殖に使用されるため骨髄で相対的に減少している可能性がある．

入院後，著しいヘモグロビン低下を認め，出血もしくは溶血が考えられる．ビリルビンからは溶血の判断は難しい．UN の動きからは大量の消化管出血は考えにくい（大量出血では UN が一過性に上昇するが，2〜3 日で速やかに前値に復する）．したがって，他の部位からの出血も考慮しなければならない．

MCV は 1〜3 病日で低下しており，MCV の異なる赤血球の輸血が行われたと考えてよい．

11 凝固・線溶の異常　PT, APTT, fibrinogen, D-dimer, AT

入院前にも PT 延長，AT 低下を認める。凝固因子の低下があり，"7　肝臓の病態"を考慮すると，消費亢進がなければ，肝合成能低下による凝固因子の産生低下が考えられる。

入院後に，PT，APTT 延長が著明で，フィブリノゲン低下，D-dimer 上昇が著明である。その後，急激に D-dimer は低下している。Hyperfibrinolytic state＋Fibrinolytic shutdown の所見であり，多発外傷は念頭に置く必要がある。

フィブリノゲンは 2 病日には上昇傾向にあり，血漿成分輸血がなければ，全体的に 2 病日から回復に向かっている。

12 電解質異常　Na, K, Cl, Ca, P, Mg

Na，Cl は徐々に上昇しており，糸球体濾過量がある程度保たれた 5 病日以後も上昇している。点滴などによる NaCl の過剰投与の可能性がある。

1 病日に低 Ca 血症，高 P 血症を認める。糸球体濾過量低下が要因と考えられる。

13 動脈血ガス

❶ pH からアシデミアもしくはアルカレミアを判断する

1 病日，pH7.180 でアシデミアがある。

❷ 呼吸性か代謝性かを判断する

HCO_3＝7.0＜24 mmol/L であり，代謝性アシドーシスを認める。

❸ Anion gap を求める

$Na-(Cl+HCO_3)$＝135－(100＋7.0)＝28.0 mmol/L である。アルブミンが 2.1 g/dL であるので補正を行うと，補正 Anion gap＝Anion gap＋(2.5〜3.0)×(4.0－アルブミン値)＝28.0＋(2.5〜3.0)×1.9＝32.75〜33.70＞14.0 であり，Anion gap が開大する代謝性アシドーシスがある。

❹ 補正 HCO_3 値から，代謝性アルカローシスを判断する

補正 HCO_3＝HCO_3＋(補正 Anion gap－12)＝7.0＋(33.7－12)＝28.7＞26 mmol/L より代謝性アルカローシスがある。

❺ 一次性酸塩基平衡に対する代償性変化を判断する

代謝性アシドーシスに対して，$\Delta Paco_2$＝(1.0〜1.3)×ΔHCO_3＝(1.0〜1.3)×(24－HCO_3)＝(1.0〜1.3)×17.0＝17.0〜22.1 mmHg となり，40－(17.0〜22.1)＝17.9〜23.0 mmHg まで代償範囲内である。$Paco_2$＝19.4 mmHg で，代償範囲内の呼吸性アルカローシスがある。

❻ 総合的に判断する

代謝性アシドーシス＋代謝性アルカローシス＋代償性呼吸性アルカローシスの所見である。代謝性アルカローシスがあるので，もともと呼吸性アシドーシス＋代償性代謝性アルカローシスが存在した可能性がある。代謝性アシドーシスを呈する病態となり，人工呼吸器下において過換気が加わり，このような動脈血ガス分析になっている。

簡易 $AaDO_2=[(大気圧-47)\times FiO_2-Pa_{CO_2}/0.8]-Pa_{O_2}=[(705-47)\times1.0-19.4/0.8]$ $-221=412.75$ となり開大している。ただし，大気圧$=705$ mmHg（松本）にて計算した。酸素化障害も認めている。

14　その他の検査

NH_3 は高値で，肝における代謝障害を認める。肝代謝能が障害されており，慢性肝疾患であれば肝硬変を疑う。

■ 総合解釈

入院前から肝合成能および肝代謝能障害があり，肝硬変が疑われる。総蛋白とアルブミンの差からはγグロブリンの増加がないので，ウイルス性肝炎の進行による肝硬変は考えにくい。AST/ALT＞2 からはアルコール性肝障害が疑われるが，γGT 上昇は軽度であり，アルコール性肝障害に合致しない。AST＞ALT の軽度肝細胞傷害は，肝臓に残存する細胞の減少を示唆していれば，肝硬変として矛盾しない。入院前の血小板減少，白血球数減少は肝硬変に伴う脾機能亢進が原因と考えてよい。

急性のヘモグロビン低下は溶血もしくは出血を否定できない。一時的に糸球体濾過量が低下し，その後回復しているのは腎血流量減少が考えやすく，大量出血があればショックに合致する。入院前から血小板および凝固因子が低値であり，出血を起こしやすい状態ではあった。クレアチニンと UN からは，一過性の UN の上昇と読むことができるか難しいが，大量出血の所見ではない。

高度の代謝性アシドーシスは，ショックがあれば解釈できる。代謝性アシドーシスが 2 病日には改善し，代謝性アルカローシスが著明になっている。もともと代謝性アルカローシスの状態があったと考えられる。

D-dimer は 1 病日に著しい高値であるが，急激に低下しており，多発外傷を考慮しなければならない。

高度の左方移動があり，白血球数が減少しているので重症細菌感染症が考えやすい。ただ，CRP は軽度上昇にとどまり，肝硬変があったとしても重症感染症としては低すぎる。また，赤芽球の出現も通常の細菌感染症では認められない。出血に伴い，赤芽球とともに幼若白血球が出ている可能性がある。

■ 診断と臨床経過

診断 肝硬変（アルコール性）＋出血性ショック（骨盤骨折）

アルコール依存症およびアルコール性肝硬変にて加療されていた。−1 病日転倒し骨盤部を打撲した。1 病日意識障害を認めたため入院となった。骨盤骨折による出血性ショックと診断された。経過中，明らかな細菌感染症は認められなかった。

■ 臨床経過を加えた考察

基礎疾患としてアルコール性肝硬変があり，骨盤骨折による出血性ショックで入院

した患者の経過である．アルコール性肝硬変であり，ウイルス性肝炎に伴う肝硬変でないのでγグロブリン(総蛋白－アルブミン)上昇が著明ではない．

　肝硬変により，肝代謝能および合成能が低下し，アルブミン，総コレステロール，コリンエステラーゼ，凝固因子など肝臓で産生される蛋白が低下していた．また，肝代謝能低下のため肝細胞傷害型ビリルビン上昇を呈していた．

　また，脾機能亢進による血小板減少を伴っていたので，骨盤骨折により骨盤内大量出血となった．出血の吸収過程で間接ビリルビンが上昇し，総ビリルビン値の上昇を助長したと考えてよい．3病日以後のクレアチニン・UN の乖離も，出血吸収による蛋白異化亢進が影響していたかもしれない．

　慢性肝障害に伴い赤血球は大球性になっているが，大量出血のため MCV の小さな赤血球を輸血したのであれば，MCV の著明な低下を説明できる．また，血漿製剤輸血によりフィブリノゲン低下も急速に改善している．

　出血性ショックにより代謝性アシドーシスになった．しかし，もともと代謝性アルカローシスが存在していれば，代謝性アシドーシスの改善により代謝性アルカローシスになる．ただし，−200病日の Na−Cl は30であり，HCO_3 上昇がないので積極的に代謝性アルカローシスの存在を示唆しないが，K は 3.6 mmol/L と基準範囲内でも低めであり，代謝性アルカローシスの存在を支持する．

　左方移動があるので，細菌感染症があると考えたい．白血球減少もあるので重症と判断したいが，明らかな細菌感染は認められなかった．細菌感染症では通常認められない赤芽球も数％出現している．多発骨折および出血にて幼若な好中球が骨髄から血管内へ出てきた可能性がある．脾機能が亢進していて骨髄の好中球ストックが少なかったことも影響しているかもしれない．

この症例で学べたこと

1. アルコール性肝硬変は，γ グロブリンの著しい上昇を伴わない．
2. 肝硬変では，肝細胞傷害が乏しくても，肝合成能および肝代謝能が障害される．
3. アルコール性肝細胞傷害では，AST/ALT が 2 以上になる．
4. 大量出血にて白血球が失われ，左方移動が生じる可能性がある．脾機能亢進にて骨髄に好中球ストックが少なければ，より左方移動を助長する可能性がある．

症例21　40代男性，血圧低下により入院した

主な検査の読み方

① ALT

　1病日11：10にALTは3,980 U/Lであり，高度肝細胞傷害が認められる．AST＞ALTであるので，ミトコンドリアASTが血中に放出されており，重症の肝細胞傷害と判断できる．18：00にはALT 5,050 U/Lであり，肝細胞傷害は継続している．

　2病日6：00にALTは5,050 U/Lと低下していないので肝細胞傷害は続いている．ただ，3病日6：00には2,600 U/Lで，2病日6：00の5,050 U/Lから半減しており，少なくとも3病日6：00には新たな肝細胞傷害は生じていない．

　その後，ALTはその半減期に従い急速に低下している．ALTの半減期は47時間とされているが，本症例では24時間より短く，ALTの半減期は従来考えられているよりも短い．

② AST

　ASTはALTに連動しており，肝細胞傷害に伴う上昇と考えてよい．ASTの増減からは，肝細胞傷害は1病日18：00まで続き，その後軽減している．ASTの半減期は17時間とされているが，本症例ではそれよりも短く，ASTの半減期は従来考えられているよりも短い．

　一過性の肝細胞傷害の場合，従来考えられていたAST，ALTの半減期より短い．

③ ビリルビン（肝代謝能）

　総ビリルビンは1病日に1.82 mg/dLと軽度高値であるが，3病日には基準範囲内となった．重症肝細胞傷害を認めたが，一過性であったため肝代謝能障害も一時的であったと考えてよい．1病日の直接ビリルビン/総ビリルビンは34％で，間接ビリルビン優位であったが肝細胞傷害型を呈していた．

④ 肝臓での産生物質（肝合成能）

　アルブミンは7病日まで低下し，その後上昇している．CRPが高値であり，炎症による消費亢進を否定できないので，アルブミン低下を産生低下のみで論じられない．しかし，コリンエステラーゼは高値を持続しており，重篤な肝合成能障害はない．総コレステロールは1病日しか測定されていないので，コレステロールからは判断できない．

　全体的には，一過性に肝臓の合成能が軽度低下しているかもしれないが，すぐに回復している．

症例21 40代男性，血圧低下により入院した

生化学	1病日 11:10	1 18:00	2 6:00	2 16:00	3 6:00	3 16:00	4 6:00	4 16:00	5	7	9	11	基準範囲
TP	6.9		6.1		5.5		5.6		5.8	5.7	6.8	7.0	6.5-8.0 g/dL
Alb	4.6		3.9		3.5		3.5		3.5	3.4	4.1	4.2	4.0-5.0 g/dL
UN	33	47	66	75	79	83	84	87	90	87	67	45	8-21 mg/dL
Cre	3.91	4.56	6.07	7.00	8.05	8.40	8.52	8.24	7.56	5.27	3.27	1.92	0.63-1.05 mg/dL
eGFR	15	13	9	8	7	7	6	7	7	11	18	33	
UA	12.3	15.0	16.3	16.3	15.8	15.6	15.2		14.6	13.4	10.7	8.1	3.8-8.0 mg/dL
T-Cho	208												128-219 mg/dL *
HDL-C	39												>40 mg/dL *
LDL-C	118												<139 mg/dL *
TG	148												≤150 mg/dL *
AST	5060	8080	6950	4390	1802	1026	425	270	146	57	37	35	11-28 U/L
ALT	3980	5050	5050	4420	2600	1730	829	512	252	57	39	40	9-36 U/L
γGT	135	125	143	161	159	163	165		185	183	162	126	13-70 U/L
T-Bil	1.82	1.21	1.40	1.53	1.16	1.12	1.04	1.15	0.90	0.60	0.66	0.82	0.30-1.40 mg/dL
D-Bil	0.53									0.13	0.13	0.15	0.10-0.40 mg/dL
ALP	247	232	260	280	251	251	247		263	242	239	221	115-330 U/L
LD	6790	9040	7390	4480	1548	936	678	656	609	437	383	346	120-230 U/L
CK	356	641	1454	1370	682	412	192	123	77	41	66	67	43-272 U/L
CK-MB	9	72	127	91	33	19	10	8	5	4			3-15 U/L
AMY	80	126	144	121	111	124	136	149	164	178	186	148	44-127 U/L
P-AMY	42									161			22-55 U/L
ChE	560	507	510	528	477	477	458		461	443			195-466 U/L
Na	137	139	136	136	137	136	140		141	141	147	140	136-145 mmol/L
K	6.9	4.5	3.9	3.9	3.6	3.7	3.7		3.9	4.2	4.9	4.7	3.4-4.5 mmol/L
Cl	96	97	98	99	100	101	102		104	106	112	104	100-108 mmol/L
Ca	7.7								7.9		8.9		8.7-10.3 mg/dL
補正Ca	7.6								8.7		9.1		8.7-9.9 mg/dL
P	10.2												2.5-4.6 mg/dL
Mg	1.9												1.8-2.3 mg/dL
Glu	237		231	211	199	206	184		174	168	189	152	75-110 mg/dL
CRP	2.78	5.97	14.62	15.39	13.45	11.72	9.43		6.63	2.51	1.68	0.69	<0.10 mg/dL
ACE										7.9			7-25 U/L
HbA1c	7.2												4.3-5.8%
トロポニンT	0.81												<0.10 ng/mL
H-FABP	(+)									(−)			
TPAb	<2.0												<10.0 U
HBsAg	0.2												<1.0 COI
HCV	0.1												<1.0 COI
血算	1病日	1	2	2	3	3	4	4	5	7	9	11	基準範囲
白血球	14.79	10.60	13.13	12.99	11.03	10.23	8.73	8.97	7.83	8.04	10.62	8.02	2.97-9.13×10³/μL
好中球	84.6	84.2	85.4	88.9	86.7	84.8	82.8	80.4	75.1	73.2	79.1	64.3	42〜75%
リンパ球	7.3	8.8	10.1	6.8	8.6	10.1	9.4	10.0	12.0	15.2	14.2	28.8	17-57%
単球	8.0	7.0	4.4	4.2	4.4	4.8	7.4	8.6	10.6	8.3	4.7	3.6	0-10%
好酸球	0.0	0.0	0.0	0.0	0.1	0.2	0.5	0.9	2.0	3.1	1.8	3.1	0-10%
好塩基球	0.1	0.0	0.1	0.1	0.2	0.1	0.1	0.1	0.3	0.2	0.2	0.2	0-2%
赤血球	5.18	4.88	5.16	5.35	5.16	5.13	5.09	5.19	5.12	5.17	5.49	5.68	4.14-5.63×10⁶/μL
ヘモグロビン	15.5	14.4	15.2	15.9	15.2	15.1	15.2	15.6	15.2	15.2	16.6	16.9	12.9-17.4 g/dL
ヘマトクリット	44.8	41.5	43.3	43.7	42.2	42.4	42.6	43.2	43.0	43.8	47.7	49.4	38.6-50.9%
MCV	86.5	85.0	83.9	81.7	81.8	82.7	83.7	83.2	84.0	84.7	86.9	87.0	84.3-99.2 fL
MCH	29.9	29.5	29.5	29.7	29.5	29.4	29.9	30.1	29.7	29.4	30.2	29.8	28.2-33.8 pg
MCHC	34.6	34.7	35.1	36.4	36.0	35.6	35.7	36.1	35.3	34.7	34.8	34.2	32.2-35.5%
血小板	5.7	4.1	3.6	3.1	3.4	3.7	5.0	5.7	6.3	10.4	17.7	23.4	14.3-33.3×10⁴/μL
凝固・線溶	1病日	1	2	2	3	3	4	4	5	7	9	11	基準範囲
PT	19.5	20.3	20.5	18.2	16.4	15.0	14.3	14.1	14.2	13.2	13.1	12.6	正常対照±10%
PT-INR	1.52	1.59	1.61	1.42	1.29	1.20	1.14	1.12	1.13	1.05	1.05	1.01	0.85-1.15
APTT	30.9	32.5	38.5	38.0	36.3	36.3	35.0	46.3	42.9	40.5	48.7	48.2	23.0-38.0 sec
フィブリノゲン	196.2	197.9	286.8	344.2	377.7	435.7	458.4	468.5	476.7	438.5	499.9	453.0	180-350 mg/dL
D-dimer	6.7	14.1	33.7	33.9	30.5	32.5	67.4	85.5	70.3	8.9	4.4	3.2	≤1.0 μg/mL
AT	100.0												80-120%
トロンボテスト	53.8												>60%
動脈血ガス	1病日	1	2	2	3	3	4	4	5	7	9	11	基準範囲
酸素濃度	M 4L	Bi 0.5	Bi 0.5	Bi 0.5	Bi 0.4	Bi 0.4		Bi 0.4	M 5L				
pH	7.296	7.387	7.353	7.352	7.339	7.360		7.356	7.382	7.419			7.340-7.450
PaCO₂	22.7	34.9	40.5	40.5	42.1	42.7		43.4	40.8	38.3			32.0-45.0 mmHg
PaO₂	106.0	160.0	188.0	181.0	192.0	146.0		113.0	131.0	65.6			75.0-100.0 mmHg
HCO₃	10.7	20.5	21.9	21.9	22.1	23.5		23.7	23.7	24.4			22-28 mmol/L

M 4L：酸素マスクで4 L/minの酸素投与
Bi 0.4：Bilevel positive airway pressureにて，FiO₂ 0.4
*：病態基準範囲

13項目の解釈

1 **栄養状態はどうか**　albumin, total cholesterol, cholinesterase

　　　　1病日，アルブミンが4.6 g/dLとやや高値であるので，脱水はあるかもしれない。しかし，アルブミン，総コレステロールおよびコリンエステラーゼは基準範囲内もしくはそれ以上であり，栄養状態が良好な患者が入院してきた。

2 **全身状態の経過はどうか**　albumin, platelet

　　　　アルブミンは，3病日まで急激に低下し，4〜7病日は平衡状態で，9病日から上昇している。したがって，患者は9病日から回復している。

　　　　血小板は1病日にすでに5.7万/μLと低値であり，患者は重篤な状態であるかもしれない。1〜3病日にかけて軽度に減少しているが，DICおよび敗血症などの全身性の血管内炎症を示唆する早い減少ではない。

　　　　4病日から血小板は増加に転じ，全身状態は回復に向かっている。

3 **細菌感染症はあるのか**　left shift

　　　　塗抹標本による目視の白血球分画が検査されていないので，左方移動の有無を判断できない。したがって，細菌感染症の診断はできない。

　　　　ただ，白血球数は10,000〜15,000/μLに増加し，好中球は自動血球計数器にて85〜90％である。滞留プールから好中球が血中へ動員された状態でもよいが，確定はできない。重症細菌感染症では，好中球の需給関係が大きく変化するが，1〜3病日は白血球数の著しい増減がなく，重症細菌感染症は考えにくい。

4 **細菌感染症の重症度は**　left shift, CRP, white blood cell

　　　　細菌感染症がないと判断すると，重症度判定を行う必要はない。

　　　　2病日，CRPが最大で15.39 mg/dLである。CRPのみから判断すると，細菌感染症があれば中等度である。ただ，上記のように細菌感染症がない可能性が高く，他の要因でマクロファージが活性化され，IL-6により肝臓がCRPを産生していると考えれば矛盾しない。

5 **敗血症の有無**　platelet, fibrinogen

　　　　細菌感染症がないと判断すると，敗血症はないと考えられる。

　　　　しかし，血小板が減少しているので，敗血症を含んだ血管内炎症を念頭に置き，他の検査値を読む必要がある。フィブリノゲンは基準範囲内で，1病日11：10〜18：00間に低下していないので，敗血症およびDICは考えにくい。

6 **腎臓の病態**　creatinine, UN, UA, urinalysis, Ca, P

　　　　1〜4病日，クレアチニンは継続的に上昇し，糸球体濾過量低下により腎機能は悪化している。しかし，クレアチニンは5病日から低下に転じ，11病日には1.92 mg/dLまで回復している。腎機能は回復しているが，正常にはなっていない。

　　　　UNも概ねクレアチニンと連動しているので，糸球体濾過量の変動に伴う変化でよい。蛋白異化亢進および消化管出血は考えにくい。

尿酸も1病日からすでに高値であり，クレアチニンに連動しているので，糸球体濾過量低下に伴う変化である。

1病日，一過性に糸球体濾過量が低下し，5病日から改善している。人工透析などを行っていなければ，ショックで一過性に腎血流量が低下した可能性が高い。

1病日，糸球体濾過量低下により，低 Ca 血症および高 P 血症を認めている。

7　肝臓の病態　ALT, AST, T. Bil, D. Bil, albumin, total cholesterol, cholinesterase

重篤な肝細胞傷害を認めるが，半減期の短い AST 低下から判断すると，2病日 6:00 以降は低下に転じているので，回復に向かっている。この症例において，AST および ALT の半減期は，文献で報告されている半減期よりも短い。LD が AST と同様の動きをしているのは，半減期が AST に近いためである。

ビリルビンの上昇は軽度であり，肝代謝機能に影響を及ぼすほど重篤な状態には陥っていない。

アルブミン低下はあるが，コリンエステラーゼの低下はなく，肝合成能は保たれている。

1病日に一過性の重篤な肝細胞傷害があるが，肝機能に大きな影響を与えることなく，回復に向かっている。一過性であり，虚血性もしくは低酸素性肝障害を考えたい。

8　胆管の病態　ALP, γGT, D. Bil

ビリルビンの軽度上昇を認め，間接ビリルビン優位である。γGT は上昇しているが ALP 上昇はなく，胆道・胆管の閉塞は考えにくい。

γGT 上昇はアルコール性もしくは薬剤性を考慮する必要があるが，11病日までのデータしかないのでアルコール性を完全には否定できない。入院による禁酒で低下すれば可能性は高くなる。

9　細胞傷害　LD, CK, ALT, AST, amylase

LD は ALT および AST と連動しているので，肝細胞傷害主体の LD 上昇である。肝細胞傷害時 ALT：AST：LD が概ね 1：1：1 とされるが，本例のような重篤な肝細胞傷害では，1病日 AST＞ALT となる。ALT の半減期が長いので，経過中に ALT が，AST および LD よりも高くなっている。

CK も 1～2 病日に 1,454 U/L の高値になっている。CK-MB も入院時から高く，2病日 6:00 に 127 U/L とピークになり，3病日まで高値を継続している。心筋傷害を伴っている。

10　貧血　Hb, MCV, haptoglobin, reticulocyte, erythropoietin

貧血は認めない。ヘモグロビンの大きな変動も認めない。

11　凝固・線溶の異常　PT, APTT, fibrinogen, D-dimer, AT

1～3病日に PT 延長があり，AT 低下はないが，トロンボテスト低下は認める。これらの結果に統一性がなく，凝固因子の低下があるか判断に迷う。PT 延長を主体に考えると，1病日に大きな組織障害があり，外因系凝固因子主体の低下があったとすれば説明がつく。少なくとも，1病日フィブリノゲンが基準範囲内で，その後は

CRPとともに，急性期蛋白として上昇している。したがって，DICのような全身性の血管内炎症は考えにくい。

D-dimerは徐々に上昇しており，血栓形成が疑われる。D-dimerは，血栓形成から数日遅れて上昇するので，1病日にすでに血栓形成があり，数日間血栓が生じていたと考えてよい。

12　電解質異常　Na, K, Cl, Ca, P, Mg

1病日，Kが6.9 mmol/Lと異常高値である。提出検体に溶血があったかどうか検討する必要がある。高度の細胞傷害があるのでKが上昇している可能性があるが，Kは厳密にコントロールされ，高くなればすぐに細胞内に吸収される。したがって，細胞傷害があっても著しいK上昇を認めることは少ない。1病日クレアチニンが上昇し，可逆性の変化であれば一過性に糸球体濾過量が低下した可能性がある。ショック状態であれば理解できる。

2病日，Kは基準範囲内となり徐々に低下している。7病日からKは再び上昇するが，代謝性アシドーシスおよびアルドステロン系の異常を示唆する所見はなく，高K血症の原因ははっきりしない。

1病日，低Ca血症と高P血症を認める。糸球体濾過量低下が原因でよい。

13　動脈血ガス

❶ pHからアシデミアもしくはアルカレミアを判断する

1病日，pH7.296でアシデミアがある。

❷ 呼吸性か代謝性かを判断する

HCO_3＝10.7＜24 mmol/Lであり，代謝性アシドーシスを認める。

❸ Anion gapを求める

$Na－(Cl+HCO_3)$＝137－(96＋10.7)＝30.3 mmol/Lである。アルブミンが4.6 g/dLであるので補正を行うと，補正Anion gap＝Anion gap＋(2.5～3.0)×(4.0－アルブミン値)＝30.3＋(2.5～3.0)×(－0.6)＝28.5～28.8＞14.0であり，Anion gapが開大する代謝性アシドーシスがある。

❹ 補正HCO_3値から，代謝性アルカローシスを判断する

補正HCO_3＝HCO_3＋(補正Anion gap－12)＝10.7＋(28.8－12)＝27.5＞26 mmol/Lより代謝性アルカローシスがある。

❺ 一次性酸塩基平衡に対する代償性変化を判断する

代謝性アシドーシスに対して，$\Delta Paco_2$＝(1.0～1.3)×ΔHCO_3＝(1.0～1.3)×(24－HCO_3)＝(1.0～1.3)×13.3＝13.3～17.29 mmHgとなり，40－(13.3～17.29)＝22.71～26.7 mmHgまで代償範囲内である。$Paco_2$＝22.7 mmHgで，ぎりぎり代償範囲内の呼吸性アルカローシスがある。

❻ 総合的に判断する

代謝性アシドーシス＋代償性呼吸性アルカローシスの所見である。

簡易$AaDO_2$＝[(大気圧－47)×FiO_2－$Paco_2$/0.8]－Pao_2＝[(705－47)×0.3－22.7/0.8]－

106＝63.025 となり開大している．ただし，大気圧＝705 mmHg（松本），FiO_2＝0.3 にて計算した．酸素化障害も認めている．

14　その他の検査

HBsAg および HCV ともに陰性であるので，B 型および C 型肝炎ウイルスのキャリアーではない．

H-FABP（＋）で，トロポニン T 0.81 ng/mL と陽性である．心筋障害の可能性がある．

HbA1c は 7.2％で糖尿病を認める．

ACE 7.9 U/L で，サルコイドーシスを積極的に示唆する所見はない．

■ 総合解釈

重篤な肝細胞傷害が一過性に生じた症例である．AST，ALT および AST/ALT から，虚血性もしくは低酸素性肝細胞傷害が疑われる．著明な代謝性アシドーシスおよび糸球体濾過量低下からはショック状態が考えやすい．原因が速やかに除去されたため，肝細胞傷害は早期に改善している．

白血球増加があり CRP も高値であるので，細菌感染症を念頭に置く必要があるが，白血球の推移および白血球分画からは，細菌感染症を積極的に示唆する所見はない．

一過性に凝固因子および血小板が消費される病態があるが，すぐに改善している．DIC や敗血症の所見としては回復が速い．ただ，血小板は著しく減少しており，CRP 高値もあるので，SIRS の病態は考慮しなければならない．しかし，フィブリノゲン低下がなく全身性の血管内炎症は考えにくい．D-dimer 上昇は血栓形成を疑わせる．数日間高値であり，この間に血栓があったと考えられる．

■ 診断と臨床経過

診断　心筋症，ショック状態

スポーツの試合を行っていたところ血の気が引くような感じがあった．家に帰って休んでいたが改善しなかった．翌日 39℃台の発熱および胸痛があり，某院を受診した．心室頻拍を認めたため除細動が行われ，本院に救急搬送された．入院後，非侵襲的陽圧人工呼吸器を装着し，心臓カテーテル検査を行ったが冠動脈に異常は認められなかった．大動脈内バルーンパンピング（IABP）を装着してから ICU 入室となった．ショックによる肝・腎障害と診断した．

■ 臨床経過を加えた考察

心筋症による心原性ショックで，肝および腎機能障害を生じた症例である．ショックに対する治療が行われたため，1 病日にすでに肝・腎障害を生じた原因が取り除かれ回復に向かっている．特に，AST，ALT および LD の動きが興味深い．虚血性およ

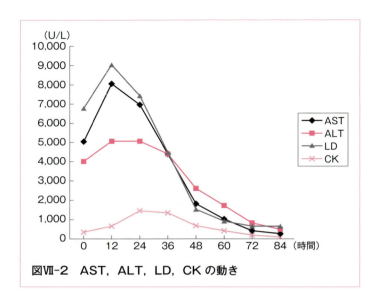

図Ⅶ-2　AST，ALT，LD，CK の動き

び低酸素性肝障害であり，細胞全体が傷害されるためミトコンドリア AST が血中に放出される。したがって，ALT が 1,000 U/L を超えるような高度肝細胞傷害をきたし，AST＞ALT となっている。肝細胞傷害が一過性であったので，その後は血中から半減期により値が低下した。図Ⅶ-2 のように，AST および LD は同様の変化を示している。肝細胞の AST と LD の半減期がほぼ等しいことを示している。一方，ALT は AST および LD に比べ，値が低く半減期も長いので緩やかな低下を示している。

　肝細胞傷害時の AST，ALT および LD の動きから，肝細胞傷害の状態が大まかに判断できる。

　PT の延長をはじめとする凝固能異常は，組織障害に加えて IABP 装着が影響していると考えられる。一方，D-dimer 上昇は，心臓の動きが悪いことより，一時的に血栓が形成されたと考えられる。

　細菌感染症は伴っていなかったので，白血球数増加は経過において，滞留プールから好中球が供給されたと考えられる。また，CRP 上昇は，ショックに伴う細胞傷害に関連した病態でマクロファージが活性化された結果と判断できる。

この症例で学べたこと

1. ショック（虚血＋低酸素血症）に伴う重症肝細胞傷害の推移。
2. AST，ALT および LD の半減期は，従来報告されていたよりも短い。
3. ショック＋肝細胞傷害に伴う CRP の変動。

文献

1) Dufour DR, Lott JA, Nolte FS, Gretch DR, Koff RS, Seeff LB : Diagnosis and monitoring of hepatic injury. I. Performance characteristics of laboratory tests. Clin Chem　2000 ; 46 : 2027-2049.
2) Ellis G, Goldberg DM, Spooner RJ, Ward AM : Serum enzyme tests in diseases of the liver and biliary tree. Am J Clin Pathol　1978 ; 70 : 248-258.
3) 米田孝司：AST(GOT)，ALT(GPT)．高木康(編)：最新　酵素・アイソザイム検査—測定法とその臨床的意義—．vol 116, pp 72-79, 臨床病理刊行会，2001.
4) Rej R : Aspartate aminotransferase activity and isoenzyme proportions in human liver tissues. Clin Chem　1978 ; 24 : 1971-1979.
5) Nyblom H, Berggren U, Balldin J, Olsson R : High ast/alt ratio may indicate advanced alcoholic liver disease rather than heavy drinking. Alcohol Alcohol　2004 ; 39 : 336-339.
6) Nalpas B, Vassault A, Charpin S, Lacour B, Berthelot P : Serum mitochondrial aspartate aminotransferase as a marker of chronic alcoholism: Diagnostic value and interpretation in a liver unit. Hepatology　1986 ; 6 : 608-614.
7) Cohen JA, Kaplan MM : The sgot/sgpt ratio — an indicator of alcoholic liver disease. Dig Dis Sci　1979 ; 24 : 835-838.
8) Diehl AM, Potter J, Boitnott J, Van Duyn MA, Herlong HF, Mezey E : Relationship between pyridoxal 5'-phosphate deficiency and aminotransferase levels in alcoholic hepatitis. Gastroenterology　1984 ; 86 : 632-636.
9) Matloff DS, Selinger MJ, Kaplan MM : Hepatic transaminase activity in alocholic liver disease. Gastroenterology　1980 ; 78 : 1389-1392.
10) Seeto RK, Fenn B, Rockey DC : Ischemic hepatitis: Clinical presentation and pathogenesis. Am J Med　2000 ; 109 : 109-113.
11) Fevery J, Blanckaert N : What can we learn from analysis of serum bilirubin? J Hepatol　1986 ; 2 : 113-121.

VIII

胆管・胆道の病態

アルカリホスファターゼ（ALP）と γ glutamyl transpeptidase（γGT）は，細胞が破壊されることにより血中に放出される逸脱酵素とは異なり，物理的刺激を含めた特定の刺激により産生が増加し，上昇する誘導酵素である。γGT は主に肝疾患にて上昇するが，ALP は肝臓以外にも骨，胎盤，小腸病変で上昇する。ALP アイソザイムにて臓器鑑別が可能である。

肝臓では，ALP および γGT は胆管細胞の管腔表面細胞膜に存在し，①胆管・胆道に胆汁がうっ滞する刺激，もしくは②薬剤による刺激（個人により反応が異なる）に誘導される。①の場合は ALP および γGT の両方が上昇し，②の場合は，ALP のみ，γGT のみ（アルコールなど）もしくは両者が上昇する。

1 アルカリホスファターゼ（ALP） alkaline phosphatase ▶表Ⅷ-1

1 どのような指標か

ALP には 5 つのアイソザイムがあり，ALP1 と 2 は胆管（肝臓），ALP3 は骨，ALP4 は胎盤，ALP5 は小腸で産生される。ALP 産生を誘導する刺激により上昇する。成人 ALP 活性は，脂肪食の影響がある個人（小腸 ALP）を除けば，日内変動や日間変動はほとんどない[1]。

2 ALP 上昇のメカニズム

A ALP1 が上昇する
- 胆管もしくは細胆管細胞にて ALP 産生が増加する。
- 胆汁がうっ滞する物理的刺激により，細胆管細胞膜の一部が結合する高分子の ALP1 が増産され，血中に放出される。

B ALP2 が上昇する
- 胆管もしくは細胆管細胞にて ALP 産生が増加する。
- 胆汁がうっ滞する物理的刺激により，産生が亢進する。
- 特定の薬剤（個人差が大きい）の投与により，誘導され上昇する。

C ALP3 が上昇する
- 骨芽細胞の活性化により増産される。
- 幼少児〜思春期（成長期）に，骨形成のため骨芽細胞が活性化される。
- 骨折もしくは悪性腫瘍の骨転移などによる骨破壊後の修復のため骨芽細胞が活性化される。
- 骨芽細胞が活性化される疾患：副甲状腺機能亢進症，Paget's disease，骨軟化症，

> **表Ⅷ-1　アルカリホスファターゼ（ALP）**
>
> 働　　　き：代謝産物を細胞膜を通して運ぶ
> 存 在 部 位：胆管上皮細胞の表面
> 誘 導 因 子：胆汁うっ滞にて生産・放出が増加
> 　　　　　　胆汁酸による細胞膜からの遊離
> 　　　　　　薬剤による誘導
> 血中半減期：7 日
>
> ALP1：胆管細胞膜と結合した高分子 ALP
> 　　　　胆管閉塞時に出現
> ALP2：肝・胆道疾患時に胆管・細胆管細胞での合成亢進
> 　　　　細胆管閉塞，薬剤により誘導
> ALP3：骨芽細胞の活性化により上昇
> ALP4：妊娠 30 週以降に胎盤から母体血中に出現
> ALP5：B 型と O 型血液型の分泌者で検出
> 　　　　脂肪負荷で小腸での産生増加
> ALP6：免疫グロブリン複合体で異化遷延し高値

くる病。

D　ALP4 が上昇する

・胎盤にて産生される。妊婦では通常の 2 倍程度まで上昇する。

E　ALP5 が上昇する

・B・O 型血液型の分泌者に認められる[1]。
・脂肪食摂取後に上昇する。夕食に高脂肪食（合計 1,040 kcal，脂質 63 g 摂取）を摂取すると，翌朝 15 U/L 程度高くなる[2]。
・小腸病変で ALP5 が上昇することはまれである。
・肝硬変患者で ALP5 上昇がみられることがある。

F　マクロ ALP にて ALP 活性が上昇する

・ALP に非特異的に免疫グロブリンが結合すると，ALP が代謝されにくくなり，高値となる。

2　γGT　γ glutamyl transpeptidase　▶表Ⅷ-2

1　どのような指標か

γGT は，胆管・胆道が閉塞されるか，特定の薬剤が投与されたときに上昇する。

2　γGT 上昇のメカニズム

以下のメカニズムで，胆管もしくは細胆管細胞にて γGT が産生される。
・胆汁がうっ滞する機械的刺激により，胆管細胞の管腔表面で γGT が産生される。

表Ⅷ-2　γ glutamyl transpeptidase（γGT）
存在する細胞：胆管上皮細胞
存　在　部　位：ミクロゾーム
誘　導　因　子：胆汁うっ滞にて生産・放出増加
　　　　　　　　胆汁酸による細胞膜からの遊離
　　　　　　　　種々の薬剤で誘導
　　　　　　　　　アルコールで誘導
　　　　　　　　　　γGT/ALP＞2.5
　　　　　　　　　　AST/ALT＞2.0

・特定の薬剤（個人差が大きい）が投与されると，産生が誘導され上昇する。
　ただし，以下の胆管・胆道以外の病変にて上昇することが稀にあるが，メカニズムは解明されていない[3]。
・膵臓疾患：基準値の2～5倍
・癌　　　：軽度～基準値の5倍以上
・心筋障害：軽度～基準値の5倍
・肺疾患　：基準値の2倍以内の上昇
・糖尿病　：基準値の2倍以内の上昇

3　直接ビリルビン　direct bilirubin

　直接ビリルビンは，赤血球が破壊されて生じた間接ビリルビンが肝細胞に取り込まれて，グルクロン酸抱合され合成される。直接ビリルビンは肝細胞から細胆管に移送され，胆道を経て十二指腸に排泄される。

1　直接ビリルビン上昇のメカニズム

・中枢胆管もしくは胆道の閉塞により直接ビリルビンが上昇する。
・溶血により間接ビリルビンが上昇すると，直接ビリルビンも上昇する。
・肝細胞から細胆管に移送する酵素が障害されると肝細胞内に直接ビリルビンが貯留する。高サイトカイン血症（SIRSもしくは敗血症など）により起こる[4]。

症例22　30代女性，意識消失にて救急搬送された

主な検査の読み方

① ALP

　　ALPは，基準値内もしくは基準値を軽度に超え，一定の傾向を示していない。高くても523 U/Lで，軽度～中等度の上昇である。ALTと連動していないので，肝細胞傷害に伴うALP上昇とは考えにくい。1～10病日，ALPは総ビリルビンと連動している。しかし，153病日，総ビリルビンが基準範囲内であるが，ALPは上昇している。肝臓のALPと考えてよいか迷う。

② γGT

　　γGTは著しい高値である。胆汁うっ滞があれば，ALP上昇が軽度で乖離が認められる。また，軽度のビリルビン上昇があるが，直接ビリルビン優位でなく，薬剤による誘導でγGTが上昇している可能性が高い。アルコール性を最初に鑑別しなければならない。ASTがALTよりも2倍以上高値であることもアルコール性を示唆している。

③ 直接ビリルビン

　　1病日，総ビリルビンは2.29 mg/dLと上昇している。2病日，総ビリルビン2.37 mg/dLのうち，直接ビリルビンが41％で肝細胞傷害型である。肝細胞の逸脱酵素もAST＞ALTで軽度上昇し，血小板減少が認められ肝硬変を疑う所見である。アルブミンおよびコリンエステラーゼは，概ね基準範囲内であり肝合成能低下はない。総蛋白とアルブミンから，γグロブリンの上昇はなく，ウイルス性肝疾患による肝硬変は考えにくい。ただし，アルコール性肝硬変は鑑別しなければならない。

　　153，154病日，総ビリルビンは基準範囲内であり，ALT，AST，γGTから，肝硬変は考えにくい。

13項目の解釈

1　栄養状態はどうか　albumin, total cholesterol, cholinesterase

　　1病日，アルブミン4.0 g/dL，コリンエステラーゼ267 U/Lと基準範囲内である。総コレステロールは検査されていないが，栄養状態のよい患者が入院してきた。

2　全身状態の経過はどうか　albumin, platelet

　　アルブミンは4.0 g/dL前後で大きな変動なく，アルブミンで判断すると改善も増悪も認めない。

症例22 30代女性，意識消失にて救急搬送された

生化学	1病日	1	2	3	4	6	7	8	10	153	154	基準範囲
	15:03	19:14	6:00									
TP	7.2	7.2	6.8		6.9		8.2	7.2	6.7	7.4		6.5-8.0 g/dL
Alb	4.0	4.0	3.8		3.8	4.2	4.5	3.9	3.7	3.9		4.0-5.0 g/dL
UN	11	8	8		7	3	7	9	11	13	13	8-21 mg/dL
Cre	0.42	0.38	0.44		0.40	0.39	0.45	0.43	0.46	0.47	0.48	0.45-0.80 mg/dL
UA		5.6	5.9							5.3		2.7-5.8 mg/dL
AST	268	260	217	193	249	248	196	132	73	164	144	11-28 U/L
ALT	50	49	44	46	56	71	67	54	39	46	41	7-23 U/L
AST/ALT	5.36	5.31	4.93	4.20	4.45	3.49	2.93	2.44	1.87	3.57	3.51	
LD/AST	1.90	1.92	2.04	2.77	2.61	2.54	2.99	3.50	4.99	2.10	1.92	
γGT	707	717	694	685	630	570	559	463	355	497	434	9-27 U/L
T-Bil	2.29	2.37	2.45	2.26	2.20	1.64	1.60	1.13	0.69	0.58		0.30-1.40 mg/dL
D-Bil		0.97	0.95	1.01	0.93		0.58			0.22		0.10-0.40 mg/dL
ALP	416	418	384	377	351	349	349	295	252	523	425	115-330 U/L
LD	509	498	442	534	649	630	587	462	364	345	277	120-230 U/L
CK	903	1014	991	2716	5631	4375	2283	1080	316	93	68	30-165 U/L
AMY	224	238	201	187	128	243	465	361		94		44-127 U/L
P-AMY		104	105		73			105		38		22-55 U/L
ChE	267	267	254	261	237					266		195-466 U/L
Na	136	135	137	137	137	139	136	135	139	137	139	136-145 mmol/L
K	2.9	2.9	3.2	3.1	3.0	4.7	5.3	4.4	3.9	3.6	3.8	3.4-4.5 mmol/L
Cl	95	97	100	98	102	103	100	100	104	100		100-108 mmol/L
Ca	7.8	9.3	7.8	8.3	8.0	8.5	9.8	9.1		7.9	7.8	8.7-10.3 mg/dL
補正Ca	8.1	9.6	8.3		8.5	8.7	9.8	9.5		8.3		8.7-9.9 mg/dL
P	3.0	2.9	2.8	1.7	1.8	5.3	5.7	5.6	4.0	3.1	2.9	2.5-4.6 mg/dL
Mg	0.9	2.1	1.7	1.3	1.3	2.2	2.1			1.9		1.8-2.3 mg/dL
Glu	132	88	87		100	115	122	105		127	86	75-110 mg/dL
CRP	0.07	0.07	0.11		0.50	0.22	0.16			0.27	0.19	<0.10 mg/dL
β₂ミクログロブリン			1.5									0.8-1.8 mg/L

血算	1病日	1	2	3	4	6	7	8	10	153	154	基準範囲
白血球	5.40	6.16	5.26	6.64	6.43	5.60	5.01	5.03		9.01	5.78	3.04-8.72×10³/μL
好中球(Band)		2	0									0-15%
好中球(Seg)		70	64									28-68%
好中球(B+S)	74.3				68.5					48.2	53.0	42-75%
リンパ球	18.7	17	30		20.3					45.4	38.4	17-57%
単球	5.7	2	0		8.3					4.0	5.5	0-10%
好酸球	0.2	11	5		1.2					0.8	0.9	0-10%
好塩基球	1.1	0			1.7					1.6	2.2	0-2%
赤血球	3.58	3.46	3.35	3.51	3.37	3.62	3.84	3.56		4.06	3.56	3.73-4.95×10⁶/μL
ヘモグロビン	11.7	11.5	11.1	11.7	11.4	12.2	13.1	12.3		13.5	12.0	10.7-15.3 g/dL
ヘマトクリット	35.5	34.1	33.4	35.6	34.2	37.8	40.1	36.9		41.2	37.0	33.6-45.1%
MCV	99.2	98.6	99.7	101.4	101.5	104.4	104.4	103.7		101.5	101.1	80.4-101.0 fL
MCH	32.7	33.2	33.1	33.3	33.8	33.7	34.1	34.6		33.3	32.8	25.5-34.6 pg
MCHC	33.0	33.7	33.2	32.9	33.3	32.3	32.7	33.3		32.8	32.4	30.8-35.4%
血小板	4.5	4.4	4.9	5.7	6.5	11.4	13.5	13.3		23.0	20.4	13.7-37.8×10⁴/μL
網赤血球			2.2									0.4-1.6%

凝固・線溶	1病日	1	2	3	4	6	7	8	10	153	154	基準範囲
PT	13.0		12.8									正常対照±10%
PT-INR	1.16		1.13									0.85-1.15
APTT	31.6		30.4									23.0-38.0 sec
フィブリノゲン			261.6	291.8								180-350 mg/dL
D-dimer			0.9	1.4								≦1.0 μg/mL
AT			81.7									80-120%
ヘパプラスチンテスト			79.3									>60%

動脈血ガス	1病日	1	2	3	4	6	7	8	10	153	154	基準範囲
酸素吸入	RA	RA								RA		
pH	7.483	7.472								7.388		7.34-7.45
Paco₂	33.9	35.1								47.3		32-45 mmHg
Pao₂	65.5	82.6								41.8		75-100 mmHg
HCO₃	25.2	25.3								27.9		22-28 mmol/L

尿(試験紙法)	2病日	10	基準範囲
pH	7.5	7.0	5.0-8.5
比重	1.01	1.02	1.005-1.030
蛋白	15	0	−(0 mg/dL)
糖	0	0	−(0 mg/dL)
ケトン	3+	−	
ビリルビン	±	±	
潜血	±	±	
亜硝酸塩	+	+	
ウロビリノゲン	1.0	1.0	0.1 EU/dL
WBC	±	±	
色	褐色	黄色	
混濁	2+	1+	

尿沈渣	2病日	10	基準範囲
赤血球	5-10		≦5/HPF
白血球	16-20		≦5/HPF
扁平上皮	1+		
尿細管上皮	−		
硝子円柱	−		
上皮円柱	1+		
顆粒円柱	−		
ろう様円柱	−		
細菌	−		
真菌	−		

	2病日	基準範囲
U-Cre	1.1	1.0-1.5 g/day
U-UN	4.6	15-30 g/day
U-Na	109.0	70-250 mmol/day
U-K	19.7	25-100 mmol/day
U-Cl	80.6	70-250 mmol/day
U-TP	106.65	25-75 mg/day
U-Alb	49.77	<30 mg/day
U-β2m	245	30-370 ug/day
尿量	1185	mL/day

感染	2病日	基準範囲
TPAb	0.1	<10 U
HBsAg	0.4	0.0-0.9 COI
HCV	0.2	0.0-0.9 COI
HIV	0.1	0.0-1.0 COI
HTLV	0.1	0.0-1.0 COI

その他	2病日	基準範囲
RF	7	<10 U/mL
C3	89	86-160 mg/dL
C4	13.8	17-45 mg/dL
CH50	39.1	30-53 U/mL
FANA	−	−
T4	7.9	5.1-12.8 μg/dL
Free T3	3.49	2.3-4.0 pg/mL
TSH	2.43	0.2-4.0 μIU/mL
iPTH	47.6	10-65 pg/mL
COR	18.9	5-15 μg/dL
ALD	28.4	35.7-240.0 pg/mL

RA:room air, U-β2m:尿中β₂ミクログロブリン

血小板は，1病日すでに 4.5 万/μL と低値であるので，入院時に血管内に炎症があれば，全身状態が悪いことを示唆している．しかし，血小板は 2 病日から増加しており，患者は改善している．血管内炎症があるにしては，CRP の陰性が合わない．血管内炎症以外の原因で血小板が減少しているが，原因ははっきりしない．

3 **細菌感染症はあるのか**　left shift

  1 病日 19：14，白血球は 6,160/μL と基準範囲内で，桿状核球 2％と左方移動がなく，細菌感染症はない．
  CRP 陰性も，細菌感染症がないことを支持している．

4 **細菌感染症の重症度は**　left shift, CRP, white blood cell

  細菌感染症がないので重症度を判断する必要がない．

5 **敗血症の有無**　platelet, fibrinogen

  細菌感染症がないので敗血症はない．

6 **腎臓の病態**　creatinine, UN, UA, urinalysis, Ca, P

  クレアチニンは基準範囲内で変動も少なく，糸球体濾過量は保たれている．腎機能は保たれている．
  UN も低値であり，蛋白異化亢進所見はない．ただ，基準範囲を下回ることもあり，蛋白代謝が低下している可能性がある．

7 **肝臓の病態**　ALT, AST, T. Bil, D. Bil, albumin, total cholesterol, cholinesterase

  ALT が 39〜71 U/L であり，ごく軽度の肝細胞傷害を認める．
  AST/ALT は 1 病日 15：03 に 5.36 であるが，徐々に低下し，10 病日に 1.87 となった．AST と ALT の差が徐々に小さくなっている．153，154 病日に再び AST/ALT が上昇しており，入院時と同じ病態が再発したか，他の細胞傷害が生じた可能性がある．
  LD/AST は 1 病日 15：03 に 1.90 で，徐々に上昇し 10 病日に 4.99 になっている．肝細胞傷害の場合，基本的に AST：ALT：LD は 1：1：1 であり，LD/AST は 1 となる．したがって，肝細胞傷害だけでは説明が難しい．一方，骨格筋細胞傷害もしくは心筋細胞傷害では，LD/AST は 5〜7 となる．種々の細胞が傷害されている可能性がある．
  ビリルビン高値は肝細胞傷害型を示すが，間接ビリルビン優位で溶血を否定できない．しかし，ヘモグロビン低下がなく溶血は考えにくい．ALT からは肝細胞傷害は軽度であり，ビリルビン代謝能が損なわれるほど肝臓が傷害されているか疑問が残る．
  アルコールにより ALT 活性が抑えられており，入院後の禁酒により ALT 活性に対するアルコールの影響がなくなったと考えるには，変動幅が小さいか．

8 **胆管の病態**　ALP, γGT, D. Bil

  ALP は軽度〜中等度の上昇で，ALT と連動していないので肝細胞傷害に伴う ALP 上昇とは考えにくい．1〜10 病日には総ビリルビンと同じように低下している．しかし，153 病日，総ビリルビンが基準範囲内であるが，ALP は高値である．肝臓の

ALPだけの変化か迷う。

γGTは高値で推移している。胆汁うっ滞では，ALPとγGTの乖離が説明できない。また，直接ビリルビン優位ではなく胆汁うっ滞を積極的に支持しない。したがって，γGTを上昇させる薬剤の可能性があり，最初にアルコールが挙がる。ASTがALTよりも2倍以上であることもアルコール性肝細胞傷害に合致する。

9 **細胞傷害**　LD, CK, ALT, AST, amylase

骨格筋細胞傷害時には，CK/AST＝100〜130（非公開データ）であり，本症例でのAST上昇はCKのみでは説明が難しい。上述したように，LD/ASTからは1病日は肝細胞傷害型で，10病日には骨格筋細胞傷害型に近い値を示している。アルコール性肝細胞傷害があり入院後禁酒したと考えると，入院当初，ALTはアルコールにより活性が抑えられ低値を示していたと考えられる。ASTもアルコールにより活性が抑えられるが，ALTほどではないため，LD/ASTが1.9と肝細胞傷害にしては高い値であったと考えられる。

LDとCKは連動したりしなかったりで，CKのみでLD上昇を説明できない。肝細胞傷害によるLD上昇も考慮しなければならない。LD/ASTは1.90から4.99に上昇しており，肝細胞傷害が軽度となったため，骨格筋細胞傷害の要素が強くなったと判断される。

10 **貧血**　Hb, MCV, haptoglobin, reticulocyte, erythropoietin

ヘモグロビンは11.7 g/dLで基準範囲内だが，やや低値である。ヘモグロビン低下がないので貧血はなく，経過中には出血および溶血は考えにくい。MCVは100 fL程度でやや大球性である。持続性の肝細胞傷害があり，肝細胞増生に葉酸が使われて，相対的に骨髄での葉酸が欠乏する肝細胞傷害の可能性がある。

6病日からMCVが大きくなるにつれて，貧血も改善している。網赤血球が増加するとMCVは大きくなるが，本症例に当てはまるか疑問が残る。

11 **凝固・線溶の異常**　PT, APTT, fibrinogen, D-dimer, AT

血小板減少およびPT延長を認めるが，ヘパプラスチンテストやATは基準範囲内であり，著しい凝固因子低下を認めない。また，フィブリノゲンの低下もなく，D-dimerの上昇もごく軽度である。血小板減少に比して凝固・線溶亢進が軽度で，血管内炎症（DICや敗血症）に伴う血小板減少は考えにくい。

153および154病日には，血小板は20万/μL以上に増加し，白血球数および赤血球数は基準範囲内である。肝硬変（肝機能から完全に否定できない）に伴う脾機能亢進の可能性も考えにくい。また，直接的な骨髄疾患も考えにくい。ヘモグロビン低下がないので，局所出血に伴う血小板減少も考えにくく，血小板減少の原因がはっきりしない。

12 **電解質異常**　Na, K, Cl, Ca, P, Mg

1〜4病日に低K血症を認める。2病日に尿中のK排泄量は19.7 mmol/dayであり，30 mmol/day以下である。血清K濃度が低く腎からの排泄量も少ないのでK不

足であり，K摂取不足もしくは消化管からの喪失(下痢など)の可能性がある．5 病日以降には K は急速に回復し，7 病日には 5.3 mmol/L と基準範囲を超える．K 供給が行われたが，腎からの K 排泄低下状態がすぐに是正されないため，K が高値になったと考えられる．腎からの排泄が正常化するに従い K は基準範囲に戻っている．

　K 不足の低 K 血症があると，細胞内の K^+ が血中に移動し，逆に血中の H^+ が細胞内に入り，代謝性アルカローシスとなる．低 K 血症を補正するために K^+ の投与が行われたが，逆に細胞内に K^+ が入り H^+ が血中に出てくるため，K^+ 補正に時間を要している．

13 動脈血ガス

❶ pH からアシデミアもしくはアルカレミアを判断する

　1 病日，pH 7.483 でアルカレミアがある．

❷ 呼吸性か代謝性かを判断する

　Pa_{CO_2}＝33.9 mmHg であり，呼吸性アルカローシスがある．HCO_3＝25.2 mmol/L と代謝性アルカローシスもあるが，呼吸性アルカローシスを一次変化として検討する．

❸ Anion gap を求める

　$Na-(Cl+HCO_3)=136-(95+25.2)=15.8$ mmol/L である．アルブミンが 4.0 g/dL であるので補正 Anion gap を求める必要がない．軽度に Anion gap が開大する代謝性アシドーシスを認める．

❹ 補正 HCO_3 値から，代謝性アルカローシスを判断する

　補正 $HCO_3=HCO_3+(Anion\ gap-12)=25.2+(15.8-12)=29.0>26$ mmol/L より代謝性アルカローシスを認める．

❺ 一次性酸塩基平衡に対する代償性変化を判断する

　呼吸性アルカローシスに対して代謝性アルカローシスになっているので，代償範囲内ではない．

❻ 総合的に判断する

　呼吸性アルカローシス＋代謝性アルカローシスの所見がある．

　簡易 $AaDO_2=[(大気圧-47)\times FiO_2-Pa_{CO_2}/0.8]-Pa_{O_2}=[(705-47)\times 0.21-33.9/0.8]-65.2=30.605$ となり開大している．ただし，大気圧＝705 mmHg(松本)，$FiO_2=0.21$ にて計算した．軽度酸素化障害を認める．

14 その他の検査

❶ 尿検査

　2 病日，ケトン体が陽性であるが，尿糖陰性で血糖も高くなく，糖尿病性ケトアシドーシスは考えにくい．したがって，飢餓によるケトン体陽性の可能性が高い．

　ケトン体陽性にもかかわらず，pH は 7.0 とアルカリ性であるのは，アルカレミアによると考えられる．代謝性アルカローシスおよび呼吸性アルカローシスを認

めている。

亜硝酸塩が陽性で，尿路感染症を疑わせるが，尿沈渣では白血球は著しく増加せず，尿路感染は考えにくい。尿路感染症もしくは採取後放置したためアルカリ性になったのではない。

上皮円柱が出現しており，尿細管障害が疑われる。

❷ アミラーゼ

P-アミラーゼ優位のアミラーゼ上昇があり，膵炎が疑われる。

総合解釈

LD および AST が上昇しており，細胞傷害が認められる。ALT は高値ではないが，AST/ALT 高値および γGT 高値からアルコール性の肝細胞傷害が疑われる。アルコール性の肝細胞傷害では，ALT 活性が抑えられるので，ALT で予測するよりも肝細胞傷害が強い可能性がある。ただ，肝細胞型のビリルビン上昇が肝細胞傷害で説明がつくかの判断は難しい。

CK 上昇は骨格筋障害が考えられる。P-アミラーゼ優位のアミラーゼ上昇から膵炎も考慮しなければならない。

血小板減少は，DIC，肝硬変，出血の徴候はなく，原因がはっきりしない。

動脈血ガス分析からは，呼吸性アルカローシスであるが低酸素血症があり，急性の変化と考えると肺水腫が否定できない。

診断と臨床経過

診断 アルコール依存症，アルコール性肝障害，痙攣発作

−14 病日から，37℃台前半の微熱を認め，全身倦怠感および易疲労感を自覚していた。

1 病日，意識消失発作が生じ床に転倒した。左前額部と後頭部を打撲し強直性痙攣が 3 分間持続，救急車にて搬送された。その後アルコール依存症があることが判明した。

153 病日，意識消失の発作があり，再び救急車にて搬送された。

臨床経過を加えた考察

アルコール依存症の女性が，痙攣を伴う意識消失発作にて入院した。禁酒後 48 時間以内に生じるてんかん様発作（アルコールてんかん）と考えられる。1〜10 病日は入院しているので禁酒状態で，153，154 病日は再び飲酒を開始した後の値である。γGT は 10 病日まで低下しているが，著しい低下を呈していない。153，154 病日には飲酒のため再上昇している。

アルコールによる肝細胞傷害と痙攣による骨格筋細胞傷害が合併しているので，それぞれの細胞傷害の程度がわかりにくくなっている。入院後禁酒状態であるため，ア

ルコール性肝細胞傷害は徐々に改善し，ALT よりも AST の変動がその状態をよく表している。ALT は軽度に上昇しているだけで，アルコールを多量に飲んでいる場合に ALT で肝細胞傷害を正しく判定できていない。AST/ALT が 10 病日までに 5.36 から 1.87 となっている。アルコールで抑制された ALT 活性が禁酒により正常化したと考えると理解できるが，抑制がとれるまで長期間を要する。

一方，痙攣により CK の上昇が認められているが，AST 上昇を骨格筋細胞傷害だけでは説明できない。LD/AST は 10 病日までに 1.90 から 4.99 まで上昇している。LD/AST が 1 に近いのは肝細胞傷害主体であり，5 ないし 7 に近づくのは骨格筋細胞傷害主体のためと考えられる。経過で入れ替わっている。また，153，154 病日には再び肝細胞傷害型が主体となり LD/AST は 2 前後になっている。

低 K 血症であるので，低 K 血症に伴う痙攣が疑われる。ケトン体陽性であり，アルコール依存症による低血糖状態も考えられる。153 病日にも意識消失発作を起こしているが，低 K 血症を伴っておらず，全く別の痙攣の原因があるかもしれない。低 K 血症は，アルコール飲酒に伴う K 摂取不足により生じたと考えられる。低 K 血症に伴い代謝性アルカローシスの状態となっている。また，呼吸性アルカローシスは，痙攣という発作に伴う頻呼吸が原因と思われる。

飲酒は，葉酸欠乏性貧血のリスクを増大させる。またアルコール依存症に伴う低栄養で貧血も生じる。本例では入院後速やかにヘモグロビン増加を認めており，栄養状態が良くなり，貧血が改善したと考えられる。

飲酒は，稀に骨髄機能を障害し白血球減少および血小板減少を招く。本例では，白血球減少はないが，著しい血小板減少を認めた。入院して，禁酒し栄養が改善するに従い血小板が増加している。153，154 病日には飲酒しているが血小板の減少はない。アルコール飲酒＋栄養障害が重なったため血小板減少が生じた可能性が高い。入院して禁酒後に血小板は上昇しているので，アルコール飲酒が血小板減少に関与している。

この症例で学べたこと

1. アルコール性肝障害では AST＞ALT となる。
2. アルコール依存症では，骨髄抑制となり血小板減少を伴うことがある。
3. アルコール依存症では，γGT は，入院しても数日で低下しない。
4. アルコール性肝障害では，ALT 値以上の肝細胞傷害が存在する可能性がある。
5. 低 K 血症は代謝性アルカローシスを考慮する。

症例 23　80 代女性，誤嚥性肺炎にて入退院を繰り返していた

主な検査の読み方

❶ ALP

　　　　1 病日から 70 病日にかけて基準範囲内の動きであるが，上昇している．102 病日からは基準範囲を超え，多少の変動はあるが上昇している．γGT に連動しており，肝臓の ALP 上昇の可能性が高い．肝臓の ALP 上昇であれば，胆管・胆道閉塞もしくは薬剤性が鑑別に挙がる．ALT が基準範囲内で肝細胞傷害がないが，薬剤性も否定できない．

　　　　胆管・胆道閉塞とすると，ビリルビン上昇がないので中枢性胆管および胆道閉塞は考えにくく，肝の占拠性病変による末梢の細胆管閉塞が示唆される．緩やかに ALP および γGT が上昇しているので，腫瘍性病変が考えられる．また，腫瘍性病変であれば，ALT 上昇がなく肝細胞傷害を認めないので，原発性よりは転移性腫瘍が考えやすい．

　　　　薬剤性であれば，長期間 ALP および γGT が徐々に増加していることの説明が難しい．

❷ γGT

　　　　γGT は ALP と連動しており，ALP での考察と同じである．ビリルビン上昇が認められない末梢の胆管・細胆管閉塞が考えやすい．

❸ 直接ビリルビン

　　　　総ビリルビンは基準範囲内であり，胆汁排泄を妨げる中枢性胆管・胆道閉塞はない．

13 項目の解釈

1　栄養状態はどうか　albumin, total cholesterol, cholinesterase

　　　　1 病日はアルブミンが 3.0 g/dL である．CRP 0.24 mg/dL と炎症反応に乏しく，炎症に伴うアルブミン低下は考えにくい．栄養状態があまりよくない患者が入院してきた．

2　全身状態の経過はどうか　albumin, platelet

　　　　アルブミンは 2.5〜3.3 g/dL を変動しており，低値であるが平衡状態を保っている．アルブミンからは，1 病日から改善も増悪もしていないと判断される．

　　　　血小板は上下しているが，基準範囲内であり，全身状態を判断するのは難しい．

3　細菌感染症はあるのか　left shift

　　　　目視による白血球分画が検査されていないので，桿状核球の割合すなわち左方移動

症例23 80代女性，誤嚥性肺炎にて入退院を繰り返していた

生化学	1病日	70	102	150	187	251	261	273	281	基準範囲
TP	5.2	5.6	4.9	5.6	5.9	5.4	5.0	5.3	5.7	6.5-8.0 g/dL
Alb	3.0	2.9	2.7	3.1	3.3	2.9	2.5	2.9	3.0	4.0-5.0 g/dL
UN	6.1	14.5	14.9	19.1	31.8	23.5	17.7	17.6	25.8	8-21 mg/dL
Cre	0.50	0.46	0.45		0.61	0.58	0.60	0.69	0.70	0.45-0.80 mg/dL
eGFR						71.7	69.1	59.3	58.4	
UA				8.8						2.7-5.8 mg/dL
AST	24	18	18	21	28	41	34	27	22	11-28 U/L
ALT	21	8	9	11	14	17	10	15	10	7-23 U/L
γGT	18	20	30	56	109	186	151	317	304	9-27 U/L
T-Bil		0.27			0.40	0.29		0.42	0.49	0.30-1.40 mg/dL
ALP	219	292	420	496	550	649	495	442	558	115-330 U/L
LD	229	209	222	184	228	203	213	215	210	120-230 U/L
CK			33	32	56	31				30-165 U/L
Na	145	144	144	145	144	141	148	143	140	136-145 mmol/L
K	4.1	3.4	4.2	3.7	4.9	4.5	3.7	4.1	5.1	3.4-4.5 mmol/L
Cl	107	103	103	103	102	101	106	101	101	100-108 mmol/L
CRP	0.24	0.55	1.34		1.70	1.96	2.58	0.46	1.47	<0.10 mg/dL
BNP					135.1	79.9				≦20 pg/mL

血算	1病日	70	102	150	187	251	261	273	281	基準範囲
白血球	8.03	4.31	7.14	7.36	12.39	6.42	7.64	7.14	10.04	3.04-8.72×10^3/μL
好中球	74.5	80.1		72.0	81.2	71.3	72.6	65.6	42.2	28-68%
リンパ球	18.8	16.0		17.5	11.9	17.4	0.8	23.9	53.8	17-57%
単球	4.6	3.9		6.5	5.7	7.3	7.6	10.4	3.7	0-10%
好酸球	2.1	0.0		3.9	1.0	2.5	1.8	0.1	0.1	0-10%
好塩基球	0.0	0.0		0.1	0.2	0.5	0.0	0.0	0.2	0-2%
赤血球	3.85	3.90	3.68	3.93	4.20	3.01	3.05	3.22	2.45	3.73-4.95×10^6/μL
ヘモグロビン	12.3	12.0	11.3	12.3	13.4	9.5	9.5	9.8	7.8	10.7-15.3 g/dL
ヘマトクリット	39.1	38.2	36.0	39.0	41.9	30.7	31.0	31.6	26.1	33.6-45.1%
血小板	23.9	26.0	30.9	25.6	27.6	35.3	26.9	23.7	22.2	13.7-37.8×10^4/μL

VIII 胆管・胆道の病態

の有無が不明で正確には判断できない．しかし，CRPが軽度の上昇に留まっていること，白血球数の動きが小さいこと，白血球分画（自動血球計数器分析による）において好中球の割合がそれほど高くないことから考察すると，明らかに細菌感染症があるとはいえない．あっても，CRPからはごく軽度である．

4　**細菌感染症の重症度は**　left shift, CRP, white blood cell

　　　　細菌感染症の有無を判断できないが，罹患していても軽度である．

5　**敗血症の有無**　platelet, fibrinogen

　　　　基準範囲を下回る血小板減少がないので，たとえ細菌感染症に罹患していても敗血症は考えにくい．

6　**腎臓の病態**　creatinine, UN, UA, urinalysis, Ca, P

　　　　クレアチニンは基準範囲内で糸球体濾過量は保たれており，腎機能に問題はない．
　　　　UNは，187および281病日に上昇しているが，基準範囲内に戻っている．ヘモグロビン低下を合わせて考えると，消化管出血の可能性を否定できない．

7　**肝臓の病態**　ALT, AST, T. Bil, D. Bil, albumin, total cholesterol, cholinesterase

　　　　ALTは基準範囲内にあり，肝細胞傷害はない．また，総ビリルビンも基準範囲内にあり肝代謝能は保たれている．ASTがごく軽度に上昇することもあるが肝細胞以外の細胞傷害と考えられ，肝機能には問題がない．

8　**胆管の病態**　ALP, γGT, D. Bil

　　　　ALPは上昇傾向を示しγGTに連動しているので，肝臓のALP上昇でよい．胆管・胆道閉塞でも総ビリルビンの上昇がないので，中枢性胆道閉塞ではなく末梢性胆管，細胆管閉塞が考えやすい．肝の占拠性病変により末梢性細胆管が閉塞され，徐々にALPおよびγGTが上昇していると考えられる．

9　**細胞傷害**　LD, CK, ALT, AST, amylase

　　　　CKおよびALTは基準範囲内であり，骨格筋細胞，心筋細胞および肝細胞傷害はない．LDもわずかに基準値を超える程度で，軽度細胞傷害があるかもしれないが，傷害細胞の同定には至らない．251病日から貧血を認めるが，LDおよび総ビリルビン（溶血にて上昇）は積極的に溶血を示唆しない．

10　**貧血**　Hb, MCV, haptoglobin, reticulocyte, erythropoietin

　　　　251病日から，ヘモグロビンが急速に低下し，出血もしくは溶血を考慮しなければならない．"9　細胞傷害"より溶血は考えにくいが，"6　腎臓の病態"より消化管出血の可能性がある．出血があると，血小板は出血部位で消費されるので251病日以降の血小板低下の説明も可能である．MCVは100 fL前後でやや大きく慢性肝障害を疑わせるが，"7　肝臓の病態"からは可能性は低い．出血があるとすると網赤血球増加の影響があるかもしれない．

11　**凝固・線溶の異常**　PT, APTT, fibrinogen, D-dimer, AT

　　　　凝固・線溶検査は行われていない．

12 電解質異常　Na, K, Cl, Ca, P, Mg

Naは経過を通じて，基準範囲上限もしくは軽度上昇することがある。Kも基準範囲上限もしくは軽度上昇している。全体的には基準範囲内に入り変動に乏しく，大きな問題はないと判断される。

13 動脈血ガス

検査されていない。

14 その他の検査

187, 251病日，BNPが軽度上昇し，うっ血性心不全を示唆する。しかし，肝・腎機能には影響を及ぼしていない。

■ 総合解釈

胆管・胆道系誘導酵素であるALPおよびγGTが徐々に上昇している。両者が連動して動いているので，肝臓のALPおよびγGTと考えてよい。肝臓であれば，胆管・胆道閉塞もしくは薬剤性を鑑別しなければならない。長期間にわたり徐々に上昇しているので，胆管閉塞のほうが考えやすい。ビリルビン上昇を伴っていないので，中枢性の胆管・胆道閉塞ではなく，末梢性細胆管閉塞が考えやすい。肝臓の占拠性病変による細胆管閉塞が鑑別に挙がる。ALT上昇がなく肝細胞傷害を伴っていないので，肝占拠性病変であれば，原発性肝癌よりも転移性肝腫瘍が考えやすい。

■ 診断と臨床経過

診断　転移性肝腫瘍

時々，誤嚥性肺炎にて入院していた。251病日頃から食思不振を認め，腹部超音波検査にて肝臓に多発性腫瘤病変を認め，転移性肝腫瘍と診断された。全身状態が悪く，原発巣は積極的に検索されなかった。

■ 臨床経過を加えた考察

転移性肝腫瘍の物理的圧排により，局所的に細胆管閉塞が生じ，細胆管内に胆汁がうっ滞したためALPおよびγGT上昇をきたした。腫瘍増大に伴い細胆管の圧排および胆汁うっ滞が高度となったため，ALPおよびγGTは上昇した。

中枢性の胆管・胆道閉塞ではなく細胆管閉塞であるため，肝臓の残りの部分でビリルビンは代謝され，ビリルビン上昇は認められなかった。ただ，細胆管閉塞にて胆汁うっ滞が生じれば，小さな病変でも著しいALPおよびγGTの上昇をきたす。

肝占拠性病変であれば，腫瘍でなくとも同様にALPおよびγGTの上昇が認められる。ASTおよびALTが基準値内であり，周囲の肝細胞にあまり影響を与えていないことを考慮すると，膿瘍，原発性肝癌よりは転移性肝腫瘍の可能性が高い。

逆に，ALPおよびγGTから，転移性肝腫瘍をいつから疑えるかを検討してみよう。ALPは1～70病日にかけて219 mg/dLから292 mg/dLと上昇するが，基準範

囲内での動きである．102病日に420 mg/dLと基準範囲を超え，70病日の上昇も転移性肝腫瘍によると考えられるが，基準範囲内で疑うのは難しい．ただし，基準範囲内の動きでも重要な所見である．

一方，γGTは1〜70病日にかけて18 U/Lから20 U/Lに上昇するが，有意な所見とするのは難しい．102病日には30 U/Lと明らかに上昇しており，150病日の56 U/Lを加味すると，転移性肝腫瘍による上昇と考えられる．70病日での判断は難しく，102病日で判断できないこともないが，薬剤性などを考慮しなければならず容易ではない．

ALPおよびγGTの両検査値を合わせて考えてみよう．もちろん，薬剤性でも両者が上昇することがあるが，両者が連動して上昇すれば胆管・胆道閉塞の可能性は高くなる．102病日の時点では転移性肝腫瘍を疑うべきと思われるが，70病日での判断は難しい．1症例では正確な判断ができないが，肝臓の占拠性病変による細胆管閉塞を判断するには，γGTよりALPの感度がよさそうである．

ルーチン検査で早期に異常を発見しようと思えば，基準範囲内の動きにも注目し検査値を解釈する必要がある．

この症例で学べたこと

1. 転移性肝腫瘍では，ALPおよびγGTが徐々に上昇する．
2. 転移性肝腫瘍では，肝機能が障害されないことがある．
3. 転移性肝腫瘍では，LDが基準範囲のことがある．
4. 転移性肝腫瘍では，CRPは著しく上昇しないことがある．

症例24　70代男性，右大腿の痛みにて来院した

主な検査の読み方

❶ ALP

1病日から高値であり，上下するが15病日にかけて急速に上昇している．肝由来のALPでは3,554 U/Lまで上昇することは稀で，骨由来のALPもしくはALP産生腫瘍が疑われる．小腸および胎盤由来のALPも著しい高値から考えにくく，γグロ

症例 24　70代男性，右大腿の痛みにて来院した

生化学	1病日	5	8	10	11	15	基準範囲
TP	6.0		5.4	5.0	5.2	5.6	6.5-8.0 g/dL
Alb	3.5	3.3	2.8	2.6	2.8	2.8	4.0-5.0 g/dL
UN	16	20	12	15	16	63	8-21 mg/dL
Cre	0.37	0.40	0.32	0.34	0.35	1.03	0.63-1.05 mg/dL
eGFR	123	113	144	135	131	40	
AST	49	69	48	80	116	177	11-28 U/L
ALT	22	18	20	25	26	38	9-36 U/L
γGT	45	40	36	49	56	55	13-70 U/L
T-Bil	3.03	2.72	4.40	6.20	6.89	7.08	0.30-1.40 mg/dL
D-Bil	0.83	0.73	1.75	2.75	3.32	2.24	0.10-0.40 mg/dL
ALP	1647	2180	1689	1425	2116	3554	115-330 U/L
LD	983	1804	1214	1491	2334	4340	120-230 U/L
AMY	26		17	17	20	26	44-127 U/L
Na	144	144	142	139	135	136	136-145 mmol/L
K	3.2	2.8	3.0	3.0	3.2	3.9	3.4-4.5 mmol/L
Cl	109	108	105	102	102	97	100-108 mmol/L
Ca	7.7	7.5	7.3	7.0	6.8	7.0	8.7-10.3 mg/dL
補正Ca	8.4	8.3	8.5	8.3	8.0	8.2	8.7-9.9 mg/dL
Glu	145	161	153	159	155	154	75-110 mg/dL
CRP	3.38	4.82	12.02	7.24	7.91	23.51	<0.10 mg/dL
Fe						61	44-192 µg/dL
TIBC						197	262-452 µg/dL
UIBC						136	
フェリチン						20498	25-280 ng/mL
sIL-2R		722					135-421 U/mL

血算	1病日	5	8	10	11	15	基準範囲
白血球	4.95	7.46	7.97	6.77	9.26	16.04	2.97-9.13×10³/µL
好中球(Band)			6	12		10	0-15%
好中球(Seg)			85	74		70	28-68%
好中球(B+S)	84.8	80.4			76.6		42-75%
リンパ球	8.3	12.3	4	4	14.5	11	17-57%
単球	6.5	6.8	4	4	7.9	6	0-10%
好酸球	0.0	0.1	1	0	0.6	0	0-10%
好塩基球	0.4	0.4	0	0	0.4	0	0-2%
異型リンパ球			0	0		0	0%
後骨髄球			0	3		2	0%
骨髄球			1	3		1	0%
赤芽球			1	1		17	0%
赤血球	2.78	2.21	2.98	2.45	2.26	1.76	4.14-5.63×10⁶/µL
ヘモグロビン	8.2	6.7	9.0	7.4	6.8	5.5	12.9-17.4 g/dL
ヘマトクリット	24.6	20.3	26.8	22.1	20.9	17.5	38.6-50.9%
MCV	88.5	91.9	89.9	90.2	92.5	99.4	84.3-99.2 fL
MCH	29.5	30.3	30.2	30.2	30.1	31.3	28.2-33.8 pg
MCHC	33.3	33.0	33.6	33.5	32.5	31.4	32.2-35.5%
血小板	8.5	5.1	4.8	3.2	3.0	1.5	14.3-33.3×10⁴/µL

凝固・線溶	1病日	5	8	10	11	15	基準範囲
PT		14.7	15.2	16.8	16.8	19.0	正常対照±10%
PT-INR		1.25	1.30	1.43	1.44	1.63	0.85-1.15
APTT		31.5	37.2	37.5	39.4	41.6	23.0-38.0 sec
フィブリノゲン		102.7	157.4	86.6	98.8	122.5	180-350 mg/dL
D-dimer		15.4	18.5	31.3	33.8	42.2	≤1.0 µg/mL

Band：桿状核好中球，Seg：分葉核好中球，B+S：桿状核好中球＋分葉核好中球

尿(試験紙法)	8	11	15	基準範囲
pH	7.5	6.5	5.0	5.0-8.5
比重	1.010	1.015	1.015	1.005-1.030
蛋白	−	100	≥300	−(0 mg/dL)
糖	−	−	−	−(0 mg/dL)
ケトン	−	−	−	−
ビリルビン	−	2+	3+	−
潜血	−	±	3+	−
亜硝酸塩	−	+	+	−
ウロビリノゲン	≥8.0	≥8.0	≥8.0	0.1 EU/dL
WBC	−	−	1+	−
色	黄褐色	黄褐色	橙色	
混濁	−	−	1+	−

尿沈渣	8	11	15	基準範囲
赤血球		5-9		≤5/HPF
白血球		<1		≤5/HPF
扁平上皮		<1		
尿細管上皮		1-4		−
硝子円柱		1+		
上皮円柱		1+		
顆粒円柱		1+		
ろう様円柱		−		
細菌		−		
真菌		−		

感染	5	基準範囲
HBsAb	393.4	<0.05 U/mL
HCV	0.1	<1.0 COI
STS	0.0	<1 RU

腫瘍マーカー	8	基準範囲
CEA	39.6	<3.4 ng/mL
CA19-9	13011	<37 U/mL
AFP	17.2	<10 ng/mL

ブリンが非特異的に結合したマクロ ALP でも高すぎる。

薬剤性の ALP 上昇も肝由来であるが，値が高すぎ否定的である。

❷ γGT

γGT は基準範囲内であり，胆管・胆道閉塞は考えにくい。

❸ 直接ビリルビン

1 病日，総ビリルビンは 3.03 mg/dL と上昇しているが，直接ビリルビン/総ビリルビンは 27.4％でその後も 30％以下が多いので，最初に溶血を考慮しなければならない。ヘモグロビンが 1〜5 病日にかけて低下しているが，8 病日には上昇し輸血した可能性がある。しかし，MCV は変化していないので，MCV は輸血を積極的に示唆しない。

13 項目の解釈

1 栄養状態はどうか　albumin, total cholesterol, cholinesterase

1 病日はアルブミンのみ測定されており，3.5 g/dL である。CRP 3.38 mg/dL と軽度炎症所見を示しており，消費増大の可能性がある。ただ，総蛋白とアルブミンの差から γ グロブリンの上昇はなく，慢性炎症の可能性は低い。小球性ではないが貧血も認め，アルブミンだけから患者の栄養状態を判断するのは難しい。

2 全身状態の経過はどうか　albumin, platelet

アルブミンは徐々に低下傾向を示し，患者は悪化している。

血小板は 1 病日にすでに 85,000/μL と低値であり，その後も減少が継続している。少なくとも患者は改善していない。

3 細菌感染症はあるのか　left shift

桿状核球が 15％を超えることがなく，左方移動がないので細菌感染症はないと判断される。ただ，後骨髄球および骨髄球が出現しており，10 病日に幼若白血球の割合が 15％を超える。桿状核球に比して骨髄球および後骨髄球の割合が高く，左方移動により幼若白血球が末梢血に出現しているとは考えにくい。

4 細菌感染症の重症度は　left shift, CRP, white blood cell

細菌感染症があれば，骨髄球および後骨髄球が出現しているので重症細菌感染症も考慮しなければならない。しかし，細菌感染症のある可能性は低い。

5 敗血症の有無　platelet, fibrinogen

細菌感染症の可能性が低いので，敗血症はないと判断する。

ただ，細菌感染症があれば，血小板およびフィブリノゲン低下からは敗血症が十分に疑われる。したがって，敗血症以外で血管内炎症を起こすような病態が生じている。

6 腎臓の病態　creatinine, UN, UA, urinalysis, Ca, P

クレアチニンは基準範囲内で，糸球体濾過量の低下はない。15 病日 1.03 mg/dL と軽度上昇するが，その後の値がないので判断は難しい。糸球体濾過量が低下する病態を考慮する必要がある。

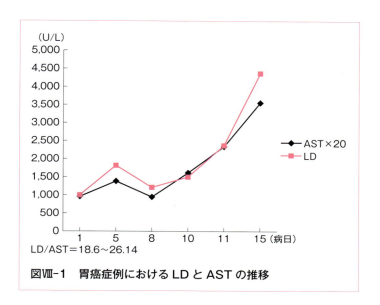

図Ⅷ-1　胃癌症例におけるLDとASTの推移

UNは，15病日に急速に上昇している。ヘモグロビン低下を加味すると，消化管出血を考慮する必要がある。消化管出血によりショック状態になった可能性は否定できないが，Na－Cl＝37であり，30以下でないので代謝性アシドーシス（ショック状態の時に生じやすい）を積極的に支持する所見ではない。

7　肝臓の病態　ALT, AST, T. Bil, D. Bil, albumin, total cholesterol, cholinesterase

15病日を除いてALTが基準範囲内にあり，肝細胞傷害はない。AST/ALT＞2であり，アルコール性肝障害を念頭に置く必要があるが，γGTが基準範囲内で，アルコール性肝障害の可能性は低い。LD上昇を考慮すると，AST上昇は肝細胞以外の細胞傷害によると考えられる。

総ビリルビンも高値であるが，1および5病日は間接ビリルビンが優位であり，肝細胞傷害と溶血を考慮しなければならない。

8　胆管の病態　ALP, γGT, D. Bil

γGT上昇を伴わない著しいALP上昇であり，骨性ALPが考えやすい。骨への悪性腫瘍の転移が最も疑われる。LDおよびCRP高値も悪性腫瘍の骨転移にて説明が可能である。

思春期，妊娠などでALPは増加するが，基準値の2～3倍程度であり，1,000 U/Lを超えるような上昇ではない。

9　細胞傷害　LD, CK, ALT, AST, amylase

15病日以外ALTは基準範囲内であり，肝細胞傷害は基本的にない。CKは測定されておらず，骨格筋細胞および心筋細胞障害の判断が難しいが，LD/ASTが高いので可能性は低い。LDの著明な上昇からは，腫瘍性が最も考えやすい▶図Ⅷ-1。

10 貧血　Hb, MCV, haptoglobin, reticulocyte, erythropoietin

ヘモグロビン 8.2 g/dL，MCV 88.5 fL で，正球性貧血である．8 病日にはヘモグロビン 9.0 g/dL と短期間に上昇しており，輸血したと考えられる．11 病日までは UN の上昇がないので消化管出血は考えにくい．1 病日，直接ビリルビンは 27％と間接ビリルビン優位であり，溶血を考慮しなければならない．15 病日は，UN がクレアチニンに比べて著しく上昇しているので，消化管出血が考えられる．

8, 10, 15 病日の白血球分画では，後骨髄球，骨髄球および赤芽球が認められる．特に 15 病日には赤芽球が 17％であり，leukoerythroblastosis の所見である．悪性腫瘍の骨髄転移を含めた骨髄の腫瘍性病変が疑われる．細菌感染に伴う左方移動で認められるのは後骨髄球および骨髄球までで，それ以上幼若な骨髄芽球と前骨髄球は認められない．

Leukoerythroblastosis は骨髄の破壊を意味し，骨髄にあるすべての細胞が末梢血に出現する可能性があり，悪性腫瘍の骨髄転移の所見である．

11 凝固・線溶の異常　PT, APTT, fibrinogen, D-dimer, AT

血小板が減少しているので，まず DIC を考える．CRP 上昇にもかかわらず，フィブリノゲン低下が著しく，D-dimer 上昇および PT 延長もあるので，DIC が考えやすい．DIC は全身の血管内で炎症が起こり，凝固が亢進し線溶が亢進していると考えると理解しやすい．

敗血症では血管内の細菌が炎症を起こすので，DIC の病態が生じると考えてよいが，本例では細菌感染は考えにくく敗血症はない．

12 電解質異常　Na, K, Cl, Ca, P, Mg

1〜11 病日に K が低下している．尿中の K 排泄量が求められていないので判断できないが，K の摂取不足は考慮しなければならない．また，アルカレミアに伴う低 K 血症の可能性も否定できない．

Na，Cl はやや高めで，高アルドステロン血症のパターンであり，アルドステロンと同じ作用のある副腎皮質ホルモン投与の可能性もある．白血球分画にて好酸球がほぼ 0％は副腎皮質ホルモン使用を支持する．

Ca は基準範囲よりやや低い．腎機能不全がないことより，副甲状腺機能低下やビタミン D 不足を考慮する必要がある．長期入院患者ではビタミン D 不足の可能性を考慮しなければならないが，判断は難しい．

13 動脈血ガス

検査されていない．

14 その他の検査

11 病日の尿検査では軽度の蛋白尿を認めるが，潜血(±)を伴っており，糸球体病変の可能性は残る．尿中ビリルビンおよびウロビリノゲン高値であり，血中直接ビリルビンが上昇し，十二指腸への排泄も増加しているので，ビリルビンの材料が増加する溶血が疑われる．

亜硝酸塩は陽性であるが，沈渣で白血球数が少なくかつ細菌(−)であり，尿路感染症は考えにくい．尿沈渣では軽度の血尿があり，試験紙法の潜血(±)を裏付ける．また，顆粒円柱および上皮円柱が認められ，尿細管傷害が疑われる．

15病日，Feは基準範囲内であるが，TIBCは低値であり，肝臓での蛋白合成低下を示唆している．栄養状態はよくない可能性がある．

5病日，sIL-2Rは722 U/mLと軽度高値であるが，意味づけは難しい．

フェリチンは著しく高値であり，マクロファージが活性化され上昇している．LD異常高値および細菌感染症のないCRP上昇は，悪性腫瘍を示唆する．腫瘍壊死では，壊死組織を処理するためにマクロファージが活性化し，CRPが上昇すると考えると理解しやすい．

腫瘍マーカーのCEAおよびCA19-9は高値であり，腺癌を疑わせる．AFPも軽度高値であるが，腫瘍の同定には至らない．

総合解釈

LDが著しく高値であり，CEAおよびCA19-9も高値から悪性腫瘍(腺癌)が疑われる．γGTの上昇を伴わないALPの著しい上昇から骨性ALP上昇が考えられ，転移を含んだ骨悪性腫瘍が考えやすい．白血球分画において，骨髄芽球および前骨髄球は出現していないが，後骨髄球，骨髄球，赤芽球が出現しており，leukoerythroblastosisの所見と考えてよい．

血小板減少，フィブリノゲン低値，D-dimer高値およびPT延長はDICを示唆する．悪性腫瘍＋骨転移に伴うDICと判断される．

CRP高値は，細菌感染症のないことより，腫瘍壊死に伴うマクロファージの活性化と考えられる．フェリチン高値も腫瘍壊死に伴うマクロファージの活性化と判断してよい．

診断と臨床経過

診断 胃癌，腹腔内播種，転移(右大腿骨，鎖骨上リンパ節)

−60病日頃から右大腿部痛を認め，−30病日頃から右肩痛も出現した．某院を受診し，鎮痛薬を処方されたが痛みのコントロールはできなかった．血液検査にてALP高値が認められ，悪性腫瘍の骨転移が疑われて1病日紹介入院となった．

臨床経過を加えた考察

LDおよびALPの著しい高値から，悪性腫瘍の骨転移を疑うのは難しくない．フェリチンおよびCRP高値は悪性腫瘍によりマクロファージが活性化されたためと判断できる．

悪性腫瘍にDICが加わったと考えられる．貧血もDICに伴う溶血と考えれば説明が可能である．

15病日には血小板減少に伴う消化管出血が生じている。

この症例で学べたこと

1　転移性骨腫瘍壊死によるCRP上昇
2　転移性骨腫瘍におけるDIC
3　転移性骨腫瘍症例の消化管出血によるUN上昇
4　転移性骨腫瘍におけるleukoerythroblastosis
5　転移性骨腫瘍におけるLDおよびAST上昇

文献

1) Matsushita M, Irino T, Kamiyama K, Muramoto Y, Kawaguchi T, Nakano T, et al : Evaluation of a method for measuring tissue non-specific alkaline phosphatase activity in healthy subjects. Ann Clin Biochem　2007 ; 44 : 544-548.
2) 松下誠，原尻早苗，田端詩織，行正信康，村本良蔵，菰田二一：BまたはO型で分泌型の人のアルカリ性ホスファターゼ活性は前夜の脂肪食摂取量により変動する．臨床病理　2013 ; 61 : 307-312.
3) 河合忠(監)，山田俊幸，本田孝行：異常値の出るメカニズム，第7版．医学書院，2018
4) Kosters A, Karpen SJ : The role of inflammation in cholestasis : Clinical and basic aspects. Semin Liver Dis　2010 ; 30 : 186-194.

IX

細胞傷害

細胞が破壊されると，細胞に含まれている種々の物質が血中に放出される．その中で，酵素活性で計測される物質を逸脱酵素と呼んでいる．ALT，AST，LD，CK およびアミラーゼが主な逸脱酵素である▶表Ⅸ-1,2．高値であればあるほど破壊された細胞が多いと判断される．逸脱酵素に対して，細胞破壊がなくても物理化学的刺激により産生が増加する誘導酵素があり，ALP および γGT が代表的である．

　LD はほとんどすべての細胞に含まれており，LD の上昇は細胞傷害(破壊)を意味する．CK が同時に上昇すれば，骨格筋もしくは心筋細胞傷害であり，ALT が同時に上昇すれば肝細胞傷害と判断できる．骨格筋，心筋，肝細胞以外の細胞傷害でも LD は上昇するが，破壊された細胞の推定は難しいことが多い．溶血では LD 上昇に加え，間接ビリルビンが上昇するが，経験的にはわずかな上昇に留まることも多い．大量の細胞破壊が生じれば尿酸が高くなる．

　AST も LD のように種々の細胞に含まれており，細胞が破壊されると両者が逸脱してくる．細胞の種類により LD/AST 比が異なり，ある程度傷害臓器が推測できるとされているが，破壊される時期，酵素活性が血中から失われていくスピード(半減期)などが複雑に関与しており，実際に LD/AST 比で傷害されている細胞を同定することは難しい．

1 乳酸デヒドロゲナーゼ(LD)[1] lactate dehydrogenase

1 どのような指標か

　乳酸デヒドロゲナーゼ(LD)は解糖系最終段階の酵素ですべての細胞に存在する．可溶性分画に存在し，細胞傷害時に血中に放出される逸脱酵素で，感度のよい細胞傷害マーカーである．LD は細胞傷害の程度を反映しており，高値であればより多くの細胞が傷害されている．ただ，血中に放出された LD は一定の割合で酵素活性を失う(半減期)ため，LD は，逸脱した酵素量と半減期のバランスで決まる．

2 LD 上昇のメカニズム[1]

① 細胞が傷害されると血中に放出される(逸脱酵素)．
② 血中にて一定の割合で活性が失われる(半減期)．
　【半減期】▶表Ⅸ-3
　LD1：79 時間，LD2：75 時間，LD3：31 時間，LD4：15 時間，LD5：9 時間
③ LD アイソザイム▶表Ⅸ-4 で傷害細胞を推定できる．
　・LD1，2 優位であれば，赤血球もしくは心筋細胞傷害を示唆する．
　・LD5 優位であれば，肝細胞もしくは骨格筋細胞傷害を示唆する．

表Ⅸ-1 逸脱酵素

細胞が傷害を受けると細胞内成分が血中に逸脱する。その成分の細胞内濃度が血清濃度より著しく高い場合血清濃度が上昇する。

- AST(GOT):肝,骨格筋,心筋,その他
- ALT(GPT):肝
- LD(LDH):あらゆる組織
- CK(CPK):骨格筋,心筋

表Ⅸ-2 逸脱酵素の臓器別分布

組織	AST (U/L)	ALT (U/L)	LD (U/L)	CK (U/L)	LD/AST
心筋	10	0.5	50	50	5
骨格筋	10	0.5	70	100	7
肝臓	10	10	10	neg	1
赤血球	10	0.2	250	neg	25
白血球	10	neg	150	neg	15
白血病細胞	10	neg	150-	neg	15
セミノーマ	10	neg	400-	neg	40

(neg:negligible)
文献1,p86より転載

表Ⅸ-3 LDアイソザイムとAST,ALTの半減期(時間)

LD1	79	AST(細胞質)	10〜20
LD2	75	AST(ミトコンドリア)	5〜10
LD3	31	ALT(細胞質)	40〜50
LD4	15		
LD5	9		

表Ⅸ-4 各組織のLDアイソザイム(%)

組織	LD1	LD2	LD3	LD4	LD5
心臓	57	32	6	3	2
赤血球	38	35	25	2	0
脳	28	32	19	16	5
腎臓	46	33	14	4	3
膵臓	10	23	37	13	17
脾臓	8	22	37	26	7
小腸	10	29	41	14	6
リンパ節	6	22	36	20	16
肺	2	5	19	31	43
骨格筋	2	7	24	25	42
皮膚	0	1	4	15	80
肝臓	0	1	5	9	85

文献1より転載

2 クレアチンキナーゼ(CK) creatine kinase

1 CK上昇のメカニズム[2]

① CKは骨格筋細胞,心筋細胞が傷害されると,血中に放出される逸脱酵素である。血中にて一定の割合で活性が失われる(半減期)。

【半減期】
CK-MM:6時間(筋肉内注射では12時間でピークとなり,72時間で注射前まで低下する),CK-MB:12時間,CK-BB:3時間

② CKアイソザイム ▶ 表Ⅸ-5 から傷害細胞を推定する。

表IX-5　各組織におけるCK活性およびアイソザイム分画

組織・臓器	CK活性(U/g)	MM(%)	MB(%)	BB(%)
骨格筋(腓腹筋)	3,281	100	0	0
骨格筋(外肋間筋)	1,894	99	<1	<2
心筋(右房)	356	76	22	2
脳	157	0	0	100
肺	13.4	30	1	69
前立腺	10	3	4	93
子宮	47	2	1	97
膵臓	3	14	1	85
胃	86	2	4	94
腎臓	15	12	0	88
肝臓	3.8	90	6	4

文献2，p53より転載

・骨格筋細胞傷害では，CK-MMが逸脱する。
・心筋細胞傷害では，CK-MM 65～70％＋CK-MB 30～35％が逸脱する。
・脳は，ほぼCK-BBであるが，血中に放出されることはないと考えてよい。
・筋ジストロフィー，皮膚筋炎，多発筋炎でCK-MBの高いことがある(CK-MB 5～10％)。

3 ALT alanine aminotransferase

Ⅶ章「❶ALT」(158ページ)を参照。

4 AST aspartate aminotransferase

Ⅶ章「❷AST」(160ページ)を参照。

5 アミラーゼ amylase

1 アミラーゼ上昇のメカニズム[3]

膵臓もしくは唾液腺が傷害されると上昇する逸脱酵素であり，膵臓もしくは唾液腺疾患で上昇する。

低分子であり，尿から速やかに排泄されるので，半減期は数時間である．速やかに尿に移行するので尿でアミラーゼを測定したほうがよい．

アミラーゼアイソザイムから傷害臓器を推定する．膵アミラーゼの上昇は膵疾患を，唾液腺アミラーゼの上昇は唾液腺疾患を示唆する．ショックで血中アミラーゼ活性が上昇する場合，唾液腺由来のことが多い．

マクロアミラーゼ血症では，アミラーゼに免疫グロブリンが非特異的に結合し，腎臓からの排泄が遅延するため高値になる．臓器傷害は認められない．

症例25　30代男性，腰痛にて入院となった

主な検査の読み方

❶ LD

1病日，LDはすでに1,906 U/Lと高値であり，3病日に3,568 U/Lに上昇し，以後低下し20病日に基準範囲内となった．入院時に何らかの細胞傷害があり，4病日から細胞傷害は軽減している．LD分画では，LD3および4が上昇しており，割合(%)では基準範囲であるがLD2も高い．LD分画からは傷害細胞の推定は難しい．

LDは16病日に軽度再上昇しているが，ALTの上昇に連動しており，肝細胞傷害に伴う．1～3病日のLD上昇と同じ原因ではない．

❷ CK

CKは基準範囲内で，LD上昇の原因として心筋細胞傷害もしくは骨格筋細胞傷害は否定的である．

❸ ALT

16病日からのALT上昇に連動して，LDおよびAST上昇を認める．肝細胞傷害に伴う所見と考えてよい．1～8病日にはALT上昇はなく，この間のLD上昇には肝細胞傷害は関与していない．

❹ AST

ASTは，ALTに連動しており，肝細胞傷害に伴うAST変化と考えられる．1～5病日のLD上昇は，AST上昇を伴っていないので，LD/AST比の高い細胞傷害である．

❺ アミラーゼとその他

アミラーゼは，経過中基準範囲内であり，膵臓，唾液腺細胞傷害は認められない．

症例25 30代男性，腰痛にて入院となった

生化学1	1病日	2	3	4	5	6	8	10	14	16	18	20	22	24	27	基準範囲
TP	7.5	7.3		7.2		6.3	6.5		6.8	6.9	7.9	7.2	7.6		7.5	6.5-8.0 g/dL
Alb	3.9	3.7		3.7	3.2	3.2	3.4	3.7	3.7	3.7	4.3	3.9	4.0	4.1	3.9	4.0-5.0 g/dL
UN	16	12	9	13	11	10	7	9	6	8	9	12	10	10	7	8-21 mg/dL
Cre	0.72	0.67	0.76	0.66	0.58	0.51	0.45	0.48	0.59	0.53	0.60	0.50	0.56	0.60	0.71	0.63-1.05 mg/dL
eGFR	97	105	92	107	123	142	162	151	121	136	119	145	128	119	99	
UA	9.3	8.6	6.9		3.9		2.2		2.3			1.8			4.3	3.8-8.0 mg/dL
T-Chol	175															128-219 mg/dL *
HDL-C	33															>40 mg/dL *
LDL-C	110															<139 mg/dL *
TG	130															≦150 mg/dL *
AST	37	35		55	32	22	28	25	48	335	207	42	21	19	33	11-28 U/L
ALT	34	31		41	35	27	43	47	86	508	557	268	131	85	70	9-36 U/L
γGT	45	49		97		71		144	185		216	189	156	146	118	13-70 U/L
T-Bil	0.42			0.98	1.00	0.56		0.58	1.00	1.15	2.51	1.62	1.36	0.87	0.39	0.30-1.40 mg/dL
D-Bil	0.10									0.41	1.08		0.57			0.10-0.40 mg/dL
ALP	238	228		347	297	260	288	317	367	372	463	462	391	394	349	115-330 U/L
LD	1906	2094	3568	3433	2319	1497	866	590	341	616	377	187	162	198	281	120-230 U/L
CK	92	74		101		68			35		25	16			17	43-272 U/L
CK-MB																3-15 U/L
AMY	37	33				32			55	44						44-127 U/L
P-AMY	21															22-55 U/L
ChE	273	269				99										195-466 U/L
Na	143	142	138	137	136	137	137	135	140	136		135	134	138	141	136-145 mmol/L
K	3.9	4.1	4.1	4.6	3.9	3.5	3.7	4.2	3.8	4.0		3.8	3.9	4.2	3.9	3.4-4.5 mmol/L
Cl	102	102	97	97	96	98	100	98	98	96		95	96	99	102	100-108 mmol/L
Ca	9.3	8.9		8.5	8.2	8.2		8.9	8.6			8.3	8.4	8.9	8.9	8.7-10.3 mg/dL
補正Ca	9.7	9.5		9.1	9.0	9.1		9.5	9.2			8.7	8.7	9.2	9.3	8.7-9.9 mg/dL
P	3.8	4.1		4.2	3.4	3.5		3.2	3.0			4.1	3.6	3.2	4.2	2.5-4.6 mg/dL
Glu	115			103		119	131	110	114	122	146	132	110	106	94	75-110 mg/dL
CRP	16.03	14.06	12.49	23.48		21.65		4.53	3.31			15.86		7.74	1.63	<0.10 mg/dL
Mg	2.1			1.9					2.1							1.8-2.3 mg/dL

生化学2	1病日	2	3	4	5	6	8	10	14	16	18	20	22	24	27	基準範囲
HbA1c	5.8															4.3-5.8%
Fe	63															44-192 μg/dL
TIBC	234															262-452 μg/dL
UIBC	171															
フェリチン	3808															25-280 ng/mL
β2ミクログロブリン	2.6															0.8-1.8 mg/L
β-D-グルカン	<3.13								<3.13							<12 pg/mL
プロカルシトニン	0.5未満															<0.5 ng/mL
sIL-2R	1063															135-421 U/mL
BNP	19.1															≦20 pg/mL
ハプトグロビン	409															19-170 mg/dL

血算	1病日	2	3	4	5	6	8	10	14	16	18	20	22	24	27	基準範囲
白血球	5.64	5.67	4.29	3.98	3.20	2.25	1.66	0.85	0.13	0.12	0.12	0.12	0.29	1.80	9.95	2.97-9.13×10³/μL
好中球(Band)	9	16	11			11	5	0	2			4	2	18	14	0-15%
好中球(Seg)	51	46	36			68	71	68	21			15	6	42	54	28-68%
好中球(B+S)				63.1	75.0					8.4	16.7					42-75%
リンパ球	17	13	31	28.6	20.3	15	22	27	63	83.3	75.0	66	66	24	7	17-57%
単球	9	16	11	7.5	4.4	11	5	0	2	0.0	0.0	4	2	18	14	0-10%
好酸球	9	10	7	0.3	0.0	5	1	1	6	0.0	0.0	6	7	8	7	0-10%
好塩基球	1	0	1	0.5	0.3	0	1	2	5	8.3	8.3	1	1	1	0	0-2%
異型リンパ球	0	0	0			0	0	0	0			8	10	1	0	0%
後骨髄球	4	3	1			0	0	0	0			0	2	2	4	0%
骨髄球	3	9	10			1	0	0	0			0	1	2	10	0%
前骨髄球	0	0	0			0	0	0	0			0	0	0	0	0%
骨髄芽球	4	2	3			0	0	0	0			0	3	1	4	0%
赤芽球	0	1	0			0	0	0	0			0	5	1	4	0%
赤血球	4.90	4.95	4.60	4.37	4.16	3.82	4.06	4.00	3.63	3.25	3.55	2.88	3.13	3.17	3.01	4.14-5.63×10⁶/μL
ヘモグロビン	13.7	13.6	12.7	12.1	11.5	10.5	10.8	10.8	9.8	8.7	9.4	7.7	8.5	9.0	8.4	12.9-17.4 g/dL
ヘマトクリット	41.8	41.5	38.7	36.9	35.0	32.0	33.4	33.2	29.4	26.7	28.7	23.1	25.3	26.4	25.7	38.6-50.9%
MCV	85.3	83.8	84.1	84.4	84.1	83.8	82.3	83.0	81.0	82.2	80.8	80.2	80.8	83.3	85.4	84.3-99.2 fL
MCH	28.0	27.5	27.6	27.7	27.6	27.5	26.6	27.0	27.0	26.8	26.5	26.7	27.2	28.4	27.9	28.2-33.8 pg
MCHC	32.8	32.8	32.8	32.8	32.9	32.8	32.3	32.5	33.3	32.6	32.8	33.3	33.6	34.1	32.7	32.2-35.5%
血小板	6.2	6.9	4.8	6.6	4.6	8.1	7.5	5.3	2.0	3.2	2.7	2.4	3.6	2.5	14.0	14.33-33.3×10⁴/μL
網赤血球	3.1					1.8		0.4	0.3			0.2		1.0		0.5-1.8%

凝固・線溶	1病日	2	3	4	5	6	8	10	14	16	18	20	22	24	27	基準範囲
PT	14.0	13.7	14.1	14.2	14.0	13.1	12.9	12.5	12.7	12.7		14.3	13.5	13.2	12.8	正常対照±10%
PT-INR	1.12	1.10	1.12	1.12	1.12	1.05	1.00	1.02	1.02	1.02		1.14	1.08	1.05	1.03	0.85-1.15
APTT	40.5	42.9	39.9	43.2	40.9	38.7	37.5	33.8	32.6	32.7		36.8	33.8	33.8	33.5	23.0-38.0 sec
フィブリノゲン	703.5	727.7	663.0	703.5	794.5	687.1		599.7	406.7	431.9		603.7	556.6		380.0	180-350 mg/dL
D-dimer	4.8	6.6	20.7	26.9	14.5	8.8	7.9	12.2	6.5	4.0		3.3	3.7	3.1	4.0	≦1.0 μg/mL
AT	95.4			89.1		88.5			100.5							80-120%
TAT	5.6	7.4	20.6													0.1-1.8 ng/mL
PIC	3.6	4.4	7.5													0.3-1.1 μg/mL
プラスミノゲン	101.1															70-130%
α2PI	87.3															77-120%

Band：桿状核好中球，Seg：分葉核好中球，B+S：桿状核好中球+分葉核好中球
＊：病態基準範囲

症例25 （続き）

尿(試験紙法)	1病日	6	14	20	24	27	基準範囲
pH	5.5	8.0	8.0	6.5	8.0	6.0	5.0-8.5
比重	1.015	1.010	≦1.005	1.015	1.015	1.010	1.005-1.030
蛋白	−	−	−	−	−	−	(0 mg/dL)
糖	−	−	−	−	−	−	(0 mg/dL)
ケトン	2+	−	−	−	−	−	
ビリルビン	−	−	−	−	−	−	
潜血	−	−	−	−	−	−	
亜硝酸塩	−	−	−	−	−	−	
ウロビリノゲン	1.0	1.0	1.0	1.0	4.0	1.0	0.1 EU/dL
WBC	−	−	−	−	−	−	
色	黄色	黄色	黄色	褐黄色	褐黄色	黄色	
混濁	1+	−	−	−	−	−	

尿沈渣	1病日	6	14	20	24	27	基準範囲
赤血球	<1	<1	−	−	−	<1	≦5/HPF
白血球	1-4	1-4	1-4	<1	−	<1	≦5/HPF
扁平上皮	<1	−	−	−	−	−	<1
尿細管上皮	<1	−	−	1-4	−	<1	
硝子円柱	−	−	−	−	−	−	
上皮円柱	−	−	−	−	−	−	
顆粒円柱	−	−	−	−	−	−	
ろう様円柱	−	−	−	−	−	−	
細菌	±	±	−	−	−	−	
真菌	−	−	−	−	−	−	

感染	1病日	基準範囲
TPAb	<2.0	0.0-10.0 COI
HBsAg	0.1	0.0-0.9 COI
HCV	0.1	0.0-0.9 COI
HIV	0.1	0.0-1.0 COI
β-D-グルカン	<3.13	<11.0 pg/mL
エンドトキシン		<5.0 pg/mL
STS	0	0.0-1.0 COI
TBIFγ		−

自己免疫	1病日	基準範囲
RF	1	<10 U/mL
C3	186	86-160 mg/dL
C4	100.1	17-45 mg/dL
CH50	78.4	30-53 U/mL
FANA	−	≦×40
ds-DNA	2.6	<12 IU/mL

蛋白分画	1病日	基準範囲
Alb	3.8	4.43-5.68 g/dL
α₁グロブリン	0.43	0.13-0.25 g/dL
α₂グロブリン	1.17	0.41-0.83 g/dL
βグロブリン	0.92	0.44-0.79 g/dL
γグロブリン	1.19	0.77-1.98 g/dL
IgG	1331	870-1700 mg/dL
IgM	88	35-220 mg/dL
IgA	240	110-410 mg/dL
IgE	<25	<361 IU/mL
IgD	0.2	

LDH 分画	1病日	基準範囲
LD1	6.8	19-33%
LD2	32.2	30-41%
LD3	36.6	20-28%
LD4	19.5	4-14%
LD5	4.9	2-9%

甲状腺	1病日	基準範囲
FT₃	2.87	2.3-4.0 pg/dL
FT₄	1.24	1.0-2.0 ng/dL
TSH	1.75	0.2-4.0 μIU/mL

腫瘍マーカー	1病日	基準範囲
AFP	2.3	<10 ng/mL
CEA	1.3	<3.4 ng/mL
CA19-9	5.4	<37 U/mL

感染	1病日	基準範囲
CMV IgG	33	<4 U/mL
CMV IgM	0.03	<0.7 U/mL

骨髄	1病日	8	基準範囲
NCC	126.4	30.8	100-250×10³/μL
MGK	<6.3	<6.3	50-150/μL
Seg	3.4	14.8	6.0-12.0%
Seg3-5	0.4	2.4	
Band	3.6	18	9.5-15.3%
Meta	1.4	14.4	9.6-24.6%
Myelo	1	18.6	8.2-15.7%
Promyelo	0	1.2	2.1-4.1%
Blast	83.4	1.2	0.2-1.5%
Eosino	0.4	0	1.2-5.3%
Eosino2	0.2	0	
Baso	0	0.4	<0.2%
Lymph	4.4	5.4	11.1-23.2%
Mono	1.6	2.6	<0.8%
EBL-orth		1.4	0.4-4.6%
EBL-Poly	1.2	18.8	17.9-29.4%
EBL-baso		0.6	0.5-2.4%
EBL-Pro		0.2	0.2-1.3%
Total	500	500	
M/E 比	469.0	3.4	1.5-3.3

リンパ球	1病日	基準範囲
sIgA	0	
sIgM	85	
sIgG	1	
sIgD	18	
κ	0	
λ	65	
MLL-CD2	2	
MLL-CD3	2	
MLL-CD4	2	
CD5	1	
CD7	3	
MLL-CD8	0	
CD10	97	
CD13	2	
CD14	2	
MLL-CD16	3	
CD19	97	
MLL-CD20	98	
CD23	1	
CD33	2	
CD34	0	
CD38	99	
MLL-CD56	0	
CD71	90	
TdT	0	

尿酸は1，2病日に高く，その後低下している．クレアチニンは基準範囲内で変動がないので糸球体濾過量は保たれており，尿酸の高値は細胞傷害に伴う上昇が考えられる．

13 項目の解釈

1　栄養状態はどうか　albumin, total cholesterol, cholinesterase

1病日にアルブミン3.9 g/dLと軽度低下しているが，総コレステロール175 mg/dLおよびコリンエステラーゼは273 U/Lで基準範囲内である．CRPが16.03 mg/dLと高値で，炎症を伴っている可能性が高く，アルブミン低下は炎症に伴う消費亢進を考慮する必要がある．ただし，炎症によるアルブミン低下としては，CRP値に比して軽度である．

アルブミンが軽度低下しているが，栄養状態のよい患者が入院した．

2　全身状態の経過はどうか　albumin, platelet

アルブミンは6病日まで徐々に低下し8病日から上昇に転じている．8病日から改善に向かっている．6病日に3.2 g/dLと最低になっているが，この値からは全身状態が著しく悪化したとは考えにくい．急性でも慢性でもなく，亜急性に病態が進行している．

一方，血小板は1病日に6.2万/μLと減少しており，その後は上下しながら，14病日に2万/μLと最低になり，24病日まで大きな変化がない．27病日には14万/μLと基準範囲内に入り，24〜27病日にかけて改善に向かった．ただし，この間に血小板輸血が行われていないことが条件になる．

3　細菌感染症はあるのか　left shift

1病日，白血球は5,640/μL（基準範囲内）および桿状核球9%であり，左方移動の基準を満たしていない．しかし，後骨髄球4%，骨髄球3%，骨髄芽球4%であり，桿状核球を加えると幼若好中球は16%となり，幼若好中球は明らかに増加している．幼若好中球の割合が増加することを左方移動と定義するならば，軽度の左方移動を認める．ただし，細菌感染症の左方移動では骨髄球より幼若な好中球は認められないので，骨髄芽球は細菌感染症以外の病態で血中に現れている．

仮に細菌感染症があったとしても，後骨髄球および骨髄球が認められるような重症細菌感染症の初期（左方移動の生じない12時間以内）と考えれば，白血球数はもっと低下してもよい．一方，細菌感染症が軽度であるため左方移動も軽度であれば，白血球数はもっと増加してもよい．白血球数と左方移動の推移が細菌感染症に合わない．

4病日から白血球は減少しているが，左方移動を伴っていない．細菌感染症重症化に伴う消費亢進による減少とは考えにくい．14病日から，血小板も著しく減少し，貧血も生じている．血球3系統の減少が生じており，骨髄の産生低下を考慮する必要がある．特に白血球数は10病日から22病日まで1,000/μL以下であり，その後増加に転じている．抗がん剤治療などの影響が最も考えやすい．

末梢血に前骨髄球，骨髄芽球，赤芽球が出現し，leukoerythroblastosis が認められる。腫瘍性病変(骨髄原発および転移性腫瘍)により骨髄が破壊されている病態が示唆される。

総合的に判断すると，2病日に幼若好中球が増加し軽度の左方移動を認めるが，細菌感染症は考えにくい。骨髄の腫瘍性病変が考えやすい。

4 **細菌感染症の重症度は**　left shift, CRP, white blood cell

上記のとおり細菌感染症が考えにくいので，重症度の判定は必要ない。

CRP は1病日 16.03 mg/dL で，4病日に 23.48 mg/dL と最高値を示している。細菌感染症が否定的であるので，膠原病類縁疾患もしくは悪性腫瘍(組織破壊)に伴うマクロファージの活性化を考えたい。

5 **敗血症の有無**　platelet, fibrinogen

上記のとおり細菌感染症が考えにくいので，敗血症合併の可能性は低い。

血小板は減少しているが，フィブリノゲンは基準範囲を大きく超え，血管内炎症が存在する所見に乏しい。

6 **腎臓の病態**　creatinine, UN, UA, urinalysis, Ca, P

クレアチニンは基準範囲内で糸球体濾過量の低下はなく，腎機能は問題ない。

UN も大きな変動を認めず，蛋白異化亢進を示唆する所見はない。

経過中糸球体濾過量が保たれており，基礎疾患に痛風がなければ1～3病日の尿酸上昇は細胞破壊も考慮しなければならない。

7 **肝臓の病態**　ALT, AST, T. Bil, D. Bil, albumin, total cholesterol, cholinesterase

ALT は14病日から上昇し，肝細胞傷害が生じている。AST および LD は ALT に連動しており，14病日以後は肝細胞傷害による高値である。ALP および γGT も ALT に連動しており，肝細胞傷害による上昇と考えてよい。一過性であり薬剤性が最も考えやすいが，判断根拠は乏しい。

8 **胆管の病態**　ALP, γGT, D. Bil

上記のとおり ALP および γGT の上昇は肝細胞傷害のためと考えられる。ビリルビンは14病日から上昇し，間接ビリルビン優位であるが，30％＜直接ビリルビン＜70％であり，肝細胞傷害型のビリルビン上昇である。肝細胞傷害が高度になるにつれて，ビリルビン値は高くなっている。ただ，14病日から貧血が著しくなっており，肝細胞傷害のみではなく溶血も考慮する必要がある。

9 **細胞傷害**　LD, CK, ALT, AST, amylase

LD から，1～4病日に高度の細胞傷害が生じ，その後改善している。LD 分画からは，傷害細胞の推定は難しい。

CK は基準範囲内で，心筋細胞傷害もしくは骨格筋細胞傷害はない。

16病日以後は LD，ALT，AST が連動しているので，肝細胞傷害による LD の上昇である。

尿酸は1，2病日に高く，その後低下している。クレアチニンに変動が少ないの

で，糸球体濾過量に変動がなく，一過性の細胞傷害に伴う上昇が考えやすい。

10 **貧血**　Hb, MCV, haptoglobin, reticulocyte, erythropoietin

　　ヘモグロビンは3病日から徐々に低下し，基準範囲以下になっている。正球性貧血の急速な進行であるので，出血もしくは溶血を考慮する。

　　網赤血球は1病日に3.1％と高値であるが，8〜20病日は基準範囲以下で，ヘモグロビン低下と網赤血球の絶対数減少を考慮すると，骨髄での赤血球産生能低下を伴っている。しかし，3〜14病日のヘモグロビン低下は急速であるので，骨髄での産生低下だけでは説明が難しい。4〜5病日および14〜24病日には間接ビリルビン優位のビリルビン上昇が認められ，溶血も考慮しなければならない。16病日にはLD＞ALTであり，肝細胞傷害に加えて，赤血球を含めた他の細胞傷害も考慮する必要があり，溶血は否定できない。

11 **凝固・線溶系の異常**　PT, APTT, fibrinogen, D-dimer, AT

　　PT，APTTは基準範囲をわずかに超えることもあるが，ATは基準範囲内であり，著しい凝固因子の低下は認めない。

　　フィブリノゲンはCRPと連動し急性期蛋白として上昇しており，消費亢進による低下はない。D-dimer，TAT，PICからは凝固・線溶の亢進が示唆されるが，フィブリノゲン低下を認めないので，DICのような全身性の異常ではなく，局所の出血や血栓形成のような病態のほうが考えやすい。

12 **電解質異常**　Na, K, Cl, Ca, P, Mg

　　Na，K，Cl，Ca，Pなどに，特に異常を認めない。

13 **動脈血ガス**

　　検査されていない。

14 **その他の検査**

　　1病日の尿検査では，ケトン体が認められるが，HbA1cが5.8％で糖尿病が否定されるので，食事が十分に摂れていない飢餓状態と推察される。その他の尿所見に異常はない。

　　骨髄検査では，1病日に骨髄芽球が83.4％と多く，巨核球数減少およびM/E比上昇を認める。血小板および赤血球の産生低下を認める。白血病の所見である。CD10（common ALL抗原），CD19，20（B細胞全般，B細胞活性），CD38（B細胞発生の初期に発現し，成熟過程において消失し，形質細胞に至る分化終末において再び発現する），CD71（活性化T・B細胞などの表面マーカーで活性化に伴い高発現する）を表面に有したリンパ性白血病細胞と診断された。

■ **総合解釈**

　　1病日から著しいLDの上昇を認める。CK，ALT，ASTは高値でなく，LD/ASTが高いことから，悪性細胞もしくは血球系細胞の傷害が考えられる。尿酸上昇は著しい細胞破壊が原因と考えられるが，蛋白異化亢進を示すUNは大きく変動していな

い。CRPは高値であるが，白血球分画で左方移動がないので細菌感染症は否定的で，細胞傷害によりマクロファージが活性化しCRPが上昇している。

　骨髄の所見からは，リンパ性白血病と診断される。第8病日の骨髄では，総細胞数が基準範囲以下であるが，骨髄芽球の割合は基準範囲内に入っており，この間に抗がん剤などによる治療が行われたと推察される。白血球，血小板および赤血球数の減少は原疾患もしくは治療のためと考えられるが，赤血球数およびヘモグロビン低下に関しては，ビリルビンの上昇があり溶血も考慮しなければならない。LD分画はリンパ性白血病に矛盾しない。

　16病日からLD，ASTおよびALTの上昇があり，肝細胞傷害が加わっている。LD上昇の割にCRPが高いが，白血球数が100/μL程度であり左方移動の判断は難しい。好中球減少時の感染症は考慮する必要がある。

　24病日には白血球数が増加傾向を示し，27病日，血小板は増加している。治療による骨髄抑制から回復してきたと考えられる。ただし，著しい桿状核球の増加は認めない。

診断と臨床経過

診断　急性リンパ性白血病＋化学療法

　−30病日頃から発熱，全身の骨の痛みがあり，徐々に増強していた。−10病日に某院を受診した。LD，CRPおよびIL2レセプターの著しい高値があり，PETにて全身の骨に異常集積，右仙骨副側部の軟部腫瘤，膵臓，胃にも集積を認めた。骨髄穿刺所見により急性リンパ性白血病と診断された。1病日入院し，抗がん剤による化学療法が施行された。

臨床経過を加えた考察

　今回は，全身に広がった急性リンパ性白血病の治療例である。入院時にすでにLDが高値であるので，大量の細胞が破壊されている。白血球分画などで骨髄にも浸潤があると考えられるが，ALPおよびCaの高値は伴っていない。骨破壊には至っていないか，骨破壊後の再生機序が働いていないためと思われる。16〜18病日の短期間に中等度の肝細胞傷害が生じている。ALT＞ASTであるのでマイルドな傷害と考えられる。ただ，その割にビリルビンが高く，ヘモグロビン低下を伴っているため溶血を否定できない。

　CRPは著しく高値である。白血球分画の左方移動を認めないので，腫瘍壊死によりマクロファージが活性化されCRPが上昇している。治療後に腫瘍細胞壊死が少なくなるとCRPも低下している。実際の炎症が強くないので，アルブミンの低下も軽度〜中等度に留まっている。

　白血球減少は抗がん剤投与にて生じている。10〜22病日まで好中球減少の状態が続いている。20病日にCRP高値となっているが，アルブミンの低下はなく，細菌感

染症を伴っていても重症ではない。24 病日からは白血球数は増加し，抗がん剤の影響から回復してきている。血小板も 27 病日からは改善しており，骨髄抑制はなくなった。

この症例で学べたこと
1. 急性リンパ性白血病細胞が破壊されたときの LD，AST および UA の動き
2. 急性リンパ性白血病における CRP の変動
3. 抗がん剤による好中球減少から立ち上がる時の白血球分画の推移。桿状核球の割合はそれほど高くない。
4. 抗がん剤による好中球減少に陥るときの白血球分画の推移
5. 抗がん剤治療により，D-dimer は上昇してもフィブリノゲンは変わらない。

症例 26　40 代男性，外傷にて 2 病日に入院し，8 病日頃から 39℃台の発熱を認めた

主な検査の読み方

❶ LD

LD は 12 病日から上昇し，15 病日に 7,000 U/L で最高値となり，以後徐々に低下している。CK と連動しており，CK 上昇に伴った動きである。

❷ CK

9 病日まで基準範囲内で，12 病日に急上昇し，15 病日には 171,800 U/L になった。心筋細胞傷害ではこれほど高値にならないので，骨格筋細胞傷害が原因である。骨格筋細胞傷害により血中および尿中ミオグロビンが上昇している。16 病日以後，CK は急速に低下し，一過性の骨格筋細胞傷害であった。

❸ ALT

12 病日から ALT が上昇した。15 病日 371 U/L が最高値であり，中等度の肝細胞傷害を認める。CK と連動し，CK 上昇の原因が肝細胞傷害にも影響したと考える必要がある。

❹ AST

AST は ALT と連動し，まず肝細胞傷害に伴う上昇を考える。AST＞ALT であり，

症例26 40代男性,外傷にて2病日に入院し,8病日頃から39℃台の発熱を認めた

生化学	1病日	9	12	13	14	15	16	18	20	22	27	35	基準範囲
TP	6.6	6.3	7.3	7.1	4.9	4.9	5.0	4.7	4.0	4.1	4.5	5.6	6.5-8.0 g/dL
Alb	4.3		4.2			2.8	2.8	2.6	2.1	2.2		2.9	4.0-5.0 g/dL
UN	8	12	26	49	76	74	67	70	58	50	89	21	8-21 mg/dL
Cre	0.53	0.49	0.89	2.10	4.15	4.37	4.33	4.41	4.04	3.86	3.95	0.89	0.63-1.05 mg/dL
eGFR	128	139	73	28	13	13	13	13	14	15	14	73	
UA	8											4.1	3.8-8.0 mg/dL
T-Cho	210											149	128-219 mg/dL *
AST	27	26	43	244	763	1149	833	384	207	143	20	31	11-28 U/L
ALT	44	36	53	113	244	371	356	249	192	194	63	53	9-36 U/L
γGT	185	149	176	165	100	88	80	62	48	46	26	37	13-70 U/L
T-Bil	0.68	0.36	0.47	0.71	0.52	0.52	0.51	0.42	0.34	0.48	0.25	0.17	0.30-1.40 mg/dL
D-Bil	0.09											0.03	0.10-0.40 mg/dL
ALP	203	235	211	188	147	178	203	211	188	201	158	194	115-330 U/L
LD	156	199	362	849	3662	7000	3637	1320	824	528	213	293	120-230 U/L
CK	177	172	757	21110	99600	171800	99350	40960	24750	9130	599	296	43-272 U/L
CK-MB	14												3-15 U/L
AMY	31	80	92	138	132	350		670	456	281	208	173	44-127 U/L
P-AMY	11		67	94	102			467	302	200	171	158	22-55 U/L
ChE	404	219	259	283	193	212	212	196	150	142	129		195-466 U/L
Na	132	146	152	159	147	150	148	140	137	136	139	145	136-145 mmol/L
K	4.0	4.2	3.4	3.1	4.1	5.0	4.7	4.6	4.5	4.4	3.4	3.6	3.4-4.5 mmol/L
Cl	98	105	111	117	109	108	101	103	103	102	106	103	100-108 mmol/L
Ca	8.4	8.4	8.7	9.0	6.7		6.9	6.7	6.6	7.0	7.4	7.6	8.7-10.3 mg/dL
補正Ca	8.5		8.9				8.1	8.0	8.3	8.6		8.7	8.7-9.9 mg/dL
P	3.0					6.3		6.0	4.8	4.7	4.1	3.7	2.5-4.6 mg/dL
Mg	1.8												1.8-2.3 mg/dL
Glu	319	217	415	370	160	147	150	135	153	172	180	173	75-110 mg/dL
CRP	0.07	10.39	3.26	2.29	1.19	1.88	3.72	5.29	4.65	6.00	2.48	1.36	<0.10 mg/dL
リパーゼ								450	391	470			13-55 U/L
HbA1c		7.5											4.3-5.8%
ミオグロビン			42300	96500	37200	27800							28-72 ng/mL
ミオグロビン(尿)			33200										<10 ng/mL

血算	1病日	9	12	13	14	15	16	18	20	22	27	35	基準範囲
白血球	6.35	7.25	8.53	12.43	17.48	14.42	11.05	6.51	4.37	5.86	11.88	7.85	2.97-9.13×10³/μL
好中球(Band)		4	2	7							4	4	0-15%
好中球(Seg)			71	88	76						91	74	28-68%
好中球(B+S)	66.8				96.1	93.2	93.7	85.5	83.1	90.4			42-75%
リンパ球	24.4	14	7	10	2.8	3.5	3.0	6.8	7.1	4.3	4	8	17-57%
単球	4.3	7	0	0	0.9	1.2	2.1	4.9	8.7	3.8	1	3	0-10%
好酸球	3.1	7	0	0	0.1	0.8	0.7	2.3	0.9	1.2	0	11	0-10%
好塩基球	1.4	0	0	0	0.1	1.3	0.5	0.5	0.2	0.3	0	0	0-2%
異型リンパ球		0	0	0							0	0	0%
後骨髄球		0	0	0							0	0	0%
骨髄球		0	0	0							0	0	0%
赤芽球		0	0	0							0	0	0%
赤血球	4.78	3.25	3.43	3.96	3.25	3.61	3.49	2.86	2.20	2.78	2.73	2.64	4.14-5.63×10⁶/μL
ヘモグロビン	14.9	10.3	10.1	11.7	9.5	10.4	10.5	8.5	6.6	8.2	8.0	7.9	12.9-17.4 g/dL
ヘマトクリット	42.4	29.7	31.5	37.1	29.7	32.9	32.7	26.0	19.4	24.4	24.2	24.3	38.6-50.9%
MCV	88.7	91.4	91.8	93.7	91.4	91.1	93.7	90.9	88.2	87.8	88.6	92.0	84.3-99.2 fL
MCH	31.2	31.7	29.4	29.5	29.2	28.8	30.1	29.7	30.0	29.5	29.3	29.9	28.2-33.8 pg
MCHC	35.1	34.7	32.1	31.5	32.0	31.6	32.1	32.7	34.0	33.6	33.1	32.5	32.2-35.5%
血小板	18.3	27.1	34.3	38.3	20.4	16.2	15.0	12.0	16.6	25.3	18.3	13.2	14.3-33.3×10⁴/μL

凝固・線溶	1病日	9	12	13	14	15	16	18	20	22	27	35	基準範囲
PT	12.4	12.4	15.3	17.2	14.5	12.1	11.4	12.4	12.4	12.5	11.8	17.9	正常対照±10%
PT-INR	0.99	1.00	1.21	1.36	1.15	0.98	0.92	0.92	0.99	1.00	0.95	1.41	0.85-1.15
APTT	26.6	22.0	40.2	78.8	36.2	32.5	37.3	32.0	37.6	35.2	33.6	41.7	23.0-38.0 sec
フィブリノゲン	198.4	595.7	546.5	475.1	342.2	355.2	377.7	442.3	372.2	389.1	457.9	520.5	180-350 mg/dL
D-dimer	0.7	12.7	16.8	10.9	8.8	6.8	8.8	6.8	12.8	19.7	7.4	1.6	≤1.0 μg/mL
AT	95.9												80-120%
トロンボテスト	85.2												>60%

動脈血ガス	1病日	9	12	13	14	15	16	18	20	22	27	35	基準範囲
酸素濃度(FiO₂)	M 6L	0.35	0.35	0.3	0.3	0.3	M 8L	M 8L	M 8L	M 8L			
呼吸器		SIMV	NPPV	NPPV	NPPV	NPPV							
PEEP		5	6	6	6								cm
pH	7.418	7.452	7.479	7.343	7.507	7.486	7.486	7.431	7.411	7.469			7.340-7.450
PaCO₂	32.4	41.5	32.2	46.3	43.5	45.4	45.4	40.9	40.2	33.7			32.0-45.0 mmHg
PaO₂	73.7	115.0	94.0	135.0	98.6	97.2	97.2	118.0	123.0	93.6			75.0-100.0 mmHg
HCO₃	20.6	28.5	23.6	24.5	34.2	34.0	34.0	26.7	25.1	24.2			22-28 mmol/L

その他	1病日	9	12	13	14	15	16	18	20	22	27	35	基準範囲
尿量	850	850	1615	347		1119	964	1214	878	1574	3228	3228	mL/day
CHDF 除水					190	1760	2400	1200	0	680			mL/day

SIMV : Synchronized intermittent mandatory ventilation
NPPV : Non-invasive positive pressure ventilation
M 8L : マスクにて毎分8L酸素投与
Band : 桿状核好中球, Seg : 分葉核好中球, B+S : 桿状核好中球+分葉核好中球
* : 病態基準範囲

症例26 （続き）

尿（試験紙法）	6病日	8	12	13	14	18	27	35	基準範囲
pH	6.5	7.0	5.5	5.5	6.0	8.0	6.0	8.0	5.0-8.5
比重	≧1.030	≧1.030	≧1.030	1.025	1.01	1.01	1.01	≦1.005	1.005-1.030
蛋白	15	30	100	≧300	100	100	−	−	− (0 mg/dL)
糖	≧1000	≧1000	≧1000	500	−	−	250	−	− (0 mg/dL)
ケトン	−	−	1+	−	−	−	−	−	
ビリルビン	−	−	−	−	−	−	−	−	
潜血	1+	±	3+	3+	3+	3+	2+	2+	−
亜硝酸塩	−	−	−	−	−	−	−	−	
ウロビリノゲン	1.0	0.1	0.1	1.0	0.1	0.1	0.1	0.1	0.1 EU/dL
WBC	−	−	−	−	1+	−	−	2+	
色	黄色	黄色	黄色	黄色	黄色	黄色	黄色	黄色	
混濁	−	−	−	2+	1+	−	−	1+	

尿沈渣	6病日	8	12	13	14	18	27	35	基準範囲
赤血球	30-49	10-19	>100	>100	>100	1-4	10-19	10-19	≦5/HPF
白血球	1-4	1未満	1-4	5-9	1-4	1-4	1-4	1-4	≦5/HPF
扁平上皮	−	−	−	−	−	−	−	−	
尿細管上皮	−	−	−	−	−	−	−	−	
硝子円柱	−	−	−	−	−	−	−	−	
上皮円柱	−	−	−	−	−	−	−	−	
顆粒円柱	−	−	−	−	−	−	−	−	
ろう様円柱	−	−	−	−	−	−	−	−	
細菌	−	−	1+	±	−	−	−	3+	−
真菌	−	−	−	−	−	−	−	−	

尿化学	6病日	8	12	13	14	18	27	35	基準範囲
U-Cre				1.6			1.3	0.3	1.0-1.5 g/day
U-Na				10.1			158.2	355.1	70-250 mmol/day
U-K				21.7			45.2	38.4	25-100 mmol/day
U-Cl				6.2			161.4	306.7	70-250 mmol/day
U-β2m				34.0			24229.4	4913.0	30-370 μg/day
U-Ca				0.03				0.2	0.1-0.3 g/day
U-iP				0.01				0.3	0.5-2.0 g/day
尿量				347			3228	3110	mL/day

重症肝細胞傷害（虚血もしくは低酸素血症など）もしくはアルコール性肝傷害が考えられる。ALT の最高値が 371 U/L で重症肝細胞傷害は考えにくい。また，γGT が ALT と連動しておらず，アルコール性肝傷害も考えにくい。軽度〜中等度の肝細胞傷害に加えて，骨格筋細胞傷害による AST 上昇が加わり，AST＞ALT となったと考えたほうがよい。

❺ アミラーゼとその他

アミラーゼは 13 病日から基準範囲を超えている。P–アミラーゼ主体であるので，膵炎の可能性がある。しかし，クレアチニン上昇から糸球体濾過量が低下しており，腎臓からのアミラーゼの排泄遅延により高値となっている可能性も否定できない。ただし，高度腎機能障害患者でも P–アミラーゼが高値となる症例は多くない。

13 項目の解釈

1　栄養状態はどうか　　albumin, total cholesterol, cholinesterase

1 病日にアルブミン 4.3 g/dL，総コレステロール 210 mg/dL と基準範囲内で，コリンエステラーゼは 404 U/L で基準範囲を超えている。栄養状態のよい患者が入院した。

2　全身状態の経過はどうか　　albumin, platelet

アルブミンは 13，14 病日には検査されていないが，15 病日には 2.8 g/dL に低下している。20 病日 2.1 g/dL と最低になり，35 病日には 2.9 g/dL と上昇している。アルブミンからは 13〜22 もしくは〜27 病日まで悪化し，その後回復している。

血小板は 14 病日から減少し，18 病日に 12 万/μL と最低になり，その後増加している。血小板からは，14 病日から悪化し 20 病日には回復している。27 病日からの減少は CRP 低下に連動しているので病態の改善に伴う低下と考えたいが，35 病日は基準範囲以下であり，22〜35 病日にかけて悪化している可能性もある。

アルブミンと血小板に乖離が認められるが，血小板は増加したときだけ改善と解釈したほうがよい。血小板減少は全身状態を反映することも多いが，出血など局所における消費亢進でも低下する。27 および 35 病日の血小板減少をすぐに全身状態悪化とは判断できない。35 病日にアルブミン上昇を認めている。一時点の結果であるので，上昇傾向を捉えておらず解釈に注意を要するが，アルブミン上昇から 35 病日に患者は回復している。しかし，血小板減少をきたす病態が残存しているか，新たに出現した可能性があり，注意を要する。

3　細菌感染症はあるのか　　left shift

14，15 病日に目視で白血球分画が検査されていないので，左方移動の有無は判定できない。13 病日には左方移動はないが，14 病日の自動測定による好中球分画が 96.1％であり，90％を超えるので左方移動があるかもしれない。14〜16 病日に好中球の割合が高く細菌感染症を否定できない。しかし，CRP は低く，細菌感染症を支持しない。

4 **細菌感染症の重症度は**　left shift, CRP, white blood cell

　　　14〜16病日の白血球数および自動血球計数器による白血球分画からは，細菌感染症を否定できない。
　　　CRPは9病日10.39 mg/dLと高値で，12病日から低下し，白血球が最も多くなる14病日は1.19 mg/dLと軽度上昇に留まっている。その後18病日に5.29 mg/dLと上昇している。CRPの変動から判断すると，細菌感染症はあったとしても軽症である。

5 **敗血症の有無**　platelet, fibrinogen

　　　血小板およびフィブリノゲンは13〜15病日に軽度低下しているが，上記のとおり細菌感染症はあっても軽度であり，血管内に炎症はあるかもしれないが，敗血症は考えにくい。

6 **腎臓の病態**　creatinine, UN, UA, urinalysis, Ca, P

　　　13〜27病日，一過性にクレアチニンが上昇し，糸球体濾過量が低下している。CKの上昇，血中および尿中のミオグロビン上昇を考えると，尿細管にミオグロビンが詰まり，糸球体濾過量が低下した。35病日には改善している。
　　　クレアチニンに比べて，UNが高く乖離がある。消化管出血もしくは蛋白異化亢進を考えなければならない。クレアチニンとUNが連動しているが，ヘモグロビンの低下もあり，消化管出血は否定できない。CK上昇が著しく，蛋白異化亢進が継続している可能性もある。

7 **肝臓の病態**　ALT, AST, T. Bil, D. Bil, albumin, total cholesterol, cholinesterase

　　　ALTは，15病日に371 U/Lと軽度〜中等度に上昇しており，肝細胞傷害が生じている。骨格筋細胞傷害，腎障害に伴い肝細胞傷害が生じており，同じ原因による傷害も考慮する必要がある。一過性で短期であり，うっ血に伴う肝細胞傷害も念頭に置く必要がある。

8 **胆管の病態**　ALP, γGT, D. Bil

　　　ALPは上下しているが，基準範囲内であり，胆管・胆道系に閉塞はない。
　　　γGTは1〜14病日に高値であり，肝細胞傷害と連動していない。入院して飲酒しなくなったため低下した可能性があり，アルコールによる上昇を考慮する必要がある。ALT上昇に関しては，アルコールにより抑えられていたALT活性が，飲酒を行わなくなったため，上昇してきたという考え方もある。

9 **細胞傷害**　LD, CK, ALT, AST, amylase

　　　LDはCKと連動しており，CK上昇に伴うと考えられる。
　　　CKは9病日まで基準範囲内であったが，12病日に急上昇し，15病日には171,800 U/Lになった。骨格筋細胞傷害により血中および尿中ミオグロビンが上昇している。
　　　ASTはALTと連動し，肝細胞傷害に伴う上昇を考える。軽度〜中等度の肝細胞傷害が存在し，骨格筋細胞傷害によるAST上昇が加わり，AST＞ALTとなった。

アミラーゼは15病日から高値で，P-アミラーゼ主体であるので，膵炎の可能性がある。

10 貧血　Hb, MCV, haptoglobin, reticulocyte, erythropoietin

ヘモグロビンは9病日に急速に低下しており，出血もしくは溶血を考慮しなければならない。消化管出血ではUNが一過性に上昇するので典型的パターンではないが，UNが高く消化管出血を否定できない。溶血は総ビリルビン上昇が認められず，間接ビリルビン上昇の可能性が低く，積極的に考えにくい。

上記から考えると，貧血は消化管出血以外の出血の可能性が残る。MCVには変化がなく，輸血を積極的に示唆しない。

11 凝固・線溶の異常　PT, APTT, fibrinogen, D-dimer, AT

PT，APTTは12〜14病日に延長しており，フィブリノゲン低下を合わせると，この間に凝固・線溶が亢進した。D-dimer上昇も認められ，血栓形成を考慮する必要がある。

12 電解質異常　Na, K, Cl, Ca, P, Mg

時々Na，Clが高値であり，Kの変動も著しい。Na上昇に伴いKが減少している傾向があり，アルドステロンなどのホルモンが関与しているかもしれない。CK上昇，すなわち骨格筋細胞の著しい傷害にもかかわらず，Kは低下しており，かなりの細胞傷害があっても血清K上昇は認められない。Na高値は，点滴をしていればNaClの過剰投与が考えやすい。透析を行っていれば変動が著しい。

13 動脈血ガス

❶ pHからアシデミアもしくはアルカレミアを判断する

1病日，pH7.418でごく軽度のアルカレミアがある。

❷ 呼吸性か代謝性かを判断する

Pa_{CO_2}＝32.4＜40 mmHgで呼吸性アルカローシスがある。

❸ Anion gapを求める

$Na-(Cl+HCO_3)$＝132－(98＋20.6)＝13.4 mmol/Lである。アルブミンが4.3 g/dLであるので補正を行うと，補正Anion gap＝Anion gap＋(2.5〜3.0)×(4.0－アルブミン値)＝13.4＋(2.5〜3.0)×(－0.3)＝12.50〜12.65＜14.0であり，Anion gapは開大していない。

❹ 補正HCO_3値から，代謝性アルカローシスを判断する

Anion gapが開大していないので補正する必要がなく，HCO_3＝20.6＜26 mmol/Lより代謝性アルカローシスはない。

❺ 一次性酸塩基平衡に対する代償性変化を判断する

呼吸性アルカローシスに対する代償とすると，ΔHCO_3＝0.2(急性)〜0.5(慢性)×ΔPa_{CO_2}＝(0.2〜0.5)×(40－32.4)＝1.52〜3.80 mmol/Lであり，24－(1.52〜3.80)＝20.20〜22.48 mmol/Lまで代償範囲である。HCO_3＝20.6 mmol/Lであり，急性呼吸性アルカローシスに対しては代償以上の代謝性アシドーシスがあり，慢性呼

性アルカローシスに対しては代償範囲内の代謝性アシドーシスがある。

❻ 総合的に判断する

経過から，急性呼吸性アルカローシスの可能性が高いので，呼吸性アルカローシス＋代謝性アシドーシスの所見の可能性が高い。

簡易 $AaDO_2＝[(大気圧－47)×FiO_2－PaCO_2/0.8]－PaO_2＝[(705－47)×0.4－32.4/0.8]－73.7＝149.0$ となり開大し，酸素化障害を認める。ただし，大気圧＝705 mmHg（松本），マスクで 6 L/min の酸素吸入をしているので $FiO_2＝0.4$ にて計算した。

14 その他の検査

6, 8, 12 病日に比重が 1.030 以上だが，色調は黄色で濃縮した尿ではない。尿糖が 1,000 mg/dL 以上あり，尿糖により尿比重が高くなっている。13 病日には尿糖 500〜1,000 mg/dL で，比重は 1.025 に低下し，14 病日以後は尿糖低下に伴い比重が低下している。

6, 8 病日に軽度尿蛋白を認め，12〜18 病日にかけて上昇している。

尿潜血は 12 病日以降 2＋〜3＋である。尿沈渣で赤血球＞100/HPF であるので，血尿でも説明できるが，実際にはミオグロビン尿も加わっている。本症例では尿潜血と沈渣の赤血球数に乖離がなく，尿潜血でのミオグロビン尿の指摘が難しい。

蛋白尿陽性，尿潜血陽性であるので糸球体病変を疑いたい。尿所見からは尿細管傷害を積極的に疑う所見はない。

尿化学では，$β_2$ ミクログロブリンが高値であり，近位尿細管の再吸収障害が疑われる。

総合解釈

12 病日から CK の上昇が認められ，骨格筋細胞傷害が認められる。CK 上昇に伴い LD および AST が上昇しており，骨格筋細胞の LD および AST が放出された。12 病日から血中および尿中のミオグロビンは高値であり，ミオグロビン尿症をきたしている。横紋筋（骨格筋）融解の所見である。

尿所見は，尿糖が高値により尿比重が上昇している。ミオグロビン尿と血尿が明らかで，蛋白尿も伴っているので糸球体障害は考慮しなければならない。尿沈渣で円柱は認められず，積極的に尿細管傷害を疑う所見には乏しい。

HbA1c は 7.5％ と糖尿病であり，13 病日まで血糖，尿糖が著しく上昇している。今回のエピソードでは，血糖がコントロールされていないと考えられるが，左方移動の有無が判定できないので，細菌感染症の合併を判断できない。

ヘモグロビンは上下し，MCV も変化しているので，輸血をしている可能性がある。UN の変動からは，消化管出血を積極的には疑えない。ビリルビンの動きからは溶血も疑えない。水分量変化だけでは，貧血進行を説明できない。

12〜22 病日，CK 上昇に連動して血小板およびフィブリノゲンの軽度低下を認

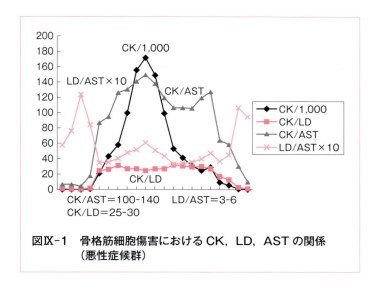

図IX-1 骨格筋細胞傷害におけるCK，LD，ASTの関係（悪性症候群）

め，血管内炎症を示唆するが，重篤ではない．

診断と臨床経過

診断 悪性症候群

2病日に刺傷による出血でプレショック状態となった．8病日頃より発熱があり，悪性症候群と診断され，横紋筋融解症＋ミオグロビン尿症に対して持続的血液濾過透析（CHDF）が行われた．28病日，深部静脈血栓に対して，ヘパリン投与をワルファリンに変更した．

臨床経過を加えた考察

悪性症候群で，著しい横紋筋融解，ミオグロビン尿症をきたした症例である．

8病日から発熱の症状があるが，9病日にCK上昇はない．12病日にCK 757 U/Lと軽度上昇し，13病日には21,110 U/Lと著しく上昇している．12病日にCKは中等度の上昇であるが，血清ミオグロビンおよび尿中ミオグロビンは著しく上昇している．骨格筋細胞が壊れ，CKが血中に出てくる前にミオグロビンが放出されることを意味しているかもしれない．

骨格筋細胞が傷害されるとCK，AST，LDがどのような割合を示すかを検討すると，CK/AST＝100〜140，CK/LD＝25〜30，LD/AST＝3〜6で，骨格筋細胞傷害が生じている期間は概ねこの値で推移していた．したがって，骨格筋細胞傷害が起きた場合，CK値に対するASTおよびLDの増減を推定できる▶図IX-1．

CHDFの透析液に重炭酸が用いられ，代謝性アルカローシスが助長されている．透析を行っているため，クレアチニンは4 mg/dL程度に収まっている．

アルコール飲酒により γGT が 185 U/L に上昇しているが，入院して禁酒を行うと 18 病日には 62 U/L となり基準範囲内に入っている．

膵アミラーゼは高値であるが，経過中膵炎を疑わせるような腹痛はなかった．

> **この症例で学べたこと**
> 1. 骨格筋細胞傷害では，CK/AST＝100−140，CK/LD＝25−30 および LD/AST＝3−6 であった．
> 2. 骨格筋細胞傷害では，CK よりもミオグロビンが早く血中で検出される．
> 3. 禁酒すると，2 週間程度で γGT は基準範囲に近くなる．
> 4. 尿糖が 1 g/dL を超えると，尿比重は 1.030 以上になる．

症例 27　80 代男性，意識消失発作を認めたため受診した

主な検査の読み方

① LD

LD は 1〜2 病日に 342 U/L から 4,900 U/L に上昇している．CK と連動して CK-MB も上昇しているので心筋細胞傷害である．

② CK

1 病日 19：00，CK は 17,900 U/L，CK-MB は 1,630 U/L とピークになり，その後低下に転じている．心筋細胞傷害である．

③ ALT

2〜3 病日にかけて 200〜350 U/L の上昇があり，速やかに低下している．心筋梗塞があったとすると，うっ血に伴う肝細胞傷害が考えやすい．

④ AST

AST 上昇は CK に連動しており，心筋細胞傷害によると考えてよい．ただ，2〜3 病日は肝細胞傷害に伴った AST も混在しているので，肝細胞傷害に伴う 200〜300 U/L の AST 上昇が加わるが，全体の上昇から考えるとそれほど多くない．

⑤ アミラーゼとその他

アミラーゼは基準範囲内で，膵臓および唾液腺傷害は認められない．

症例27　80代男性，意識消失発作を認めたため受診した

生化学1	1病日 11:03	1病日 16:00	1病日 19:00	2 2:00	2 6:00	3 6:00	4	5	6	7	8	9	10	基準範囲
TP	7.6				5.6	5.8	5.7					6.1	5.9	6.5-8.0 g/dL
Alb	4.2				3.1	3.0	2.9	3.0	2.9	2.8	2.8	2.8	2.6	4.0-5.0 g/dL
UN	23				36	40	26	24	23	31	47	73	94	8-21 mg/dL
Cre	1.49				1.37	1.26	0.93	1.04	0.98	1.12	1.25	1.88	2.09	0.63-1.05 mg/dL
eGFR	35				39	43	59	52	56	48	43	27	24	
UA	10.2													3.8-8.0 mg/dL
T-Cho	220													128-219 mg/dL *
AST	94	1135	1352	1618	1714	893	500	257	171	128	83	70	63	11-28 U/L
ALT	47				326	203	128	81	60	48	34	23	18	9-36 U/L
γGT	81				63	51	70	81	107	157	154	168	137	13-70 U/L
T-Bil	0.72				1.06	0.87	1.26	1.19	1.19	1.13	0.79	0.74	0.73	0.30-1.40 mg/dL
D-Bil	0.16				0.28		0.35	0.37	0.36	0.43	0.29	0.31		0.10-0.40 mg/dL
ALP	327				228	184	197	198	251	338	354	372	311	115-330 U/L
LD	342	2619	3179	4081	4900	3673	3288	2589	2445	1935	1493	1405	1109	120-230 U/L
CK	929	15350	17900	16770	17790	7353	3653	1885	1305	955	688	566	467	43-272 U/L
CK-MB	96	1385	1630	1400	1280	296	100	52	46	33	23	15		3-15 U/L
AMY	52				76		113	80	65	68	70	84	66	44-127 U/L
ChE	314													195-466 U/L
Na	142				137	134	135	137	136	136	138	139	141	136-145 mmol/L
K	3.9				4.3	4.3	3.6	4.3	4.0	5.1	5.3	5.7	5.3	3.4-4.5 mmol/L
Cl	106				105	107	106	107	105	106	108	107	109	100-108 mmol/L
Ca	8.7													8.7-10.3 mg/dL
補正Ca	8.9													8.7-9.9 mg/dL
P	5.3													2.5-4.6 mg/dL
Mg	2.7													1.8-2.3 mg/dL
Glu	204				202	183	171	151	179	205	161	148		75-110 mg/dL
CRP	0.06				5.57	11.70	11.70	7.59	7.08	10.22	10.81	10.04	13.88	<0.10 mg/dL
トロポニンT	0.34													<0.1 ng/mL
H-FABP	(+)													
BNP	74.2													≤20 pg/mL

血算	1病日	1病日	1病日	2	2	3	4	5	6	7	8	9	10	基準範囲
白血球	12.77				11.28	7.79	7.00	6.12	7.01	7.20	7.54	9.69	11.33	2.97-9.13×10³/μL
好中球	78.2					73.9	58.8	64.9	50.0	60.2	73.0	70.0		42-75%
リンパ球	16.5					18.7	33.7	25.5	37.4	26.7	15.3	19.7		17-52%
単球	4.9					7.2	7.1	8.5	8.6	8.8	8.0	8.2		0-10%
好酸球	0.2					0.1	0.3	0.8	3.7	3.9	3.4	1.7		0-10%
好塩基球	0.2					0.1	0.1	0.3	0.3	0.4	0.3	0.4		0-2%
赤血球	4.68				4.09	3.53	3.79	3.56	3.69	3.69	3.25	3.58	3.30	4.14-5.63×10⁶/μL
ヘモグロビン	14.9				13.0	11.4	12.0	11.2	11.8	11.7	10.3	11.3	10.5	12.9-17.4 g/dL
ヘマトクリット	45.3				38.9	33.0	35.0	33.7	35.2	35.8	32.1	34.8	32.0	38.6-50.9%
MCV	96.8				95.1	93.5	92.3	94.7	95.4	97.0	98.8	97.2	97.0	84.3-99.2 fL
MCH	31.8				31.8	32.3	31.7	31.5	32.0	31.7	31.7	31.6	31.8	28.2-33.8 pg
MCHC	32.9				33.4	34.5	34.3	33.2	33.5	32.7	32.1	32.5	32.8	32.2-35.5%
血小板	13.7				10.3	6.0	4.5	6.1	5.5	4.0	5.6	8.5	11.5	14.3-33.3×10⁴/μL

凝固・線溶	1病日	1病日	1病日	2	2	3	4	5	6	7	8	9	10	基準範囲
PT	12.1				13.9	13.3	12.8	11.8	11.8	12.2	13.3	12.4	12.7	正常対照±10%
PT-INR	1.03				1.18	1.13	1.09	1.00	1.00	1.04	1.13	1.05	1.08	0.85-1.15
APTT	28.8				103.5	80.3	55.6	38.7	39.1	49.7	119.8	40.8	39.7	23.0-38.0 sec
フィブリノゲン	242.0					373.2	429.2	469.6	422.3	260.8	177.6	267.5	379.6	180-350 mg/dL
D-dimer	4.4				2.1			17.2						≤1.0 μg/mL
AT	87.9													80-120%

動脈血ガス	1病日 11:03	1病日 11:55	1病日	2	2 15:30	3	4	5	6	7	8	9	10	基準範囲
酸素濃度(FiO₂)	0.60	0.60			0.60	0.50	0.50	0.50	0.50	0.50	0.50	0.50	0.50	
呼吸状態	SIMV	SIMV			SIMV	SIMV	SIMV	SIMV	SIMV	SIMV	SIMV	SIMV	SIMV	
PEEP	5	5			5	5	5	5	5	7	7	7	7	
pH	7.435	7.454			7.398	7.485	7.518		7.467	7.391	7.359	7.365	7.385	7.340-7.450
PaCO₂	22.4	22.7			31.1	24.3	23.6		34.6	41.0	33.1	39.6	38.0	32.0-45.0 mmHg
PaO₂	191.0	450.0			66.7	146.0	80.1		76.5	86.3	93.5	94.7	95.3	75.0-100.0 mmHg
HCO₃	14.8	15.7			18.7	18.1	19.1		24.6	24.4	18.2	22.1	22.2	22-28 mmol/L

尿(試験紙法)	9病日	基準範囲
pH	5.0	5.0-8.5
比重	1.015	1.005-1.030
蛋白	−	− (0 mg/dL)
糖	−	− (0 mg/dL)
ケトン	−	
ビリルビン	−	
潜血	3+	
亜硝酸塩	−	
ウロビリノゲン	1.0	0.1 EU/dL
WBC	−	
色	黄褐色	
混濁	1+	

尿沈渣	9病日	基準範囲
赤血球	>100	≤5/HPF
白血球	<1	≤5/HPF
扁平上皮	−	−
尿細管上皮	1-4	−
硝子円柱	−	
上皮円柱	−	
顆粒円柱	1+	
ろう様円柱	−	
細菌	+−	
真菌	−	

SIMV：Synchronized intermittent mandatory ventiation
＊：病態基準範囲

尿酸は 1 病日に 10.2 mg/dL と高く，CK が上昇する前から高値であるので高尿酸血症が考えられる．クレアチニンが高く，糸球体濾過量が少ないのも影響しているかもしれない．

13 項目の解釈

1　栄養状態はどうか　albumin, total cholesterol, cholinesterase

　　1 病日にアルブミン 4.2 g/dL，総コレステロール 220 mg/dL，コリンエステラーゼは 314 U/L と基準範囲内である．栄養状態のよい患者が入院した．

2　全身状態の経過はどうか　albumin, platelet

　　アルブミンでは，3 病日まで急速に低下し，その後は徐々に低下している．アルブミンから判断すると，患者の状態は徐々に悪化している．

　　血小板は 7 病日まで減少し，8 病日から増加している．8 病日からは回復傾向になった．アルブミンと血小板の判断に乖離がある．アルブミンの低下は，CRP 上昇も加味すると炎症反応も強いので，消費亢進による低下が長引いていると考えられる．血小板の増加は，血管内炎症がおさまりつつあることを示している．

　　血小板から，患者は 8 病日から改善しているが，アルブミンが十分合成できる状態まで回復していないと判断される．

3　細菌感染症はあるのか　left shift

　　目視による白血球分類がなされていないので判断が難しい．白血球数の著しい変動がなく，自動血球計数器測定では好中球の割合が 60～80％であり，左方移動が認められない可能性が高く，細菌感染症は考えにくい．

4　細菌感染症の重症度は　left shift, CRP, white blood cell

　　上記より細菌感染症は考えにくいので，重症度の判断は必要ない．

　　CRP は 1 病日 11：03 に 0.06 mg/dL と陰性であり，3，4 病日の 11.7 mg/dL をピークに低下しているが，7 病日から上昇に転じている．CRP 値からは，感染症があったとしても軽度～中等度である．

　　細菌感染症がないとすると，CRP 上昇から細菌感染症でない炎症が持続している．

5　敗血症の有無　platelet, fibrinogen

　　上記より細菌感染症は考えにくいので，敗血症はない．

　　4 病日まで，血小板の減少を認めるがフィブリノゲンは上昇しており，全身性の血管内炎症（DIC もしくは敗血症のような病態）は生じていない．ただ，6～8 病日にかけて急性期蛋白の CRP が高値であるにもかかわらず，フィブリノゲンが低下している．6～8 病日には，敗血症もしくは DIC 様病態を考慮する必要がある．

　　8 病日からは血小板は増加に転じており，再び改善傾向を示している．フィブリノゲンも 9 病日から上昇しており，血小板の所見を支持している．

6　腎臓の病態　creatinine, UN, UA, urinalysis, Ca, P

　　クレアチニンは 1 病日 11：03，1.49 mg/dL と高値を示し，4 病日には 0.93 mg/

dLと基準範囲内に入るが，7病日から再び上昇している．5病日からは全体的には糸球体濾過量は低下傾向にあり，腎機能は悪化している．7病日から糸球体濾過量を低下させる新たな病態が加わった可能性がある．

UNはクレアチニンに比べて高い傾向にある．特に8病日からは急速に上昇しており，クレアチニンとの乖離がある．消化管出血を考慮すべきであるが，短期間でのUNの低下はなく，ヘモグロビン低下もないので可能性は低い．蛋白異化亢進の可能性がある．8〜9病日にかけてLD再上昇やアルブミン急速低下の所見はない．8病日からのUN上昇の原因がはっきりしない．

7　肝臓の病態　ALT, AST, T. Bil, D. Bil, albumin, total cholesterol, cholinesterase

2病日，ALTは326 U/Lに上昇し，速やかに低下している．一過性の上昇であり，うっ血に伴う肝細胞傷害が考えやすい．ASTは心筋細胞傷害にマスクされており，肝細胞傷害によるASTを分けて考察することができない．したがって，肝細胞傷害におけるAST/ALT比にはなっていない．

総ビリルビン上昇は，肝細胞傷害が軽度で，間接ビリルビンが優位であるので，溶血を考慮する必要がある．

8　胆管の病態　ALP, γGT, D. Bil

ALPおよびγGT上昇はALTに連動していない．ALPは上下し，7〜9日を除いて基準範囲内である．γGTは4病日から上昇傾向にあり，薬剤性の可能性がある．

9　細胞傷害　LD, CK, ALT, AST, amylase

CK上昇は，CK-MBの上昇を伴っているので心筋細胞傷害で生じている．CK-MBはCKの10%を超えていない．CKに連動してALT，LDも上昇しており，肝細胞傷害も伴っている．

CK, AST, LDの関係を 図IX-2,3 に示す．

心筋傷害の場合，図IX-2 のようにCK，CK-MB，AST，LDは同様の経過を示している．このことは心筋細胞に含まれるこれら逸脱酵素の割合が一定で，血中の半減期が近いことを示している．これにより▶図IX-3，心筋細胞傷害の場合，CK値から心筋由来のLDおよびAST値の推定が可能である．LDH/AST＝2〜3，CK/LDH＝4〜6，CK/AST＝8〜13である．

本症例の場合は，心筋細胞傷害とそれに伴う肝細胞傷害の合併が考えられる．また，"7. 肝臓の病態"より，溶血も生じているかもしれない．

10　貧血　Hb, MCV, haptoglobin, reticulocyte, erythropoietin

他の日に比べ，1病日にNaがやや高値で脱水状態にあったかもしれないが，ヘモグロビン14.9 g/dLと基準範囲内であった．2病日から徐々に低下し，10病日には10.5 g/dLと貧血になった．出血もしくは溶血を考慮する必要がある．

消化管出血に関しては，ヘモグロビンで見る限り大量出血は考えにくい．UNは，9，10病日に上昇しているので，2〜3日で元の値に戻れば可能性が高くなる．

溶血に関しては，"7. 肝臓の病態"より可能性がある．MCVは2〜6病日にかけて

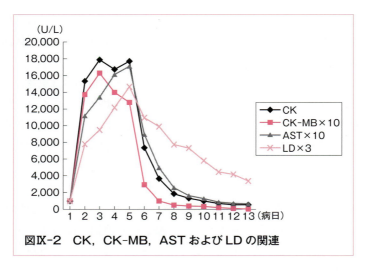

図IX-2 CK, CK-MB, AST および LD の関連

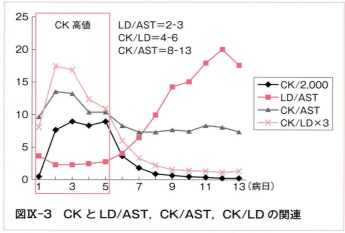

図IX-3 CK と LD/AST, CK/AST, CK/LD の関連

低下しており，破砕赤血球の影響があるかもしれないが確定できない。

11 凝固・線溶の異常　PT, APTT, fibrinogen, D-dimer, AT

2〜3病日にかけて，PT は軽度に延長し，APTT の著しい延長が認められる。ヘパリンなどの抗凝固剤が使用された可能性がある。

8病日にも同様に PT および APTT の延長が認められるが，フィブリノゲン低下を伴っており，凝固亢進が一過性に生じた可能性がある。D-dimer は5病日に17.2 μg/dL と高値になっており，数日前に血栓形成があったことを示唆している。心筋梗塞があるとすれば合致する所見である。

血小板変動はフィブリノゲン値と連動していないので，全身性に凝固・線溶が亢進しているよりは，局所における血小板の低下を示唆している。

12 電解質異常　Na, K, Cl, Ca, P, Mg

Na, Cl は基準範囲内で，K が徐々に上昇している。7病日からのクレアチニンの

上昇に伴い変動しており，腎機能傷害に伴う K 上昇も考慮する必要がある。細胞破壊は軽度になってきているので，細胞傷害に伴う K 上昇は否定的である。7 病日からアルカレミアが改善してきており，血中の H^+ が細胞内へ，細胞内の K^+ が血中に移動したことが要因となっている可能性もある。

13 動脈血ガス

❶ pH からアシデミアもしくはアルカレミアを判断する

1 病日，pH7.435 でアルカレミアがある。

❷ 呼吸性か代謝性かを判断する

$Paco_2$＝22.4＜40 mmHg で呼吸性アルカローシスがある。

❸ Anion gap を求める

$Na-(Cl+HCO_3)$＝142－(106＋14.8)＝21.2 mmol/L である。アルブミンが 4.2 g/dL であるので補正を行うと，補正 Anion gap＝Anion gap＋(2.5〜3.0)×(4.0－アルブミン値)＝21.2＋(2.5〜3.0)×(－0.2)＝20.6〜20.7＞14.0 であり，Anion gap が開大する代謝性アシドーシスがある。

❹ 補正 HCO_3 値から，代謝性アルカローシスを判断する

補正 HCO_3＝HCO_3＋(補正 Anion gap－12)＝14.8＋(20.7－12)＝23.5＜26 mmol/L より代謝性アルカローシスはない。

❺ 一次性酸塩基平衡に対する代償性変化を判断する

呼吸性アルカローシスに対する代償とすると，ΔHCO_3＝0.2(急性)〜0.5(慢性)×$\Delta Paco_2$＝(0.2〜0.5)×(40－22.4)＝3.52〜8.80 mmol/L であり，24－(3.52〜8.80)＝15.20〜20.48 mmol/L まで代償範囲である。HCO_3＝14.8 mmol/L であり，急性もしくは慢性呼吸性アシドーシスでも代償以上の代謝性アシドーシスがある。

❻ 総合的に判断する

呼吸性アルカローシス＋代謝性アシドーシスの所見である。

簡易 $AaDO_2$＝[(大気圧－47)×FiO_2－$Paco_2$/0.8]－Pao_2＝[(705－47)×0.6－22.4/0.8]－191＝175.8 で開大し，酸素化障害を認める。ただし，大気圧＝705 mmHg (松本)にて計算した。

14 その他の検査

9 病日の尿所見では，pH 5.0 であり，試験紙法ではこれ以下が表示できないので実際の pH は 5.0 以下であり，酸性尿である。血液ガス所見でも軽度のアシデミアがある。比重は 1.015 あるので尿濃縮能は保たれている。尿潜血は 3＋であり，尿沈渣の赤血球＞100/HPF で説明がつき，血尿を認める。蛋白尿を認めないので，糸球体病変はやや考えにくい。また，尿沈渣の顆粒円柱は尿細管傷害を示唆している。

トロポニン T 陰性で心筋脂肪酸結合蛋白(H-FABP)陽性であるので，心筋傷害の早期検査所見を疑わせる。心筋トロポニン T は血中への出現は発作後 3〜6 時間後，血中での持続時間が 14 日程度ある。一方 H-FABP は発作後 1〜2 時間で血中へ逸脱し，5〜10 時間でピークに達することが知られている。

1病日のBNPも74.2 pg/mLと軽度上昇しているが，明らかに心不全があるとは判断できない。

総合解釈

　　心筋梗塞の発症早期に入院した患者と考えられる。CK，LDおよびASTの上昇は心筋傷害の所見でよい。BNPも軽度であるが上昇しており，うっ血性心不全があれば肝細胞傷害があってもよい。2〜3病日にPT，APTTの延長およびD-dimer上昇を伴い，心臓カテーテル検査など治療も加わった変動と考えられる。

　　血小板およびフィブリノゲンは，凝固亢進を示していると考えられるが，一定の傾向がなく，解釈に苦しむ。敗血症は考えにくいので，DIC様の病変を考えたいが，心臓カテーテル検査などの影響も考慮しなければならない。

　　腎機能は，徐々に悪化している。9病日の尿所見では，血尿はあるものの蛋白尿はなく，糸球体が傷害されている印象には乏しい。尿細管傷害も軽度に認められるが，重症腎障害とするには尿所見が弱い。

　　CRP高値が持続しており，最初の心筋梗塞後に何らかの病態が加わったと考えられる。LD1・2の半減期が長いためにLDの値が高値を持続しているとも考えられるが，他の細胞傷害も加わっている可能性を否定できない。

診断と臨床経過

診断　急性心筋梗塞

　　1病日午後3時頃，新聞配達の仕事に出勤し，4時に意識消失発作があった。その後胸部不快感が出現し，改善がないため9時30分頃に救急車にて来院した。入院時血圧80 mmHgとショック状態であった。心電図検査にて急性心筋梗塞と診断され，緊急心臓カテーテル検査が行われ，左冠動脈主幹部の完全閉塞にてステントが挿入された。その後，大動脈内バルーンパンピング法（IABP），経皮的心肺補助法（PCPS）にて循環補助を行った。9病日にPCPSを離脱したが，39.6℃の発熱を認めた。

臨床経過を加えた考察

　　CKが最高値で17,900 U/Lまで上昇した急性心筋梗塞の症例である。心筋梗塞としては著しくCKが高値である。心筋細胞傷害におけるCK，LDおよびASTの変動を示した。CK，CK-MBおよびASTはパラレルに変動するため，半減期が同程度であると推定される。一方，LDの半減期は75〜79時間あり，他の逸脱酵素に比較してLDの低下が遅れたのは，半減期が長いためと考えられた。

　　PTよりAPTTの延長が著しい凝固系の異常は，IABPおよびPCPSにて心臓補助を行ったためと考えられる。血小板およびフィブリノゲンの不安定な動きも，血管内装置が原因と考えられる。9病日にはPCPSを離脱し血小板およびフィブリノゲンは上昇傾向を示している。

腎機能に関しては，悪化はしないがクレアチニンが1.00～2.00 mg/dLを上下している。ショック状態の遷延が原因と考えられる。一過性ショックであれば改善してもよいが，糸球体濾過量は低下している。全身状態がよくなってきているのに逆の所見となっており，尿沈渣にて顆粒円柱を認めているので，不可逆的な腎障害を伴っているかもしれない。

　ビリルビンの上昇も，IABPおよびPCPSなどの血管内装置により，溶血が生じているためと解釈できる。

この症例で学べたこと

1. 急性心筋梗塞におけるCKとCK-MBの動き
2. 急性心筋梗塞におけるCK，LD，ASTの動き
3. IABPおよびPCPS加療中の凝固・線溶検査，血小板の動き

文献

1) 前川真人：7．乳酸デヒドロゲナーゼ(LD)．臨床病理レビュー　2001；116：81-89.
2) 髙木康，安原努，五味邦英：4．クレアチンキナーゼ(CK)．臨床病理レビュー　2001；116：52-61.
3) 小川善資，長谷川昭：2．アミラーゼ(AMY)．臨床病理レビュー　2001；116：36-44.

X

貧血

貧血とは，ヘモグロビンが基準範囲より低下することである．鉄欠乏，溶血もしくは出血に伴う貧血が多いので，最初にこの3疾患の鑑別が必要である．MCV（赤血球の大きさ）が小さければ鉄欠乏性貧血を疑い，MCVが基準範囲内であれば出血もしくは溶血を疑う▶図X-1．ただし，慢性持続性出血（消化管出血など）では鉄が体外へ失われるため鉄欠乏となり，慢性炎症では体内の鉄分布が網内系に偏り血中および骨髄において鉄欠乏状態となり，MCVは小球性となる．
　溶血性貧血は血管内に炎症が生じた場合（DIC，敗血症，感染性心内膜炎など）でも生じるが，間接ビリルビンやLDの上昇だけで診断するのは難しいことが多い．Kは厳密に調節されているので，溶血が生じてもK上昇が認められるのは稀である．ただし，ハプトグロビンが低下していれば，溶血と診断できる．
　網赤血球増加は骨髄での赤血球産生亢進を意味し，出血もしくは溶血を疑う所見である．
　出血の診断は身体所見に委ねるところが大きいが，一時的な消化管出血であれば数日間だけUNが上昇する．クレアチニンに連動しないUN上昇があり，数日で改善すれば消化管出血が疑われる．

1 ヘモグロビン（Hb） hemoglobin

1 どのような指標か

　ヘモグロビンは，赤血球において酸素輸送を行う物質であり，鉄が構成成分の一つである．酸素運搬能はヘモグロビン量に依存しており，貧血の程度を判断する指標として用いられる．

2 ヘモグロビン低下のメカニズム

A 骨髄における赤血球産生の低下
❶ 赤芽球の減少
・薬剤（抗がん剤など）による赤芽球障害
・放射線療法による赤芽球障害
・骨髄の低形成（再生不良性貧血など）による赤芽球減少
・血液細胞の悪性腫瘍化（白血病など）による赤芽球減少

❷ 骨髄占拠性病変による赤血球産生部位の減少
・悪性腫瘍の骨髄転移による骨髄の占拠
・リンパ腫や多発骨髄腫などの血液悪性腫瘍による骨髄の占拠

❸ 2次性の骨髄機能低下
① 血清鉄の低下

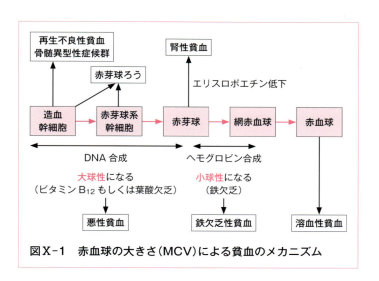

図X-1 赤血球の大きさ（MCV）による貧血のメカニズム

- 鉄吸収障害：栄養不良による鉄吸収不足，消化器疾患に伴う鉄吸収不足
- 鉄の分布不均等による血清鉄の低下：感染症，膠原病を含む慢性炎症性疾患では，フェリチン（マクロファージなど網内系に蓄積）に含まれる鉄が増加するため，血清鉄が低下する．

② 腎障害に伴うエリスロポエチン産生の低下

B 血管内における赤血球の破壊

❶ 血管内の炎症
DIC，pre DIC，敗血症，感染性心内膜炎，血栓塞栓症，血管炎など

❷ 脾機能亢進
肝硬変など

❸ 免疫的要因
自己免疫性溶血性貧血（間接もしくは直接クームス陽性）

❹ 物理化学的要因
① 遺伝性溶血性貧血（球状赤血球症，サラセミアなど）
② 微小血管性溶血性貧血
- 子宮筋腫
- 血管腫
- 機械的破壊：行軍血色素尿症（マラソン選手にみられる，踵に荷重がかかるための破壊など）

C 出血
- 急性出血では正球性貧血を呈することが多い
- 慢性出血では小球性貧血を呈することが多い

> **表 X-1　Wintrobe の赤血球指数（MCV の求め方）**
>
> $$MCV(fL) = \frac{Ht(\%)}{RBC(10^6/\mu L)} \times 10$$
>
> 基準値：女性　80.4〜101.0 fL
> 　　　　男性　84.3〜99.2 fL

2　MCV（平均赤血球容積）　mean corpuscular volume　▶表 X-1

1　どのような指標か

MCV は赤血球の大きさであり，赤血球の骨髄における産生段階での異常を推測できる。貧血を認めた場合，まず MCV にて鑑別する必要がある。大球性，正球性，小球性に分かれる[1]。

2　MCV が定まるメカニズム

A　大球性貧血（MCV ≧ 101 fL）

主に赤血球の遺伝子形成過程で異常がある。

① 葉酸欠乏（悪性貧血）：MCV ＞ 120 fL
② ビタミン B_{12} 欠乏（悪性貧血）：MCV ＞ 120 fL
③ 銅（基準範囲 70〜132 μg/dL），セルロプラスミン（基準範囲 21.0〜30.0 mg/dL）欠乏。正球性のこともある。
④ 肝細胞傷害：肝細胞再生に葉酸が用いられるため，骨髄での相対的葉酸不足によると考えると理解しやすい。100 ＜ MCV ＜ 120 fL。
⑤ MCV の大きな網赤血球が増加（急性出血もしくは溶血の一部）

B　正球性貧血（80 ＜ MCV ≦ 100 fL）

主に骨髄での産生後に貧血になる。

① 急性出血：消化管出血では，クレアチニンと連動しない UN 上昇が一過性に（数日間）認められる。
② 溶血

C　小球性貧血（MCV ≦ 80 fL）

主にヘモグロビンが形成されるとき（鉄が組み込まれるとき）に異常が生じる。

① 鉄欠乏性貧血
② サラセミアなどグロビン合成異常：サラセミアは MCV が著しく低値で，サラセミアインデックス ＝ MCV/RBC（×10^6）≦ 13 のことが多い。
③ 慢性炎症：マクロファージが活性化し，鉄が血中からフェリチンに移動し，血

清鉄が低下する。

3 ハプトグロビン haptoglobin

1 どのような指標か

　　ハプトグロビンは，肝臓で産生されるヘモグロビン結合蛋白である。血管内で溶血が起こり遊離ヘモグロビンが生じると，ヘモグロビン・ハプトグロビン複合体を形成する。複合体形成が増加すれば，ハプトグロビンは減少する。遊離型ヘモグロビンの毒性を中和し，腎からヘモグロビンが喪失するのを防いでいる。

2 ハプトグロビン低下のメカニズム

① ハプトグロビンは肝臓で合成される。
② ヘモグロビンが血中に遊離されると迅速に強固に結合し，複合体を形成する。
　・100〜130 mg/dL の遊離ヘモグロビンと結合できる。
　・100〜130 mg/dL 以上の遊離ヘモグロビンがあると，消費されて血中からほとんどなくなる。多くの場合，血清濃度が一桁となる。
③ 複合体は，細網内皮系細胞に取り込まれて分解処理される。

4 網赤血球 reticulocyte

1 どのような指標か

　　網赤血球数は，骨髄での赤血球産生状態を反映している。高ければ産生亢進しており，低ければ産生低下している。

2 網赤血球増減のメカニズム

・赤血球は，骨髄にて幹細胞から前赤芽球を経て，塩基好性赤芽球，多染性赤芽球，正染性赤芽球を経て網赤血球になる。網赤血球は骨髄と血中に同数あるとされており，骨髄中では 48 時間，末梢血中では 24 時間で成熟赤血球となる。
・赤血球の寿命は 120 日である。
・毎日 1% 程度の赤血球が破壊され，産生されている。

3 網赤血球増加の判断[2]

・網赤血球の絶対数を考慮する。網赤血球の絶対数が 10 万/μL 以上で増加している

と判断する[1]。その場合，急性出血もしくは溶血を考慮する。
・網赤血球の寿命を考慮し，網赤血球数を補正する。

5 エリスロポエチン erythropoietin

基準範囲8～30 mIU/mL[1]。血中濃度が下がると赤血球の産生が低下し正球性貧血を生じる。
・糸球体濾過量が30 mL/min以下の腎障害。
・間質性腎障害の場合，軽度の糸球体濾過量低下でもエリスロポエチンの低下が生じる。

症例28　80代女性，顔色不良となり1病日に入院した

主な検査の読み方

❶ ヘモグロビン

　ヘモグロビン－1,000病日 13.5 g/dL，－84病日 11.1 g/dL，1病日 5.9 g/dLと著しく低下している。－84病日から1病日まで約3か月間あり，急性もしくは慢性の判断が難しい。ただ，MCVは徐々に小球性になってきているので，鉄欠乏状態が存在する。

　2病日ヘモグロビン 9.4 g/dLと貧血の改善を認めている。短時間にヘモグロビンが上昇し，輸血を行ったと判断される。MCVも大きくなっているので，患者のMCVより大きな赤血球が輸血されたと考えてよい。しかし，MCV増大だけから輸血を断定するには変化が小さい。

　経過中，ヘモグロビンが上下しMCVも変動しているので，何回か輸血した可能性が高い。

❷ MCV

　MCVは－1,000病日に 86.7 fL，－84病日 79.1 fL，1病日 76.1 fLに低下している。3年間小球性が進行しているので，MCVからは鉄欠乏性状態が継続している。

　1病日に血清鉄 38 μg/dLと基準範囲内で，フェリチンも 26 ng/dLと基準範囲内にあり，鉄欠乏性貧血の確定診断に至らない。CRPも軽度に上昇しており，慢性炎症状態で，網内系が活性化され，フェリチンが上昇しているかもしれない。

症例28　80代女性，顔色不良となり1病日に入院した

生化学	−1,000病日	−84	1	2	3	6	9	29	89	190	基準範囲
TP	7.4		4.8		5.4	6.0	6.4				6.5-8.0 g/dL
Alb	4.1	3.9	2.4	2.7	2.7	3.0	3.2	3.9	4.0	4.2	4.0-5.0 g/dL
UN	12	30	38	45	26	7	9	16		24	8-21 mg/dL
Cre	0.55	0.66	0.82	0.66	0.68	0.63	0.63	0.63		0.67	0.45-0.80 mg/dL
UA	4.5	4.8	6.5	5.3	4.4	5.2		5.0	5.0		2.7-5.8 mg/dL
T-Cho	270	214				177		275	225		128-219 mg/dL *
AST	24	21	12	15	14	22	20	29	19	24	11-28 U/L
ALT	15	11	9	10	9	14	13	17	10	12	7-23 U/L
γGT	12	8	4	9	6	13	12	15	9		9-27 U/L
T-Bil	0.59	0.48	0.26	0.35	0.38	0.36	0.37	0.50	0.40	0.52	0.30-1.40 mg/dL
D-Bil			0.06								0.10-0.40 mg/dL
ALP	208		91	104	106	131	152				115-330 U/L
LD	229		134	153						180	120-230 U/L
CK			36	51							30-165 U/L
AMY	68		28	47							44-127 U/L
ChE	111		149	159	156						195-466 U/L
Na	139	139	141	143	143	140	143	143		140	136-145 mmol/L
K	4.6	4.2	3.9	4.6	4.4	4.6	4.5	4.8		4.7	3.4-4.5 mmol/L
Cl	102	102	104	107	107	104	108	105			100-108 mmol/L
Ca	9.5		8.0	7.9	8.4	8.5					8.7-10.3 mg/dL
補正Ca	9.8		9.4	9.1	9.6	9.5					8.7-9.9 mg/dL
P	4.0		4.1	2.9	2.2	3.0					2.5-4.6 mg/dL
Glu	92		260	147	107						75-110 mg/dL
CRP	2.26		2.64	2.48	1.25	0.36	0.19				<0.10 mg/dL
Fe			38						31	91	29-164 μg/dL
TIBC			348								262-452 μg/dL
UIBC			310								
フェリチン			26								10-120 ng/mL

血算	−1,000病日	−84	1	2	3	6	9	29	89	190	基準範囲
白血球	6.66	5.02	12.12	10.1	6.25	5.16	4.27	4.34	5.13	4.46	3.04-8.72×10³/μL
好中球(Band)		5									0-15%
好中球(Seg)		62									28-68%
好中球(B+S)			63.3		80.8	76.4	70.7	68.2	55.1	70.0	63.5	42-75%
リンパ球		27.9	26	13.2	13.6	16.9	22.5	32.9	19.7	25.8	17-57%
単球		5.8	6	5.0	5.3	8.9	6.8	8.3	6.0	8.1	0-10%
好酸球		2.2	0	0.8	4.5	3.3	2.3	3.2	3.9	2.2	0-10%
好塩基球		0.8	0	0.2	0.2	0.2	0.2	0.5	0.4	0.4	0-2%
異型リンパ球			0								0%
後骨髄球			0								0%
骨髄球			1								0%
赤芽球			0								0%
赤血球	4.89	4.70	2.64	3.67	3.40	3.54	3.79	4.38	4.82	5.28	3.73-4.95×10⁶/μL
ヘモグロビン	13.5	11.1	5.9	9.4	8.5	9.3	9.8	11.0	11.1	12.1	10.7-15.3 g/dL
ヘマトクリット	42.4	37.2	20.1	29.3	27.9	29.9	32.5	36.9	37.2	40.8	33.6-45.1%
MCV	86.7	79.1	76.1	79.8	82.1	84.5	85.8	84.2	77.2	77.3	80.4-101.0 fL
MCH	27.6	23.6	22.3	25.6	25.0	26.3	25.9	25.1	23.0	22.9	25.5-34.6 pg
MCHC	31.8	29.8	29.4	32.1	30.5	31.1	30.2	29.8	29.8	29.7	30.8-35.4%
血小板	21.9	27.4	25.4	23.0	27.2	44.8	63.3	27.9	28.5	27.5	13.7-37.8×10⁴/μL
網赤血球				2.6							0.4-1.6%

凝固検査	−1,000病日	−84	1	2	3	6	9	29	89	190	基準範囲
PT			13.0	12.6							正常対照±10%
PT-INR			1.16	1.13							0.85-1.15
APTT			23.7	27.3							23.0-38.0 sec
フィブリノゲン			382.8	401.3							180-350 mg/dL
D-dimer			2.4	1.2							≤1.0 μg/mL

尿(試験紙法)	−1,000病日	−84	16	89	基準範囲
pH	7.0	6.0	5.5	6.5	5.0-8.5
比重	1.020	1.025	1.010	≤1.005	1.005-1.030
蛋白	15	−			0 mg/dL
糖	−	−			0 mg/dL
ケトン	−	−			−
ビリルビン	−	−			−
潜血	±	−			−
亜硝酸塩	+		+		−
ウロビリノーゲン	0.1	0.1	0.1	0.1	0.1 EU/dL
WBC	3+	±	1+	1+	−
色	黄色	黄色	黄色	黄色	
混濁	1+				−

尿沈渣	−1,000病日	−84	16	89	基準範囲
赤血球	21-30	0-1	1-2	0-1	≤5/HPF
白血球	>100	16-20	16-20	3-4	≤5/HPF
扁平上皮	1+	2+	1+	1+	
尿細管上皮	−	−	−	−	
硝子円柱	1+	−	2+	−	
上皮円柱	−	−	−	−	
顆粒円柱	−	−	−	−	
ろう様円柱	−	−	−	−	
細菌	3+	2+	2+	1+	
真菌	−	−	−	−	

Band：桿状核好中球，Seg：分葉核好中球，B+S：桿状核好中球＋分葉核好中球
＊：病態基準範囲

X

貧血

MCVが2病日から急速に大きくなっているのは，上記に示したように輸血によると考えられる。89病日，190病日にはヘモグロビンは上昇しているが，MCVは77 fLと再び小球性になっている。輸血によるMCVへの影響がなくなったと考えられる。しかし，鉄欠乏状態が継続しており，89病日の血清鉄も基準範囲内であるが低値である。

③ ハプトグロビン

検査されていない。

④ 網赤血球

網赤血球は2病日に2.6％と高い。赤血球数が367万/μLとほぼ基準範囲に近いが，輸血したと考えられるので，1病日の赤血球数264万/μLを基準にしたほうがよいかもしれない。網赤血球数は，赤血球数が367万/μLであれば9.5万/μLで，9.5万/μLは1病日では3.6％に相当する。10万/μLを超えないが，網赤血球は増加していると考えてよい。骨髄が赤血球の生産を増大させ，失われた赤血球を補充する反応が生じている。

13 項目の解釈

1　栄養状態はどうか　　albumin, total cholesterol, cholinesterase

1病日にアルブミン2.4 g/dLおよびコリンエステラーゼ149 U/Lと低下している。CRPは2.64 mg/dLと最大であり，強い炎症（DICや感染症など）に伴うアルブミン低下は考えにくい。6病日に総コレステロール177 mg/dLと基準範囲内で，入院後に総コレステロールが上昇するとは考えにくいので，1病日は基準範囲内であったと考えられる。尿酸も基準範囲内であり，栄養状態のよい患者が入院した。しかし，コリンエステラーゼが−1,000病日から継続して低値であることが気になる。コリンエステラーゼが低栄養以外で低値となるのは有機リン中毒や著しい炎症など特殊な疾患であり，この症例では合わない。

ただ，基本的には栄養状態を示す3指標のうち1つでも基準範囲であれば，栄養状態がよい患者と考えたほうがよく，この症例の場合も栄養状態はよいと判断した。腎機能が悪くなくLD上昇もないのに，UAが基準範囲内もしくは以上で，栄養状態のよいことを支持する。

2　全身状態の経過はどうか　　albumin, platelet

アルブミンは1病日に低下し，その後徐々に上昇している。入院時が最も状態が悪く，その後改善している。

血小板は1病日に基準範囲内にあり，2病日にやや減少するが3病日から増加している。血小板からは，血管内の炎症を確定できないので，患者は重篤ではなく経過もよいと考えられる。

3　細菌感染症はあるのか　　left shift

1病日，白血球は12,120/μLと上昇しているが，桿状核球は5％と左方移動を認め

ない。骨髄で好中球産生は亢進していないので，好中球を消費する病変がないと判断でき，細菌感染症はない。

4 **細菌感染症の重症度は** **left shift, CRP, white blood cell**

上記より，細菌感染症はないので重症度判定は必要ない。

5 **敗血症の有無** **platelet, fibrinogen**

上記より，細菌感染症がないので敗血症はない。さらに，血小板およびフィブリノゲンの著しい低下はなく，血管内炎症を示唆する所見はない。

6 **腎臓の病態** **creatinine, UN, UA, urinalysis, Ca, P**

クレアチニンは1病日に基準範囲をわずかに超え，糸球体濾過量が一過性に軽度低下しているが，腎機能は問題ない。

UNは，2病日に45 mg/dLに上昇し，6病日には基準範囲以下である。クレアチニンに連動しない一過性のUN上昇があり，消化管出血が疑われる。−84病日もクレアチニンに比較してUNが高値であり，一過性の上昇であれば消化管出血が疑われる。190病日もクレアチニンに比してUNの上昇があり消化管出血を疑わせる。

UAは1病日に軽度に上昇している。

7 **肝臓の病態** **ALT, AST, T. Bil, D. Bil, albumin, total cholesterol, cholinesterase**

ALTおよび総ビリルビンは基準範囲内で，肝細胞傷害および肝代謝能障害はない。総コレステロールも上昇しており，肝合成能も問題ない。

肝臓は問題ない。

8 **胆管の病態** **ALP, γGT, D. Bil**

ALPおよびγGTも基準範囲内で，胆管・胆道系に閉塞所見はない。

9 **細胞傷害** **LD, CK, ALT, AST, amylase**

LD，CK，ALT，ASTおよびアミラーゼは経過中基準範囲内であり，心筋細胞，骨格筋細胞および肝細胞をはじめとする細胞傷害はない。

−1,000病日にLDは基準範囲内の上限であるが，時間が経過しており，今回の入院のエピソードとの関連は推定できない。

10 **貧血** **Hb, MCV, haptoglobin, reticulocyte, erythropoietin**

1病日にヘモグロビン5.9 g/dLと著しい低下を認める。MCVが76.1 fLで小球性貧血であるので，鉄欠乏性貧血をまず考える。年齢を加味すると，慢性出血もしくは慢性炎症による血清鉄低下を考慮する必要がある。

MCVは−1,000病日に86.7 fL，−84病日には79.1 fL，1病日には76.1 fLであり，3年間かけて小球性になったとすれば，鉄欠乏状態が継続していたと考えられる。ただし，−84病日から1病日にかけて著しいヘモグロビンの低下があるので，急性に生じた貧血も考慮する必要がある。3か月近く検査されていないので，急性もしくは慢性貧血の判断が難しい。

2病日に貧血の改善を認めている。1〜2病日にかけて短期間にヘモグロビン上昇，およびMCV変動があり，輸血が行われた。MCVは，1病日76.1 fL，2病日

79.8 fLと上昇している。

1病日に血清鉄38 μg/dL，フェリチン26 ng/dLと基準範囲内で，鉄欠乏性貧血の確定に至らない。CRPも軽度に上昇し，炎症に伴ってフェリチンが上昇している可能性を否定できない。

89病日，190病日にはヘモグロビンは上昇しているが，MCVは77 fLであり小球性である。輸血の影響がなくなり鉄欠乏の状態が継続しているので，89病日の鉄も低値である。

2病日に網赤血球は2.6%と高く，急性に生じた出血もしくは溶血が疑われる。

UNが1〜3病日に軽度ではあるが一過性に上昇しているので，消化管出血を考慮する必要がある。また，LDおよびビリルビンからは積極的に溶血を示唆する所見はない。徐々に小球性となったこと，−84病日にもUNが高値であることを加味すると，慢性消化管出血があり，1病日前後に出血が多くなったと考えられる。

11　凝固・線溶の異常　PT, APTT, fibrinogen, D-dimer, AT

1病日に軽度のPT延長を認めるが，フィブリノゲンの低下もない。D-dimerは上昇しているが，著しい変化ではない。

凝固・線溶には大きな問題はない。

12　電解質異常　Na, K, Cl, Ca, P, Mg

Na，Cl，CaおよびPには異常を認めない。Kは時々基準範囲を超えるが，頻回に輸血が行われたためと考えられる。

13　動脈血ガス

検査されていない。

14　その他の検査

尿検査では，亜硝酸塩が陽性で，尿沈渣に白血球が多く細菌も認められるので，尿路感染症がある。ただ，臨床的に問題となるかは判断できない。他には特記すべきことはない。

■ 総合解釈

MCVおよびヘモグロビンの変動から，慢性に進行する小球性貧血が考えられる。慢性炎症に伴う鉄欠乏性貧血を考慮しなければならない。経過中にCRPは2〜3 mg/dLであり軽度上昇しているが，1病日のフェリチンがごく軽度の上昇に留まり，γグロブリン（総蛋白，アルブミンの差でみる）の増加がないので，慢性炎症は考えにくい。

入院時，クレアチニンに連動しないUNの上昇が認められる。3病日には基準範囲近くになり，6病日には基準範囲以下になっている。UNの一過性上昇であるので消化管出血が疑われる。−1,000病日には基準範囲であったがMCVが徐々に小さくなってきたと考えると，持続する少量の消化管出血も考慮する必要がある。入院時前後で大量の消化管出血があれば，検査値の変動は説明がつく。

入院後，ヘモグロビンおよびMCVが大きく変動し，頻回の輸血を示唆する。血小板は2病日まで軽度に減少し，出血に伴う減少であれば説明できる。フィブリノゲンは変化しないので，DICのような全身性の凝固・線溶の反応ではない。

89病日，190病日にはMCVは再び77 fLとなり小球性となっている。鉄欠乏状態は継続している。

診断と臨床経過

診断 消化管出血，胃潰瘍

−5病日より感冒症状があり，倦怠感を伴っていた。1病日，昼食後より調子が悪くなり受診した。血圧70 mmHgと低下し，ヘモグロビン5.7 g/dLと著明な貧血を認めたため入院となった。赤血球輸血が行われ，上部消化管内視鏡にて胃潰瘍が確認された。

臨床経過を加えた考察

1病日に消化管出血によるショック状態で入院した症例である。

−1,000病日の値を基準として，MCVおよびUNの動きを捉えられれば，−84病日に慢性消化管出血による小球性貧血と診断できる。軽度のUN変動でも，時系列で比較検討することにより大きな意味を持つ。ルーチン検査は基準範囲内にあっても，前後で値を比較すること，つまり動きを捉えることが重要である。

また，−84病日のヘモグロビンは11.1 g/dLと基準範囲内であり，貧血とは診断しにくい。ただ，MCVは−1,000病日と比較して明らかに小球性であり，貧血傾向の原因を示唆している。年齢からは，消化器の悪性腫瘍が疑われ，すぐに内視鏡検査を行ってもよい。

血小板は1病日前後で軽度減少している。消化管出血のため消費されたと考えてもよい。局所における血小板の消費のため，フィブリノゲンなど凝固因子の低下は著しくない。

鉄欠乏性貧血であるが，鉄およびフェリチンは低値ながらも基準範囲である。常に少量出血しているわけではなく，時々出血するためにこのような値を取っているのかもしれない。

> **この症例で学べたこと**
> 1. 一過性(数日)のUN上昇は消化管出血を示唆する．
> 2. MCVの変動は輸血を示唆する．
> 3. MCVから鉄欠乏状態を判断し，慢性炎症もしくは持続性出血を疑う．
> 4. 消化管出血などの局所の出血では血小板は減少するが，フィブリノゲンは大きく低下しない．

症例29　40代男性，全身倦怠感にて入院した

主な検査の読み方

① ヘモグロビン

ヘモグロビンは，1病日に5.0 g/dLと著しく低下している．3病日から上昇しており，MCVも4病日に大きくなっているので，輸血が行われた可能性が高い．14，16病日にもヘモグロビン上昇があり，MCVも変化しているので輸血の可能性が高い．ただ，MCVは19日には小さくなっており，16病日のMCVの高値は血球凝集などの可能性も否定できない．

全体としては正球性の貧血を認め，ヘモグロビンが急激に低下していると判断すれば，出血もしくは溶血を考慮しなければならない．

② MCV

正球性貧血の所見である．MCVは1，2病日に90 fLであり，3病日に92 fL，4病日に94 fLと増大し，ヘモグロビンも上下しているので，輸血の可能性が高い．ただ，MCVの大きな赤血球を輸血したことになる．

③ ハプトグロビン

1，12，19病日に検査され，いずれも低値である．溶血と考えてよい．

④ 網赤血球

3病日に8％と高値であるが，ヘマトクリットで補正すると1.09％で，増加していない[2]．5病日は10％であり，ヘマトクリットで補正すると1.7％である．網赤血球の割合から判断する限り，骨髄における赤血球産生は亢進していない．

しかし，網赤血球数は3病日13万/μLと10万/μLを超えるので，絶対数からは

症例29 40代男性，全身倦怠感にて入院した

生化学	1病日	2	3	4	5	9	12	14	16	19	基準範囲
TP	5.9	5.7	5.8		6.9	6.3	6.5	6.6	6.6	6.1	6.5-8.0 g/dL
Alb	3.5	3.4	3.4		4.0	3.7	3.9	4.0	4.0	3.7	4.0-5.0 g/dL
UN	106	114	64	55	67	57	64	51	43	50	8-21 mg/dL
Cre	20.73	23.55	17.49	16.85	20.71	16.95	18.87	16.45	15.79	15.92	0.63-1.05 mg/dL
eGFR	2	2	3	3	2	3	3	3	3	3	
UA	14.7	15.7	8.3		11.4				7.5	8.5	3.8-8.0 mg/dL
T-Cho	195										128-219 mg/dL *
HDL-C	42										>40 mg/dL *
LDL-C	93										<139 mg/dL *
TG	205										≦150 mg/dL *
AST	17	15	16		8	10	12	13	13	9	11-28 U/L
ALT	13	12	15		15	13		21	22	12	9-36 U/L
γGT	20	22	17		24	21	23	23	22	21	13-70 U/L
T-Bil	1.20	0.93	0.89		0.76	0.38	0.39	0.39	0.39	0.30	0.30-1.40 mg/dL
D-Bil	0.27	0.16			0.12						0.10-0.40 mg/dL
ALP	159	161	158		179	164	171	167	164	152	115-300 U/L
LD	1670	1459	979	672	737	335	294	269	261	248	120-230 U/L
CK	371	310	195		109	58	72	55	49	87	43-272 U/L
Na	135	139	141	145	144	144	142	142	144	140	136-145 mmol/L
K	3.7	3.5	4.0	4.5	4.5	4.4	4.7	4.5	4.9	4.2	3.4-4.5 mmol/L
Cl	97	97	104	104	105	105	103	103	103	101	100-108 mmol/L
Ca	7.0	6.8	6.9		8.3	7.9	7.6	8.3	8.6	7.7	8.7-10.3 mg/dL
補正Ca	7.7	7.6	7.7		8.6	8.5	8.0	8.6	8.9	8.3	8.7-9.9 mg/dL
P	5.4	6.0	4.6		6.1	5.8	8.0	6.3	6.4	5.5	2.5-4.6 mg/dL
CRP	0.28	0.24			0.15	0.07	0.08	0.10	0.13	0.09	<0.10 mg/dL

	1病日	2	3	4	5	9	12	14	16	19	基準範囲
HbA1c	4.2										4.6-6.5%
Fe	82										44-192 μg/dL
TIBC	247										262-452 μg/dL
UIBC	165										
フェリチン	875										25-280 ng/mL
β2ミクログロブリン	20.6										0.8-1.8 mg/L
BNP	309.9				174.5						≦20 pg/mL
ハプトグロビン	<5						6		8		19-170 mg/dL

血算	1病日	2	3	4	5	9	12	14	16	19	基準範囲
白血球	5.96	5.86	3.82	5.12	6.53	5.28	7.57	4.85	4.03	3.40	2.97-9.13×10³/μL
好中球(Band)	3				1	0	0	0		0	0-15%
好中球(Seg)	90				80	85	84	83			28-68%
好中球(B+S)		73.6	71.2						73.7	72	42-75%
リンパ球	5	20.1	19.9		11	7	9	5	17.6	20	17-57%
単球	1	5.3	7.1		5	5	6	8	5.5	0	0-10%
好酸球	0	0.7	1.3		3	2	1	2	2.0	0	0-10%
好塩基球	0	0.3	0.5		0	0	0	1	1.2	0	0-2%
異型リンパ球	1				0	1	0	0		0	0%
後骨髄球	0				0	0	0	1		0	0%
骨髄球	0				0	0	0	0		0	0%
赤芽球	0				0	0	0	0		0	0%
赤血球	1.57	1.53	1.68	2.18	2.20	2.05	2.58	2.68	2.74	2.62	4.14-5.63×10⁶/μL
ヘモグロビン	5.0	4.9	5.3	6.9	7.0	6.6	8.3	8.7	8.9	8.4	12.9-17.4 g/dL
ヘマトクリット	14.0	13.7	15.4	20.5	20.5	19.4	24.2	25.3	26.4	24.6	38.6-50.9%
MCV	89.2	89.5	91.7	94.0	93.2	94.6	93.8	94.4	96.4	93.9	84.3-99.2 fL
MCH	31.8	32.0	31.5	31.7	31.8	32.2	32.2	32.5	32.5	32.1	28.2-33.8 pg
MCHC	35.7	35.8	34.4	33.7	34.1	34.0	34.3	34.4	33.7	34.1	32.2-35.5%
血小板	7.1	9.2	7.9	9.6	13.4	12.3	18.6	15.9	16.0	15.4	14.3-33.3×10⁴/μL
網赤血球			8.0		10.0						0.5-1.8%

凝固・線溶	1病日	2	3	4	5	9	12	14	16	19	基準範囲
PT	11.6				11.4	11.5					正常対照±10%
PT-INR	0.98				0.97	0.98					0.85-1.15
APTT	23.1				25.3	25.0					23.0-38.0 sec
フィブリノゲン	258.3				278.3	233.0					180-350 mg/dL
D-dimer	13.4				9.1	3.9					≦1.0 μg/mL
AT	112.9										80-120%
TAT	5.1										0.1-1.8 ng/mL
PIC	4.6										0.3-1.1 μg/mL

Band：桿状核好中球，Seg：分葉核好中球，B+S：桿状核好中球＋分葉核好中球
*：病態基準範囲

X 貧血

症例 29 （続き）

蛋白分画	1 病日	基準範囲
Alb	3.75	4.43-5.68 g/dL
α₁ グロブリン	0.31	0.13-0.25 g/dL
α₂ グロブリン	0.45	0.41-0.83 g/dL
β グロブリン	0.58	0.44-0.79 g/dL
γ グロブリン	0.81	0.77-1.98 g/dL
IgG	818	870-1700 mg/dL
IgM	45	35-220 mg/dL
IgA	100	110-410 mg/dL

感染	1 病日	基準値
TPAb	<2.0	<10 U
HBsAg	0.1	<1.0 COI
HCV	0.1	<1.0 COI

腫瘍マーカー	1 病日	基準値
AFP	2.4	<10 ng/mL
CEA	1.2	<3.4 ng/mL
CA19-9	15	<37 U/mL
PSA	1.28	<2.8 ng/mL

自己免疫	1 病日	基準値
RF	5	<10 U/mL
C3	96	86-160 mg/dL
C4	39.2	17-45 mg/dL
CH50	52	30-53 U/mL
FANA	(－)	≦×40
C-ANCA	<3.5	<3.5
P-ANCA	<1.3	<1.3

動脈血ガス	1 病日	基準範囲
酸素濃度	room air	
pH	7.441	7.34-7.45
PaCO₂	31.2	32-45 mmHg
PaO₂	86.6	75-100 mmHg
HCO₃	20.9	22-28 mmol/L

尿（試験紙法）	1 病日	5	9	基準範囲
pH	6.0	6.0	7.0	5.0-8.5
比重	1.01	1.015	1.015	1.005-1.030
蛋白	≥300	≥300	≥300	－ (0 mg/dL)
糖	100	100	100	－ (0 mg/dL)
ケトン	－	－	－	－
ビリルビン	－	－	－	－
潜血	3+	3+	2+	－
亜硝酸塩	－	－	－	－
ウロビリノゲン	0.1	0.1	0.1	0.1 EU/dL
WBC	－	－	－	－
色	黄色	黄色	黄色	
混濁	(1+)			

尿沈渣	1 病日	5	9	基準範囲
赤血球	20-29	20-29	5-9	≦5/HPF
白血球	1-4	1-4	1-4	≦5/HPF
扁平上皮	<1	<1	<1	
尿細管上皮	5-9	1-4	1-4	－
硝子円柱	1+	2+	1+	
上皮円柱	1+	1+	1+	
顆粒円柱	2+	2+	2+	
ろう様円柱	1+	－	1+	
細菌	±	1+	1+	
真菌	－	－	－	

骨髄における赤血球産生は亢進している。乖離した所見である。

13 項目の解釈

1　栄養状態はどうか　albumin, total cholesterol, cholinesterase

　　1 病日にアルブミン 3.5 g/dL と低下しているが，総コレステロールは 195 mg/dL と基準範囲内である。1～5 病日に CRP は 0.15～0.28 mg/dL で炎症所見に乏しい。尿蛋白も著明であるので，ネフローゼ症候群を考慮する必要があるが，総コレステロールは高くない。栄養状態のよい患者が入院してきた。

　　尿酸高値は糸球体濾過量低下による可能性が高く，栄養状態の判断には使えない。

2　全身状態の経過はどうか　albumin, platelet

　　アルブミンは 3 病日に 3.4 g/dL と低下しているが，その後 4.0 g/dL 前後を推移している。アルブミンの補充をしていなければ，患者は 5 病日から改善している。

　　血小板は 4 病日まで 10 万/μL 以下であるが，5 病日から 10 万/μL を超え増加している。血小板から判断すると，5 病日から全身状態が改善している。

アルブミンと血小板の所見からは，患者は 5 病日から改善している。

3 細菌感染症はあるのか　　left shift

1 病日，白血球は 5,960/μL と基準範囲内で，桿状核球は 3% と左方移動を認めない。好中球を消費する病態がないので細菌感染症はない。その後も CRP は低く，細菌感染症がないことを支持している。

4 細菌感染症の重症度は　　left shift, CRP, white blood cell

細菌感染症がないので，重症度の判定は必要ない。

5 敗血症の有無　　platelet, fibrinogen

細菌感染症がないので敗血症はない。したがって，1〜4 病日の血小板減少は敗血症以外の原因を考慮しなければならない。

6 腎臓の病態　　creatinine, UN, UA, urinalysis, Ca, P

クレアチニンは，1 病日に 20.73 mg/dL と高値である。UN も 106 mg/dL と高く，糸球体濾過量が著しく低く腎不全状態である。クレアチニンおよび UN は徐々に低下（改善）傾向を示しているが，人工透析の可能性を否定できない。UA も高値であるがクレアチニンと連動し，糸球体濾過量低下によると考えてよい。

補正 Ca 低値および P 高値は糸球体濾過量低下を反映している。

7 肝臓の病態　　ALT, AST, T. Bil, D. Bil, albumin, total cholesterol, cholinesterase

ALT は，経過中基準範囲内であり肝細胞傷害はない。

1 病日に総ビリルビン 1.20 mg/dL と基準範囲内であるが高値である。2〜5 病日も基準範囲内であるが，9〜19 病日と比較するとやや高く，この患者にとっては高い値かもしれない。間接ビリルビンが上昇していると判断すれば，溶血も考慮する必要がある。

ただ，肝代謝能および合成能には問題なく，肝機能に大きな問題はない。

8 胆管の病態　　ALP, γGT, D. Bil

ALP，γGT は基準範囲内で変動に乏しい。胆道・胆管閉塞所見はない。

9 細胞傷害　　LD, CK, ALT, AST, amylase

LD は，1 病日に 1,670 U/L と高値でその後徐々に低下している。CK, ALT の上昇はなく，心筋細胞，骨格筋細胞および肝細胞傷害は否定できる。AST の上昇を伴っていないので，血球系細胞もしくは腫瘍細胞の破壊をまず考慮する。

10 貧血　　Hb, MCV, haptoglobin, reticulocyte, erythropoietin

正球性貧血があり，ハプトグロビンが低下し，溶血性貧血が認められる。ヘモグロビンは，1 病日に 5.0 g/dL と低下している。ヘモグロビンは 3 病日から上昇し，MCV も 4 病日に明らかに変化し，輸血が行われた可能性が高い。MCV は増大しており，MCV の大きな血液を輸血したことになるが，95 fL を超えさせる輸血が可能であるか問題が残る。網赤血球増加の可能性もある。

3, 5 病日に，網赤血球はヘマトクリットで補正すると 1.09%，1.70% となり，大きく赤血球産生が亢進していない結果になる。一方，網赤血球の絶対数で検討する

と，13.4万/μL，20.2万/μLあり，赤血球産生は亢進している。2つのパラメータに乖離がある。

11 凝固・線溶の異常　PT, APTT, fibrinogen, D-dimer, AT

PT，APTT，フィブリノゲンおよびATは基準範囲内で変化に乏しい。凝固因子が減少するDICのような凝固・線溶亢進は認めない。ただ，中等度の血小板減少およびTAT，PIC，D-dimerの上昇が認められ，血小板減少が主体の血栓症も考慮しなければならない。

12 電解質異常　Na, K, Cl, Ca, P, Mg

1～2病日はやや低Na血症の傾向があるが，Na，KおよびClに特記すべき所見はない。

1～3病日の補正Ca低値およびP高値は糸球体濾過量低下による。

13 動脈血ガス

❶ pHからアシデミアもしくはアルカレミアを判断する

1病日，pH 7.441でごく軽度のアルカレミアがある。

❷ 呼吸性か代謝性かを判断する

Pa_{CO_2}＝31.2＜40 mmHgで呼吸性アルカローシスがある。

❸ Anion gapを求める

Na－(Cl＋HCO_3)＝135－(97＋20.9)＝17.1 mmol/Lである。アルブミンが3.5 g/dLであるので補正を行うと，補正Anion gap＝Anion gap＋(2.5～3.0)×(4.0－アルブミン値)＝17.1＋(2.5～3.0)×0.5＝18.35～18.6＞14.0であり，Anion gapが開大する代謝性アシドーシスがある。

❹ 補正HCO_3値から，代謝性アルカローシスを判断する

補正HCO_3＝HCO_3＋(補正Anion gap－12)＝20.9＋(18.6－12)＝27.5＞26 mmol/Lより代謝性アルカローシスがある。

❺ 一次性酸塩基平衡に対する代償性変化を判断する

呼吸性アルカローシスに対する代償とすると，ΔHCO_3＝0.2(急性)～0.5(慢性)×ΔPa_{CO_2}＝(0.2～0.5)×(40－31.2)＝1.76～4.4 mmol/Lであり，24－(1.76～4.4)＝19.6～22.24 mmol/Lまで代償範囲である。HCO_3＝20.9 mmol/Lであり，急性呼吸性アルカローシスの場合代償以上の代謝性アシドーシスがあり，慢性呼吸性アルカローシスであれば代償範囲内の代謝性アシドーシスがある。

❻ 総合的に判断する

呼吸性アルカローシス＋代謝性アシドーシス＋代謝性アルカローシスがある。

簡易$AaDO_2$＝[(大気圧－47)×FiO_2－Pa_{CO_2}/0.8]－Pa_{O_2}＝[(705－47)×0.21－31.2/0.8]－86.6＝12.58で開大していないので，酸素化障害は認めない。ただし，大気圧＝705 mmHg(松本)，FiO_2＝0.21にて計算した。

14 その他の検査

尿検査では，尿試験紙法にて尿蛋白および潜血が陽性であるので，糸球体病変を疑

わなければならない。潜血反応3+に比して，沈渣の赤血球は20〜29/HPFで乖離が認められる。採取前もしくは採取後に溶血が起こった可能性を考慮しなければならない。尿沈渣で白血球1〜4/HPFを認め，WBCも（−）であるので尿路感染症はない。1, 5, 9病日に，顆粒円柱，上皮円柱およびろう様円柱が認められ，尿細管上皮細胞傷害を認める。

尿所見からは，腎臓は糸球体および尿細管障害を認める。

総合解釈

正球性貧血およびハプトグロビン低下から溶血性貧血と診断される。

MCVの変化から輸血が行われたと考えられるが，MCVが徐々に増大しており，14病日からはMCV 95 fLの赤血球を輸血したことになり，問題が残る。網赤血球増加による上昇と考えれば理解できる。輸血が行われていれば，ヘモグロビン変動から溶血の経過を判断するのは難しい。ただ，19病日でもハプトグロビン8 mg/dLで低値であり，溶血は継続している。

1病日からクレアチニンが20.73 mg/dLと高値であり，無尿に近い腎不全状態である。尿所見から，糸球体障害および尿細管上皮細胞傷害が疑われる。CRPはほぼ基準範囲内であり炎症所見には乏しい。白血球増加および左方移動がなく，細菌感染症および敗血症はない。

血小板減少があり，全身性の血管内凝固亢進（DICなど）を考慮する必要があるが，PT, APTT, ATおよびフィブリノゲンから凝固因子低下はなく，局所的要因（出血など）による血小板減少のほうが考えやすい。ただ，点滴などで凝固因子が補充されていれば判断が難しくなる。D-dimerの変化からは，血栓が生じているかの判断は難しい。

診断と臨床経過

診断 溶血性尿毒症症候群/血小板減少性紫斑病

生来健康であった。3年前140/90 mmHgの高血圧症，2年前に蛋白尿（1+）を認めた。

−6病日から全身倦怠感と尿量減少を自覚し，−2病日に近医を受診した。腎機能障害を指摘され入院となった。UN 100 mg/dL，クレアチニン 15.9 mg/dL，ヘモグロビン 5.9 g/dL，血小板 5.2万/μLを認め，LD 2,034 U/Lと高値に加えハプトグロビンが3.0 pg/dLと低下し，溶血性尿毒症症候群が疑われた。浮腫や電解質異常を認めず，輸液と利尿薬で加療したが，尿量 250 mL/dayと乏尿であった。血漿交換および血液透析導入の適応と考えられ，1病日転院した。入院前には感染症の徴候はなく，特別な薬物投与もなかった。

2, 3, 6, 8, 10病日に血漿交換治療，2病日に濃厚赤血球2単位輸血した。ADAMST-13活性 32%（70〜130%），ADAMST-13インヒビター定量<0.5 BU/mL

であり，腎生検では動脈の強い内皮障害，動脈内腔の狭搾と閉塞を認めたが，糸球体は虚脱病変が主体である程度保たれていた。

■ 臨床経過を加えた考察

　　　感染症および薬剤投与を伴わない原因不明の溶血性尿毒症症候群/血小板減少性紫斑病の症例である。

　　溶血性貧血および高度腎不全(糸球体障害＜尿細管障害)が特徴である。溶血によりLDが著しく高値であるが，総ビリルビン1.2 g/dL程度で著しい上昇ではない。肝機能障害がなく肝代謝能がよいので，総ビリルビンが著しく高くならなかった。腎不全にもかかわらずK上昇がないのは，すでに透析でコントロールされているためと考えられる。

　　溶血による赤血球のLD上昇であるが，ASTの上昇を伴っていない。アイソザイムでは，LD1，2が主体で，半減期は75〜79時間である。1病日にLD 1,670 U/dLが3病日には672 U/dLとなっているので，3日間で半減している。したがって，LDから推測すると溶血は2病日以後生じていないと判断される。

　　CRPから炎症反応に乏しく，フィブリノゲンに変化なく，血管内炎症を伴っている所見ではないが，血小板減少が認められる。溶血に伴って血小板は消費性に減少したと考えたほうがよい。

この症例で学べたこと

1. 溶血が生じても，総ビリルビンの上昇は軽度に留まっている。
2. 溶血が生じても，Kは著しく高値になっていない。
3. 溶血性尿毒症症候群では，炎症反応がほとんど陰性のことがある。
4. 溶血で，LD 1,000〜2,000 U/Lの上昇でもASTは上昇しない。
5. 溶血性尿毒症症候群では，凝固・線溶検査に大きな異常を認めない。

症例 30　50代男性，嘔気と発熱にて来院した

主な検査の読み方

❶ ヘモグロビン

1病日，ヘモグロビンは 4.1 g/dL と著しい低値である．3, 5, 7 病日とヘモグロビンが上昇しているので輸血している．MCV は 18 病日まで 90.5〜91.8 fL でほとんど変動していないが，18〜29 病日に MCV は大きく変化し，輸血を示唆する．29 病日以降ヘモグロビンは低下傾向を示し，輸血していなければ，1 週間でヘモグロビンが 1.6 g/dL 低下したことになる．

全体的には，ヘモグロビンは低下傾向にあり，輸血しないと保てない状態にある．

❷ MCV

1病日に MCV は 91.7 fL であり，正球性貧血の所見である．MCV は変動している時期があり，上記に示したように輸血している可能性が高い．

❸ ハプトグロビン

検査されていない．

❹ 網赤血球

1病日に 0.6% と低い．貧血があるので補正すると，さらに網赤血球の割合は低下し，骨髄における赤血球産生は低い．網赤血球の絶対数は 7,980/μL であり，網赤血球は減少している．

白血球は基準範囲内であるが，血小板は基準範囲以下のことがあり，血小板減少を骨髄での産生低下と考えると，赤血球減少も骨髄での産生低下を考慮しなければならない．

13 項目の解釈

1　栄養状態はどうか　albumin, total cholesterol, cholinesterase

1病日に，アルブミン 2.4 g/dL，総コレステロール 60 mg/dL，コリンエステラーゼ 113 U/L と低下している．CRP は 1 病日 0.17 mg/dL と基準範囲をわずかに超えるだけで，炎症所見は乏しい．

クレアチニン高値のため糸球体濾過量が低下し，UA が上昇していると判断すると，UA は栄養状態の指標にはならない．

入院時すでに栄養状態が悪い．

症例30　50代男性，嘔気と発熱にて来院した

生化学	1病日	3	5	7	11	14	18	29	32	35	基準範囲
TP	13.4	11.5	10.8	10.7	11.1	10.7	11.9	11.4	11.2	9.1	6.5-8.0 g/dL
Alb	2.4	2.1	1.9	2.0	2.3	2.2	2.5	2.4	2.4	2.0	4.0-5.0 g/dL
UN	68	86	78	66	73	83	67	105	89	75	8-21 mg/dL
Cre	9.39	8.49	7.23	6.29	5.47	5.07	5.49	5.02	5.48	4.47	0.63-1.05 mg/dL
eGFR	5	6	7	8	9	10	9	10	9	12	
UA	12.3	11.9	10.1	10.1	10.3	10.1	8.4	8.3	7.6	6.4	3.8-8.0 mg/dL
T-Cho	60	63	71					111			128-219 mg/dL *
LDL-C	24										≤139 mg/dL *
TG	77										≤150 mg/dL *
AST	7		8	7	31	12	15	10	10	11	11-28 U/L
ALT	4		10	11	50	31	10	8	9	9	9-36 U/L
γGT	6		7				16	15	16	13	13-70 U/L
T-Bil	0.15	0.13	0.14	0.18			0.37	0.32	0.34	0.25	0.30-1.40 mg/dL
ALP	82		61				235	211	261	234	115-330 U/L
LD	92	92	79			129	241	165	142	140	120-230 U/L
CK	62		108			45	27	35	29		30-165 U/L
AMY	143		134				149	116	141		44-127 U/L
ChE	113		96								195-466 U/L
Na	134	126	133	136	135	137	132	128	126	129	136-145 mmol/L
K	4.9	5.0	4.5	4.4	4.1	3.7	5.0	5.1	5.4	5.6	3.4-4.5 mmol/L
Cl	106	101	106	108	105	106	99	95	94	99	100-108 mmol/L
Ca	8.5	8.2	7.9	7.5	8.2	7.7	9.0	8.6	8.2	8.4	8.7-10.3 mg/dL
補正 Ca	9.9	9.9	9.7	9.2	9.7	9.3	10.4	10.0	9.6	10.1	8.7-9.9 mg/dL
P	4.8	6.3	5.7	3.8	4.2	3.9	4.3	5.6	4.4	3.9	2.5-4.6 mg/dL
Glu	118		115						167		75-110 mg/dL
CRP	0.17	0.09	0.03	0.86	1.21	0.35	1.66	1.32	1.44	1.17	<0.10 mg/dL

	1病日	3	5	7	11	14	18	29	32	35	基準範囲
ESR1.0h	>140.0										2-10 mm/hr
ZTT	>40.0										4.0-12.0
TTT	0.4										1.5-7.0
Fe	40										44-192 μg/dL
TIBC	172										262-452 μg/dL
UIBC	132										
フェリチン	182					1558					25-280 ng/mL
$β_2$ ミクログロブリン	21.3							11.6			0.8-1.8 mg/L
ハプトグロビン	118										19-170 mg/dL
血滲透圧								315		283	285-295 mOsm/kgH₂O
尿滲透圧								321		342	250-1300 mOsm/kgH₂O

血算	1病日	3	5	7	11	14	18	29	32	35	基準範囲
白血球	5.26	6.47	6.65	6.68	9.10	9.45	6.84	12.67	10.89	7.24	2.97-9.13×10³/μL
好中球(Band)	4						12	4			0-15%
好中球(Seg)	65						56	73			28-68%
好中球(B+S)		79.8	83.4	69.8	90.1	78.3			90.8	95.0	42-75%
リンパ球	22	15.0	10.1	23.1	6.8	16.9	19	10	6.4	3.6	17-57%
単球	2	4.9	6.5	4.6	3.1	4.1	5	12	2.7	1.4	0-10%
好酸球	6	0.3	0.0	2.4	0.0	0.7	2	0	0	0	0-10%
好塩基球	1	0.0	0.0	0.1	0.0	0.0	1	0	0.1	0.0	0-2%
異型リンパ球	0						0	0			0%
後骨髄球	0						1	0			0%
骨髄球	0						1	0			0%
赤芽球	0						0	0			0%
赤血球	1.33	1.55	1.95	2.43	2.21	2.44	2.64	2.69	2.51	2.20	4.14-5.63×10⁶/μL
ヘモグロビン	4.1	4.8	5.9	7.6	6.7	7.5	7.9	8.0	7.4	6.4	12.9-17.4 g/dL
ヘマトクリット	12.2	14.2	17.7	22.3	20.0	22.2	24.1	23.1	21.8	19.2	38.6-50.9%
MCV	91.7	91.6	90.8	91.8	90.5	91.0	91.3	85.9	86.9	87.3	84.3-99.2 fL
MCH	30.8	31.0	30.3	31.3	30.3	30.7	29.9	29.7	29.5	29.1	28.2-33.8 pg
MCHC	33.6	33.8	33.3	34.1	33.5	33.8	32.8	34.6	33.9	33.3	32.2-35.5%
血小板	12.4	12.0	12.9	15.2	13.2	17.3	14.0	15.0	16.0	11.0	14.3-33.3×10⁴/μL
網赤血球	0.6					0.5					0.5-1.8%

凝固・線溶	1病日	3	5	7	11	14	18	29	32	35	基準範囲
PT	15.8		15.1								正常対照±10%
PT-INR	1.26		1.20								0.85-1.15
APTT	34.9		36.6								23.0-38.0 sec
フィブリノゲン	276.6		163.9								180-350 mg/dL
D-dimer	1.1		4.9								≤1.0 μg/mL
TAT	0.8										0.1-1.8 ng/mL
PIC	1.5										0.3-1.1 μg/mL
ヘパプラスチンテスト	71										70-140%

動脈血ガス	1病日	3	5	7	11	14	18	29	32	35	基準範囲
酸素濃度	RA									RA	
pH	7.371									7.47	7.340-7.450
Pa_{CO_2}	28.0									31.1	32.0-45.0 mmHg
Pa_{O_2}	84.9									82.7	75.0-100.0 mmHg
HCO_3	15.8									22.4	22-28 mmol/L

RA：room air
Band：桿状核好中球，Seg：分葉核好中球，B+S：桿状核好中球＋分葉核好中球
*：病態基準範囲

症例30 （続き）

蛋白分画	1病日	基準範囲
Alb	3.6	4.43-5.68 g/dL
α₁グロブリン	0.25	0.13-0.25 g/dL
α₂グロブリン	0.59	0.41-0.83 g/dL
βグロブリン	0.42	0.44-0.79 g/dL
γグロブリン	8.54	0.77-1.98 g/dL
IgG	9566	870-1700 mg/dL
IgM	<1	35-220 mg/dL
IgA	3	110-410 mg/dL

感染	1病日	基準範囲
TPAb	<2.0	<10 U
HBsAg	0.1	<1.0 COI
HCV	0.1	<1.0 COI

自己免疫	1病日	基準範囲
RF		<10 U/mL
C3	62	86-160 mg/dL
C4	7.9	17-45 mg/dL
CH50	36	30-53 U/mL
FANA	−	

骨髄	1病日	基準値
NCC	47.6	100-250 × 10³/μL
MGK	6.3	50-150/μL
Seg	2.4	6.0-12.0%
Seg3-5	0.8	
Band	2.2	9.5-15.3%
Meta	0.6	9.6-24.6%
Myelo	2.8	8.2-15.7%
Promyelo	0.0	2.1-4.1%
Blast	0.0	0.2-1.5%
Eosino	0.4	1.2-5.3%
Eosino2	0.8	
Baso	0.2	<0.2%
Lymph	11.0	11.1-23.2%
Mono	0.2	<0.8%
Plasma	74.2	0.4-3.9%
EBL-orth	0.4	0.4-4.6%
EBL-Poly	4.0	17.9-29.4%
EBL-baso	0.0	0.5-2.4%
EBL-Pro	0.0	0.2-1.3%
Total	500	
M/E比	2.3	1.5-3.3

尿（試験紙法）	1病日	14	32	基準範囲
pH	6.0	6.5	6.0	5.0-8.5
比重	1.01	1.01	1.015	1.005-1.030
蛋白	100	100	100	− (0 mg/dL)
糖	−	−	−	− (0 mg/dL)
ケトン	−	−	−	−
ビリルビン	−	−	−	−
潜血	1+	±	1+	−
亜硝酸塩	−	−	−	−
ウロビリノゲン	0.1	0.1	0.1	0.1 EU/dL
WBC	1+	1+	−	−
色	黄色	黄色	黄色	
混濁	−	−	−	

尿沈渣	1病日	14	32	基準範囲
赤血球	1-4	1-4	1-4	≤5/HPF
白血球	10-19	10-19	1-4	≤5/HPF
扁平上皮	<1	−	−	
尿細管上皮	<1	−	−	
硝子円柱	1+	−	−	
上皮円柱	−	−	−	
顆粒円柱	1+	−	−	
ろう様円柱	−	−	−	
細菌	±	±	−	
真菌	−	−	−	

尿化学	1病日	21	32	基準範囲
U-Cre	0.57			1.0-1.5 g/day
U-UN	2.58			15-30 g/day
U-Na	49.1			70-250 mmol/day
U-K	16.8			25-100 mmol/day
U-Cl	46			70-250 mmol/day
U-NAG	11.8			0.3-11.5 U/L
U-TP	2859	6899	10036	25-75 mg/day
U-Alb		258	203	<30 mg/dL
U-β₂ミクログロブリン	50607			30-370 μg/day
尿量	722	2555	2600	

2 全身状態の経過はどうか albumin, platelet

アルブミンは5病日まで低下し，7病日から上昇に転じ，35病日には再び低下している．ただ，1.9〜2.4 g/dLの間で，大きな変動ではない．アルブミンから，全身状態は，著しい改善も増悪もない．

血小板は1病日に12.4万/μLと低値であり，その後大きな変動はない．血小板から，患者の全身状態は大きく変化していない．

ただ，35病日にはアルブミンと血小板ともに減少している．その後の値がなく判断が難しいが，32〜35病日の間で，全身状態が悪化している可能性を否定できない．

3 細菌感染症はあるのか left shift

1病日，白血球は5,260/μLと基準範囲内であり，桿状核球4%と左方移動を認めない．細菌感染症はない．

4 細菌感染症の重症度は left shift, CRP, white blood cell

細菌感染症は考えにくいので，重症度判定の必要がない．

5 **敗血症の有無**　platelet, fibrinogen

　　　細菌感染症がないので，敗血症は考えにくい。血小板およびフィブリノゲン低下がなく，敗血症のないことを支持する。

6 **腎臓の病態**　creatinine, UN, UA, urinalysis, Ca, P

　　　1病日にクレアチニン 9.39 mg/dL，UN 68 mg/dL と高く，糸球体濾過量が低下している。入院後クレアチニンは低下し，糸球体濾過量が増加している。29病日は，クレアチニンに比して UN が高値を示し，消化管出血を考慮する必要がある。

　　　UA は，入院後の栄養補給と関連するが，入院後食事が摂れていなければ低下してもよい。また，糸球体濾過量増加により低下しているとも考えられる。著しい細胞傷害があれば UA は上昇するが，1〜14病日まで LD は基準範囲内で細胞傷害は考えにくい。

7 **肝臓の病態**　ALT, AST, T. Bil, D. Bil, albumin, total cholesterol, cholinesterase

　　　11病日に，ALT は 50 U/L と高値を示すが，他は基準範囲内である。肝細胞傷害はない。

　　　ビリルビンも基準範囲内で，肝代謝能は問題ない。

　　　肝機能は問題ない。

8 **胆管の病態**　ALP, γGT, D. Bil

　　　1〜5病日は，ALP および γGT は基準範囲内で，胆道系・胆管系の閉塞所見はない。

　　　18病日以降，ALP は基準範囲内であるが上昇している。薬剤の影響が考えやすいが根拠はない。

9 **細胞傷害**　LD, CK, ALT, AST, amylase

　　　18病日に LD は 241 U/L と基準値をわずかに超えるが，その他は基準範囲内にある。AST，CK の上昇もなく，細胞傷害はない。

10 **貧血**　Hb, MCV, haptoglobin, reticulocyte, erythropoietin

　　　正球性の貧血であり，輸血しないとヘモグロビン濃度が保てない可能性がある。網赤血球数は低く，骨髄の赤血球産生能の低下を示唆する。血小板は低い傾向にあるが，白血球は基準範囲内にあり，血液の悪性腫瘍を含めて骨髄の占拠性病変の判断が難しい。18病日の白血球分画において骨髄球および後骨髄球が1％ずつ出現しているが，骨髄芽球および前骨髄球は認められない。左方移動の所見ではないが，leuko-erythroblastosis の所見とも判断できない。

　　　輸血が行われていれば，貧血の進行が急性であるので，骨髄産生能低下だけで説明することは難しい。出血もしくは溶血も考える必要がある。消化管出血の可能性は，"6. 腎臓の病態"で示したように否定できない。溶血はビリルビン，LD の変動に乏しく積極的に示唆しない。

11 **凝固・線溶の異常**　PT, APTT, fibrinogen, D-dimer, AT

　　　1，5病日に軽度の PT 延長を認める。フィブリノゲンも1〜5病日にかけて低下しているので，凝固・線溶亢進が考えられる。ただ，血小板の減少はなく，DIC 様病

態は考えにくい。1病日，ヘパプラスチンテストは71％で基準範囲内にあるが低値であり，凝固因子の消費が亢進している可能性がある。ただ，栄養状態が悪いことを加味すると凝固因子低下の判断が難しい。

フィブリノゲン低下を有意な所見と考えると，凝固・線溶が亢進したと考えたほうがよい。

12 電解質異常　Na, K, Cl, Ca, P, Mg

低Na血症の傾向があり，徐々にNaは低下し，Kが上昇している。副腎皮質ホルモンが他の部位で使用され，腎臓での相対的な副腎皮質ホルモン低下を疑わせる。

補正Caは高く，Pも高値である。腎不全では低Ca，高P血症となるが，他のCaを上昇させる要因が加わっている可能性がある。

13 動脈血ガス

❶ pHからアシデミアもしくはアルカレミアを判断する

1病日，pH 7.371でアシデミアがある。

❷ 呼吸性か代謝性かを判断する

HCO_3＝15.8＜24 mmol/Lであり，代謝性アシドーシスを認める。

❸ Anion gapを求める

$Na-(Cl+HCO_3)$＝134－（106＋15.8）＝12.2 mmol/Lである。アルブミンが2.4 g/dLであるので補正を行うと，補正Anion gap＝Anion gap＋（2.5～3.0）×（4.0－アルブミン値）＝12.2＋（2.5～3.0）×1.6＝16.2～17.0＞14.0であり，Anion gapが開大する代謝性アシドーシスがある。

❹ 補正HCO_3値から，代謝性アルカローシスを判断する

補正HCO_3＝HCO_3＋（補正Anion gap－12）＝15.8＋（17.0－12）＝20.8＜26 mmol/Lより代謝性アルカローシスはない。

❺ 一次性酸塩基平衡に対する代償性変化を判断する

代謝性アシドーシスに対して，ΔPa_{CO_2}＝（1.0～1.3）×ΔHCO_3＝（1.0～1.3）×（24－HCO_3）＝（1.0～1.3）×8.2＝8.2～10.66 mmHgとなり，40－（8.2～10.66）＝29.34～32.8 mmHgまで代償範囲内である。Pa_{CO_2}＝28 mmHgで，代償性以上の呼吸性アルカローシスがある。

❻ 総合的に判断する

代謝性アシドーシス＋呼吸性アルカローシスの所見である。

簡易$AaDO_2$＝[（大気圧－47）×FiO_2－Pa_{CO_2}/0.8]－Pa_{O_2}＝[（705－47）×0.21－28.0/0.8]－84.9＝18.28となり，明らかな酸素化障害はない。ただし，大気圧＝705 mmHg（松本），FiO_2＝0.21にて計算した。

14 その他の検査

❶ 尿検査

尿検査では，尿試験紙法にて尿蛋白および潜血が陽性で糸球体病変が疑われる。潜血反応1＋に比し尿沈渣の赤血球がやや少ないので，①採尿後時間を経過した測定，

もしくは②ミオグロビン尿およびヘモグロビン尿，を考慮しなければならない。pHが弱酸性で，細菌も±であるので，採尿後時間が経過しているとは考えにくい。CKは高くなくミオグロビン尿の可能性は少ない。ヘモグロビン尿が関与していれば，溶血を考慮しなければならない。尿沈渣で白血球を10〜19/HPF 認め，WBC も 1+ であるが，尿に混濁はなく尿路感染症の可能性は低い。1 病日のみ顆粒円柱が 1+ で尿細管細胞傷害を疑わせるが，それ以後円柱は認められないので判断に迷う。尿細管細胞傷害があれば，顆粒円柱が出現してもよい。尿化学はアルブミン以外の尿蛋白を認める。β_2 ミクログロブリンが高値で，NAG は基準値をわずかに超える。素直に考えると，近位尿細管による再吸収障害があるが進行性の尿細管細胞傷害はない。しかし，β_2 ミクログロブリンが血中に高い状態も完全には否定できない。

全体的には軽度の糸球体病変があり，尿細管細胞傷害を伴っているかもしれない。

❷ 蛋白分画

蛋白分画では，γ グロブリン分画が 8.54 g/dL と異常高値を示している。その他の分画では，アルブミンおよび β グロブリン分画が軽度に低下しているが，概ね基準範囲に近い値を示している。γ グロブリン分画の異常高値である。蛋白電気泳動図でモノクローナルな γ グロブリン上昇であるかが重要である。

IgG が 9,566 mg/dL と異常高値を示し，IgM と IgA は逆に著しく低値を示している。IgM と IgA が抑制されているので，IgG の腫瘍性の上昇（モノクローナルな上昇）が考えやすく，多発性骨髄腫を示唆する。

❸ 骨髄所見

骨髄所見では，総細胞数は多いが巨核球数は低値である。M/E 比は基準範囲内であるが，プラズマ細胞の著しい増加を認める。プラズマ細胞の腫瘍性増殖すなわち多発性骨髄腫を示唆する。

■ 総合解釈

1 病日，総蛋白が 13.4 g/dL と異常高値であるが，アルブミンは逆に 2.4 g/dL と低値を呈している。γ グロブリンの著しい増加があり，骨髄腫が疑われる。γ グロブリンの定量にて，IgG が 9,566 mg/dL と著しく上昇し，IgM および IgA は抑制され低値である。IgG の腫瘍性増加すなわち多発性骨髄腫の所見である。

クレアチニンは高値で高度腎機能障害があり，骨髄腫による腎障害と考えてよい。ベンス・ジョーンズ蛋白の関与が考えられる。尿所見においては，顆粒円柱が認められ尿細管障害を疑わせる。尿化学では β_2 ミクログロブリンは著しく高値であるが NAG は基準範囲をわずかに超えている。腎機能がかなり障害されており，進行中の尿細管細胞傷害は軽度であるが，すでに尿細管機能は障害されている。ただし，尿中 β_2 ミクログロブリン高値は血中 β_2 ミクログロブリン高値が主な原因とも考えられ，多発性骨髄腫であれば両者が混在している可能性もある。どちらが優位であるかの判断は難しい。

貧血は，腫瘍細胞の骨髄占拠によると考えられるが，赤血球減少に比較して，白血球および血小板減少は軽度である。

診断と臨床経過

診断 多発性骨髄腫（IgG κ 型＋ベンス・ジョーンズ蛋白 κ）

−30 病日頃から腰痛を自覚していた。−11 病日胸痛，嘔気および発熱で某院を受診した。1 病日，多発性骨髄腫による急性腎不全として入院した。腎不全に関して保存的に加療し，デキサメタゾン・パルス療法を 3 病日および 29 病日に行った。

臨床経過を加えた考察

腰痛で発症した多発性骨髄腫の症例である。発症から 30 日で急性腎不全により入院した。プラズマ細胞増殖により γ グロブリンの増殖を認める。Monoclonal gammopathy が特徴であり，アルブミン上昇を伴わない総蛋白上昇が γ グロブリン上昇を疑わせる。本症例のように著しければ，多発性骨髄腫の診断は難しくない。

多発性骨髄腫でベンス・ジョーンズ蛋白を伴うと腎機能が障害され，間質性病変を伴う。本症例でも尿細管細胞傷害が加わっており，糸球体病変が著しくないにもかかわらず，腎機能障害が著しい。

多発性骨髄腫は骨髄の占拠性病変であるので，占拠の程度により血液 3 系統の産生低下が生じる。本症例では，赤血球産生低下が著しく，血小板産生低下が軽度，白血球は産生低下がないと判断できる。血球産生低下は，症例によりそれぞれ異なっている。

経過中溶血は十分に疑われるが，1 病日にハプトグロビンが基準範囲内であり，この時点での溶血はない。

赤沈亢進は，γ グロブリン上昇と貧血が助長している。ZTT 高値も γ グロブリン上昇による所見である。

この症例で学べたこと

1. 総蛋白とアルブミンから γ グロブリン量を推定する。
2. 赤沈の著しい高値は，γ グロブリン上昇を考える。
3. 骨髄の占拠性病変では，血球 3 系統の障害程度は症例により異なる。

文献

1) 岡田定：誰も教えてくれなかった血算の読み方・考え方．医学書院，2011．
2) 河合忠（監），山田俊幸，本田孝行（編）：異常値の出るメカニズム，第 7 版．医学書院，2018．

XI

凝固・線溶の異常

凝固・線溶検査に異常がある場合，血管内で何らかの異常(多くの場合，血管内に炎症)が生じていると考えると理解しやすい[1]。

　播種性血管内凝固症候群(disseminated intravascular coagulation, DIC)[2,3]は，典型的な凝固・線溶異常の病態である。凝固亢進により凝固因子の消費が増大するため，血中の凝固因子量が低下し，プロトロンビン時間(PT)および活性化部分トロンボプラスチン時間(APTT)延長を認める。フィブリノゲンは第Ⅰ(凝固)因子であり，凝固が亢進すると最終的に低下する。凝固亢進により，第Ⅱ(凝固)因子であるプロトロンビンがトロンビンになるが，トロンビンが形成されると速やかにアンチトロンビン(AT)が結合し，トロンビン・アンチトロンビン複合体(thrombin-antithrombin complex, TAT)が形成される。この作用により，強力な凝固促進作用のあるトロンビンを不活化し，微妙な凝固・線溶のバランスを保っている。形成されたTAT量(失われたトロンビン量)が，AT低下量に相当し，単純にAT低下を凝固因子低下と考えると理解しやすい。凝固に対してプラスミノゲンからプラスミンが形成され，線溶系が活性される。プラスミン作用でD-dimerが形成されるので，D-dimerは線溶活性の指標である。プラスミンが形成されるとプラスミンインヒビターが結合し，プラスミン・プラスミンインヒビター複合体(plasmin-plasmin inhibitor complex, PIC)が形成され，微妙な線溶のバランスを保っている。凝固・線溶が亢進すると，血小板は減少することが多い。

　血管内の細菌感染症である敗血症および血管内皮細胞傷害〔血管炎，全身性炎症反応症候群(systemic inflammatory response syndrome, SIRS)[4]など〕でも凝固・線溶の亢進を認める[1]。DICほど著しくないが，PTおよびAPTTの延長，フィブリノゲン低下，D-dimer上昇あるいはAT低下などを種々の程度で認める。血管内炎症が軽快すれば，消費亢進がなくなるので血小板およびフィブリノゲンは上昇する。鋭敏な反応であり，血小板およびフィブリノゲン上昇は，血管内炎症の改善を意味するので，患者の回復を示す指標にもなる。

1 プロトロンビン時間(PT) prothrombin time ▶図XI-1

1 どのような指標か

　外因系凝固因子のX，Ⅶ，Ⅴ，ⅡおよびⅠ因子が関与している。PT-INRで判断する[5]。検査においてCaイオンと組織トロンボプラスチンが加えられるので，これらの因子は除外して考えなければならない。

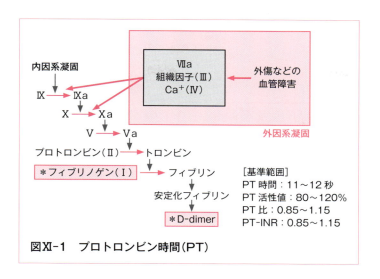

図XI-1 プロトロンビン時間(PT)

2 PT延長のメカニズム

先天性または後天性に，X，VII，V，IIもしくはI因子のいずれかが低値である。後天性は以下が考えられる。

A 凝固亢進に伴う上記凝固因子の消費
- DIC
- 血栓症
- 敗血症
- 血管炎症候群
- SIRS（or 高サイトカイン血症）

B 肝臓での上記凝固因子の産生低下
- 重症の肝機能障害（肝硬変など）による凝固因子合成低下
- ビタミンK欠乏症（ビタミンKはII，VII，IXおよびX因子の合成に必要）：抗菌薬により腸管内細菌叢が乱されるとビタミンK産生が低下する。

C 薬剤による抗凝固作用
- ワルファリン

2 活性化部分トロンボプラスチン時間（APTT）
activated partial thromboplastin time ▶図XI-2

1 どのような指標か

内因系凝固因子のXIII，XII，XI，X，IX，VIII，V，IIおよびI因子が関与している。

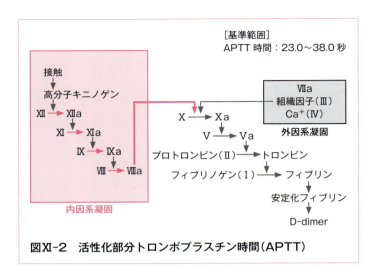

図XI-2　活性化部分トロンボプラスチン時間（APTT）

これらの血中濃度が低下すると APTT は延長する。

2　APTT 延長のメカニズム

先天性または後天性に，XIII，XII，XI，IX，VIII，X，V，II もしくは I 因子のいずれかが低値である。

A　凝固亢進に伴う上記凝固因子の消費
- DIC
- 血栓症
- 敗血症
- 血管炎症候群
- SIRS（or 高サイトカイン血症）

B　肝臓での上記凝固因子の産生低下
- 重症の肝機能障害（肝硬変など）による蛋白合成低下
- ビタミン K 欠乏症（II，VII，IX および X 因子の合成に必要）：抗菌薬により腸管内細菌叢が乱されるとビタミン K 産生が低下する。

C　抗凝固作用
- ヘパリン
- ループスアンチコアグラント

3 フィブリノゲン fibrinogen ▶Ⅴ章 図Ⅴ-1（108ページ）参照

1 どのような指標か

　フィブリノゲンは第Ⅰ凝固因子であり，凝固の最終段階でフィブリノゲンがフィブリンになり，凝固カスケードが終了する．したがって，フィブリノゲン低下は凝固亢進を意味する．

　フィブリノゲンは急性期蛋白であるので，CRPが高値となる病態（マクロファージが活性化されIL-6が上昇）で上昇する．したがって，CRP高値にもかかわらずフィブリノゲン上昇がなければ，フィブリノゲンの消費亢進が疑われる．フィブリノゲンの消費亢進がなければ，CRP 20 mg/dLの病態で，フィブリノゲンは600 mg/dL以上になることもある．

　フィブリノゲンの上昇は，フィブリノゲンを消費させる病態がなくなったことを意味し，血管内炎症の改善，つまり凝固亢進させる原因がなくなったことを示す．血小板増加よりも早く変動する．重症患者において，基準範囲以下であったフィブリノゲン（もしくは血小板）が上昇すれば，患者は改善している．

2 フィブリノゲン低下のメカニズム

A 先天性
　フィブリノゲンが産生されない．低（無）フィブリノゲン血症があるが，稀．

B 後天性
❶ 凝固亢進による血管内でのフィブリノゲン消費
- DIC
- 血栓症
- 敗血症
- 血管炎症候群
- SIRS（or 高サイトカイン血症）

❷ フィブリノゲンが肝臓で産生されない
　重症の肝機能障害（肝硬変など）により凝固因子合成が低下している．

3 フィブリノゲン上昇のメカニズム

　フィブリノゲンは急性期蛋白であり，CRPなどと同じ以下のメカニズムで上昇する▶表Ⅺ-1．
　① マクロファージが活性化される．
　　・細菌感染，膠原病，血球貪食症候群など
　② マクロファージからIL-6が産生される．

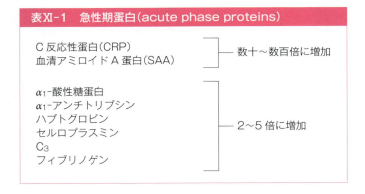

③IL-6 の作用で，肝臓が急性期蛋白を産生する。

4 Dダイマー D-dimer ▶図XI-4

1 どのような指標か

　凝固の最終段階でフィブリノゲンからフィブリンが形成され，XIII因子の作用によりフィブリン塊を安定化する。プラスミンによるフィブリンを溶かす線溶作用で D-dimer が形成される。したがって，D-dimer 上昇は線溶亢進を意味する。

　凝固・線溶に問題がない入院患者でも D-dimer 軽度上昇（5 μg/mL 以下が多く，10 μg/mL を超えることは少ない）が認められるが，臨床的に問題のないことが多い。しかし，軽度上昇でも D-dimer が変動したときは凝固・線溶亢進の病態（血栓症など）を考慮しなければならない。

2 D-dimer 上昇のメカニズム

①凝固亢進により，フィブリノゲンがフィブリンになる。
②フィブリンはフィブリン網を形成し血栓を補強する。
③トロンビンがXIII因子を活性化し，安定したフィブリン塊にする。
④フィブリン塊にプラスミンが作用して，D-dimer を産生する。
⑤フィブリンが形成される要因が生じてから D-dimer が産生されるまで，1～2日以上を要する。多発外傷や骨折時には，数時間で D-dimer が著明な高値となる。これは Hyperfibrinolytic syndrome と呼ばれる病態である[6]。

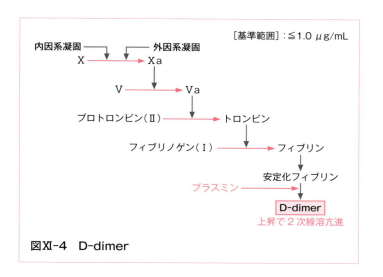

図XI-4　D-dimer

5 アンチトロンビン（AT）[7] antithrombin

1 どのような指標か

　第Ⅱ因子のプロトロンビンからトロンビンが産生されると，強い凝固作用を有するトロンビン作用を停止させるためにATが結合し，TATが形成される．したがって，形成されるトロンビン量に比例して血中ATが低下する．大まかに考えると，AT量（％）は凝固因子量（％）を反映しており，AT低下は凝固因子低下を意味すると考えると理解しやすい．

2 AT低下のメカニズム

　① 凝固反応が起こり，プロトロンビンからトロンビンが産生される．
　② トロンビン活性を抑えるため，ATが結合する．
　③ TATが形成される．
　④ ATが低下する．
　通常のDICよりも，重症感染症（特に敗血症）に伴うDICにて，より低下傾向が強い[7]．IL-6の作用で産生が低下する，負の急性期蛋白である[8]．

6 その他（血小板） platelet

　血小板減少は凝固・線溶亢進を示唆する場合がある〔Ⅴ章「❶血小板」（106ページ）を参照〕．

症例31　60代男性，腹痛にて転院した

主な検査の読み方

❶ PT

　1病日14：00の入院時はPT-INRが1.18と軽度延長しているが，6時間後の20：00には2.14とさらに延長している．急速な外因系凝固因子低下がある．PT-INRは2，3病日には改善しているが基準範囲内ではなく，凝固因子の消費は継続している．4病日以後も，PT-INRは1.33〜1.42であり，外因系凝固因子の消費亢進が継続している．

　ALTは軽度上昇しているが，総ビリルビンが1病日基準範囲内で肝代謝能は保たれている．重症肝機能障害に伴う凝固因子産生低下は考えにくい．

❷ APTT

　1病日14：00の入院時はAPTTが36.5秒と基準範囲内であるが，7時間後の20：00には110.5秒と著しく延長している．急速な内因系凝固因子低下が認められる．APTTは2，3病日にいくらか改善を認めるが依然として延長し，4病日以後は60〜80秒である．内因系凝固因子の消費亢進が継続している．APTTはPTと同じ動きを示しており，外因系および内因系凝固因子消費が持続している．

　ALTが軽度上昇しているが，総ビリルビンが1病日基準範囲内で肝代謝能は保たれている．重症肝機能障害による凝固因子産生低下は考えにくい．

❸ フィブリノゲン

　1病日14：00の入院時にフィブリノゲンは122.6 mg/dLと低下している．明らかに低値であり，凝固因子低下(消費)を反映している．1病日20：00にフィブリノゲンは検査されていないが，2病日にわずかに上昇している程度であるので，14：00よりも低いと推測される．2病日は131.4 mg/dLと幾分上昇し，凝固亢進(血管内炎症)が改善していると考えてよいかもしれない．2，3病日にPTおよびAPTTの大きな変化はないが，フィブリノゲンは明らかに上昇しており，血管内に炎症があれば改善している．血管内炎症が改善する場合，フィブリノゲンが最も鋭敏に反応する．

　1病日にフィブリノゲンが低下する病態が存在し，2病日には改善している．

❹ D-dimer

　1病日入院時にD-dimerが8.9 μg/mLであるが，10 μg/mLを超えていないので，線溶亢進があるか迷う．3病日に13.1 μg/mLになることもあるが，経過中は10 μg/mL以下のことが多く，D-dimerからは明らかな血栓形成があるか判断が難しい．

症例31 60代男性，腹痛にて転院した

生化学	－25	1病日 14:00	1 20:00	2	3	4	5	6	8	基準範囲
TP	5.0	4.2	2.3	3.4	3.5	3.8	3.4	3.8	4.1	6.5-8.0 g/dL
Alb	1.9	1.5	1.3	1.8	1.7	1.8	1.5	2.0	2.3	4.0-5.0 g/dL
UN	25	41	33	29	20	20	18	17	15	8-21 mg/dL
Cre	0.80	1.39	1.14	1.16	1.00	0.89	0.73	0.69	0.47	0.63-1.05 mg/dL
eGFR	75	41	51	50	59	67	83	89	135	
UA		2.1		2.0		1.4				3.8-8.0 mg/dL
T-Cho		74		44						128-219 mg/dL *
AST	46	71	37	40	31	10	9	8	13	11-28 U/L
ALT	59	50	20	19	25	20	15	12	13	9-36 U/L
γGT	66	85	32	28	28	27	24	26	41	13-70 U/L
T-Bil	0.48	0.63	0.83	1.13	1.06	1.06	1.10	1.38	3.04	0.30-1.40 mg/dL
D-Bil		0.24	0.49	0.63	0.60	0.58	0.63	0.82	1.94	0.10-0.40 mg/dL
ALP	309	307	103	123	110	147	152	157	206	115-330 U/L
LD	324	288	150	170	167	137	133	126	168	120-230 U/L
CK		721	526	453	168	69	29	20	13	43-272 U/L
AMY		123	151	162	50	18	10	10	13	44-127 U/L
ChE		97		86	127	138	116	112	100	195-466 U/L
Na	140	122	126	131	141	142	142	142	138	136-145 mmol/L
K	3.8	3.5	3.6	3.6	3.9	4.4	4.3	4.7	3.6	3.4-4.5 mmol/L
Cl	108	95	100	102	111	112	115	114	104	100-108 mmol/L
Ca		6.3	5.7	6.0	6.1	6.7	6.6	6.7	6.7	8.7-10.3 mg/dL
補正Ca		8.4	7.9	7.9	8.0	8.6	8.7	8.4	8.2	8.7-9.9 mg/dL
P		2.3	3.0	3.0	2.4	1.4	0.8	0.7	0.4	2.5-4.6 mg/dL
Glu		121	99	46	142	92	69	86	105	75-110 mg/dL
CRP		1.64	2.44	6.28	12.94	12.49	12.86	9.99	7.55	<0.10 mg/dL

血算	－25	1病日	1	2	3	4	5	6	8	基準範囲
白血球	2.42	1.06	0.34	1.32	2.30	2.39	4.24	5.26	6.67	2.97-9.13×10³/μL
好中球(Band)		17	36	50	50	33	27	40	19	0-15%
好中球(Seg)		43	64	24	44	56	67	55	75	28-68%
リンパ球		33	0	12	2	9	3	0	4	17-57%
単球		6	0	7	2	0	3	1	2	0-10%
好酸球		0	0	0	0	0	0	0	0	0-10%
好塩基球		0	0	0	0	0	0	0	0	0-2%
異型リンパ球		0	0	1	0	0	0	0	0	0%
後骨髄球		1	0	6	2	2	0	4	0	0%
骨髄球		0	0	0	0	0	0	0	0	0%
赤芽球		0	0	0	0	0	0	0	0	0%
赤血球	3.60	2.89	3.29	2.86	2.85	2.68	2.74	2.50	2.55	4.14-5.63×10⁶/μL
ヘモグロビン	11.6	9.5	10.4	9.1	8.9	8.3	8.5	7.8	7.9	12.9-17.4 g/dL
ヘマトクリット		34.1	26.5	29.1	25.2	25.2	24.9	25.6	24.8	38.6-50.9%
MCV	94.7	91.7	88.4	88.1	89.8	92.9	93.4	94.4	90.6	84.3-99.2 fL
MCH	32.2	32.9	31.6	31.8	31.2	31.0	31.0	31.2	31.0	28.2-33.8 pg
MCHC	34.0	35.8	35.7	36.1	34.8	33.3	33.2	33.1	34.2	32.2-35.5%
血小板	20.5	15.9	6.1	5.9	2.4	1.4	0.9	1.7	3.4	14.3-33.3×10⁴/μL

凝固検査	－25	1病日	1	2	3	4	5	6	8	基準範囲
PT		14.8	27.9	21.6	21.5	17.5	18.0	16.8	18.1	正常対照±10%
PT-INR		1.18	2.14	1.69	1.67	1.37	1.41	1.33	1.42	0.85-1.15
APTT		36.5	110.5	84.4	85.8	60.7	62.1	78.8	72.4	23.0-38.0 sec
フィブリノゲン		122.6		131.4	224.5	245.9	300.3	263.1	228.5	180-350 mg/dL
D-dimer		8.9	7.6	4.6	13.1	9.3	7.3	9.5	5.3	≦1.0 μg/mL
AT		50.8	19.8	34.5	31.5	52.4	57.1	37.7	64.3	80-120%

動脈血ガス	－25	1病日	1	2	3	4	5	6	8	基準範囲
呼吸器		N 5L/min		SIMV	SIMV		SIMV	SIMV	SIMV	
酸素濃度(FiO2)				0.8	0.5		0.35	0.35	0.35	
pH		7.544		7.463	7.374		7.408	7.400	7.543	7.340-7.450
PaCO₂		20.2		30.4	42.7		39.7	41.9	32.8	32.0-45.0 mmHg
PaO₂		51.8		143.0	270.0		111.0	120.0	125.0	75.0-100.0 mmHg
HCO₃		17.4		21.5	24.3		24.5	25.4	28.2	22-28 mmol/L

N 5L/min：鼻カニューラにて毎分5L酸素投与，SIMV：synchronized intermittent mandatory ventilation，Band：桿状核好中球，Seg：分葉核好中球
＊：病態基準範囲

XI 凝固・線溶の異常

⑤ AT

1病日 14：00 と 20：00 に AT が低下しており，凝固因子の消費が亢進している。PT および APTT より早い時期から低下し，フィブリノゲンと同様に早期に反応していると考えてもよい。ただし，3病日まで低下傾向を示し，フィブリノゲンの動きとは異なる。血管内炎症があったとすると，フィブリノゲンと AT どちらを主体に判断するか難しい。

⑥ その他（血小板）

血小板は，入院 25 日前の値を基準にすると 1 病日（入院時）すでに減少しており，5 病日まで急速に減少している。6 病日から増加しているが，PT，APTT，フィブリノゲン，AT に遅れている。血管内炎症改善の指標とすると，凝固・線溶検査に比べ反応が鈍い。

13 項目の解釈

1　栄養状態はどうか　　albumin, total cholesterol, cholinesterase

1病日は，アルブミン 1.5 g/dL，総コレステロール 74 mg/dL，コリンエステラーゼ 97 U/L と低下している。栄養状態をみる 3 項目ともに低下しているので，栄養状態不良の患者が入院してきたと考えられる。しかし，CRP が 1 病日に 1.64 mg/dL と軽度上昇し，3 病日に 12.94 mg/dL と最高値になっている。CRP の変動から判断すると，1 病日すでに中等度の炎症を伴っていた。アルブミン，総コレステロールおよびコリンエステラーゼ低下は，炎症による消費増大の可能性も否定できないが，中等度の炎症に比べ低下が著しい。肝合成能低下を含めた栄養不良のほうが考えやすい。

－25 病日，アルブミンは 1.9 mg/dL と低値であり，CRP が検査されていないので炎症がなかったとすれば，もともと栄養状態が悪い可能性が高い。

UA 2.1 mg/dL も栄養状態が悪いことを支持する。

全体的には，栄養状態の悪い患者が，急性炎症にて入院したと判断する。

2　全身状態の経過はどうか　　albumin, platelet

アルブミンは 1 病日に著しく低下している。2 病日にアルブミンが上昇しているので，アルブミン補充の可能性を否定できない。その後は 5 病日を除いて徐々に増加しており，アルブミン補充がなければ 2 病日から改善している。

血小板は 1 病日から減少し，6 病日から増加に転じている。血小板から判断すると 5 病日まで悪化し，6 病日からは改善に向かっている。ただし，血小板は著しく低値であるので，血小板が補充されていないことが条件になる。

3　細菌感染症はあるのか　　left shift

－25 病日には白血球 2,420/μL と低い。入院した 1 病日 14：00 には 1,060/μL とさらに減少し，桿状核球が 17% と上昇し軽度の左方移動を認める。細菌感染症の初期で，好中球が細菌感染巣で消費され，骨髄が反応し始めた段階であってもよい。1 病日，CRP がすでに上昇し始めていると判断すると，入院時にすでに細菌感染発症か

ら数時間以上経過している。1病日20：00からは左方移動が認められ，骨髄での好中球産生が亢進し，産生が多ければ消費も多いと判断できるので，好中球消費が亢進する細菌感染症があると判断する。

4 **細菌感染症の重症度は** left shift, CRP, white blood cell

1病日14：00，桿状核球が17％であるので軽度の左方移動を認める。白血球数が1,060/μLであるので，明らかに減少している。好中球の消費亢進による減少があると判断すれば，重症細菌感染症がある。1病日20：00，桿状核球は36％に上昇し，白血球数は340/μLとさらに減少している。好中球消費が著しく，重症細菌感染症があると判断してよい。2病日には桿状核球50％で高度の左方移動があり，骨髄での好中球産生が亢進しているが，細菌感染巣での消費も多く，白血球数は微増にとどまる。好中球の需給関係がわずかに良くなっているが，重症状態は変わらない。3病日，白血球数すなわち好中球数は増加し，好中球の需給関係はさらに改善している。細菌感染症は改善に向かっている。4病日から左方移動も軽度になり白血球数も増加しているので，さらに改善している。全体的に，細菌感染巣における好中球の需給関係は2病日からは改善しており，細菌感染は2病日から快方に向かっている。

5 **敗血症の有無** platelet, fibrinogen

1～2病日に血小板およびフィブリノゲンの低下を認め，重症細菌感染症があり敗血症の可能性が高い。ただ，フィブリノゲンは2病日から上昇し，血小板は6病日から増加している。2病日から敗血症は改善に向かったと判断できる。

6 **腎臓の病態** creatinine, UN, UA, urinalysis, Ca, P

1病日，クレアチニンは1.39 mg/dLと上昇し，−25病日の0.80 mg/dLに比較し高値で，糸球体濾過量低下が認められる。1病日20：00からはクレアチニンは徐々に低下し，点滴などの治療による改善と考える。1病日，一過性に糸球体濾過量が低下していた。ショック状態をまず考慮するが，細菌感染症＋敗血症であれば合致する所見である。

UNもクレアチニンに連動しており，糸球体濾過量による変化と判断してよい。UAは，1病日から低値であり低栄養を示唆する。食事および糸球体濾過量上昇に伴い，さらに低下している。

7 **肝臓の病態** ALT, AST, T. Bil, D. Bil, albumin, total cholesterol, cholinesterase

−25病日からALT優位の軽度の肝細胞傷害を認める。γGTの軽度上昇があるので，アルコール性肝障害を否定できない。ただ，1病日20：00にALTおよびγGTは基準範囲となり急速に低下している。アルコールなどの薬剤性γGT上昇よりは，肝細胞傷害に伴う上昇のほうが考えやすい。

1～3病日にかけてAST＞ALTとなり，重症肝細胞傷害よりは肝細胞以外の細胞傷害を伴っていると考えたほうがよい。ASTがLD増減に連動している所見もこれを支持する。

8　胆管の病態　ALP, γGT, D. Bil

γGT が，−25 病日および 1 病日 14：00 はごく軽度に高値であるが，1 病日 20：00 からは ALP とともに基準範囲内である．胆管・胆道系に閉塞性病変はない．

総ビリルビンは 2 病日から上昇し，8 病日には 3.04 mg/dL となった．直接ビリルビンおよび間接ビリルビンともに上昇する肝細胞傷害型パターンである．しかし，ALT 上昇がないので肝細胞傷害には乏しく，貧血が進行しているので溶血は否定できない．ただ，直接ビリルビンが優位であり，CRP 高値が持続しているので，肝細胞内で抱合された直接ビリルビンを胆管に輸送する酵素が高サイトカイン血症のため障害されている可能性もある．

9　細胞傷害　LD, CK, ALT, AST, amylase

LD は−25 病日に 324 U/L とすでに高値で，基礎疾患として何らかの細胞傷害がある．ALT 上昇はわずかであり，肝細胞傷害は考えにくい．1 病日には，LD，CK，ALT および AST が軽度に上昇している．CK 721 U/L であるが，AST 上昇は骨格筋細胞傷害の CK だけでは説明がつかない〔骨格筋細胞傷害の場合，CK/AST＝100〜140，CK/LD＝25〜30 程度である（未公開データ）〕．ただ，心筋障害（CK/AST は 8〜13）の可能性は残るが，肝細胞，骨格筋細胞および心筋細胞以外の細胞傷害が考えやすい．

10　貧血　Hb, MCV, haptoglobin, reticulocyte, erythropoietin

−25 病日にヘモグロビン 11.6 g/dL と軽度の貧血を認める．MCV が 94.7 fL であり，正球性貧血である．1 病日にヘモグロビン 9.5 g/dL と，急速に貧血が進行しており，出血および溶血を考慮しなければならない．UN およびクレアチニンは連動し，蛋白異化亢進の所見に乏しいので，消化管出血は考えにくい．総ビリルビンはわずかに上下しており，溶血を否定できない．

11　凝固・線溶の異常　PT, APTT, fibrinogen, D-dimer, AT

1 病日，細菌感染症に伴い，フィブリノゲンおよび血小板減少が認められるので，敗血症（血管内炎症）を伴っている可能性が高い．フィブリノゲンは 2 病日から上昇しているので，敗血症は 2 病日から改善に向かっていると考えられるが，PT および APTT は 8 病日でも延長しており，AT 低下を合わせて考えると，凝固因子を消費するような病態が継続している．しかし，D-dimer は 10 μg/mL 以下のことが多く，フィブリン主体の血栓が形成されている病態は考えにくい．

12　電解質異常　Na, K, Cl, Ca, P, Mg

1 病日に Na−Cl が 27 mmol/L と 30 mmol/L 以下で，代謝性アシドーシスの可能性がある．1 病日に Na，Cl の低下が認められるが，K は高値ではなく，レニン・アルドステロン系の関与や，副腎皮質ホルモン相対的低下（他の臓器で多く使われるため，腎で使用できる量が相対的に低下）は考えにくい．強い炎症に伴う抗利尿ホルモン分泌亢進は考えられ，体内水分量のバランスが問題になる．

13 動脈血ガス

❶ pH からアシデミアもしくはアルカレミアを判断する

1 病日，pH 7.544 でアルカレミアがある。

❷ 呼吸性か代謝性かを判断する

$Paco_2=20.2<40$ mmHg で呼吸性アルカローシスがある。

❸ Anion gap を求める

$Na-(Cl+HCO_3)=122-(95+17.4)=9.6$ mmol/L である。アルブミンが 1.5 g/dL であるので補正を行うと，補正 Anion gap＝Anion gap＋$(2.5〜3.0)$×$(4.0-$アルブミン値$)=9.6+(2.5〜3.0)×2.5=15.85〜17.10>14.0$ であり，Anion gap が開大する代謝性アシドーシスを認める。

❹ 補正 HCO_3 値から，代謝性アルカローシスを判断する

補正 $HCO_3=HCO_3+($補正 Anion gap$-12)=17.4+(17.1-12)=22.5<26$ mmol/L より代謝性アルカローシスはない。

❺ 一次性酸塩基平衡に対する代償性変化を判断する

呼吸性アルカローシスに対する代償とすると，$\Delta HCO_3=0.2($急性$)〜0.5($慢性$)×\Delta Paco_2=(0.2〜0.5)×(40-20.2)=3.96〜9.90$ mmol/L であり，$24-(3.96〜9.90)=14.1〜20.04$ mmol/L まで代償範囲である。$HCO_3=17.4$ mmol/L であり，急性呼吸性アルカローシスの場合代償以上の代謝性アシドーシスがあり，慢性呼吸性アルカローシスであれば代償範囲内の代謝性アシドーシスがある。

❻ 総合的に判断する

急性呼吸性アルカローシスとすると，呼吸性アルカローシス＋代謝性アシドーシスがある。

簡易 $AaDO_2=[($大気圧$-47)×FiO_2-Paco_2/0.8]-Pao_2=[(705-47)×0.4-20.2/0.8]-51.8=186.15$ で開大し，酸素化障害を認める。ただし，大気圧＝705 mmHg（松本），鼻カニューラで毎分 5 L の酸素吸入があり $FiO_2=0.4$ にて計算した。

14 その他の検査

特記すべきことなし。

総合解釈

−25 病日の白血球数が 2,420/μL であるので，もともと低値である。1 病日に白血球数は 1,060/μL と減少しており，CRP も 1.64 mg/dL と軽度上昇している。2, 3 病日には高度の左方移動も認められるので重症細菌感染症があり，発症から 10 数時間で来院したと判断される。白血球数が基準範囲以下で，中等度〜高度の左方移動を伴っているので，重症細菌感染症の可能性が高い。血小板およびフィブリノゲンの低下を伴っており，敗血症を合併している。

−25 病日のアルブミン 1.9 mg/dL を通院時の値と考えると，もともとあまり栄養状態のよくない患者である。入院時糸球体濾過量低下を認めるが，一過性の腎機能障

害である．軽度の肝細胞傷害およびビリルビン軽度上昇はあるが，経過でアルブミンおよびフィブリノゲンが上昇し，肝合成能は保たれている．肝細胞傷害に乏しいことより肝機能に大きな問題はない．直接優位のビリルビン上昇は，高サイトカイン血症による直接ビリルビンの細胆管への輸送障害に伴うと考えたい．

患者はフィブリノゲンから判断すると，2病日から改善してきている．血小板では8病日から，アルブミンでは6病日から改善と判断できるので，フィブリノゲンが最も鋭敏な指標となる．ATもフィブリノゲンと同様の動きを示しているが，フィブリノゲンに遅れて上昇している．

徐々に貧血が進行し，出血および溶血を考慮する．直接ビリルビンの割合が高く，溶血の関与は肯定も否定もできない．ただ，敗血症を伴っているので，血管内炎症があり，溶血の可能性は考えられる．

血液ガス分析からは，呼吸性アルカローシス＋代謝性アシドーシスがあり，細菌感染症＋敗血症で説明がつく．

診断と臨床経過

診断 イレウス，敗血症

既往歴：4年前2月，咽頭癌にて化学療法，放射線療法を受けた．
　　　　同年6月，胃癌にて胃全摘術＋胆嚢摘出術を受けた．
現病歴：−3病日に腹痛のため某院を受診した．イレウスと診断され，イレウス管にて治療を開始した．1病日，腹痛が増強し，腹部CTにて小腸拡張を認めた．血圧低下があり全身管理目的にて転院し，1病日に開腹手術を行った．

臨床経過を加えた考察

咽頭癌と胃癌を手術した患者で，放射線療法を受けていた．したがって，白血球数は基準範囲より低値であり，栄養状態も悪かった．イレウスから敗血症となり，1病日に緊急手術が行われた．発症は，CRPおよび白血球数から判断すると，来院10数時間前と推定される．したがって，1病日14：00のデータは，腹膜炎＋敗血症のごく初期の検査データである．PT，APTTが延長する以前に，AT，フィブリノゲンが低下しており，血小板の減少も認められる．ATおよびフィブリノゲンは，凝固因子低下を早期に反映している．逆に2病日にフィブリノゲンは上昇しているが，ATは低下している．2病日から敗血症が改善したと判断すると（白血球増加からも細菌感染巣が縮小していると判断できる），フィブリノゲンがATよりも鋭敏な血管内炎症改善のマーカーである．血小板は手術の影響（局所での消費）もあるのか，あるいは化学療法・放射線療法の影響のためか，増加に転ずるのが6病日とかなり遅れている．

イレウスから敗血症になり，1病日に緊急手術を行った症例を提示した．敗血症は2病日からは改善しており，手術の影響があるものの凝固検査は敗血症の病態をよく反映した．

この症例で学べたこと

1. 敗血症では，フィブリノゲンおよび血小板の減少を伴う。
2. 敗血症は，フィブリノゲンがリアルタイムに経過を反映する。
3. 敗血症では，PT および APTT が変動する前に，フィブリノゲンおよび AT が変化する。
4. 基礎疾患によりもともと白血球数が少ないと，細菌感染症による好中球減少は著しく，回復も遅い。

症例 32　70 代女性，救急車にて入院した

主な検査の読み方

❶ PT

PT は基準範囲内にあり，変動に乏しい。考察できない。

❷ APTT

APTT は基準範囲内にあり，変動に乏しい。考察できない。

❸ フィブリノゲン

フィブリノゲンは 1 病日基準範囲内であるが，4 年前に比べると低いので，消費が亢進している可能性がある。ただ，4 年前のフィブリノゲン値と比較してよいか問題が残る。フィブリノゲンは 2，3 病日にかけて上昇し，基準範囲を超える。CRP も 3 病日に 5.50 mg/dL と上昇しているので，フィブリノゲンも急性期蛋白として増加している。1 病日にフィブリノゲンの消費亢進があるかの判断は，その変動からも難しい。ただし，5，6 病日は CRP は低下しているが，フィブリノゲン低下は認められてはいない。それぞれの半減期の違いが関与していると思われる。

❹ D-dimer

D-dimer は 1 病日 8：17 に 119.5 μg/mL と著しい高値を示し，約 3 時間後の 11：00 に 145.1 μg/mL とピークになっている。しかし，2 病日の 6：00 には 2.7 μg/mL と急速に低下している。急激に変動しており，hyperfibrinolytic state＋fibrinolytic

症例32 70代女性，救急車にて入院した

生化学	4年前	1病日 8:17	1 11:00	2 6:00	3 6:00	5 6:00	6 6:00	基準範囲
TP	7.6	6.8		6.5	6.8	6.6	6.7	6.5-8.0 g/dL
Alb	3.9	3.5		3.3	3.3	3.2	3.3	4.0-5.0 g/dL
UN	11	15		12	10	18	19	8-21 mg/dL
Cre	0.77	0.69		0.66	0.63	0.61	0.65	0.45-0.80 mg/dL
UA	4.3	3.5		3.3	2.6	3.1	3.3	2.7-5.8 mg/dL
T-Cho	192							128-219 mg/dL
AST	19	32		29	24	16	15	11-28 U/L
ALT	15	29		24	23	15	14	7-23 U/L
γGT	19	11		12	13	16	17	9-27 U/L
T-Bil	0.54	0.54		1.15	0.86	0.71	0.82	0.30-1.40 mg/dL
D-Bil	0.07	0.07		0.2	0.13	0.12	0.13	0.10-0.40 mg/dL
ALP	271	227		202	200	209	225	115-330 U/L
LD	193	366		269	243	186	182	120-230 U/L
CK	87	164		257	154	47	38	30-165 U/L
AMY	86	73						44-127 U/L
P-AMY		15						22-55 U/L
ChE	393	311						195-466 U/L
Na	141	137		138	137	136	137	136-145 mmol/L
K	3.7	3.8		4.3	4.1	4.2	5.0	3.4-4.5 mmol/L
Cl	110	109		104	105	104	106	100-108 mmol/L
Ca	8.8	8.0						8.7-10.3 mg/dL
補正Ca	9.2	8.7						8.7-9.9 mg/dL
P	3.3	3.0						2.5-4.6 mg/dL
Glu	140	109						75-110 mg/dL
CRP	0.13	0.05		5.06	5.50	1.76	1.94	<0.10 mg/dL
Mg		1.9						1.8-2.3 mg/dL

血算	4年前	1病日	1	2	3	5	6	基準範囲
白血球	5.38	7.07	8.02	4.58	4.10	2.55	2.87	3.04-8.72×10³/μL
好中球	63.0	77.2		75.9	74.4	59.6	58.5	42-75%
リンパ球	30.5	18.5		19.4	19.5	30.6	31.4	17-57%
単球	4.3	3.5		4.1	4.4	8.6	9.4	0-10%
好酸球	2.0	0.7		0.4	1.7	0.8	0.7	0-10%
好塩基球	0.2	0.1		0.2	0.0	0.4	0.0	0-2%
赤血球	4.16	3.78	3.88	3.61	3.65	3.36	3.34	3.73-4.95×10⁶/μL
ヘモグロビン	12.3	11.2	11.6	10.5	10.9	9.9	9.7	10.7-15.3 g/dL
ヘマトクリット	36.3	32.8	33.9	31.2	31.5	28.9	28.5	33.6-45.1%
MCV	87.3	86.8	87.4	86.4	86.3	86.0	85.3	80.4-101.0 fL
MCH	29.6	29.6	29.9	29.1	29.9	29.5	29.0	25.5-34.6 pg
MCHC	33.9	34.1	34.2	33.7	34.6	34.3	34.0	30.8-35.4%
血小板	22.2	15.9	14.3	12.1	11.3	15.2	17.7	13.7-37.8×10⁴/μL

凝固・線溶	4年前	1病日	1	2	3	5	6	基準範囲
PT	11.7	12.2		12.9	12.2	12.0	12.1	正常対象±10%
PT-INR	0.88	1.01		1.07	1.01	0.99	1.00	0.85-1.15
APTT	24.6	27.2		31.0	30.0	26.2	25.4	23.0-38.0 sec
フィブリノゲン	408.6	267.2		340.3	419.7	400.2	413.8	180-350 mg/dL
D-dimer	1.3	119.5	145.1	27.0	13.1	25.8	23.7	≦1.0 μg/mL
AT	93.0	85.2						80-120%
トロンボテスト	92.7							>60%

shutdown[6]の所見であり，多発外傷などを疑う必要がある。

⑤ AT

ATは1病日しか計測されておらず，基準範囲内であるが，4年前よりは低下している。PT，APTT，フィブリノゲンを合わせて考えても，凝固因子の著しい消費亢進はない。

⑥ その他（血小板）

血小板は，1病日から徐々に減少し，2，3病日は基準範囲以下となっている。軽度の血小板消費亢進があった。しかし，5病日からは増加しているので，血小板を減少させる原因がなくなった。

13項目の解釈

1　栄養状態はどうか　albumin, total cholesterol, cholinesterase

1病日にアルブミンが3.5 g/dLと軽度低下しているが，コリンエステラーゼは311 U/Lと基準範囲内で，入院時の栄養状態は悪くない。アルブミン低下は，2病日にCRP 5.06 mg/dLと軽度の炎症があるため，消費亢進による低下を否定できない。

総蛋白－アルブミン＝6.8－3.5＝3.3 g/dLで，γグロブリンの上昇はなく，慢性炎症性疾患は考えにくい。

2　全身状態の経過はどうか　albumin, platelet

アルブミンは2病日まで低下し，その後，3.2～3.3 g/dLを維持している。アルブミンからは，全身状態は1～2病日に軽度悪化しているが，その後平衡状態であり，それほど悪くはない。

血小板は4年前の値を基準とするのは少し問題が残るが，1～3病日にかけて減少しているので，血小板の消費が亢進している。5病日からは増加しており，5病日からは血小板を消費させる原因が改善した。

全体的に，5病日から改善している。

3　細菌感染症はあるのか　left shift

目視の白血球分画が検査されていないので判断が難しい。しかし，白血球数7,070/μLと基準範囲内であり，好中球分画も77.2％であるので，左方移動のない可能性が高い。左方移動を伴う場合，自動血球計数器による好中球の割合は90％を超えることが多く，90％以下の場合は左方移動のないことが多い。また，2～5病日にかけて白血球数は減少しているが，白血球分画には変化がないので，この点からも左方移動があるとは考えにくい。

骨髄における好中球産生増加がない（左方移動がない）ので，細菌感染症はないと判断する。

4　細菌感染症の重症度は　left shift, CRP, white blood cell

細菌感染のない可能性が高く，判断する必要はない。

5 **敗血症の有無**　platelet, fibrinogen

　　　　1病日，血小板およびフィブリノゲンが低下し，敗血症を考慮しなければならない。しかし細菌感染のない可能性が高く，敗血症はない。

6 **腎臓の病態**　creatinine, UN, UA, urinalysis, Ca, P

　　　　クレアチニンは0.61〜0.69 mg/dLと基準範囲内で，糸球体濾過量の低下はない。UNはクレアチニンに比して5病日から上昇し，ヘモグロビン低下を伴っており，消化管出血を否定できない。一過性の消化管出血によるUN上昇は，2〜3日で元に戻るのが特徴であるが，7病日以降のデータがないので判断できない。

7 **肝臓の病態**　ALT, AST, T. Bil, D. Bil, albumin, total cholesterol, cholinesterase

　　　　ALTが1〜2病日にかけてごく軽度に上昇するが，肝細胞傷害はほとんどないと考えてよい値である。総ビリルビンも基準範囲内であるが，2病日にごく軽度上昇し，すぐに低下しているので肝代謝能障害はない。したがって肝機能に大きな問題はない。

　　　　ただ，2病日に間接ビリルビン優位に上昇しており，溶血は考慮する必要がある。

8 **胆管の病態**　ALP, γGT, D. Bil

　　　　γGTおよびALPは基準範囲内で変動に乏しい。総ビリルビンも基準範囲内で，直接ビリルビンの上昇もない。

　　　　胆管・胆道系の閉塞所見はない。

9 **細胞傷害**　LD, CK, ALT, AST, amylase

　　　　LDは1病日に366 U/Lと高値であり，何らかの細胞傷害がある。しかし，CKおよびALTはごく軽度に上昇しているが，心筋細胞，骨格筋細胞もしくは肝細胞傷害では説明できない。LDは徐々に低下するので，1病日に一過性細胞傷害が生じている。ただ，細胞の同定はルーチン検査からは困難である。溶血の可能性は残る。

10 **貧血**　Hb, MCV, haptoglobin, reticulocyte, erythropoietin

　　　　1病日にヘモグロビンが11.2 g/dLと，軽度貧血を認める。MCVが86.8 fLであるので，正球性である。6病日にはヘモグロビン9.7 g/dLと低下しており，急速に貧血が進行している。出血および溶血を考慮する必要がある。UNは，5, 6病日に上昇しており，消化管出血を否定できない。

　　　　また，2病日に間接ビリルビン上昇があり，溶血も否定できない。

11 **凝固・線溶の異常**　PT, APTT, fibrinogen, D-dimer, AT

　　　　D-dimerが一過性に上昇しており，hyperfibrinolytic state＋fibrinolytic shutdownの所見であり，多発外傷がまず疑われる。

12 **電解質異常**　Na, K, Cl, Ca, P, Mg

　　　　6病日にKが5.0 mmol/L以外，特記すべき所見はない。Kの上昇に関しては溶血などの細胞傷害も考慮に入れる必要があるが，Kは生体内でかなり厳密にコントロールされ，高度な細胞傷害が生じてもKの変動がないことも多い。5〜6病日にはヘモグロビンの低下もないので，溶血によるK上昇は考えにくい。

13 **動脈血ガス**

検査されていない。

14 **その他の検査**

特記すべき検査はない。

総合解釈

来院時は CRP が 0.05 mg/dL で，2 日目に 5.06 mg/dL と上昇し，軽度の炎症が生じている。急性であれば発症後数時間以内に来院している。白血球数，分画および CRP からは細菌感染症は考えにくい。肝機能，腎機能に大きな問題はなく，肝臓および腎臓に影響を及ぼす病態ではない。

1 病日に D-dimer が 119.5〜145.1 µg/mL と高値で，2 病日には 27 µg/mL と低下しており，D-dimer の一過性上昇が特徴である。hyperfibrinolytic state＋fibrinolytic shutdown の所見であり，多発外傷を考えなければならない。通常 D-dimer が上昇するのは，血栓形成が生じて数日後であり，来院数時間前に生じた病態を反映しているとは考えにくい。通常の血栓形成で本例の D-dimer の変動を説明するのは難しい。

貧血は，2 病日に総ビリルビンが上昇しているので溶血が考えやすい。多発外傷があれば出血も伴っており，本症例のデータでも矛盾しない。血小板減少も出血もしくは溶血にて説明できる。出血とすれば，血小板が増加する 5 病日には止血した。

診断と臨床経過

診断 多発骨折，血胸（交通事故）

1 病日 7：30 頃，軽トラックの助手席にシートベルトをして乗車中に，車に衝突された。救急車にて来院した。左肩から脇，後頭部の痛みを訴え，CT にて左気胸，左第 3〜6 肋骨骨折，左肩甲骨骨折を認め入院した。

臨床経過を加えた考察

1 病日 8：17 の検査所見は，7：30 に交通事故で多発骨折＋左血胸を起こした患者のものである。炎症性疾患とすれば軽度で，CRP は 2〜3 病日にかけてピークになり，その病態を反映している。1〜3 病日に，基準範囲内であるが白血球数が増加し，好中球の割合も増加している。ストレスなどにより副腎皮質ホルモンもしくはアドレナリンが上昇し，滞留プールから白血球が動員されたと考えられる。

D-dimer は，骨折（もしくは外傷）の場合，速やかに上昇し速やかに低下するのが特徴である。受傷後 1 時間も経過していないが，D-dimer は 119.5 µg/mL と著しく上昇し，その後急激に低下している。外傷（骨折）の所見に合致している。

血胸があるので，出血により貧血となった。ただ，2 病日に間接ビリルビン上昇があり，溶血も疑われる。骨折があれば軽度の溶血が生じてもよく，出血＋溶血にて貧血が生じたと考えてもよい。

1病日のフィブリノゲン低下は軽度であり，一次止血に伴う血小板減少と判断してもよい．PT，APTT および AT に影響を及ぼすような凝固因子の低下はなかった．

> **この症例で学べたこと**
> 1. 多発外傷では，数時間で D-dimer が著しく上昇する．
> 2. 多発外傷では，著しく上昇した D-dimer が数日以内に急速に低下する．
> 3. 多発外傷では，hyperfibrinolytic state＋fibrinolytic shutdown の所見を呈する．

症例 33　80 代女性，息切れ，全身倦怠感が増強したため入院となった

主な検査の読み方

❶ PT

PT は，1 および 2 病日に軽度延長し外因系凝固因子が低下している．3 病日には基準範囲となり，一過性に凝固因子の消費亢進が生じたと考えられる．8 病日から再び延長傾向にあり，ワルファリンなどの PT を延長させる抗凝固薬が使用された可能性がある．

❷ APTT

APTT は，1 病日は基準範囲内であるが，2 病日には 200 秒以上と著しく上昇している．3 病日には 69.2 秒と低下し，変動が著しい．1〜2 病日にかけてヘパリンなどの抗凝固薬の使用が開始された可能性が高い．3 病日以降も APTT が中等度以上に延長しており，抗凝固薬が継続されている可能性が高い．

❸ フィブリノゲン

1〜2 病日にかけてフィブリノゲンはごく軽度に低下し，わずかに消費が亢進している．3 病日から徐々に増加しており，CRP の上昇はないので急性期蛋白として増加していない．これらを考慮すると，1〜2 病日にフィブリノゲンが消費される病態があったと考えてもよい．しかし，基準範囲内の変動で軽度であるので，全身性に凝固亢進をきたす疾患は考えにくい．

❹ D-dimer

D-dimer は，1 病日に 10.8 μg/mL，11 病日に 11.6 μg/mL と，10 μg/mL を超えて

症例33　80代女性，息切れ，全身倦怠感が増強したため入院となった

生化学1	−270	1病日	2	3	4	5	6	7	8	9	11	14	21	基準範囲
TP	7.5	7.2		6.2	5.9	5.2				5.9	6.4		6.7	6.5-8.0 g/dL
Alb	4.6	3.8		3.3	3.2	2.7				3.0	3.2		3.5	4.0-5.0 g/dL
UN	16	22	22	16	11	13	13			13	16		18	8-21 mg/dL
Cre	0.95	0.76	0.85	0.74	0.59	0.62	0.72			0.80	0.80		0.80	0.45-0.80 mg/dL
UA	6.4	8.1	7.7	7.1	6.2						7.4		8.6	2.7-6.1 mg/dL
T-Cho		142												128-219 mg/dL *
TG					16									<150 mg/dL *
AST	25	33	26	26	22		21			23	25		23	11-28 U/L
ALT	20	17	14	15	12		11			13	13		7	7-23 U/L
γGT	92	81	70	64	54		47			43	43		31	9-27 U/L
T-Bil	0.81		1.06	0.77	0.77		0.76			0.61	0.73		0.94	0.30-1.40 mg/dL
ALP	324	328	276	291	251		213			212	226		201	115-330 U/L
LD	218	337	277	274	245	261				225	231		248	120-230 U/L
CK	156	130	128	100	73	59								30-165 U/L
AMY	64													44-127 U/L
ChE	322	251												195-466 U/L
Na	143	132	133	140	141		142			139	137		136	136-145 mmol/L
K	4.5	4.7	4.0	3.8	3.7		3.8			4.1	4.2		4.2	3.4-4.5 mmol/L
Cl	105	99	103	107	106		105			102	101		103	100-108 mmol/L
Ca	9.2	8.4		8.1	8.0						8.8			8.7-10.3 mg/dL
補正Ca	9.1	8.9		8.9	8.9						9.7			8.7-9.9 mg/dL
P	4.2				2.5									2.5-4.6 mg/dL
Glu		115		118	111									75-110 mg/dL
CRP	0.06	0.42	0.60	0.56	0.36	0.36	0.71			0.50	0.19			<0.10 mg/dL

生化学2	−270	1病日	2	3	4	5	6	7	8	9	11	14	21	基準範囲
赤沈 1.0h					2									3-15 mm/hr
トロポニンT		<0.05												<0.1 ng/mL
H-FABP		(−)												−
BNP					1702						1020		762.3	≦20 pg/mL

血算	−270	1病日	2	3	4	5	6	7	8	9	11	14	21	基準範囲
白血球	4.71	9.28	7.73	5.79	5.38	5.40	6.61			5.03	5.08			$3.04-8.72\times10^3/\mu L$
好中球(Band)					6	5								0-15%
好中球(Seg)					54	57								28-68%
好中球(B+S)	60.3	66.0	61.3	59.3			55.2			52.6				42-75%
リンパ球	31.6	30.8	31.3	30.1	26	30	32.8			33.6				17-57%
単球	4.7	2.7	5.7	6.6	10	7	6.5			6.8				0-10%
好酸球	3.0	0.2	1.4	3.8	2	0	5.0			6.4				0-10%
好塩基球	0.4	0.3	0.3	0.2	1	1	0.5			0.6				0-2%
異型リンパ球					1	0								0%
後骨髄球					0	0								0%
骨髄球					0	0								0%
赤芽球					0	0								0%
赤血球	4.17	4.77	4.55	4.66	4.31	4.41	4.41			4.55	4.73			$3.73-4.95\times10^6/\mu L$
ヘモグロビン	12.8	14.8	14.2	14.3	13.4	13.6	13.9			14.0	14.8			10.7-15.3 g/dL
ヘマトクリット	41.1	45.9	42.8	44.2	41.9	42.5	43.3			44.4	46.0			33.6-45.1%
MCV	98.6	96.2	94.1	94.8	97.2	96.6	98.2			97.6	97.3			80.4-101.0 fL
MCH	30.7	31.0	31.2	30.7	31.1	30.8	31.5			30.8	31.3			25.5-34.6 pg
MCHC	31.1	32.2	33.2	32.4	32.0	31.9	32.1			31.5	32.2			30.8-35.4%
血小板	20.1	17.2	17.6	20.1	17.3	17.4	15.0			14.9	15.9			$13.7-37.8\times10^4/\mu L$
Anisocytosis					(1+)	(1+)								

凝固検査	−270	1病日	2	3	4	5	6	7	8	9	11	14	21	基準範囲
PT	12.7	14.2	14.5	12.2	11.7	12.0	11.9	11.5	13.6	23.1	18.6	17.4	26.7	正常対照±10%
PT-INR	1.05	1.25	1.28	1.08	1.05	1.06	1.07	1.02	1.21	2.04	1.63	1.53	2.35	0.85-1.15
APTT	31.0	33.9	>200.0	69.2	52.1	61.9	74.2	88.9	64.0	82.0				23.0-38.0 sec
フィブリノゲン	310.3	273.9	231.4	287.4	281.4	298.5	356.6	379.6	399.3	379.9				180-350 mg/dL
D-dimer	0.9	10.8	7.8	7.9	5.3	3.2		4.8	4.5		11.6		2.5	≦1.0 μg/mL
AT	90.6	79.2			55.5	54.3		65.3	64.9					80-120%
トロンボテスト	74.9	69.3												>60%

動脈血ガス	−270	1病日	2	3	4	5	6	7	8	9	11	14	21	基準範囲
pH		7.313												7.34-7.45
Pa_{CO_2}		36.5												32-45 mmHg
Pa_{O_2}		70.2												75-100 mmHg
HCO_3		18.0												22-28 mmol/L

Band：桿状核好中球，Seg：分葉核好中球，B+S：桿状核好中球+分葉核好中球
＊：病態基準範囲

XI 凝固・線溶の異常

症例 33 （続き）

感染	4病日		基準範囲
TBIFγ	−		−
腫瘍マーカー	4病日	5病日	基準範囲
CEA	1.8		<3.4 ng/mL
CA19-9	9		<37 U/mL
自己免疫	4病日	5病日	基準範囲
RF	4	4	<10 U/mL
FANA	80	80	≦×40
pattern1	Discrete-Speck	Discrete-Speck	
pattern2	セントロメア＋	セントロメア＋	
ds-DNA	3.2	4.6	<12 IU/mL
腹水	1病日	4病日	基準範囲
細胞数	1100/3	1096/3	<5/μL
Mono	1052/3	1064/3	/μL
Seg	52/3	32/3	/μL
TP	3.8		10-40 mg/dL
Glu	104	131	50-75 mg/dL
Na	134		130-150 mmol/L
K	4.2		2.3-3.5 mmol/L
Cl	103		120-130 mmol/L
LD	124	144	8-50 IU/L
Alb	2		mg/dL
AMY		24	

尿（試験紙法）	2病日	基準範囲
pH	6.5	5.0-8.5
比重	1.01	1.005-1.030
蛋白	−	−（0 mg/dL）
糖	−	−（0 mg/dL）
ケトン	−	−
ビリルビン	−	−
潜血	±	−
亜硝酸塩	−	−
ウロビリノゲン	0.1	0.1 EU/dL
WBC	±	−
色	黄色	
混濁	−	
尿沈渣	2病日	基準範囲
赤血球	1-2	≦5/HPF
白血球	5-10	≦5/HPF
扁平上皮	±	
移行上皮	−	−
尿細管上皮	−	−
脂肪滴	−	−
硝子円柱	−	−
顆粒円柱	−	−
ろう様円柱	−	−
上皮円柱	−	−
赤血球円柱	−	−
白血球円柱	−	−
細菌	1＋	−
真菌	−	−

上昇している。軽度の上昇で，入院患者ではよく認められるので，凝固・線溶が亢進していると判断できない。その他の病日は 10.0 μg/mL 以下であり，D-dimer から凝固・線溶亢進の判断は難しい。

⑤ AT

AT は 1 病日に 79.2％と軽度低下し，その後も 54.3〜65.3％と低値であるので，凝固因子の消費亢進があると判断される。トロンボテストは 1 病日しか計測されておらず，凝固因子に関する判断根拠にはなりにくい。全体的には，凝固因子が消費される病態があると考えたほうがよい。

⑥ その他（血小板）

血小板は基準範囲内であるが，1〜11 病日にかけて軽度に低値である。有意な消費亢進の所見ととれるか問題が残るが，−270 病日の 20.1 万/μL を基準にすると，軽度であるが，持続性に血小板消費を亢進する病態があると考えたほうがよいかもしれない。

13 項目の解釈

1. **栄養状態はどうか**　albumin, total cholesterol, cholinesterase

　　　1病日，アルブミンが 3.8 g/dL と軽度低値であるが，総コレステロールは 142 mg/dL，コリンエステラーゼは 251 U/L と基準範囲内である。栄養状態の悪くない患者が入院してきた。

2. **全身状態の経過はどうか**　albumin, platelet

　　　アルブミンは毎日計測されていないが，5病日まで低下し，9病日からは上昇傾向を示している。6〜8病日の間はアルブミンが検査されていない。アルブミンから，5病日まで悪化し，9病日からは改善している。

　　　血小板は1病日から徐々に減少傾向を示すが，基準範囲内でごく軽度である。全身状態を判断する指標となっているか問題が残る。

3. **細菌感染症はあるのか**　left shift

　　　3病日まで目視の白血球分画が検査されていない。5，6病日には，桿状核球がそれぞれ6％，5％であり，15％を超えていないので，左方移動はない。したがって，少なくとも5，6病日には細菌感染症はない。

　　　1〜3病日も白血球数は 5,790〜9,280/μL で，基準範囲をわずかに超える日もあるが，好中球は 59.3〜66.0％であり 90％を超えないので，左方移動を伴っている可能性が低い。

　　　経過中 CRP が 1.0 mg/dL を超えないので，炎症反応に乏しく，細菌感染症はないと判断してよい。

4. **細菌感染症の重症度は**　left shift, CRP, white blood cell

　　　上記のように細菌感染の可能性が低く，重症度は判断する必要がない。

5. **敗血症の有無**　platelet, fibrinogen

　　　1病日，血小板およびフィブリノゲンは基準範囲内であるが低下傾向にあり，血管内に炎症のある可能性を否定できない。ただ，CRP が 1.0 mg/dL 以下であるので，細菌感染の可能性はなく，敗血症はないと判断される。

6. **腎臓の病態**　creatinine, UN, UA, urinalysis, Ca, P

　　　クレアチニンは 0.59〜0.85 mg/dL とほぼ基準範囲内で，糸球体濾過量の低下はない。UN は1〜3病日やや上昇しているが，クレアチニンに連動していない。消化管出血もしくは蛋白異化亢進を否定できない。腎機能が悪くないのに，UA は基準範囲を超えることがあり，栄養状態は悪くない。

7. **肝臓の病態**　ALT, AST, T. Bil, D. Bil, albumin, total cholesterol, cholinesterase

　　　ALT が基準範囲内であり，肝細胞傷害はない。総ビリルビンは2病日に 1.06 mg/dL と基準範囲内であるが一過性に上昇している。ヘモグロビンも6病日までわずかに低下しており，溶血は念頭に置いたほうがよい。

8　**胆管の病態**　ALP, γGT, D. Bil

　　γGTは入院後徐々に低下している。薬剤性と考えれば，入院後の禁酒による可能性がある。

　　ALPは基準範囲内であるが，γGTに連動している。アルコールではない薬剤が入院後に中止された可能性が残る。

　　胆管・胆道系閉塞所見はない。

9　**細胞傷害**　LD, CK, ALT, AST, amylase

　　LDは1病日に337 U/Lと高値であり，細胞傷害を認める。徐々に低下するが，9病日からは225～248 U/Lと平衡状態もしくはやや上昇傾向を示している。軽度であるが，何らかの細胞傷害が継続している。

　　CKおよびALTは基準範囲内で，心筋細胞，骨格筋細胞もしくは肝細胞傷害は考えにくく，したがってそれ以外の細胞の傷害が考えられる。

10　**貧血**　Hb, MCV, haptoglobin, reticulocyte, erythropoietin

　　1病日にヘモグロビンが14.8 g/dLで，4病日に13.4 g/dLになり低下している。MCVが95 fL前後であるので正球性である。出血および溶血を考慮する必要がある。UNの変動から軽度の消化管出血を否定できない。2病日に総ビリルビンの軽度上昇があり，溶血も考慮する必要がある。

11　**凝固・線溶の異常**　PT, APTT, fibrinogen, D-dimer, AT

　　1病日，PT延長があるので凝固因子の消費亢進がある。1病日はAPTT延長を伴っていないので，何らかの組織傷害を伴うPTの延長かもしれない。

　　2病日，著しいAPTT延長があるが，PTは1病日と変化なく，ATPP延長をきたすヘパリンなどの抗凝固剤使用の可能性がある。一過性にフィブリノゲン低下があり，凝固・線溶の亢進があるかもしれない。

　　3病日，APTTは延長しているが，PTは基準範囲内に入り，1病日に生じた傷害の影響がなくなり，ヘパリンなど抗凝固剤の影響が残っている。

　　4病日，AT 55.5%と低下しており，凝固因子の消費亢進が認められる。ただ，D-dimerの上昇ははっきりしない。

　　7病日，ATが5病日に比べ上昇しているので，凝固因子の消費亢進が軽減されたかもしれない。

　　8病日，PT延長が徐々に顕著になっており，ワルファリンなどPTを延長させる抗凝固薬が使用された可能性がある。

12　**電解質異常**　Na, K, Cl, Ca, P, Mg

　　1病日にKが4.7 mmol/L以外，特記すべき所見はない。Kの上昇に関しては溶血などの細胞傷害も考慮に入れる必要があるが，高度な細胞傷害が生じてもKの変動がないことも多い。一過性のK上昇であり，原因ははっきりしない。

　　11～21病日にかけて，Kは基準範囲内でも高値であり，逆にNaは基準範囲内であるが低値である。レニン・アルドステロン系ホルモンの低下，もしくは副腎皮質ホ

ルモンの低下を考慮する必要がある。

13 動脈血ガス

❶ pH からアシデミアもしくはアルカレミアを判断する

1 病日，pH 7.313 でアシデミアがある。

❷ 呼吸性か代謝性かを判断する

$HCO_3=18.0<24$ mmol/L であり，代謝性アシドーシスを認める。

❸ Anion gap を求める

$Na-(Cl+HCO_3)=132-(99+18.0)=15.0$ mmol/L である。アルブミンが 3.8 g/dL であるので補正を行うと，補正 Anion gap＝Anion gap＋(2.5〜3.0)×(4.0−アルブミン値)＝15.0＋(2.5〜3.0)×0.2＝15.50〜15.60＞14.0 であり，Anion gap が開大する代謝性アシドーシスがある。

❹ 補正 HCO₃ 値から，代謝性アルカローシスを判断する

補正 $HCO_3=HCO_3+$(補正 Anion gap−12)＝18.0＋(15.60−12)＝21.6＜26 mmol/L より代謝性アルカローシスはない。

❺ 一次性酸塩基平衡に対する代償性変化を判断する

代謝性アシドーシスに対して，$\Delta Paco_2=(1.0〜1.3)\times\Delta HCO_3=(1.0〜1.3)\times(24-HCO_3)=(1.0〜1.3)\times6.0=6.0〜8.4$ mmHg となり，40−(6.0〜8.4)＝31.6〜34.0 mmHg まで代償範囲内である。$Paco_2=36.5$ mmHg で，代償範囲内の呼吸性アルカローシスがある。

❻ 総合的に判断する

代謝性アシドーシス＋代償性呼吸性アルカローシスの所見である。

簡易 $AaDO_2=[$(大気圧−47)$\times FiO_2-Paco_2/0.8]-Pao_2=[(705-47)\times0.21-36.5/0.8]-70.2=22.355$ となり，ごく軽度の酸素化障害が疑われる。ただし，大気圧＝705mmHg（松本），$FiO_2=0.21$ にて計算した。

14 その他の検査

4，11 および 21 病日に BNP が検査され高値である。心不全を認める。1 病日，CK，トロポニン T および H-FABP から，心筋梗塞は否定的である。

尿検査では，試験紙法の定性検査では特記すべき所見はない。尿沈渣で，白血球がやや多く認められるが，女性であるため異常なしと考えてもよいかもしれない。尿路感染症は考えなくてよい。

セントロメア抗体が陽性であるので，強皮症を疑わなければならない。

腹水は，単核球が多いが解釈は難しい。TP およびアルブミンからは漏出液と考えられる。

■ 総合解釈

アルブミンが急速に 3.8 g/dL から 2.7 g/dL まで低下するので，重症な炎症性疾患が考えやすい。しかし，CRP 上昇はほとんどなく炎症性疾患は否定される。腎臓お

よび肝臓は基本的に障害されていないが，LD は軽度に上昇しており，軽度細胞傷害が継続している。ただし傷害細胞の同定は難しい。

　PT および APTT からは，初期に外因系凝固因子に低下があり，外傷などの組織傷害を疑わせるが，CRP はほぼ陰性で可能性は低い。また，2 病日からヘパリンを使用し，8 病日からワルファリンによる抗凝固療法を開始した可能性が高い。フィブリノゲンは 2 病日にやや低下しているが，抗凝固療法に伴うものかもしれない。

　AT からは，凝固因子低下すなわち消費亢進が示唆され，8 病日までは凝固因子の消費亢進が続いていると判断できる。D-dimer は変動しているが，高くて $11.6\,\mu g/mL$ であり，積極的に血栓症が生じたと疑える値ではない。

　動脈血ガス分析では，1 病日に代謝性アシドーシスおよび代償性呼吸性アルカローシスがあり，細胞傷害に伴う代謝性アシドーシスと考えると，重篤な疾患を示唆している。ショックなどを考慮すべきかもしれないが，クレアチニンに変動なく腎機能は障害されていないので考えにくい。

■ 診断と臨床経過

診断　肺血栓塞栓症

既往歴：高血圧，脂質異常症，心房細動

現病歴：2 か月前から息切れと動悸を自覚した。近医にて心不全と診断されジギタリスを投与されたが，息切れは増悪した。1 病日，全身倦怠感と息切れが増悪し，喘鳴，右胸水貯留および SpO_2 低下を認め，心不全が疑われたため入院となった。胸部造影 CT にて肺動脈基幹部に大きな血栓と肺梗塞像が認められ，肺血栓塞栓症と診断された。直ちにヘパリン 15,000 単位投与を開始した。7 病日からワルファリン投与が追加された。

■ 臨床経過を加えた考察

　肺動脈基幹部に大きな血栓が認められた肺血栓塞栓症を示した。現病歴からは，2 か月前から血栓が生じたと考えられ，かなり時間の経過した肺血栓塞栓症であり，手術後の安静解除にて急速に生じる深部静脈血栓症とは異なる検査所見を呈している。

　凝固・線溶検査では，1 病日に軽度の PT 上昇とフィブリノゲンの低下を認めているが，血栓に伴う典型的な所見とはいえない。心不全の悪化に伴う所見と考えたほうがよいかもしれない。1 病日に AT の低下を認め，4，5 病日にはさらに 55％ 程度に低下しているので，凝固因子の消費亢進がある。しかし，D-dimer は $10\,\mu g/mL$ をわずかに超える程度であり，他疾患の患者の値でもおかしくない。肺血栓塞栓症と積極的に診断する値ではない。フィブリノゲンは 3 病日から徐々に上昇しており，基準範囲を超えている。CRP がほぼ陰性であるので急性期蛋白としての上昇とは考えにくく，1〜4 病日は基準範囲であっても軽度に消費が亢進していたと考えたほうがよいかもしれない。そう判断すると，肺動脈内に大きな血栓があっても，凝固・線溶

検査では大きな異常を呈さないのが特徴ともいえる。

　ヘパリンの使用によりAPTTは延長しており，ワルファリンが7病日から投与されているため，PTは8病日から延長し9病日には治療域になっている。

　1病日は，代謝性アシドーシスおよびLD上昇があるので，軽度だが何らかの細胞傷害があったと考えられる。2病日に総ビリルビンが上昇しているので，溶血は関与しているかもしれない。CKは基準範囲でCK-MBが検査されていないので判断できないが，BNP高値で軽度の心筋細胞傷害は否定できない。1病日にASTがALTに比してわずかに上昇しているのも，心筋細胞傷害が関与しているかもしれない。

　肺血栓塞栓症では，マクロファージは活性化されないためか，CRP上昇すなわち炎症所見は認められていない。

この症例で学べたこと

1. 時間の経過した肺血栓塞栓症では，凝固・線溶検査には軽度の異常しか認められない。
2. ルーチン検査で，肺血栓塞栓症を疑うのは難しい。
3. ヘパリン投与によりAPTTが延長する。
4. ワルファリン投与にてPTが延長する。

文献

1) Levi M, Schultz M, van der Poll T : Sepsis and thrombosis. Semin Thromb Hemost　2013 ; 39 : 559-566.
2) Ralph AG, Brainard BM : Update on disseminated intravascular coagulation : when to consider it, when to expect it, when to treat it. Top Companion Anim Med　2012 ; 27 : 65-72.
3) Gando S, Wada H, Asakura H, Iba T, Eguchi Y, Okamoto K, et al : Evaluation of new Japanese diagnostic criteria for disseminated intravascular coagulation in critically ill patients. Clin Appl Thromb Hemost　2005 ; 11 : 71-76.
4) Iba T, Gando S, Murata A, Kushimoto S, Saitoh D, Eguchi Y, et al, Group JAfAMDICS : Predicting the severity of systemic inflammatory response syndrome (SIRS)-associated coagulopathy with hemostatic molecular markers and vascular endothelial injury markers. J Trauma　2007 ; 63 : 1093-1098.
5) Kirkwood TB : Calibration of reference thromboplastins and standardisation of the prothrombin time ratio. Thromb Haemost　1983 ; 49 : 238-244.
6) 久志本成樹：Q29 外傷．救急・集中治療　2010 ; 22 : 1527-1535.
7) 内山敏正，合田史，佐藤正道：Q16 アンチトロンビン．救急・集中治療　2011 ; 23 : 1457-1461.
8) 岡島研二：炎症と凝固．救急・集中治療　2011 ; 23 : 1415-1419.

XII

電解質異常

水および電解質は，消化管から吸収され変化することなく，主に腎臓から排泄される。細胞外液の電解質は，種々のセンサーにより一定の濃度に保たれており，最終的には腎臓における排泄量で調整されている。したがって，摂取量＝排泄量の原則があり，このバランスが崩れると異常を呈する[1]。

　ナトリウム(Na)の異常（高 Na 血症および低 Na 血症）は頻度が高い。血清（＝細胞外液）Na 値は，体内の NaCl 量が一定であれば水分量に左右され，水代謝に影響を受ける。Na および塩素〔クロール(Cl)〕は基本的に連動するので，Cl が単独で問題となることは少ない。ただし，Cl^- は他の陰イオン量（主に HCO_3^-）の影響でも変化する。代謝性アシドーシスで HCO_3^- が低下すると，(Na−Cl)値が低下するので，(Na−Cl)＝(Anion gap＋HCO_3^-)が低値（30 以下の場合が多い）であれば代謝性アシドーシスが疑われる[2]。一方，(Na−Cl)が 40 以上になれば代謝性アルカローシスを疑う[2]。

　カリウム(K)は大半が細胞内に存在するので，細胞破壊により上昇するといわれているが，血清（＝細胞外液）の K 濃度は厳しく調節されているので，細胞破壊があっても高値を捉えるのが難しい。アシデミア時は，H^+ が細胞内に入り，細胞外に K^+ が出てくるので血清 K は上昇する。また K は集合管において，アルドステロン＞副腎皮質ホルモンにて調節されている。副腎不全（相対的副腎不全を含む：他臓器での副腎皮質ホルモンの必要量増加によって，腎臓での副腎皮質ホルモン量が減少する）では Na が低下し，K が高値となる。

　カルシウム(Ca)およびリン(P)は，主に副甲状腺ホルモン(PTH)および糸球体濾過量（腎機能の指標）によりコントロールされている。また，悪性腫瘍が産生する Parathyroid hormone-related protein(PTHrP)によっても影響を受ける。

1　血清ナトリウム(Na)　sodium

1　どのような指標か

　摂取された NaCl は，基本的に腎臓で同量排泄される。したがって，腎臓が正常に機能していれば体内の総 NaCl 量は一定である。腎臓で排泄できない NaCl 量が点滴などで投与された場合，高 Na 血症となる。

　体内総 NaCl 量が一定であれば，血清 Na 濃度は体内水分量に左右される。

2　高 Na 血症のメカニズム

A　体内の水分喪失
❶　皮膚からの水分喪失
・発汗の増加（発熱など）

- 熱傷
- ❷ 腎臓からの水分喪失
    - ① 尿崩症
        - ・中枢性尿崩症
        - ・腎性尿崩症
    - ② 浸透圧利尿
        - ・造影剤
        - ・浸透圧利尿薬(グリセオール，マンニトールなど)

B 体内 Na 量の増加
- ❶ Na の過剰投与
    - ・静脈からの Na の過剰投与
    - ・経口からの Na の過剰摂取
- ❷ 腎臓からの Na 吸収増加
    - ・アルドステロン高値
    - ・副腎皮質ホルモン高値

3 低 Na 血症のメカニズム

A 体内の水分量増加
- ❶ 腎臓から水分を排出できない
    - ・糸球体濾過量の低下(腎不全)
    - ・多飲
- ❷ 腎臓での水分吸収が増大する
    - ① 有効循環血漿量の低下
        - ・心不全
        - ・肝硬変
        - ・ネフローゼ症候群
    - ② 抗利尿ホルモンの分泌過剰
        - ・下垂体性(下垂体腺腫・腫瘍)
        - ・異所性 ADH 分泌症候群
        - ・薬剤による ADH 分泌過剰(クロルプロパミド，ニコチン，フェノバルビタールなど)

B Na の喪失
腎臓から喪失する。
- ・アルドステロンの低下(Addison 病など)
- ・利尿薬

C 血中の他の陽イオン増加に伴う代償性の低下
❶ 高血糖
❷ 高尿素窒素（UN）血症

なお，血糖および UN と血漿浸透圧とのバランスは以下の近似式に表される。

$$血漿浸透圧(mOsm/kgH_2O) = 2 \times Na + 血糖(mg/dL)/18 + UN(mg/dL)/2.8$$

血糖値と UN 値が基準範囲内のとき，以下の式が成り立つ。

$$体液浸透圧 = 細胞内液浸透圧 = 細胞外液浸透圧 ≒ 血清 Na 濃度 \times 2$$

D 肝機能障害
抗利尿ホルモンの代謝遅延：アルドステロンも代謝遅延により作用が増強するが，抗利尿ホルモンのほうが強い。

2 血清カリウム（K） potassium

1 どのような指標か

血清 K 値は 3.5〜5.0 mmol/L に調整されており，細胞内濃度 100 mmol/L に比べ著しく低い。K は厳しく調整されており，高 K 血症では心停止を招くことがある。急速な K の上昇があると，細胞内に K^+ が取り込まれ，代わりに H^+ が血中に出てくることにより，K を低下させる。その後，時間単位で腎臓において K 排泄が増加する。溶血などの細胞傷害があれば，細胞外液に K が出てくるが，K は速やかに調整されるので，血液検査にて K 高値を捉えるのは難しい。

アシドーシスの存在にもかかわらず，K がやや低下している場合は，K 欠乏が潜在している[2]。

腎機能悪化により糸球体濾過量が減ると，腎臓からの排泄量が低下し高値となる。

腎機能が正常であれば，K の排泄量は，レニン—アンギオテンシン—アルドステロン系に依存する。

2 高 K 血症のメカニズム

A 細胞内 K の血中への放出
❶ 細胞破壊
- 溶血
- 腫瘍細胞の崩壊

ただし，実際の高 K 血症として捉えるのは難しい。

❷ 代謝性アシドーシス
細胞内の K^+ を細胞外液の H^+ と入れ替えてアシドーシスを是正する。

B 腎臓での排泄量低下
- アルドステロンの低下
- 副腎皮質ホルモンの低下

3 低K血症のメカニズム

A 消化管でのK吸収低下，もしくは消化管からの喪失
- 胃腸炎（下痢）

B 細胞内へのK移動
- 代謝性アルカローシス：細胞内のH^+が血中に，血中のK^+が細胞内に移動する。

C 腎臓でのK排泄量増加

❶ アルドステロン高値
- 原発性副腎腫瘍，ACTH産生腫瘍

❷ 副腎皮質ホルモン高値
- Cushing症候群
- 尿細管細胞において副腎皮質ホルモンの分解酵素をブロック。甘草などの漢方薬による。

❸ 薬剤によるK排泄増加
- ループ利尿薬（フロセミド）

3 血清カルシウム（Ca） calcium

1 どのような指標か

血清Caはアルブミンもしくは他イオンと結合した形で存在するが，生体内で活性を有するのはCaイオンであり，Caイオン濃度を一定に保つように調節されている。したがって，アルブミン値で補正された補正Ca濃度（下記）で検討する必要がある。

補正Ca濃度（mg/dL）＝血清Ca濃度（mg/dL）＋［4－アルブミン濃度（g/dL）］
Caイオン濃度は概ね5 mg/dLに維持されている。
血清Ca値の調整には，主に副甲状腺ホルモンおよびビタミンDが関与している。

2 高Ca血症のメカニズム

A 副甲状腺ホルモン（parathyroid hormone：PTH）高値
PTHの作用機序は以下のとおりである。
① 尿細管におけるCa吸収増加
② 破骨細胞を活性化し，骨からCaを放出

③ 腸管からの Ca 吸収増加

①～③のいずれかが増強すると高 Ca 血症をきたす。

❶ 副甲状腺における PTH 産生増加
- 副甲状腺の過形成，腺腫もしくは癌：Ca センサーに関係なく PTH 産生増加

❷ 異所性の PTH 産生
- 肺小細胞癌などの腫瘍性病変

B 活性化ビタミン D 高値

ビタミン D の作用機序は以下のとおりである。
① 尿細管における Ca 吸収増加
② 破骨細胞を活性化し，骨から Ca を放出
③ 腸管からの Ca 吸収増加

①～③のいずれかが生じると高 Ca 血症をきたす。

3 低 Ca 血症のメカニズム

- PTH の低下。
- ビタミン D が低値，もしくは活性化されない。
- 腎機能低下（糸球体濾過量の低下）：尿細管での Ca 再吸収低下

4 血清リン（P） phosphorus

1 どのような指標か

血清 P は食事で摂取される P の量と，腎臓で排泄される量により調節されている。腎臓では近位尿細管で再吸収が行われ，排泄量を調節している。

2 低 P 血症のメカニズム

- 消化管における P の吸収低下：P の摂取不足，P がマーロックス®などに吸着され吸収されない，など
- P の他組織における需要増加：急速に増大する腫瘍組織での消費増加
- PTH の高値：副甲状腺の過形成，腺腫，癌など，PTH 産生腫瘍が近位尿細管における P 再吸収閾値（血清 P 値）の低下をきたし排泄増加
- ビタミン D 低下
- フェジンの投与：近位尿細管における P 吸収低下

3 高 P 血症のメカニズム

- 副甲状腺機能低下

・腎機能低下（糸球体濾過量低下）

> **症例34** 20代男性，筋攣縮と嘔吐を認め入院した

主な検査の読み方

❶ Na

1病日19：38，Naは143 mmol/Lで基準範囲内であるが，Clは97 mmol/Lと低く，Na−Cl＝46 mmol/Lで開大している。HCO_3高値が示唆され，代謝性アルカローシスを疑わせる。

また，アルブミンが7.5 g/dLと著しく高値で，脱水を示唆する。ヘモグロビンおよびCaも高値であり，脱水を支持する。アルブミンが4.0 g/dLから7.5 g/dLに上昇していれば，アルブミンが2倍弱になる脱水がある。このアルブミンの上昇率に比べると，他の検査値の上昇率は低い。

Na濃度は基準範囲内で，脱水を示す所見ではない。ただ，Naと水分がともに失われる病態であれば，アルブミン上昇を説明できる。

1病日20：37以降もNaは基準範囲内であり，（Na−Cl）は低下しており，代謝性アルカローシスがあるとすると改善している。

❷ K

Kは経過中，基準値をわずかに超えることもあり，軽度の高値を示している。尿量の低下により，排泄量が低下している可能性があるが，大きな異常値にはなっていない。

❸ Ca，P

補正Caは1病日19：38に11.1 mg/dLだが，20：37には急速に低下し，8.8 mg/dLと基準範囲である。急速な動きであり，体内水分量による変動が考えやすい。P高値は脱水および糸球体濾過量の低下で理解できる。

13項目の解釈

1 栄養状態はどうか albumin, total cholesterol, cholinesterase

1病日，アルブミンが7.5 g/dL，総コレステロール247 mg/dLである。高度の脱水があっても，アルブミン値を素直に解釈してよいか疑問が残る。

炎症反応も強くないので，栄養状態のよい患者が入院した。

症例 34　20代男性，筋攣縮と嘔吐を認め入院した

生化学	1病日 19:38	1 20:37	1 23:55	2	3	基準範囲
TP	11.7	8.7		6.1		6.5-8.0 g/dL
Alb	7.5	5.7	4.3	4		4.0-5.0 g/dL
UN	37	38	36	33	22	8-21 mg/dL
Cre	3.29	3.02	2.03	1.17	1.26	0.63-1.05 mg/dL
T-Cho	247					128-219 mg/dL *
AST	32	22	24	26	35	11-28 U/L
ALT	24	17	13	13	14	9-36 U/L
γGT	31	22	17	15	22	13-70 U/L
T-Bil	0.98	0.64	0.63	0.84		0.30-1.40 mg/dL
ALP	444	311	236	209	163	115-330 U/L
LD	376	241	297	154	150	120-230 U/L
CK	765	455	623	1213	1375	43-272 U/L
Na	143	137	139	140	138	136-145 mmol/L
K	4	4.9	4.6	4.6	4.3	3.4-4.5 mmol/L
Cl	97	101	107	109	105	100-108 mmol/L
Ca	13.2	9.6	8.6	8.4	8.4	8.7-10.3 mg/dL
補正Ca	11.1	8.8	8.7	8.7		8.7-9.9 mg/dL
P	7.9				3	2.5-4.6 mg/dL
Glu	122	149	116	98		75-110 mg/dL
CRP	0.08	0.06		0.21	0.22	<0.10 mg/dL

血液	1病日	1	1	2	3	基準値
白血球	19.67	20.08	17.22	12.59	4.72	2.97-9.13×10³/μL
好中球	91.3	92.1	90.6	79	53.9	42-75%
リンパ球	4.7	4.4	5.3	15	38.1	17-57%
単球	3.6	3.4	4	5.5	5.9	0-10%
好酸球	0.2	0.1	0	0.3	1.7	0-10%
好塩基球	0.2	0.1	0.1	0.2	0.4	0-2%
赤血球	558	551	463	433	397	4.14-5.63×10⁶/μL
ヘモグロビン	16.5	16.2	13.6	12.7	11.2	12.9-17.4 g/dL
ヘマトクリット	48.6	48	40.5	38.4	35.7	38.6-50.9%
MCV	87.1	87.1	87.5	88.7	89.9	84.3-99.2 fL
MCH	29.6	29.4	29.4	29.3	28.2	28.2-33.8 pg
MCHC	34	33.8	33.6	33.1	31.4	32.2-35.5%
血小板	31.7	30.7	26.6	25.7	20.5	14.3-33.3×10⁴/μL

凝固検査	1病日	1	1	2	3	基準値
PT	11.9	12.8	13.9	14.2		正常対照±10%
PT-INR	0.98	1.06	1.15	1.17		0.85-1.15
APTT	22.6	26.3	26.8	28		23.0-38.0 sec
フィブリノゲン	339.6	253.4	213	209.3		180-350 mg/dL
D-dimer	1	0.4	0.4	0.4		≦1.0 μg/mL
AT		>120.0				80-120%

動脈血ガス	1病日	1	1	2	3	基準値
酸素			N 5 L/m	N 3 L/m		
pH			7.35	7.356		7.340-7.450
Pa_{CO_2}			37	37.2		32.0-45.0 mmHg
Pa_{O_2}			148	128		75.0-100.0 mmHg
HCO_3			19.9	20.3		22-28 mmol/L

尿（試験紙法）	2病日	基準範囲
pH	5.5	5.0-8.5
比重	1.025	1.005-1.030
蛋白	±(15)	−(0 mg/dL)
糖	−	−(0 mg/dL)
ケトン	±	−
ビリルビン	−	−
潜血	±	−
亜硝酸塩	−	−
ウロビリノゲン	0.1	0.1 EU/dL
WBC	±	−
色	黄色	
混濁	1+	

尿沈渣	2病日	基準範囲
赤血球	>100	≦5/HPF
白血球	5-10	≦5/HPF
扁平上皮	−	
移行上皮	±	−
硝子円柱	1+	
上皮円柱	−	
顆粒円柱	1+	
ろう様円柱	−	
細菌	−	−
真菌	−	−

N 5 L/m：鼻カニューラで1分間に5L酸素投与
*：病態基準範囲

2 **全身状態の経過はどうか**　albumin, platelet

　　1病日に，アルブミンは7.5 g/dLから4.3 g/dLへ低下した．2病日は4.0 g/dLと基準範囲下限で，CRP上昇はなく炎症所見には乏しい．急速なアルブミンの変動があり，体内水分量が関与しているとすれば，患者の全身状態をアルブミンの増減では判断できない．

　　血小板は1病日31.7万/μLから減少し，3病日には20.5万/μLになっている．基準範囲を超えているが，急速な減少であり，血管内の炎症もしくは局所の出血などによる血小板の消費亢進が考えられる．ただ，CRPがほぼ基準範囲内で，炎症所見はなく血管内炎症があるとは考えにくい．

3 **細菌感染症はあるのか**　left shift

　　1病日19：38に白血球が19,670/μL，好中球が91.3％で，細菌感染症を否定できない．白血球は自動血球計数器による5分画の情報しかなく，桿状核球の割合がわからないので，左方移動の有無が判断できない．したがって，細菌感染症の正確な判断ができない．しかし，3病日のCRPは0.22 mg/dLとほぼ陰性で，1病日に好中球を消費する細菌感染症はない．

4 **細菌感染症の重症度は**　left shift, CRP, white blood cell

　　目視による白血球分画がないので判断できない．
　　細菌感染症が考えにくいので，重症度判定は必要ない．

5 **敗血症の有無**　platelet, fibrinogen

　　血小板およびフィブリノゲンの低下から血管内炎症を疑わせるので，敗血症は否定できない．
　　しかし，細菌感染症が考えにくいので，敗血症はない．

6 **腎臓の病態**　creatinine, UN, UA, urinalysis, Ca, P

　　1病日19：38，クレアチニンは3.29 mg/dLで糸球体濾過量低下がある．その後は徐々に低下し，腎機能は回復している．したがって，一過性に糸球体濾過量が低下する病態，すなわちショックなどがあったと考えられる．ただ，数時間で生じた場合，クレアチニン3 mg/dLを腎機能低下だけで説明するのは難しく，脱水の関与がある．
　　UNは動きは鈍いが，概ねクレアチニンと連動し，腎機能低下＋脱水による変化である．

7 **肝臓の病態**　ALT, AST, T. Bil, D. Bil, albumin, total cholesterol, cholinesterase

　　ALTは基準範囲内で，肝細胞傷害はない．2，3病日のALTを基本に考えると，1病日19：38の値は基準範囲内であるが，やや高値である．
　　総ビリルビンも基準範囲内にあるが，1病日19：38は高めである．肝臓の代謝能は問題なく，総合的には肝機能障害は認めない．
　　ALTおよび総ビリルビンは，脱水により高値になっているとも考えられる．

8 **胆管の病態**　ALP, γGT, D. Bil

　　γGTは基準範囲内にあるが，1病日19：38は高めである．ALPも1病日19：38

は高値であるが，20：37からは基準範囲内に入り，徐々に低下している．

ALP，γGT，総ビリルビンからは，胆管・胆道系の閉塞所見はない．

γGTおよびALPは，脱水により高値になっているとも考えられる．

9 **細胞傷害** LD, CK, ALT, AST, amylase

LDは1病日19：38に基準範囲を超えており，細胞傷害を疑わせる．2，3病日には基準範囲内で，細胞傷害がなくなったと考えられる．ALT上昇がなくLDとCKが連動していないので，肝細胞傷害もしくは骨格筋細胞傷害の可能性は低い．1病日19：38および23：55のLD上昇の原因推定は難しい．

1病日23：55からのAST上昇はCKの上昇に連動し，骨格筋傷害に伴うものと考えたい．

1病日のLDおよびAST上昇は，脱水により高値になっているとも考えられる．

10 **貧血** Hb, MCV, haptoglobin, reticulocyte, erythropoietin

急速にヘモグロビン低下を認めるので，出血もしくは溶血を考慮しなければならない．溶血は，ビリルビン上昇がなく，貧血の程度に比してLDの上昇がないので考えにくい．出血に関しては，UNは基本的にクレアチニンと連動し一過性の上昇を認めないので，消化管出血は考えにくい．

したがって，消化管以外の出血を考慮する必要があるが，部位の同定は難しい．

11 **凝固・線溶の異常** PT, APTT, fibrinogen, D-dimer, AT

2病日にPTがごく軽度延長するが，APTTは基準範囲内であり，1病日のAT＞120％より凝固因子低下は考えにくい．

フィブリノゲンは徐々に低下するが，基準範囲内である．フィブリノゲン消費亢進を考慮しなければならないが，D-dimerはほぼ基準範囲内で，著しい血栓形成は考えにくい．フィブリノゲン低下については解釈が難しいが，臨床的に基準範囲以下になっていないので大きな問題はない．

12 **電解質異常** Na, K, Cl, Ca, P, Mg

1病日19：38にNa－Clが46であり，代謝性アルカローシスが疑われる．

また，CaとPはともに高値であり，腎機能障害（糸球体濾過量の低下）だけでは説明できないので，脱水による可能性が高い．

13 **動脈血ガス**

❶ pHからアシデミアもしくはアルカレミアを判断する

1病日，pH 7.350でアシデミアがある．

❷ 呼吸性か代謝性かを判断する

HCO_3＝19.9＜24 mmol/Lであり，代謝性アシドーシスを認める．

❸ Anion gapを求める

Na－(Cl＋HCO_3)＝139－(107＋19.9)＝12.1 mmol/Lである．アルブミンが4.3 g/dLであるので補正を行うと，補正Anion gap＝Anion gap＋(2.5～3.0)×(4.0－アルブミン値)＝12.1＋(2.5～3.0)×(－0.3)＝11.20～11.35＜14.0であり，Anion gapは開

大していない。

❹ 補正 HCO_3 値から，代謝性アルカローシスを判断する

Anion gap が開大していないので補正する必要がなく，$HCO_3=19.9<26$ mmol/L より代謝性アルカローシスはない。

❺ 一次性酸塩基平衡に対する代償性変化を判断する

代謝性アシドーシスに対して，$\Delta Pa_{CO_2}=(1.0〜1.3)\times\Delta HCO_3=(1.0〜1.3)\times(24-HCO_3)=(1.0〜1.3)\times 4.1=4.10〜5.33$ mmHg となり，$40-(4.10〜5.33)=34.67〜35.90$ mmHg まで代償範囲内である。$Pa_{CO_2}=37.0$ mmHg で，代償範囲内の呼吸性アルカローシスがある。

❻ 総合的に判断する

代謝性アシドーシス＋代償性呼吸性アルカローシスの所見である。

簡易 $AaDO_2=[(大気圧-47)\times FiO_2-Pa_{CO_2}/0.8]-Pa_{O_2}=[(705-47)\times 0.4-37.0/0.8]-148=68.95$ となり，酸素化障害がある。大気圧＝705 mmHg（松本市），鼻カニューラで毎分 5 L の酸素吸入があり $FiO_2=0.4$ にて計算した。

14 その他の検査

尿検査では，色は黄色であるが，比重は 1.025 と高く，尿は濃縮している。ただ，造影剤など比重を上昇させる物質の存在を否定できない。pH は酸性が強く，アシデミアを考慮する必要がある。尿蛋白 15 mg/dL および潜血 3＋で，糸球体病変を示唆する。ケトン体（±）は軽度飢餓状態を意味するが，考慮すべきか迷う程度の所見である。沈渣では，赤血球＞100/HPF は糸球体病変を，顆粒円柱 1＋は尿細管障害を示唆している。

軽度の糸球体および尿細管上皮細胞傷害が疑われる。

■ 総合解釈

1病日 19：38，アルブミン 7.5 mg/dL が特徴である。アルブミンは肝臓にて腫瘍性に産生されることは稀であるので，通常脱水による上昇を考慮する。20 歳代で通常のアルブミン値が 4.5〜5.0 mg/dL であれば，高度脱水が生じている。アルブミン以外の脱水指標としては，ヘモグロビン，Na，もしくは UN が用いられる。ヘモグロビンはアルブミンと平行しており脱水を示唆するが，Na は基準範囲内であるため脱水は考えにくい。ただ，水分＋Na の形で失われる脱水であれば説明できる。クレアチニンの上昇も，脱水による糸球体濾過量の低下であれば説明でき，1 病日の UN はクレアチニンに比較してやや低値の印象がある。Ca，P はともに高値であり，脱水があれば説明できる。

白血球は増加し，好中球 91.3％と左方移動を示唆するが，CRP が低く細菌感染症の可能性は低い。血小板も経過中減少しているが，凝固・線溶の著しい亢進は認めない。

Na および UN の上昇が認められず乖離するが，全体としては脱水を疑う。一過性に腎機能障害があり，脱水による血圧低下が原因の糸球体濾過量低下が考えやすい。

診断と臨床経過

診断　熱中症

　1病日，朝8時頃から体育館でスポーツ競技の試合や審判をしていた．途中暑くなったので，身体を濡らし水分を多めに摂った．昼食も普通に摂取でき，食後1回排尿があったがそれ以後はなかった．午後から，何度か痙攣したが，いつものことと思い試合を続けていた．17時頃から頭がボーッとする感じになり，両上下肢や左側腹部に筋攣縮が認められ，嘔気も出現した．頭や両脇に冷水をかけたが改善せず，17時過ぎに救急車にて搬送された．

　来院時，全身の筋の攣縮，痛みがあり，思うようにしゃべれなかった．全身発汗が著明，体温37℃．冷生食で大量輸液を行うが，血液検査にて高度脱水あり，熱中症と診断した．

臨床経過を加えた考察

　20歳代の健康な男性が熱中症を発症した検査所見である．

　著しいアルブミン高値は，脱水による所見であった．3病日のヘモグロビン11.2 g/dLが通常の値と考えると脱水と考えてもよいが，スポーツを行う男性のヘモグロビン値とすれば低い．Ca，P高値も脱水によると考えてよい．白血球の増加も脱水で説明できるが，分画の好中球が91.2％と高いので，滞留プールから白血球が動員されていた．

　AST，ALT，γGT，ALP，CK，フィブリノゲンなどの他の検査値は，1病日19：38から20：37までアルブミンに連動し低下しているので，脱水改善に伴った変化である．

　Naは基準範囲内であり，汗としてNa＋水分が同時に失われたので，Na濃度が高くならずに脱水が生じている．

この症例で学べたこと

1. 脱水にてアルブミンは7.5 g/dLまで上昇する．汗が出て脱水になるとNa濃度は上昇しない．
2. AST，ALT，γGT，総ビリルビン，ALP，LD，CaおよびPは脱水の程度により上昇する．
3. 熱中症ではCRPは動かない．

症例 35　60 代男性，下肢脱力，構音障害および意識障害にて入院した

主な検査の読み方

❶ Na

　1 病日の Na は 124 mmol/L と低下している。ただ，Cl は 92 mmol/L であり，Na－Cl＝32 であるので，Na と Cl は連動している。Na，Cl は代謝性アシドーシスもしくは代謝性アルカローシスを示唆する所見ではない。

　Na とヘモグロビンは連動していないので，単なる血管内水分量の変化に伴う Na の低下ではなさそうである。

　低 Na 血症の原因としては，Na の摂取不足もしくは腎臓の排泄量増大を考慮する。2 病日の Na 排泄量は 278 mmol/day であるので，基準範囲を若干超えており，腎臓の Na 排泄量はやや多い。腎臓における Na の排泄は，レニン－アンギオテンシン－アルドステロン系ホルモンもしくは副腎皮質ホルモンの関与が考えられる。ただ，1 病日のアルドステロンおよびコルチゾールは基準範囲内であり，腎臓における Na 排泄増加を支持する所見ではない。

❷ K

　K は，概ね基準範囲内にあるが，低 Na 血症時にやや高い傾向にある。腎臓におけるレニン－アンギオテンシン－アルドステロン系ホルモンもしくは副腎皮質ホルモンの関与を示唆する。しかし，1 病日のアルドステロンおよびコルチゾールは基準範囲内であり，ホルモン異常により腎臓における K 排泄増加を示唆する所見ではない。

❸ Ca，P

　Ca，P は基準範囲内にあり，特記すべきことはない。

13 項目の解釈

1　栄養状態はどうか　albumin, total cholesterol, cholinesterase

　1 病日にアルブミンが 3.9 g/dL と軽度低下しているが，総コレステロール 182 mg/dL，コリンエステラーゼ 366 U/L と基準範囲内で，栄養状態のよい患者が入院してきた。UA も基準範囲内にあり，糸球体濾過量低下がないので，栄養状態のよいことを支持する。

　ヘモグロビン 12.4 g/dL と軽度の貧血を認めるが，MCV は 93.4 fL と小球性ではなく，慢性炎症に伴う鉄欠乏性貧血は考えにくい。

症例35 60代男性，下肢脱力，構音障害および意識障害にて入院した

生化学1	1病日	2	3	4	7	8	9	10	11	14	17	21	28	31	基準範囲
TP	6.2		6.7						6.8	7.2			7.1		6.5-8.0 g/dL
Alb	3.9		4.1	4.2	4.1				4.2	4.5	4.6		4.2	4.6	4.0-5.0 g/dL
UN	13	8	9	12	14	15	14	15	16	14	13	10	10	16	8-21 mg/dL
Cre	0.68	0.73	0.82	0.95	1.07	1.12	1.04	1.07	1.08	0.89	0.87	0.80	0.81	0.91	0.63-1.05 mg/dL
eGFR										68					
UA	4.8		4.3							5.6					3.8-8.0 mg/dL
T-Cho	182									213					128-219 mg/dL *
HDL-C	59														>40 mg/dL *
LDL-C	78														<139 mg/dL *
TG	380														≦150 mg/dL *
AST	195	197	187	170	104	142	108	87	73	79	35		29		11-28 U/L
ALT	81	82	93	105	118	162	153	152	138	147	95		36		9-36 U/L
γGT	128	129	140	148					107						13-70 U/L
T-Bil	0.22		0.30			0.51			0.44	0.48	0.55		0.44		0.30-1.40 mg/dL
D-Bil	0.05														0.10-0.40 mg/dL
ALP	299	289	307	306					230						115-330 U/L
LD	343	326	332	337	309	362	333	301	276	307	268	266	270	239	120-230 U/L
CK	2019	1218	586	296		86	70	60	55		93				43-272 U/L
CK-MB	122														3-15 U/L
AMY	61		62						79						44-127 U/L
ChE	366		408						351						195-466 U/L
Na	124	124	126	127	141	146	143	144	142	137	133	130	130	127	136-145 mmol/L
K	3.9	4.0	4.6	4.5	4.0	4.1	3.9	4.0	4.3	4.2	4.3	4.1	4.1	4.4	3.4-4.5 mmol/L
Cl	92	90	93	94	108	108	110	110	107	103	100	96	98	92	100-108 mmol/L
Ca	9.4	9.1	9.4	9.2		9.1			8.6			9.0			8.7-10.3 mg/dL
補正Ca	9.8		9.7	9.4					8.8			9.2			8.7-9.9 mg/dL
P	3.8	3.7	4.0	3.1		2.7			3.4						2.5-4.6 mg/dL
Glu	106	87	91										125		75-110 mg/dL
CRP	1.19		1.92	0.89	0.09	0.12	0.10	0.11	0.09	0.17		0.14	0.03		<0.10 mg/dL
Mg	1.8	1.7	1.9	2	2.1										1.8-2.3 mg/dL

生化学2	1病日	2	3	4	7	8	9	10	11	14	17	21	28	31	基準範囲
赤沈 1.0h										18		9			2-10 mm/hr
HbA1c		5.5													4.6-6.5%
Fe			155							59					44-192 μg/dL
フェリチン										367					25-280 ng/mL
β2ミクログロブリン			2.5							2.1					0.8-1.8 mg/L
BNP										8.7					≦20 pg/mL
sIL-2R										449					135-421 U/mL

血算	1病日	2	3	4	7	8	9	10	11	14	17	21	28	31	基準範囲
白血球	5.10		4.07	4.90	6.50	5.63	5.30	5.92		5.50		4.55	6.08		2.97-9.13×10³/μL
好中球(Band)	6									1					0-15%
好中球(Seg)	66									59					28-68%
好中球(B+S)			67.2	62.1	58.5	62.1	60.3	62.1				55.6	60.3		42-75%
リンパ球	21		26.5	29.4	28.9	24.0	26.6	26.9		26		32.5	30.9		17-57%
単球	5		5.4	7.1	10.9	11.4	10.4	7.6		9		8.8	6.9		0-10%
好酸球	0		0.7	1.2	1.2	2.0	2.3	2.9		4		2.2	1.2		0-10%
好塩基球	0		0.2	0.2	0.5	0.5	0.4	0.5		1		0.9	0.7		0-2%
異型リンパ球	2									0					0%
赤血球	3.64		3.93	4.02	3.52	3.69				3.64		3.70	3.90		4.14-5.63×10⁶/μL
ヘモグロビン	12.4		12.7	13.3	11.7	12.0	11.6	11.2		11.9		12.2	12.7		12.9-17.4 g/dL
ヘマトクリット	34.0		37.2	38.4	34.8	36.9				35.8		35.0	37.4		38.6-50.9%
MCV	93.4		94.7	95.5	98.9	100.0				98.3		94.6	95.9		84.3-99.2 fL
MCH	34.1		32.3	33.1	33.2	32.5				32.7		33.0	32.6		28.2-33.8 pg
MCHC	36.5		34.1	34.6	33.6	32.5				33.2		34.9	34.0		32.2-35.5%
血小板	14.7		16.6	18.9	20.9	25.2	26.3	32.2		41.8		37.3	38.4		14.3-33.3×10⁴/μL

凝固・線溶	1病日	2	3	4	7	8	9	10	11	14	17	21	28	31	基準値
PT	12.5		11.6									11.8			正常対照±10%
PT-INR	1.03		0.95									0.97			0.85-1.15
APTT	39.4		34.3									29.5			23.0-38.0 sec
フィブリノゲン	287.4											263.2			180-350 mg/dL
D-dimer			0.8									0.5			≦1.0 μg/mL

Band：桿状核好中球，Seg：分葉核好中球，B+S：桿状核好中球＋分葉核好中球
＊：病態基準範囲

症例35 （続き）

尿（試験紙法）	1 病日	2	8	14	21	基準範囲
pH	5.5			6.0	6.5	5.0-8.5
比重	1.02			1.01	1.01	1.005-1.030
蛋白	−			−	−	−（0 mg/dL）
糖	−			−	−	−（0 mg/dL）
ケトン	±			−	−	−
ビリルビン	−			−	−	−
潜血	−			−	−	−
亜硝酸塩	−			−	−	−
ウロビリノゲン	0.1			0.1	0.1	0.1 EU/dL
WBC	−			−	−	−
色	黄色			黄色	黄色	
混濁	−			−	−	

尿沈渣	1 病日	2	8	14	21	基準範囲
赤血球	3-4			−	−	≦5/HPF
白血球	0-1			0-1	−	≦5/HPF
扁平上皮	−			−	±	−
移行上皮	±			−	−	−
尿細管上皮	±			±	−	−
脂肪滴	−			−	−	−
硝子円柱	1+			1+	−	−
顆粒円柱	−			−	−	−
ろう様円柱	−			−	−	−
上皮円柱	−			−	−	−
赤血球円柱	−			−	−	−
白血球円柱	−			−	−	−
細菌	−			−	−	−
真菌	−			−	−	−

尿化学	1 病日	2	8	14	21	基準範囲
U-Cre		0.6	0.9	1.1		1.0-1.5 g/day
U-UN		5	5			15-30 g/day
U-UA		0.4				0.4-0.8 g/day
U-Ca		0.23	0.10	0.08		0.1-0.3 g/day
U-iP			0.19			0.5-2.0 g/day
U-Na		278.4	128.8	163.8		70-250 mmol/day
U-K		36.4	20.1	42.6		25-100 mmol/day
U-Cl		314.3	137.9	161.0		70-250 mmol/day
U-NAG		5	5	6		0.3-11.5 U/L
U-Alb		4	4	4		<30 mg/day
U-Glu		0	0			<85 mg/day
U-β_2ミクログロブリン		155	107	80		30-370 μg/day
尿量		2245	1014	1400		

ホルモン	1 病日	2	8	14	21	基準範囲
COR	20.8		34.1	16.4		5-15 μg/mL
ALD	62.2		142.9	99.9		35.7-240.0 pg/mL
ACTH	30.0			34.1		7.2-63.3 pg/mL
レニン	41.7			1.3		0.2-3.1 ng/mL/h
AG	2.58			0.51		0-0.35 ng/mL
FT_3	1.47					2.3-4.0 pg/dL
FT_4	0.88					1.0-2.0 ng/dL
TSH	3.24			1.74		0.2-4.0 μIU/mL
HGH		0.1		0.1		
FSH		3.2		2.2		0.8-22.9 mIU/mL
LH		0.2		0.2		0.2-20.0 mIU/mL
PRL		15.8		29.3		1.5-9.7 ng/mL

2 **全身状態の経過はどうか** albumin, platelet

　アルブミンは，基準範囲を下回るのが1病日のみであるが，11病日からは明らかに上昇しており，患者は少なくとも11病日からは改善している。

　血小板は10病日まで基準範囲内にあり，徐々に増加しているが，必ずしも全身状態の改善を意味するものではない。

3 **細菌感染症はあるのか** left shift

　経過中，白血球数は基準範囲内であり，好中球分画も50～70%であるので，左方移動は考えにくい。また，1，14病日に目視で白血球分画が検査されており，桿状核球が15%を超えないので，この両日には左方移動はない。左方移動のないことは好中球産生増加がないことを示しているので，好中球消費も多くなく，細菌感染症は考えにくい。CRPも1.0～2.0 mg/dL程度のごく軽度の上昇であり，積極的に細菌感染症を疑わせる値ではない。細菌感染症はないと判断される。

　1病日に異型リンパ球を2%認めているが，2%ではウイルス感染症があるかどうかの判断は難しい。

4 **細菌感染症の重症度は** left shift, CRP, white blood cell

　細菌感染症がないので，重症度の判定は必要ない。

5 **敗血症の有無** platelet, fibrinogen

　血小板およびフィブリノゲンの低下はないので，可能性は低い。また，細菌感染症がないので，敗血症はない。

6 **腎臓の病態** creatinine, UN, UA, urinalysis, Ca, P

　クレアチニンは1病日に0.68 mg/dLであるが，徐々に上昇し，8病日に1.12 mg/dLとなっている。UNも低値であるがクレアチニンに連動しており，糸球体濾過量の低下が考えやすい。脱水傾向にあれば，低Na血症の原因としてsyndrome of inappropriate secretion of ADH (SIADH) を疑い，治療のため飲水制限を行った可能性がある。

　クレアチニンも14病日から低下し基準範囲に入っており，腎機能は問題ない。

7 **肝臓の病態** ALT, AST, T. Bil, D. Bil, albumin, total cholesterol, cholinesterase

　1病日にALTは81 U/Lで，軽度の肝細胞傷害を認める。8病日に162 U/Lとなり，その後徐々に低下している。1病日にAST＞ALTであり軽度であることを加味すると，肝硬変もしくはアルコール性肝障害のパターンである。しかし，総ビリルビンは低く肝代謝能が保たれており，肝硬変は否定的である。ALPが基準範囲内にもかかわらずγGTは高値で，アルコール性肝障害の可能性は残る。入院後は飲酒できないので，肝細胞傷害が改善するはずだが，悪化している。入院後にALTが上昇しているのは，アルコールによりALT活性が抑えられているが，抑制がとれたため上昇したとも判断できる。また，AST＞2×ALTであることもアルコール性を示唆している。しかし，ASTは肝細胞以外の細胞でも上昇するので注意を要する。

　アルコール性肝障害があったとしても軽度であり，肝機能上は問題とならない。

8　**胆管の病態**　ALP, γGT, D. Bil

　　総ビリルビンおよびALPが基準範囲内で，胆道および胆管の閉塞所見はない。γGT上昇はアルコール飲酒が最も考えやすい。11病日は，入院後の禁酒により低下したと考えられる。禁酒後γGTが減少するには，1〜2週間程度の期間を要する。

9　**細胞傷害**　LD, CK, ALT, AST, amylase

　　ASTおよびALT上昇はアルコール性肝障害の可能性が高いが，LD上昇を肝細胞傷害のみで説明するのは難しい。肝細胞傷害の場合ALT＝LDの割合で上昇するが，アルコールにてALTの活性が抑えられていれば，肝細胞破壊によるALT逸脱の程度が判断できない。また，28病日にALTが基準範囲になってもLDは高値である。したがって，AST上昇は，肝細胞以外の細胞傷害も加わっていると考えたほうがよい。CKも1病日に2,019 U/Lと高いが，1日ごとに半減し，8病日には基準範囲に入っている。1病日に骨格筋細胞傷害はあるが，2病日から新たな傷害は生じていない。

　　細胞傷害に関して，肝細胞および骨格筋細胞以外の細胞傷害もあるが，ごく軽度であり，大きな問題とならない。

10　**貧血**　Hb, MCV, haptoglobin, reticulocyte, erythropoietin

　　ヘモグロビンは，基準範囲を下回っていることが多く，軽度の貧血を認める。MCVは93.4〜100 fLまで変動するが，基準範囲内でもやや大きい。アルコール性肝障害に伴い，大型になっている可能性は残る。急性出血もしくは溶血による正球性貧血は考慮しなければならない。

　　ヘモグロビンは血管内水分量によっても変動するが，ヘモグロビンとクレアチニンは逆の動きを示しており，体内水分量によるとは考えにくい。貧血の原因推定は難しい。

11　**凝固・線溶の異常**　PT, APTT, fibrinogen, D-dimer, AT

　　凝固・線溶に特記すべき所見はない。

12　**電解質異常**　Na, K, Cl, Ca, P, Mg

　　125 mmol/L前後の低Na血症が1〜4病日に認められ，以後改善しているが，11病日から再び低下している。1日に排泄されるNa量が基準値より多く，尿中にNaが多く失われるため低Na血症が生じている。NaとKが互いに逆に変動していることより，アルドステロンもしくは副腎皮質ホルモン低下が疑われる。ただ，実際の血中のアルドステロン，副腎皮質ホルモン測定値はともに基準範囲内であり，低下していない。

13　**動脈血ガス**

　　計測されていない。

14　**その他の検査**

　　尿検査では，1病日の尿は，pH 5.5と酸性で，比重も1.020とやや濃縮している。ケトンは(±)であり，食事が十分に摂れていない可能性がある。尿沈渣には硝子円柱が認められるが，尿濃縮による可能性もある。酸性尿はアシデミアを疑わせるが，動脈血ガス分析が行われていないので断定できない。

尿化学では，アルブミン，NAG および β_2 ミクログロブリンは基準範囲内で，糸球体および尿細管上皮細胞傷害の所見はない。

■ 総合解釈

　　アルコール性肝障害を認めるが，栄養状態の良い患者が入院した。低 NaCl 血症を認めているが，4 病日には改善している。入院後にクレアチニンが上昇しているので，SIADH を疑い水分摂取制限を行った可能性がある。低 Na 血症は，腎臓における Na の排泄量増加が原因と考えられる。アルドステロンもしくは副腎皮質ホルモン低下が疑われるが，両ホルモン値ともに基準範囲内であった。

　　1 病日に軽度の骨格筋細胞傷害があるが，一過性であり問題ない。細菌感染を含め炎症はない。

■ 診断と臨床経過

診断　下垂体機能低下症

主訴：下肢脱力，構音障害，意識障害。

現病歴：−13 病日，軽度の構音障害と左顔面麻痺が出現し，左 Bell 麻痺と診断され，ビタミン B_{12} の投与を受けた。−6 病日，症状が改善した。−1 病日夜，表情が乏しく，活動性が低下し，構音障害が生じ，歩行時のふらつきがあり介助が必要になった。1 病日，下肢の浮腫が認められ診療所を受診し，Na 122 mmol/L と低値のため当院に搬送された。毎日，アルコールを飲んでいた。

　　Na は 124〜125 mmol/L で，四肢麻痺および顔面麻痺は認めなかったが，構音障害は持続していた。体温 31.3℃と低体温であったため，電気毛布にて保温を開始した。MRI にて下垂体の炎症を指摘され，内分泌学的に下垂体機能低下症と診断され，3 病日朝から副腎皮質ホルモンの内服を開始した。

　　入院時に ACTH およびコルチゾールが基準範囲であるため，副腎不全は考えにくいと判断され，9 病日から副腎皮質ホルモン内服を中止した。しかし，徐々に低 Na 血症が生じ，副腎皮質ホルモンの内服を再開したところ，Na 値は再び上昇した。

■ 臨床経過を加えた考察

　　血中の副腎皮質ホルモンの低下を認めなかったが，臨床的には副腎皮質ホルモン低下による低 Na 血症の症例である。3 病日，朝からヒドロコルチゾン 20 mg/日の内服を開始し，Na は上昇した。9 病日にヒドロコルチゾンを中止したところ 11 病日から再び Na 低下を認めているので，副腎皮質ホルモン低下に伴う低 Na 血症である。MRI にて下垂体炎症性病変が認められ，原因不明の下垂体機能低下症と診断された。1 病日の白血球分類で異型リンパ球 2% を有意な所見ととると，ウイルス感染が関与しているかもしれない。−30 病日に Na は 139 mmol/L で，ここ 1 か月のうちに下垂体機能低下が生じたと考えられる。副腎皮質ホルモンが基準範囲内にもかかわ

らず，低Na血症が生じるメカニズムの説明ができない。しかし，ヒドロコルチゾンの服薬によりNaは改善しているので，副腎不全に伴う低Na血症であることは確実である。

本症例では，TSHが基準範囲内にあるにもかかわらず，FT_3，FT_4が低く甲状腺機能低下症がある。婦人科系のホルモンも高いものもあれば低いものもあり混在している。下垂体が障害されつつあるときの所見なのかもしれない。時間単位で，副腎皮質ホルモンが上下しているとも判断できる。たまたま高いときに検査されたとすれば解釈できる。

> **この症例で学べたこと**
> 1. 副腎皮質ホルモン低下により，低Na血症および高K血症を呈した。
> 2. 副腎皮質ホルモン投与により，低Na血症および高K血症は改善した。
> 3. 断片的な副腎皮質ホルモン値では，全体的な分泌量を反映しないことがある。
> 4. アルコール性肝障害患者が禁酒すると，一時的にALTの値が高くなる。

症例36　80代男性，意識消失にて入院した

主な検査の読み方

❶ Na，K

−130病日，Kが5.1 mmol/Lと高いが，原因ははっきりしない。Na，Clは基準範囲内で大きな問題はない。

1病日，Na，K，Clともに基準範囲内で問題ない。Na，Clともに3病日から上昇しているが，Na上昇に対してKは低下していないので，レニン−アルドステロン系のホルモンは関与していない。

Naの上昇は，脱水もしくはNa過剰投与を考慮する必要がある。アルブミンおよびヘモグロビンはNaが上昇しても低下しており，脱水は考えにくい。一方，UNは軽度上昇しているがクレアチニンは低下しており，逆に変動しているので脱水の判断は難しい。

一方，腎臓におけるNaの排泄量は，6病日152 mmol/day，7病日570 mmol/

症例36 80代男性，意識消失にて入院した

生化学	−130	1病日 13:28	1 19:35	1 23:44	2	3	4	6	8	10	11	17	基準範囲
TP		6.5			5.5	5.5	5.4	5.4	5.4	5.3		4.9	6.5-8.0 g/dL
Alb	3.8	3.7			3.2	3.0	2.8	2.8	2.7	2.7		2.5	4.0-5.0 g/dL
UN	10	16	15	15	18	22	18	28	22	21	25	30	8-21 mg/dL
Cre	0.80	0.71	0.66	0.74	0.83	0.60	0.49	0.58	0.61	0.58	0.56	0.45	0.63-1.05 mg/dL
UA		5.5					2.6	3.5		2.4			3.8-8.0 mg/dL
T-Cho	145							95					128-219 mg/dL *
AST	38	25	34		25	23	29	43	64	24	21	24	11-28 U/L
ALT	71	23			19	14	20	52	95	49	41	48	9-36 U/L
γGT	98	8					15	21	30	22	20		13-70 U/L
T-Bil	1.17	0.60	0.82		0.66	0.92	0.87	0.89	1.31	0.86	0.78		0.30-1.40 mg/dL
D-Bil		0.15						0.20	0.30				0.10-0.40 mg/dL
ALP	490	270					188	202	268	234	219		115-330 U/L
LD	172	194	261				229	320	592	525	492	360	120-230 U/L
CK		93	75				83	62	108		133		43-272 U/L
AMY		83					64	82	104		112		44-127 U/L
P-AMY		53											22-55 U/L
ChE	259	221							178		180		195-466 U/L
Na	137	138	138	136	137	143	149	161	160	156	154	149	136-145 mmol/L
K	5.1	4.1	3.8	4.6	4.6	3.6	3.1	3.1	4.1	3.5	4.0	3.7	3.4-4.5 mmol/L
Cl	100	103	102	103	102		115	127		116	116	106	100-108 mmol/L
Ca		8.4					7.7	7.6	7.6	7.9	7.8		8.7-10.3 mg/dL
補正 Ca		9.0					8.7	8.8	8.8	9.1	9.0		8.7-9.9 mg/dL
P							1.4	2.3	3.5	2.9	2.9		2.5-4.6 mg/dL
Glu		154	336	272	254	209			220				75-110 mg/dL
CRP	0.29	0.12			4.79	12.16	10.32	4.47	3.81		4.13	2.66	<0.10 mg/dL
Mg													1.8-2.3 mg/dL
HbA1c						6.1							4.3-5.8%

血算	−130	1病日	1	1	2	3	4	6	8	10	11	17	基準範囲
白血球		8.21	14.80	13.97	10.65	11.86	9.76	8.00	8.59	9.67	8.77	6.02	2.97-9.13×10³/μL
好中球(Band)							0	1			4		0-15%
好中球(Seg)							91	90			85		28-68%
好中球(B+S)		45.0			89.1	87.0			78.3	83.5		88.8	42-75%
リンパ球		49.3			6.7	8.3	5	6	18.0	12.4	11	8.0	17-57%
単球		5.1			4.2	4.7	4	3	3.6	3.8	0	2.3	0-10%
好酸球		0.4			0.0	0.0	0	0	0.1	0.3	0	0.7	0-10%
好塩基球		0.2			0.0	0.0	0	0	0.0	0.0	0	0.2	0-2%
異型リンパ球							0	0			0		0%
後骨髄球							0	0			0		0%
骨髄球							0	0			0		0%
赤芽球							0	0			0		0%
赤血球		3.91	3.82	3.27	3.15	2.68	2.67	2.79	3.04	2.8	2.47	2.49	4.14-5.63×10⁶/μL
ヘモグロビン		11.4	11.0	9.4	8.9	7.7	7.7	8.0	8.7	7.9	7.0	7.0	12.9-17.4 g/dL
ヘマトクリット		35.8	34.6	30	28.2	24.2	24.4	26.2	28.8	26.4	23.4	24.3	38.6-50.9%
MCV		91.6	90.6	91.7	89.5	90.3	91.4	93.9	94.7	94.3	94.7	97.6	84.3-99.2 fL
MCH		29.2	28.8	28.7	28.3	28.7	28.8	28.7	28.6	28.2	28.3	28.1	28.2-33.8 pg
MCHC		31.8	31.8	31.3	31.6	31.8	31.6	30.5	30.2	29.9	29.9	28.8	32.2-35.5%
血小板		16.4	13.6	13.6	12.7	9.8	10.3	13.4	12.7	14.1	15.4	23.9	14.3-33.3×10⁴/μL

凝固・線溶	−130	1病日	1	1	2	3	4	6	8	10	11	17	基準範囲
PT		13	13.9	14.7	14.4	13.7	12.7	13.7			13.8		正常対照±10%
PT-INR		1.08	1.16	1.23	1.20	1.14	1.05	1.14			1.10		0.85-1.15
APTT		29.7	29.1	27.9	28.3	30.2	27.3	28.4			28.6		23.0-38.0 sec
フィブリノゲン		257.8	181.2	166.6	212.9		443.0	435.3					180-350 mg/dL
D-dimer		63.9	148.1	80.4	49.6	7.8	2.6	3.9			3.8		≤1.0 μg/mL
AT		91.4	91.7	79.1	83.5								80-120%

動脈血ガス	−130	1病日	1	1	2	3	4	6	8	10	11	17	基準範囲
酸素濃度(FiO₂)		0.50			0.50	0.30	0.30						
呼吸器		SIMV			SIMV	SIMV	SIMV						
PEEP		5			5	5	5						cm
pH		7.325			7.505	7.481	7.493	7.476					7.340-7.450
PaCO₂		34.5			31.3	33.5	34.7	35.9					32.0-45.0 mmHg
PaO₂		212.0			145.0	163.0	112.0	80.2					75.0-100.0 mmHg
HCO₃		17.5			24.5	24.7	26.4	26.1					22-28 mmol/L

SIMV：Synchronized intermittent mandatory ventilation
*：病態基準範囲

症例36 （続き）

尿（試験紙法）	6病日	7	10	12	13	基準範囲
pH	5.5	7.5				5.0-8.5
比重	1.015	1.015				1.005-1.030
蛋白	15	15				0 mg/dL
糖	0.5	−				0 mg/dL
ケトン	−	−				−
ビリルビン	−	−				−
潜血	3+	2+				−
亜硝酸塩	−	−				−
ウロビリノゲン	0.1	1.0				0.0-1.0 EU/dL
WBC	−	−				−
色	黄色	黄色				−
混濁	1+	−				−

尿沈渣	6病日	7	10	12	13	基準範囲
赤血球	>100	31-50	−	−	−	≤5/HPF
白血球	1-2	1-2	−	−	−	≤5/HPF
扁平上皮	−	−	−	−	−	
移行上皮	±	−	−	−	−	
尿細管上皮	±	1+	−	−	−	
脂肪滴	−	−	−	−	−	
硝子円柱	−	1+	−	−	−	
顆粒円柱	−	1+	−	−	−	
ろう様円柱	−	−	−	−	−	
上皮円柱	−	1+	−	−	−	
赤血球円柱	−	−	−	−	−	
白血球円柱	−	−	−	−	−	
細菌	−	−	−	−	−	
真菌	−	−	−	−	−	

尿化学	6病日	7	10	12	13	基準範囲
U-Cre	1.18	1.05	1.05	1.21	1.68	1.0-1.5 g/day
U-UN	16.5		17.3	22.0	22.9	15-30 g/day
U-Ca		0.35	0.30			0.1-0.3 g/day
U-iP		0.44	0.51			0.5-2.0 g/day
U-Na	152	570	151	141	112	70-250 mmol/day
U-K	116	107	65	66	69	25-100 mmol/day
U-Cl	231	600	144	140	104	70-250 mmol/day
U-TP	462					25-75 mg/day
U-Alb	318					<30 mg/day
U-β_2ミクログロブリン		15743	4213			30-370 μg/day
尿量	2720	3798	2254	1965	1965	mL/day

ホルモン	3病日	7				基準範囲
COR		27.2				5-15 μg/dL
ALD		41.8				35.7-240.0 pg/mL
ACTH		33.9				7.2-63.3 pg/mL
レニン		3.9				0.2-3.1 ng/mL/h
AG		0.61				<0.35 ng/mL
FT_3	1.77					2.3-4.0 pg/mL
FT_4	1.34					1.0-2.0 ng/dL
TSH	0.023					0.2-4.0 μIU/mL

day，10病日151 mmol/dayと，7日目は著しく増加しており，Na負荷過剰の可能性が高い．

❷ Ca，P

Ca，Pは基準範囲内にあり，特記すべき所見はない．

13 項目の解釈

1. **栄養状態はどうか**　albumin, total cholesterol, cholinesterase

　　　　1 病日にアルブミンが 3.7 g/dL と軽度低下しているが，−130 病日のアルブミンと同程度である．またコリンエステラーゼが 221 U/L と基準範囲内にあり，栄養状態のよい患者が入院してきた．腎機能に問題なく UA が基準範囲内にあることも栄養状態のよいことを示している．アルブミンの軽度低下は，80 歳代の年齢も考慮しなければならない．

　　　　また，総蛋白－アルブミンは開大しておらず，γ グロブリンの増加がないので，慢性炎症性疾患は考えにくい．

2. **全身状態の経過はどうか**　albumin, platelet

　　　　アルブミンは，入院後急速に低下し，患者は悪化している．CRP が 3, 4 病日に 12.16 mg/dL, 10.32 mg/dL と上昇しており，急性炎症によるアルブミン消費亢進が考えやすい．6 病日以降は炎症所見の改善にもかかわらず，低下が継続している．炎症以外で患者の病態が悪化している可能性がある．

　　　　血小板は 3 病日まで減少しており，4 病日からは増加に転じている．血小板から見る限り（血管内炎症の程度で判断），患者は 3 病日まで悪化し，4 病日から改善している．

3. **細菌感染症はあるのか**　left shift

　　　　4 病日には，白血球分画の桿状核球が 0% であるので左方移動はなく，細菌感染症がない．1～2 病日にかけて白血球が増加しているが，目視での白血球分画が計測されていないため，細菌感染症の有無の判断は難しい．CRP を考慮すると，細菌感染症があっても軽症と判断できる．

　　　　1 病日 13：28 の白血球数および CRP は基準範囲内であり，その後上昇している．CRP からは，発症して間もなく来院したと考えられる．急性炎症性疾患をまず考えなければならない．

4. **細菌感染症の重症度は**　left shift, CRP, white blood cell

　　　　1～3 病日には，目視にて白血球分画を行っていないので，細菌感染の重症度は判断できない．ただ，4 病日に桿状核球が 0% であるので，1～3 病日に白血球は基準値を超えているが，左方移動のある可能性は低い．白血球の変動は，何らかの刺激によって滞留プールの好中球が血中に供給され，好中球を消費する細菌感染症がないので基準範囲に戻ったと理解できる．

5. **敗血症の有無**　platelet, fibrinogen

　　　　血小板は 1～3 病日，フィブリノゲンは 1 病日にそれぞれ低下しており，血管内炎症を疑わせ，細菌感染症があれば敗血症を否定できない．しかし，細菌感染症がないので敗血症は否定的である．局所的な血小板およびフィブリノゲン低下とすれば，出血の可能性がある．

6 **腎臓の病態**　creatinine, UN, UA, urinalysis, Ca, P

　　クレアチニンは1病日に0.71 mg/dLで，徐々に低下し，17病日に0.45 mg/dLになった。短期間でUAが低下しているのは，食事摂取ができなかったことと点滴などによる糸球体濾過量増加による。

　　UNは，クレアチニンとは逆の動きを呈し，上昇している。UNとクレアチニンに乖離があり，消化管出血もしくは蛋白異化亢進を考慮する必要がある。消化管出血には，ヘモグロビン低下からも考慮する必要がある。しかし，UNは持続性に上昇しており，消化管出血による上昇は通常一過性であるため，消化管出血が継続していることになる。ヘモグロビンは低下傾向にあるが，出血量が増しているとは考えにくく，UN上昇を消化管出血のみで説明するのは難しい。

　　所見はあるが，腎機能に大きな問題はない。

7 **肝臓の病態**　ALT, AST, T. Bil, D. Bil, albumin, total cholesterol, cholinesterase

　　−130病日にALTが71 U/Lと軽度上昇していることからは，ウイルス性肝炎もしくは脂肪肝などを考慮する必要がある。コレステロールは基準範囲内であるが低値であり，脂肪肝は考えにくい。

　　1病日，ALTは基準範囲内であり肝細胞傷害はない。6〜17病日にかけて，軽度のALT上昇を認める。AST＜ALTでマイルドな肝細胞傷害と考えられる。薬剤性肝障害としては改善が早く，一過性で軽度のうっ血肝なども考慮する必要がある。総ビリルビン値は，8病日に1.31 mg/dLと一時的に高値となるが，ほぼ基準範囲内にあり，肝代謝能に大きな問題はない。アルブミンおよびコリンエステラーゼの低下からは，食事摂取を含めた肝合成能の低下も考慮しなければならない。

　　所見はあるが，肝機能に大きな問題はない。

8 **胆管の病態**　ALP, γGT, D. Bil

　　−130病日，γGTおよびALPが高値である。ALTが71 U/Lと軽度高値であり，肝細胞傷害に伴う上昇と考えてもよいが，γGTおよびALPが高いように思われる。根拠には乏しいが，薬剤性肝障害に伴う上昇も考慮する必要がある。

　　1病日からは，8病日の総ビリルビンを除いて，総ビリルビン，γGTおよびALPは基準範囲内にあり，胆管・胆道の閉塞所見はない。

　　入院後は，胆管・胆道系に大きな問題はない。

9 **細胞傷害**　LD, CK, ALT, AST, amylase

　　−130病日，LDは基準範囲内であり，細胞傷害はない。

　　1病日19：35，LDは軽度上昇している。CK上昇を伴っていないので，心筋および骨格筋細胞傷害ではない。6病日からASTおよびALTの上昇があるが，LD上昇を肝細胞傷害のみでは説明できない。直接ビリルビンに変化がないのに総ビリルビンが高めに推移しており，溶血があるかもしれない。LD高値に関しては，傷害細胞の推定が難しい。

10 貧血　　Hb, MCV, haptoglobin, reticulocyte, erythropoietin

ヘモグロビンは，1病日 11.4 g/dL から 17 病日 7.0 g/dL まで急速に低下している。正球性貧血であるので，出血もしくは溶血を考慮しなければならない。MCV は 4 病日まで 89〜92 fL と推移しているが，6 病日からは上昇しており，輸血の可能性はあるものの，MCV が 90 fL を超えて上昇している点は輸血を支持しない。UN の上昇は軽度で大量の消化管出血は考えにくいが，少量であれば否定できない。また，総ビリルビンが上昇しており，溶血の可能性も否定できない。

11 凝固・線溶の異常　　PT, APTT, fibrinogen, D-dimer, AT

1〜2 病日にかけて，PT 延長およびフィブリノゲンの低下を認めるので，凝固因子の消費亢進が生じる病態，pre DIC（もしくは DIC）状態を考慮しなければならない。フィブリノゲンから解釈すると，2 日目からこれらの病態は回復に向かった。

1〜2 病日に D-dimer が著しく上昇し，3 病日には 7.8 μg/mL と低下している。hyperfibrinolytic state＋fibrinolytic shutdown の所見がある。CRP の変動から，発症早期に D-dimer が上昇しているので，多発外傷・骨折などを考慮する必要がある。

12 電解質異常　　Na, K, Cl, Ca, P, Mg

Na 上昇が 3 病日から認められる。クレアチニン，尿化学などからは，脱水よりは Na 過剰投与が考えやすい。

13 動脈血ガス

❶ pH からアシデミアもしくはアルカレミアを判断する

1 病日，pH 7.325 でアシデミアがある。

❷ 呼吸性か代謝性かを判断する

HCO_3＝17.5＜24 mmol/L であり，代謝性アシドーシスを認める。

❸ Anion gap を求める

$Na-(Cl+HCO_3)=138-(103+17.5)=17.5$ mmol/L である。アルブミンが 3.7 g/dL であるので補正を行うと，補正 Anion gap＝Anion gap＋(2.5〜3.0)×(4.0−アルブミン値)＝17.5＋(2.5〜3.0)×0.3＝18.25〜18.40＞14.0 であり，Anion gap が開大する代謝性アシドーシスがある。

❹ 補正 HCO_3 値から，代謝性アルカローシスを判断する

補正 HCO_3＝HCO_3＋（補正 Anion gap−12）＝17.5＋(18.40−12)＝23.9＜26 mmol/L より代謝性アルカローシスはない。

❺ 一次性酸塩基平衡に対する代償性変化を判断する

代謝性アシドーシスに対して，ΔPa_{CO_2}＝(1.0〜1.3)×ΔHCO_3＝(1.0〜1.3)×(24−HCO_3)＝(1.0〜1.3)×6.5＝6.50〜8.45 mmHg となり，40−(6.50〜8.45)＝32.55〜33.5 mmHg まで代償範囲内である。Pa_{CO_2}＝34.5 mmHg で，代償範囲内の呼吸性アルカローシスがある。

❻ 総合的に判断する

代謝性アシドーシス＋代償性呼吸性アルカローシスの所見である。

簡易 $AaDO_2=[(大気圧-47)×FiO_2-Pa_{CO_2}/0.8]-Pa_{O_2}=[(705-47)×0.5-34.5/0.8]$
$-212=73.875$ となり，酸素化障害がある．大気圧＝705 mmHg(松本市)，$FiO_2=$
0.5 にて計算した．

14 その他の検査

尿検査では，6病日の尿はpH 5.5と酸性である．6病日の動脈血ガス分析では，アルカレミア(呼吸性アルカローシス＋代謝性アルカローシス)があるので，酸性尿の説明が難しい．潜血および蛋白尿は糸球体障害を疑わせる．7病日には顆粒円柱および上皮円柱も出現しており，尿細管上皮細胞傷害を示唆している．7，10病日の$β_2$ミクログロブリン高値も尿細管傷害を支持している．

尿化学では，Naの1日排泄量は基準範囲もしくはそれよりも多いので，腎におけるNa排泄量は保たれている．

総合解釈

CRPから判断すると，急性炎症の発症後まもなく入院してきたと考えられる．CRPからは，中等度の炎症性疾患が考えられる．

白血球数およびその分画からは，細菌感染症があった可能性は低い．ただし，細菌感染症とすると，抗菌薬投与により急速に改善する尿路感染症が考えやすいが，6病日の尿所見では白血球がほとんど認められず考えにくい．

クレアチニンからは糸球体濾過量は十分に保たれており，腎における1日Na排泄量からはNa排泄に問題はなく，過剰なNaCl負荷による高Na血症が考えやすい．

1病日から細胞傷害が認められるが，心筋細胞，骨格筋細胞もしくは肝細胞以外の細胞傷害が考えられる．ヘモグロビン低下を合わせると，溶血は考慮する必要がある．

クレアチニンが低下しているがUNは上昇しており，両者の差が徐々に開大している．蛋白異化亢進よりも，動脈内脱水(動脈内血液量減少)にて腎におけるUNの再吸収が増加した病態が考えられる．ループ利尿薬による利尿作用により，同様の機序にてUNとクレアチニンの乖離が生じるが，腎臓での水分とともにNa，Kも排泄されるので，Na，Kは上昇しない．しかし，他の作用による利尿薬が使用された可能性は否定できない．

1病日に血小板およびフィブリノゲンの低下を認め，両者の消費が亢進される病態がある．ただ，フィブリノゲンは2病日には増加し，凝固因子の消費亢進は1病日だけであった．発症直後からD-dimerが著しく高値で，その後急速に低下しており，多発外傷が考えやすい．

診断と臨床経過

診断 多発頭蓋骨骨折，急性硬膜下血腫

1病日12：40，約1mの高所から地面に後頭部から転落した．後頭部に腫脹，右耳から出血を認めた．救急車にて来院したが，救急車内で頻回に嘔吐あり，血液が混

じっていた。

　頭部 CT にて両側大脳，小脳にくも膜下出血や挫傷あり．また両側の後頭骨や側頭骨に複数の骨折を認めた．開頭術を施行し，血腫の除去を行った．

　脳圧を低下させるために，浸透圧利尿薬を点滴にて使用した．

■ 臨床経過を加えた考察

　多発頭部外傷で開頭術を行い，浸透圧利尿薬を使用した症例である．クレアチニンおよび UN の乖離は，利尿薬による利尿によって，動脈系の血管内脱水が生じ，腎での UN の再吸収が亢進することで説明がつく．

　CRP も細菌感染症を伴わない多発頭部外傷であれば，1 病日 12：40 の発症で説明がつく．

　浸透圧利尿のために，高 Na 血症となっているが，Na の過剰投与もその原因の一つと考えられる．

　頭部外傷に伴い，出血があったとすると貧血の説明もでき，一過性のフィブリノゲンと血小板減少も外傷の所見で説明がつく．

　発症当初からの D-dimer 上昇と急速な低下は，頭部外傷に伴う骨折により生じたと考えてよい．

この症例で学べたこと

1. 浸透圧利尿薬投与による高 Na 血症所見．
2. 利尿薬により動脈内脱水（動脈内循環血液量減少）が生じ，UN とクレアチニンの開大が生じた．
3. 頭部外傷に伴う hyperfibrinolytic state ＋ fibrinolytic shutdown の所見．
4. 頭部外傷に伴う出血性貧血．
5. 頭部外傷での CRP の上昇程度（細菌感染症に比べ低い）．

文献
1) 黒川清：水・電解質と酸塩基平衡 —— step by step で考える，改訂第 2 版．南江堂，2004
2) 白髪宏司：血液ガス・酸塩基平衡に強くなる —— 数値をすばやく読み解くワザと輸液療法の要点がケース演習で身につく．羊土社，2013

XIII

動脈血ガス

動脈血ガス分析において，$Paco_2$により呼吸性アシドーシスと呼吸性アルカローシスに，HCO_3により代謝性アシドーシスと代謝性アルカローシスに分類する。ただ，$Paco_2$の基準範囲は 32.0〜45.0 mmHg，HCO_3 は 22.0〜28.0 mmol/L と幅があり，これらをもとに呼吸性と代謝性の関連を考察するのは難しい。

そこで，動脈血ガス分析は，黒川清著『水・電解質と酸塩基平衡——step by step で考える（改訂第 2 版）』[1]の方法をお奨めする ▶表XIII-1。すなわち，$Paco_2$ の基準を 40.0 mmHg として，呼吸数減少で 40.0 mmHg 以上であれば呼吸性アシドーシス，呼吸数増加で 40.0 mmHg 未満になれば呼吸性アルカローシスと判断する。HCO_3 は 24.0 mmol/L を基準に，24.0 mmol/L 未満であれば代謝性アシドーシス，24.0 mmol/L 以上であれば代謝性アルカローシスと判断する。

慢性呼吸器疾患などの呼吸性アシドーシスによりアシデミアが生じれば，アシデミアを是正する代償作用として，腎臓は HCO_3 産生を増加させて，代償性代謝性アルカローシスを呈する。一方，ショックなどにより体に酸性物質が生じると（代謝性アシドーシス），酸性物質を中和するために HCO_3 が消費されアシデミアが生じる。このアシデミアを是正するために，肺は頻呼吸となり代償性呼吸性アルカローシスを呈する。したがって，肺と腎臓は互いに代償性に補い，アシデミアもしくはアルカレミアを是正しようとしている。

1 pH からアシデミアもしくはアルカレミアを判断する

pH 7.40 未満であればアシデミア，pH 7.40 以上であればアルカレミアとする。

2 呼吸性か代謝性かを判断する

① アシデミアかつ HCO_3＜24 mmol/L の場合，代謝性アシドーシスが一次変化である。
② アシデミアかつ $Paco_2$≧40 mmHg の場合，呼吸性アシドーシスが一次変化である。
③ アルカレミアかつ HCO_3≧24 mmol/L の場合，代謝性アルカローシスが一次変化である。
④ アルカレミアかつ $Paco_2$＜40 mmHg の場合，呼吸性アルカローシスが一次変化である。
⑤ アシデミア，HCO_3＜24 mmol/L かつ $Paco_2$≧40 mmHg の場合，代謝性アシドーシスを一次変化として考察する。
⑥ アルカレミア，HCO_3≧24 mmol/L かつ $Paco_2$＜40 mmHg の場合，代謝性アルカ

> **表XIII-1 動脈血ガス値の読み方の実際**
>
> **Step 1**
> pHからまずacidemiaがあるのか，alkalemiaがあるのかを判定する。
>
> **Step 2**
> acidemiaあるいはalkalemiaはHCO₃の変化（代謝性）によるものか，P_{CO_2}の変化（呼吸性）によるものかを判定する。
>
> **Step 3**
> anion gapを計算する。これが上昇していれば代謝性アシドーシスが存在する。anion gapが上昇していれば，さらに補正HCO₃⁻を計算する。この値が26 mEq/L以上であれば，実測のHCO₃⁻は低くても代謝性アルカローシスもあることを意味している。
>
> **Step 4**
> 代償性変化が一次性の酸塩基平衡異常に対し予測された範囲にあるかどうかを判定する。この代償性変化が予測範囲をはずれている場合は，他の酸塩基平衡の異常な病態も存在していることを意味する。
>
> **Step 5**
> Step 1〜3よりどのような病態が，なぜ生じているのかを，病歴・現症から判定し，次の検索をすすめ，適正な治療方針を設定する。

黒川清：SHORT SEMINARS 水・電解質と酸塩基平衡, pp122-123, 南江堂, 1996より許諾を得て抜粋し転載

ローシスを一次変化として考察する。

3　Anion gap を求める

Anion gap＝Na－(Cl＋HCO₃)

アルブミンで補正する。

補正 Anion gap＝Anion gap＋(2.5〜3.0)×(4.0－アルブミン値)

① 補正 Anion gap≧14 mmol/L……Anion gapが開大する。
　Anion gapが開大する代謝性アシドーシスが存在する。

② 補正 Anion gap＜14 mmol/L……Anion gapが開大しない。
　Anion gapの開大しない代謝性アシドーシスがある。
　・消化管からのHCO₃の喪失（腸炎，下痢など）
　・腎臓におけるHCO₃再吸収障害（尿細管性アシドーシスなどの尿細管病変）

4　補正 HCO₃ 値から，代謝性アルカローシスを判断する

補正 HCO₃＝HCO₃＋(補正 Anion gap－12)＞26 mmol/L になれば，代謝性アルカローシスがある。

5 一次性酸塩基平衡に対する代償性変化を判断する

1 代謝性アシドーシスが一次変化の場合

下記の式で求められる $Paco_2$ の変化以内であれば，代謝性アシドーシスに対する代償性変化となる。それ以上変化すれば呼吸性アルカローシスも存在する。

【計算式】

$\Delta Paco_2 = (1.0 〜 1.3) \times \Delta HCO_3$

$\Delta HCO_3 = 24 - HCO_3$

【その他の成立する法則】

① 代償性変化は $Paco_2 > 15$ mmHg である。

② 呼吸性代償（代償性呼吸性アルカローシス）が正常に機能していれば

pH 7.〇〇において，〇〇＝$Paco_2$

$Paco_2 = 16 + HCO_3$

が成立する[2]。

2 呼吸性アシドーシスが一次変化の場合

下記の式で求められる HCO_3 の変化以内であれば，呼吸性アシドーシスに対する代償性変化となる。それ以上変化すれば代謝性アルカローシスも存在する。

A 急性呼吸性アシドーシス

【計算式】

$\Delta HCO_3 = 0.1 \times \Delta Paco_2$

【その他の成立する法則】

① 代償性変化は $HCO_3 < 30$ mmHg である。

② 数分で生じる細胞内緩衝では，代償性変化は $HCO_3 \pm 4$ mmol/L 以内である。

B 慢性呼吸性アシドーシス

【計算式】

$\Delta HCO_3 = 0.35 \times \Delta Paco_2$

【その他の成立する法則】

① 代償性変化は $HCO_3 < 42$ mmHg である。

② 2〜5日で生じる腎臓での緩衝では，代償性変化は $HCO_3 \pm 10$ mmol/L 以内である。

3 代謝性アルカローシスが一次変化の場合

下記の式で求められる $Paco_2$ の変化以内であれば，代謝性アルカローシスに対する代償性変化となる。それ以上変化すれば呼吸性アシドーシスも存在する。

【計算式】
$$\Delta Pa_{CO_2} = (0.5〜1.0) \times \Delta HCO_3$$
$$\Delta HCO_3 = HCO_3 - 24$$

【その他の成立する法則】
① 代償性変化は $Pa_{CO_2} < 60$ mmHg である。
② 呼吸性代償(代償性呼吸性アシドーシス)が正常に機能していれば
　　pH 7.○○において，○○＝Pa_{CO_2}
　　$Pa_{CO_2} = 16 + HCO_3$
が成立する[2]。

4 呼吸性アルカローシスが一次変化の場合

下記の式で求められる HCO_3 の変化以内であれば，呼吸性アルカローシスに対する代償性変化となる。それ以上変化すれば代謝性アシドーシスも存在する。

A 急性呼吸性アルカローシス
【計算式】
$$\Delta HCO_3 = 0.2 \times \Delta Pa_{CO_2}$$

【その他の成立する法則】
代償性変化は $HCO_3 > 18$ mmHg である。

B 慢性呼吸性アルカローシス
【計算式】
$$\Delta HCO_3 = 0.5 \times \Delta Pa_{CO_2}$$

【その他の成立する法則】
代償性変化は $HCO_3 > 12$ mmHg である。

6 総合的に判断する

症例 37　70 代女性，全身倦怠感と全身のしびれにて入院した

主な検査の読み方

❶ pH からアシデミアもしくはアルカレミアを判断する

1 病日 14：40，pH 7.503 でアルカレミアがある。

❷ 呼吸性か代謝性かを判断する

HCO_3＝29.3＞24 mmol/L で代謝性アルカローシス，$Paco_2$＝37.6＜40 mmHg で呼吸性アルカローシスが共存する。代謝性，呼吸性のどちらが一次変化であるか判断が難しい。呼吸性アルカローシスは過呼吸で容易に生じ，代謝性アルカローシスは少なくとも数時間を要する。代謝性アルカローシスを一次変化として考察する。

❸ Anion gap を求める

$Na-(Cl+HCO_3)$＝137－(96＋29.3)＝11.7 mmol/L である。アルブミンが 4.7 g/dL であるので補正を行うと，補正 Anion gap＝Anion gap＋(2.5〜3.0)×(4.0－アルブミン値)＝11.7＋(2.5〜3.0)×(－0.7)＝9.60〜9.95 であり，Anion gap は開大していない。

❹ 補正 HCO_3 値から，代謝性アルカローシスを判断する

代謝性アシドーシスがないので補正する必要がない。HCO_3 値＝29.3＞26 mmol/L であり，代謝性アルカローシスがある。

❺ 一次性酸塩基平衡に対する代償性変化を判断する

代謝性アルカローシスと呼吸性アルカローシスが共存しており，代償は働いていない。

❻ 総合的に判断する

結果的には「代謝性アルカローシス＋呼吸性アルカローシス」の所見である。

呼吸性アルカローシスを主体としても同様な所見になる。代謝性アルカローシスがあり，何らかの要因で代償性呼吸性アシドーシスではなく過換気状態になっている可能性が高い。

簡易 $AaDO_2$＝[(大気圧－47)×FiO_2－$Paco_2$/0.8]－Pao_2＝[(705－47)×0.28－37.6/0.8]－67.3＝69.94 となり，酸素化障害がある。大気圧＝705 mmHg（松本市），鼻カニューラで毎分 2 L の酸素吸入があり FiO_2＝0.28 にて計算した。

症例37　70代女性，全身倦怠感と全身のしびれにて入院した

生化学	－180	1病日	1	2	3	17	31	基準範囲
		14:40	20:06	6:00	6:00			
TP	7.1	7.5		6.8	6.6	6.7	6.9	6.5-8.0 g/dL
Alb	4.7	4.7		4.2	4.2	4.3	4.4	4.0-5.0 g/dL
UN	11	11		9	11	12	13	8-21 mg/dL
Cre	0.48	0.41		0.46	0.51	0.49	0.52	0.45-0.80 mg/dL
UA	4.8	4.4						2.7-5.8 mg/dL
T-Cho	178	172						128-219 mg/dL
AST	36	37		29	23	33	26	11-28 U/L
ALT	38	26		20	18	19	14	7-23 U/L
γGT		46		40				6-30 U/L
T-Bil	1.29	0.93		1.22	1.10	0.93	1.06	0.30-1.40 mg/dL
D-Bil		0.16			0.20			0.10-0.40 mg/dL
ALP		339		297	290			115-330 U/L
LD	293	352		346	289	367	363	120-230 U/L
CK		73		52		104	80	30-165 U/L
CK-MB		13						3-15 U/L
AMY		92		68	80			44-127 U/L
P-AMY		20						22-55 U/L
Na	141	137		138	135	136	134	136-145 mmol/L
K	4.3	2.8		4.6	4.1	4.9	4.7	3.4-4.5 mmol/L
Cl	100	96		98	100	103	100	100-108 mmol/L
Ca		8.3			8.3			8.7-10.3 mg/dL
補正Ca		8.2			8.5			8.7-9.9 mg/dL
P		1.8			3.0			2.5-4.6 mg/dL
Glu	104	174		114	108			75-110 mg/dL
CRP	0.10	0.48		0.37	0.22			<0.10 mg/dL
Mg		2.1						1.8-2.3 mg/dL
トロポニンT		<0.05						<0.1 ng/mL
H-FABP		(＋)						－
BNP					70.6			≦20 pg/mL

尿（試験紙法）	1病日	基準範囲
pH	7.5	5.0-8.5
比重	≦1.005	1.005-1.030
蛋白	－	－（0 mg/dL）
糖	－	－（0 mg/dL）
ケトン	－	－
ビリルビン	－	－
潜血	（±）	－
亜硝酸塩	－	－
ウロビリノゲン	0.1	0.1 EU/dL
WBC	－	－
色	黄色	
混濁	－	

尿沈渣	1病日	基準範囲
赤血球	1-2	≦5/HPF
白血球		≦5/HPF
扁平上皮	（±）	
移行上皮	－	
尿細管上皮	－	
脂肪滴	－	
硝子円柱	－	－
顆粒円柱	－	－
ろう様円柱	－	
上皮円柱	－	
赤血球円柱	－	
白血球円柱	－	
細菌	－	
真菌	－	－

血算	－180	1病日	1	2	3	17	31	基準範囲
白血球		4.97		4.72	4.33	4.84	5.31	3.04-8.72×10³/μL
好中球		77.1		70.2	66			42-75%
リンパ球		14.9		18.6	22.2			17-57%
単球		4.6		6.4	6.5			0-10%
好酸球		2.8		4.2	4.6			0-10%
好塩基球		0.6		0.6	0.7			0-2%
赤血球		4.64		4.25	4.18	4.25	4.29	3.73-4.95×10⁶/μL
ヘモグロビン		14.7		13.2	13.2	13.3	13.5	10.7-15.3 g/dL
ヘマトクリット		44.0		40.6	39.8	41.0	40.9	33.6-45.1%
MCV		94.8		95.5	95.2	96.5	95.3	80.4-101.0 fL
MCH		31.7		31.1	31.6	31.3	31.5	25.5-34.6 pg
MCHC		33.4		32.5	33.2	32.4	33.0	30.8-35.4%
血小板		12.3		14.0	14.6	15.1	14.4	13.7-37.8×10⁴/μL

凝固・線溶	－180	1病日	1	2	3	17	31	基準範囲
PT	27.8	18.3		18.8	19.1	22.5	20.9	正常対照±10%
PT-INR	2.27	1.62		1.65	1.69	1.99	1.85	0.85-1.15
APTT		42.5		40.8	40.6			23.0-38.0 sec
フィブリノゲン		380.4		348.9				180-350 mg/dL
D-dimer		1.1						≦1.0 μg/mL
トロンボテスト	7.6					10.5	13.7	>60%

動脈血ガス	－180	1病日	1	2	3	17	31	基準範囲
酸素		N 2L	N 2L	N 2L				
pH		7.503	7.484	7.454				7.34-7.45
PaCO₂		37.6	38.2	40.1				32-45 mmHg
PaO₂		67.3	71.4	89.4				75-100 mmHg
HCO₃		29.3	28.4	27.7				22-28 mmol/L

N 2L：鼻カニューラにて毎分2Lの酸素吸入

13 項目の解釈

1. **栄養状態はどうか**　albumin, total cholesterol, cholinesterase

    1病日は，アルブミン 4.7 g/dL および総コレステロール 172 mg/dL と基準範囲内であり，CRP は 0.48 mg/dL（3病日にも 0.22 mg/dL）で炎症反応に乏しく，栄養状態のよい患者が入院した。尿酸 4.4 mg/dL およびヘモグロビン 14.7 g/dL も栄養状態はよいことを示している。

    ただ，70代女性とするとアルブミンが高値で，ヘモグロビンもやや高値であるので，1病日に脱水があるかもしれない。逆に，1病日の尿比重 1.005 以下であるとすると，尿崩症が疑われる。所見に乖離がある。

2. **全身状態の経過はどうか**　albumin, platelet

    1病日に脱水がなければ，2病日にアルブミンは低下し，17病日からは若干であるが上昇している。素直に解釈すれば 2，3病日にやや悪化し，その後改善傾向になったと考えられる。基準範囲内での変化で大きな変化ではないので，変化がないと判断してもよい。

    血小板は 1病日に 12.3 万/μL とやや低いが，その後増加している。有意ととれるか問題があるが，血小板の推移からは改善している。

3. **細菌感染症はあるのか**　left shift

    1病日に白血球は 4,970/μL と基準範囲内で，好中球分画も 77.1% である。目視による白血球分画が行われていないので，左方移動の有無が判断できない。ただ，好中球の変動が少ないこと，好中球分画が 90% 以下より，左方移動のない可能性が高く，細菌感染症は考えにくい。CRP も 1〜3病日で 0.22〜0.48 mg/dL であり，細菌感染症は否定される。

4. **細菌感染症の重症度は**　left shift, CRP, white blood cell

    目視による白血球分画が行われておらず正確に判断できないが，細菌感染症がない可能性が高い。細菌感染症がなければ判断する必要がない。

5. **敗血症の有無**　platelet, fibrinogen

    血小板だけから判断すると，1病日に 12.3 万/μL と減少しているので，消費が亢進している可能性がある。フィブリノゲンの低下を伴っていないので，全身性の血管内炎症（DIC や敗血症）の所見ではなく，敗血症は考えにくい。

    上記 3，4 より細菌感染症がないと判断すれば，敗血症は除外される。

6. **腎臓の病態**　creatinine, UN, UA, urinalysis, Ca, P

    クレアチニンと UN は基準範囲内で大きな変化がない。腎機能に問題はない。

7. **肝臓の病態**　ALT, AST, T. Bil, D. Bil, albumin, total cholesterol, cholinesterase

    ALT，AST は基準範囲内を超えてもわずかであり，肝細胞傷害はない。アルブミンおよび総コレステロールも基準範囲内で肝合成能は保たれている。総ビリルビンは 0.93〜1.22 mg/dL と軽度に上昇し，直接ビリルビンが 0.16〜0.20 mg/dL であるので

間接ビリルビンが軽度増加している。ヘモグロビンは2〜31病日でほとんど変化していないので，溶血よりは体質性のビリルビン上昇を考えたい。半年前にすでに総ビリルビンは高値である。

肝機能に大きな問題はない。

8 **胆管の病態**　ALP, γGT, D. Bil

経過を通してALPは基準範囲をわずかに超えることがあるが，上昇傾向を認めず胆管・胆道閉塞は考えにくい。γGTは軽度上昇しており，アルコール摂取もしくは薬剤の影響を考慮する必要がある。

9 **細胞傷害**　LD, CK, ALT, AST, amylase

LDは高値であり，軽度の細胞傷害が認められる。ALTおよびCKはほぼ基準範囲内であるので，肝細胞，心筋細胞および骨格筋細胞以外の細胞傷害がある。傷害細胞の推定は難しいが，-180病日にすでに高値であり，恒常的にLDが高い可能性がある。

10 **貧血**　Hb, MCV, haptoglobin, reticulocyte, erythropoietin

ヘモグロビンは基準範囲内であり，貧血はない。1〜2病日にかけてヘモグロビンの低下があり，出血もしくは溶血がある可能性はあるが，1病日に脱水の可能性もあり判断は難しい。

UNの変動に乏しく，消化管出血は考えにくい。

11 **凝固・線溶の異常**　PT, APTT, fibrinogen, D-dimer, AT

PT-INRが1.62〜1.99でPTは延長しており，トロンボテストも10.5〜13.7％と低下している。APTTも軽度に延長しているが，PT優位であり，ワルファリンを使用している可能性がある。フィブリノゲン低下が認められないこと，CRP，血小板数の推移からは，DICや敗血症などの全身性の血管内炎症は考えにくい。

12 **電解質異常**　Na, K, Cl, Ca, P, Mg

Na-Cl=HCO$_3$+Anion gap=41 mmol/L（通常35〜40）であり，HCO$_3$が上昇している。代謝性アルカローシスを念頭に置く必要がある。その後，Na-Clは33〜35 mmol/Lに低下しており，HCO$_3$の減少が示唆される。

1病日にK 2.8 mmol/Lと低下し，動脈血ガス分析では代謝性アルカローシスがある。アルカレミアを代償するために細胞内のH$^+$が血中に出て，代わりに細胞内にK$^+$が入りK低下が生じている。逆にK低下が主体と考えると，低K血症を代償しようと細胞内のK$^+$が血中に出てくる代わりに細胞内にH$^+$が移動するので，血中のH$^+$が減少しアルカレミアとなる。低K血症が主体か，アルカレミアが主体かの判断は難しい。

1病日にPが1.8 mg/dLと低下しているが，原因ははっきりしない。

13 **動脈血ガス**

代謝性アルカローシス+呼吸性アルカローシスがある。

14　その他の検査

尿所見では，pH 7.5 とアルカリ尿であり，アルカレミアを反映している。潜血は（±）であり，明らかな血尿とはいえない。

■ 総合的に判断

この症例においては，低 K 血症およびアルカレミアの所見である。アルカレミアの一次変化が代謝性か呼吸性か迷うが，呼吸性アルカローシスは過換気状態で短時間に生じるので，代謝性アルカローシスが主体と考える。動脈血ガス分析所見がなければ，Na－Cl 上昇が代謝性アルカローシスを示唆している。次に，代謝性アルカローシスと低 K 血症のどちらが主体であるかは問題となる。

体内の K が少ない病態と考えると，消化管からの吸収が悪いか，腎臓での排泄が増加しているかであるが，Na の上昇がはっきりしないので，アルドステロンおよび副腎皮質ホルモンの影響は少ないと考えられる。尿比重からは尿量が多いと判断できるので，利尿薬が関与している可能性がある。フロセミドなどの利尿薬により低 K 血症が生じ，代謝性アルカローシスが生じていれば，種々の所見が合致する。

PT-INR は－180 病日から延長しているが，血小板およびフィブリノゲンの経過からは，血管内炎症（DIC 様の病変）は考えにくく，ワルファリンなどを使用している可能性がある。

■ 診断と臨床経過

診断 低 K 血症

16 年前に僧帽弁狭窄＋三尖弁閉鎖不全にて僧帽弁置換＋三尖弁置換術が行われている。外来にてフロセミド（ラシックス®）60 mg＋トラセミド（ルプラック®）8 mg を内服中であった。

－4 病日から咳嗽が出現しており，－1 病日に増悪していた。1 病日，昼食が食べられなかった。初めて感じる全身の倦怠感およびしびれが出現したため，救急車にて来院した。来院時，しびれ・倦怠感は改善していたが，K が 2.7 mmol/L と低く，入院した。呼吸数は 20 回/分とやや増加していた。

入院して持続点滴に加えて，塩化カリウム（スローケー®）内服を 1,200 mg へ増量した。利尿薬をスピロノラクトン（アルダクトン®）25 mg＋フロセミド 25 mg に変更し，低 K 血症および代謝性アルカローシスは改善した。

■ 臨床経過を加えた考察

弁置換術後の患者でワルファリンが投与されていた。心不全に関してフロセミド（ラシックス®）60 mg＋トラセミド（ルプラック®）20 mg の投与が行われていたが，気道感染を契機に低 K 血症＋代謝性アルカローシスが生じた患者である。

フロセミドでは，ヘンレ係蹄上行脚髄質部に作用して，$Na^+・K^+・2Cl^-$ 共輸送担

体を抑制することにより，Na$^+$，Cl$^-$およびK$^+$の再吸収を抑制し，利尿作用を示す。Naは高値ではないので，アルドステロンおよび副腎皮質ホルモン高値による低K血症は考えにくい。低K血症のため，細胞内からK$^+$が血中に出てきて，代わりにH$^+$が細胞内に入るので，結果的に血中のH$^+$が減少しアルカレミアが生じている。

代謝性アルカローシスの場合，代償性に呼吸性アシドーシスとなり呼吸回数は減少するが，本例では鼻カニューラにて毎分2Lの酸素吸入でも低酸素血症であり，低酸素血症を改善するために頻呼吸になっていた。

PTが延長しているのは，ワルファリン投与によると考察された。

この症例で学べたこと

1. フロセミド＋トラセミドによる低K血症。
2. 低K血症に伴う代謝性アルカローシス。
3. ワルファリン使用時の凝固・線溶検査。

症例38　80代女性，呼吸困難と全身浮腫で入院した

主な検査の読み方

【1病日】

❶ pHからアシデミアもしくはアルカレミアを判断する

pH 7.180でアシデミアがある。

❷ 呼吸性か代謝性かを判断する

Pa$_{CO_2}$＝98.2＞40 mmHgで呼吸性アシドーシスがある。

❸ Anion gapを求める

Na−(Cl＋HCO$_3$)＝139−(96＋35.2)＝7.8 mmol/Lである。アルブミンが4.0 g/dLであるので補正Anion gapを求める必要がない。Anion gapは開大していない。

❹ 補正HCO$_3$値から，代謝性アルカローシスを判断する

Anion gapが開大していないので補正する必要がなく，HCO$_3$＝35.2＞26 mmol/Lより代謝性アルカローシスがある。

症例38　80代女性，呼吸困難と全身浮腫で入院した

生化学	−20	1病日	2	3	4	5	6	7	9	13	基準範囲
TP	7.1	6.8	4.8	4.8	5.4	5.4	5.8	5.7	6.6	6.7	6.5-8.0 g/dL
Alb	3.9	4.0	2.8	2.6	2.9	2.9	3.1	3.1	3.5	3.6	4.0-5.0 g/dL
UN	19	52	49	26	19	13	12	16	19	16	8-21 mg/dL
Cre	0.41	0.65	0.60	0.43	0.37	0.34	0.34	0.36	0.41	0.46	0.45-0.80 mg/dL
eGFR											
UA			6.3	4.0	2.8	2.6			3.6	4.4	2.7-5.8 mg/dL
T-Cho			130	117							128-219 mg/dL *
TG			71	62	58						<150 mg/dL *
AST	26	63	64	30	23	15	13	18	17	13	11-28 U/L
ALT	39	129	112	82	63	47	36	31	25	17	7-23 U/L
γGT	18	92	62	53	48	45	45	43	43	37	9-27 U/L
T-Bil	0.85	1.41	1.37	1.74	2.55	2.11	1.35	1.28	1.43	0.93	0.30-1.40 mg/dL
D-Bil	0.15	0.38									0.10-0.40 mg/dL
ALP	252	285	194	172	177	165	168	164	186	211	115-330 U/L
LD	182	212	220	147	233	154	149	235	166	130	120-230 U/L
CK			28								30-165 U/L
AMY		56	35	40							44-127 U/L
ChE			124	90							195-466 U/L
Na	138	139	141	141	137	139	140	138	137	137	136-145 mmol/L
K	4.1	4.9	3.7	3.2	4.4	4.1	3.8	4.5	4.2	3.8	3.4-4.5 mmol/L
Cl	95	96	99	99	95	95	94	93	93	91	100-108 mmol/L
Ca		8.6	7.2			7.5	7.6	8	8.5	8.6	8.7-10.3 mg/dL
補正Ca		8.9	8.4			8.6	8.6	9	9.2	9.2	8.7-9.9 mg/dL
P			3.4			3.2	3.3	2.9			2.5-4.6 mg/dL
Glu		132	117			103	116	100			75-110 mg/dL
CRP		0.04	0.30	2.37	3.94	2.94	2.15	1.42	1.75	0.28	<0.10 mg/dL
BNP			236.1							39	≤20 pg/mL

血算	−20	1病日	2	3	4	5	6	7	9	13	基準範囲
白血球	4.60	4.96	6.55	7.05	8.95	7.81	6.01	5.88	5.88	4.54	3.04-8.72×10³/μL
好中球			82.8	82.6	81.0	83.1	79.1	75.8	75.8	75.1	42-75%
リンパ球			10.5	10.5	12.1	8.9	12.3	12.6	14.5	15.0	17-57%
単球			6.5	6.9	6.5	6.6	6.1	8.3	8.3	6.1	0-10%
好酸球			0.0	0.0	0.4	1.3	2.2	3.0	3	1.2	0-10%
好塩基球			0.2	0.0	0.0	0.1	0.3	0.0	0.3	0.7	0-2%
赤血球	4.35	4.70	3.81	3.90	4.43	4.33	4.47	4.51	4.75	4.67	3.73-4.95×10⁶/μL
ヘモグロビン	9.6	10.0	8.1	8.1	9.8	9.5	9.9	10.0	10.7	10.3	10.7-15.3 g/dL
ヘマトクリット	34.3	36.2	29.1	29.9	34.7	34.4	36.1	37.0	39.0	39.2	33.6-45.1%
MCV	78.9	77.0	76.4	76.7	78.3	79.4	80.8	82.0	82.1	83.9	80.4-101.0 fL
MCH	22.1	21.3	21.3	20.8	22.1	21.9	22.1	22.2	22.5	22.1	25.5-34.6 pg
MCHC	28.0	27.6	27.8	27.1	28.2	27.6	27.4	27.0	27.4	26.3	30.8-35.4%
血小板	22.2	17.6	14.5	12.8	13.5	13.8	11.6	14.1	17.9	19.9	13.7-37.8×10⁴/μL

凝固・線溶	−20	1病日	2	3	4	5	6	7	9	13	基準範囲
PT			16.5	16.1							正常対照±10%
PT-INR			1.30	1.27							0.85-1.15
APTT			33.8	30.9							23.0-38.0 sec
フィブリノゲン			98.5	200.7							180-350 mg/dL
D-dimer			3.8	2.9							≤1.0 μg/mL
AT			53.3								80-120%

動脈血ガス	−20	1病日	2	3	4	5	6	7	9	13	基準範囲
	11:59	12:18	12:33	13:46	15:35	20:00	6:00	12:40	16:45	11:02	
酸素濃度(FiO₂)	M 5 L/m			0.30	0.30	0.30	0.30	0.21	0.21	0.21	
呼吸器			BiPAP	SIMV	SIMV	SIMV	SIMV	SIMV	SIMV	SIMV	
PEEP			5	5	5	5	5	5	5	5	cm
pH	7.176	7.180	7.177	7.352	7.462	7.443	7.432	7.365	7.381	7.364	7.34-7.45
PaCO₂	100.0	98.2	100.0	63.4	47.7	55.6	55.9	67.8	66.9	70.3	32-45 mmHg
PaO₂	176.0	78.9	79.7	107.0	92.1	124.0	83.5	65.1	72.3	63.9	75-100 mmHg
HCO₃	35.6	35.2	35.7	34.3	33.6	37.4	36.6	37.8	38.8	39.1	22-28 mmol/L
Na	139	138	138	138	138	136	139	139	139	139	136-145 mmol/L
K	4.4	4.5	4.3	4.3	3.8	3.7	3.3	3.4	3.4	3.7	3.4-4.5 mmol/L
Cl	96	96	97	98	99	99	99	98	99	97	100-108 mmol/L

BiPAP：Bilevel positive airway pressure, M 5 L/m：酸素マスクで毎分5Lの酸素投与
SIMV：Synchronized intermittent mandatory ventilation
*：病態基準範囲

症例 38 （続き）

尿（試験紙法）	6 病日	13	16	23	基準範囲
pH	6	7.5	7.5	7.5	5.0-8.5
比重	1.010	1.010	1.010	1.010	1.005-1.030
蛋白	15	30	15	−	−（0 mg/dL）
糖	−	−	−	−	−（0 mg/dL）
ケトン	−	−	−	−	−
ビリルビン	−	−	−	−	−
潜血	2+	2+	±	−	−
亜硝酸塩	−	−	+	−	−
ウロビリノゲン	1	4	4	0.1	0.1 EU/dL
WBC	3+	3+	3+	−	−
色	黄色	黄色	黄色	黄色	
混濁	1+	2+	2+	−	

尿沈渣	6 病日	13	16	23	基準範囲
赤血球	5-10	不明瞭	3-4	<1	≦5/HPF
白血球	51-99	>100	>100	1-4	≦5/HPF
扁平上皮	±	1+	1+	−	
移行上皮	−	−	−	−	
尿細管上皮	−	−	−	−	
脂肪滴	−	−	−	−	
硝子円柱	−	−	−	−	
顆粒円柱	−	−	−	−	
ろう様円柱	−	−	−	−	
上皮円柱	−	−	−	−	
赤血球円柱	−	−	−	−	
白血球円柱	−	−	−	−	
細菌	3+	3+	3+	−	
真菌	−	−	−	−	

❺ 一次性酸塩基平衡に対する代償性変化を判断する

呼吸性アシドーシスに対する代償とすると，$\Delta HCO_3 = [0.1（急性）〜0.35（慢性）] \times \Delta Pa_{CO_2} = (0.1〜0.35) \times (98.2-40) = 5.82〜20.37$ mmol/L であり，$24+(5.82〜20.37) = 29.82〜44.37$ mmol/L までは代償範囲であるが，急性の場合の限度は $HCO_3 = 32$ mmol/L，慢性の場合の限度は $HCO_3 = 42$ mmol/L である．急性呼吸性アシドーシスであれば代償範囲以上の，慢性であれば代償範囲内の代謝性アルカローシスがある．

❻ 総合的に判断する

呼吸性アシドーシス＋代謝性アルカローシスがある．

【4 病日】

❶ pH からアシデミアもしくはアルカレミアを判断する

pH 7.462 でアルカレミアがある．

❷ 呼吸性か代謝性かを判断する

$HCO_3 = 33.6 (\geqq 24)$ mmol/L であり，代謝性アルカローシスがある．

❸ Anion gap を求める

$Na-(Cl+HCO_3) = 138-(99+33.6) = 5.4$ mmol/L である．アルブミンが 2.9 g/dL であるので補正 Anion gap を求める．補正 Anion gap = Anion gap + (2.5〜3.0) × (4.0

－アルブミン値）＝5.4＋(2.5〜3.0)×1.1＝8.15〜8.70 であり，Anion gap は開大していない。

❹ 補正 HCO_3 値から，代謝性アルカローシスを判断する

Anion gap が開大していないので補正する必要がなく，HCO_3＝33.6＞26 mmol/L より代謝性アルカローシスがある。

❺ 一次性酸塩基平衡に対する代償性変化を判断する

代謝性アルカローシスに対して，ΔPa_{CO_2}＝(0.5〜1.0)×ΔHCO_3＝(0.5〜1.0)×(HCO_3－24)＝(0.5〜1.0)×(33.6－24)＝4.8〜9.6 mmHg となり，40＋9.6＝49.6 mmHg まで代償範囲内である。Pa_{CO_2}＝47.7 mmHg で，代償範囲内の呼吸性アシドーシスがある。

❻ 総合的に判断する

代謝性アルカローシス＋代償性呼吸性アシドーシス。

【13 病日】

❶ pH からアシデミアもしくはアルカレミアを判断する

pH 7.364 でアシデミアがある。

❷ 呼吸性か代謝性かを判断する

Pa_{CO_2}＝70.3＞40 mmHg で呼吸性アシドーシスがある。

❸ Anion gap を求める

Na－(Cl＋HCO_3)＝139－(97＋39.1)＝2.9 mmol/L である。アルブミンが 3.6 g/dL であるので補正 Anion gap を求める。補正 Anion gap＝Anion gap＋(2.5〜3.0)×(4.0－アルブミン値)＝2.9＋(2.5〜3.0)×0.4＝3.9〜4.1 であり，Anion gap は開大していない。

❹ 補正 HCO_3 値から，代謝性アルカローシスを判断する

Anion gap が開大していないので補正する必要がなく，HCO_3＝39.1＞26 mmol/L より代謝性アルカローシスがある。

❺ 一次性酸塩基平衡に対する代償性変化を判断する

呼吸性アシドーシスに対する代償とすると，ΔHCO_3＝[0.1(急性)〜0.35(慢性)]×ΔPa_{CO_2}＝(0.1〜0.35)×(70.3－40)＝3.03〜10.605 mmol/L であり，24＋(3.03〜10.605)＝27.03〜34.605 mmol/L までは代償範囲であるが，急性の場合の限度は HCO_3＝32 mmol/L，慢性の場合の限度は HCO_3＝42 mmol/L である。HCO_3＝39.1 mmol/L であり，急性でも慢性呼吸性アシドーシスでも代償範囲以上の代謝性アルカローシスがある。

❻ 総合的に判断する

呼吸性アシドーシス＋代謝性アルカローシス。

13 項目の解釈

1　栄養状態はどうか　albumin, total cholesterol, cholinesterase

1 病日は，アルブミン 4.0 g/dL と基準範囲下限，コリンエステラーゼは 124 mg/

dLと低値である．2病日の総コレステロールは130 mg/dLと，基準範囲内でも低めである．CRPは0.3 mg/dL(3病日にも2.37 mg/dL)で炎症反応が軽度であり，栄養状態がそれほどよくない患者が入院した．

2病日の尿酸は6.3 mg/dLと高値で，腎機能がよいので細胞傷害がなければ栄養状態のよいことを示している．逆に，1病日にヘモグロビンは10.0 g/dLで小球性貧血があり，長期にわたる出血がなければ，慢性炎症あるいは栄養状態の悪いことを示している．

検査値により，栄養状態の評価が異なる．少なくとも著しく栄養状態の悪い患者が入院したわけではない．

2 **全身状態の経過はどうか**　albumin, platelet

アルブミンは入院時から3病日にかけて低下し，以後上昇している．アルブミンからは，全身状態は3病日まで悪化し，4病日から改善している．

血小板も3病日まで減少し，4病日から増加している．血管内炎症を伴う病変であれば，4病日から増加に転じており，血小板からは4病日から患者は改善している．

総合的に，患者は4病日から改善している．

3 **細菌感染症はあるのか**　left shift

1病日に白血球は4,960/μLと基準範囲内で，好中球分画も82.8%と，左方移動がない可能性が高い．目視による白血球分画が検査されていないが，細菌感染症は考えにくい．CRPは4病日の3.94 mg/dLが最高値であり，細菌感染症は否定的である．

4 **細菌感染症の重症度は**　left shift, CRP, white blood cell

目視による白血球分画が検査されていないので正確に判断できない．細菌感染症がない可能性が高く，判断する必要がない．

5 **敗血症の有無**　platelet, fibrinogen

血小板は2病日に14.5万/μLと減少し，消費が亢進している可能性が高い．フィブリノゲンも98.5 mg/dLと低下し，血管内炎症が起こっていると考えたほうがよい．細菌感染症があれば敗血症を疑うが，細菌感染症を伴う敗血症は否定的である．

6 **腎臓の病態**　creatinine, UN, UA, urinalysis, Ca, P

クレアチニンは0.34〜0.65 mg/dLと基準範囲内にあり，糸球体濾過量は保たれており，腎機能に問題はない．UNは−20病日に19 mg/dLであり，1病日に52 mg/dLと上昇している．2〜3病日には急速に回復しており，4病日には基準範囲内になっている．1病日前後に消化管出血が生じた可能性が高い．ヘモグロビンも10.0 g/dLから8.1 g/dLに急速に低下しており，消化管出血を支持する．ただ，すぐに止血したためか，ヘモグロビンは4病日から上昇している．しかし，2〜3病日のヘモグロビン低値は，血管内水分量が多いという因子も加わっている可能性も否定できない．

7 **肝臓の病態**　ALT, AST, T. Bil, D. Bil, albumin, total cholesterol, cholinesterase

1病日，ALTは129 U/Lと高値であるが，13病日には基準値内に戻っているので，一過性に軽度肝細胞傷害が生じた．ALT＞ASTも軽度の肝細胞傷害を支持して

いる．総ビリルビンは0.93〜2.55 mg/dLと軽度に上昇し，1病日は直接ビリルビンが0.38 mg/dLであるので，間接ビリルビンが上昇している．したがって，溶血が否定できない．2，3病日にアルブミンが急速に低下しており，肝合成能低下よりは消費亢進を考えたい．アルブミンは9病日から上昇しているので，肝合成能は特に問題ない．

肝機能に大きな問題はない．

8 胆管の病態　ALP, γGT, D. Bil

経過を通じてALPは基準範囲内であり，胆管・胆道閉塞はない．1病日，γGTは軽度に上昇しているが，その後ALT値と連動しているので，肝細胞傷害に伴うγGT上昇と考えたい．−20病日にはγGTは基準範囲内にあり，アルコールの影響は考えにくい．

胆管・胆道系は特に問題ない．

9 細胞傷害　LD, CK, ALT, AST, amylase

2病日，LDは220 U/Lと基準範囲上限であり，LDの変動からは何らかの細胞傷害があってもごく軽度である．ALTと連動していないので，肝細胞傷害によるLD上昇では説明ができない．CKは2病日しか計測されていないが，逆に低値であり心筋細胞および骨格筋細胞傷害は考えにくい．溶血を含め，他の細胞傷害を考慮しなければならない．

細胞傷害はあるかもしれないが，軽度と考えてよい．

10 貧血　Hb, MCV, haptoglobin, reticulocyte, erythropoietin

入院前からヘモグロビン9.6 g/dL，MCV 78.9 fLで，小球性貧血を認める．1病日，CRPは陰性であるので慢性炎症性疾患がベースにあるとは考えにくく，栄養状態低下もしくは少量の持続する消化管出血を考慮しなければならない．UNからは消化管出血を疑う．

1病日，間接ビリルビンが高く，肝機能障害が著しくないので，溶血を否定できない．ただ，ビリルビンが上昇したときにヘモグロビンが低下しておらず，LD上昇とヘモグロビン低下は連動していないので，溶血を積極的に支持しない．

4病日から急激にMCVが上昇しているのは，鉄を含めた栄養状態が改善したため網赤血球が増加したと考えられる．

11 凝固・線溶の異常　PT, APTT, fibrinogen, D-dimer, AT

PT-INRは1.27〜1.30で延長しており，ATも53.3%と低下し，凝固・線溶が亢進している．APTTは基準範囲内であるので，肝臓における産生低下よりは，外因性凝固因子が消費されていると考えたほうがよい．1病日，フィブリノゲン低下から凝固因子の消費亢進を認めるが，D-dimer上昇は軽度で，血栓が著しく形成される病態ではない．

敗血症に伴う凝固因子消費亢進は考えにくい．少なくとも重症ではなく，1〜2病日で回復傾向を示している．

12 電解質異常 　Na, K, Cl, Ca, P, Mg

　　1病日，Na－Cl＝HCO$_3$＋Anion gap＝43 mmol/L（通常35〜40）であり，HCO$_3$が高く，代謝性アルカローシスがある可能性がある．その後も，Na－Cl は 40 mmol/L 以上と高値を維持しており，代謝性アルカローシスの持続が示唆される．

　　1病日に K 4.9 mmol/L と高値であるが，一過性であり 2病日には 3.7 mmol/L となっている．著しい細胞傷害もないので，採血に伴うアーチファクトも考慮しなければならない．

　　Ca，P も基準範囲内であり問題はない．

13 動脈血ガス

　　呼吸性アシドーシスを代謝性アルカローシスで代償している病態に，種々の要因が加わったと考えられる．アシデミアもしくはアルカレミアは，肺胞換気量が大きく関与していると考えられる．HCO$_3$ による腎臓での調整には時間を要する．

14 その他の検査

　　6病日の尿所見では，アルブミン 15 mg/dL，尿潜血(2＋)であり，糸球体障害の可能性がある．尿沈渣では赤血球が 5〜10/HPF であり，沈渣所見に比べ潜血反応が強い．他の検査からは，溶血の可能性がある．

　　試験紙法の WBC は(3＋)であるが，亜硝酸塩(－)であり，乖離が認められる．尿沈渣では白血球が多数認められるので尿路感染症と診断され，尿沈渣の細菌(3＋)の所見に合う．尿路感染症があるが，硝酸塩を亜硝酸塩にする菌ではない．

　　6〜16病日の尿所見からは尿路感染症が疑われるが，CRP からは腎盂腎炎は考えにくい．導尿による尿所見と考えられる．23病日は尿道カテーテル抜去後の所見と考えてよい．

　　2病日の BNP が 236.1 pg/mL と高値であり，うっ血性心不全がある．

■ 総合解釈

　　−20病日では，小球性貧血と呼吸性アシドーシス＋代償性代謝性アルカローシスを基礎疾患として有していることがわかる．軽度のアルブミン低下があるが，γグロブリンおよび血小板増加はなく，慢性炎症に伴う貧血は考えにくい．クレアチニン上昇を伴わない一過性の UN 上昇は消化管出血を疑わせ，持続性の消化管出血（胃癌もしくは胃潰瘍など）による貧血が考えやすい．1〜3病日にかけて，血小板およびフィブリノゲン低下が認められるが，細菌感染の徴候はないので，敗血症以外の血管内炎症が示唆される．2病日の BNP の上昇を加味すると，1病日にはうっ血肝の状態で急速に改善したと考えられる．フィブリノゲンから考察すると，血管内炎症は 3病日からは改善している．6〜16病日の尿所見からは尿路感染症が疑われるが，CRP などからは腎盂腎炎の所見ではない．挿管をしているので，導尿による尿所見と考えられる．23病日は尿道カテーテル抜去後の所見として矛盾はない．

　　2病日，尿酸が 6.3 mg/dL と高値を示しているが，入院後に食事が摂取できないた

め，急速に低下している。

　1〜9病日，総ビリルビンが高く，直接ビリルビンが低いことから溶血が疑われるが，ヘモグロビンと逆の動きをしており，体質性黄疸と考えたほうがよいかもしれない。

■ 診断と臨床経過

診断 慢性呼吸不全の急性増悪＋心不全

既往歴：20歳代，結核のため右肺切除し，胸郭を形成した。
　　　　70歳代，進行胃癌＋左乳癌の手術。
現病歴：低肺機能のため在宅酸素療法を行っていた。
　2週間前，両眼瞼に浮腫を認めた。1週間前，下腿浮腫があり受診し，鉄欠乏性貧血とうっ血性心不全を指摘された。フロセミドを処方されたが，徐々に家事も困難となり，仰臥位が困難となった。1病日，呼吸困難と全身浮腫のため紹介され，人工呼吸管理が必要となり入院となった。進行胃癌の術後で，内視鏡を拒んでいるので詳細は不明。

■ 臨床経過を加えた考察

　結核による低肺機能にて2型呼吸不全となり，在宅酸素療法を行っていた患者が心不全に陥った。ベースにCO_2が貯留する呼吸性アシドーシスがあるので，代謝性アルカローシスで代償している。進行胃癌術後であり，消化管出血は十分に疑われる。1病日もしくはその前日の消化管出血に伴い，心不全が増悪した可能性が高い。H_2ブロッカーおよび鉄剤を投与され，改善している。貧血に伴い，呼吸不全が急性増悪したと考えられる。尿路感染症を含む細菌感染症は合併していない。フィブリノゲンおよび血小板低下は，消化管出血に伴う所見と考えてよい。

この症例で学べたこと

1. 2型呼吸不全の呼吸性アシドーシスを代謝性アルカローシスで代償している所見。
2. 貧血に伴い急性心不全を生じた2型呼吸不全。
3. 軽度のうっ血性肝細胞傷害。
4. 導尿時と抜管後の尿所見。
5. 消化管出血（上部消化管）。

症例 39 60 代男性，呼吸困難のため入院した

主な検査の読み方

① pH からアシデミアもしくはアルカレミアを判断する

pH 7.461 でアルカレミアがある。

② 呼吸性か代謝性かを判断する

$Pa_{CO_2}=23.1<40$ mmHg で呼吸性アルカローシスがある。

③ Anion gap を求める

$Na-(Cl+HCO_3)=138-(110+16.2)=11.8$ mmol/L である。アルブミンが 4.0 g/dL であるので補正の必要がない。Anion gap は開大していない。

④ 補正 HCO_3 値から，代謝性アルカローシスを判断する

Anion gap が開大していないので補正する必要がなく，$HCO_3=16.2<26$ mmol/L より代謝性アルカローシスはない。

⑤ 一次性酸塩基平衡に対する代償性変化を判断する

呼吸性アルカローシスに対する代償とすると，$\Delta HCO_3=[0.2(急性)\sim 0.5(慢性)]\times \Delta Pa_{CO_2}=(0.2\sim 0.5)\times(40-23.1)=3.38\sim 8.45$ mmol/L であり，$24-(3.38\sim 8.45)=15.55\sim 20.62$ mmol/L までは代償範囲である。$HCO_3=16.2$ mmol/L であり，急性呼吸性アシドーシスであれば代償以上の，慢性であれば代償範囲内の代謝性アシドーシスがある。

⑥ 総合的に判断する

急性呼吸性アルカローシス＋代謝性アシドーシス，もしくは，慢性呼吸性アルカローシス＋代償性代謝性アシドーシスがある。

$AaDO_2=[(大気圧-47)\times FiO_2-Pa_{CO_2}/0.8]-Pa_{O_2}=[(705-47)\times 0.21-23.1/0.8]-36.7=72.605$ となり，酸素化障害を認める。大気圧＝705 mmHg（松本市），$FiO_2=0.21$ にて計算した。

13 項目の解釈

1 **栄養状態はどうか**　albumin, total cholesterol, cholinesterase

1 病日は，アルブミンは 4.0 g/dL と基準範囲下限であるが，総コレステロール 140 mg/dL およびコリンエステラーゼ 283 U/L と基準範囲内である。CRP が 7.31 mg/dL（3 病日にも 4.53 mg/dL）と，中等度炎症があるにもかかわらず著しい低下がないので，栄養状態のよい患者が入院してきた。ヘモグロビン 16.0 g/dL と高値

症例 39 60代男性，呼吸困難のため入院した

生化学	－120	1病日	2	3	5	7	9	12	15	20	基準範囲
TP	7.5	7.3						6.3			6.5-8.0 g/dL
Alb	4.2	4.0						3.2			4.0-5.0 g/dL
UN	11	32	26	19	12	17	12	11	11	10	8-21 mg/dL
Cre	0.87	1.28	1.03	0.89	0.76	0.80	0.74	0.79	0.71	0.71	0.63-1.05 mg/dL
eGFR	67	44	56	66	78	74	80	75	84	84	
UA	7.3	12.6		9.0	7.0	6.6	6.1		6.9	7.1	3.8-8.0 mg/dL
T-Cho		140						131			128-219 mg/dL ＊
AST	20	3480	1083	455	122	70	71	58	39	26	11-28 U/L
ALT	29	3430	2183	1608	788	366	244	146	94	42	9-36 U/L
γGT	49	205	156	148	131	121	138	133	137	97	13-70 U/L
T-Bil	0.90	1.91	2.10	2.01	1.56	1.13	0.96	0.75	0.66	0.64	0.30-1.40 mg/dL
D-Bil		0.66	0.67								0.10-0.40 mg/dL
ALP	265	553	437	424	421	400	504	403	432	357	115-330 U/L
LD	239	6290	1108	692	335	277	303	268	251	251	120-230 U/L
CK	121	332	765	68	37	34	81	60	51	97	43-272 U/L
CK-MB			14		6						3-15 U/L
AMY	74	42									44-127 U/L
ChE	329	283									195-466 U/L
Na	145	138	141	141	136	140	141	135	141	141	136-145 mmol/L
K	4.4	5.9	4.5	4.5	3.9	4.5	4.2	5.6	4.6	4.3	3.4-4.5 mmol/L
Cl	107	106	107	103	102	106	106	102	106	107	100-108 mmol/L
Ca	7.8	8.5						8.1			8.7-10.3 mg/dL
補正Ca	8.0	8.8						9.0			8.7-9.9 mg/dL
P	3.0	3.8									2.5-4.6 mg/dL
Glu	97	112							103	104	75-110 mg/dL
CRP	0.06	7.31	6.00	4.53	2.51	6.72	3.36	0.88	0.72	0.25	<0.10 mg/dL
Mg		2.3									1.8-2.3 mg/dL
赤沈 1.0h			16								2-10 mm/hr
HbA1c			5.3						5.7		4.3-5.8%
ZTT		9.2									4.0-12.0
TTT		5.6									1.5-7.0
NH₃		49									12-66 μg/dL
トロポニンT		0.1									<0.1 ng/mL
H-FABP		（+）									－
BNP		859.4			81.9		69.7				≦20 pg/mL
プロカルシトニン			0.5 未満								<0.5 ng/mL

血液	－120	1病日	2	3	5	7	9	12	15	20	基準範囲
白血球	6.86	13.03	8.19	5.79	7.44	6.09	4.20	4.41	4.66	4.68	2.97-9.13×10³/μL
好中球(Band)		1									0-15%
好中球(Seg)		81									28-68%
好中球(B＋S)	61.2		77.7	71.3	76.9	65.9	60.0	59.8	58.0	56.8	42-75%
リンパ球	28.7	12	13.1	18.0	14.9	20.0	26.9	29.3	26.8	30.1	17-57%
単球	7.3	6	5.7	5.2	6.2	8.7	7.6	5.9	9.2	7.1	0-10%
好酸球	2.5	0	3.3	5.2	1.9	5.1	5.0	4.3	5.4	4.9	0-10%
好塩基球	0.3	0	0.2	0.3	0.1	0.3	0.5	0.7	0.6	1.1	0-2%
異型リンパ球		0									0%
後骨髄球		0									0%
骨髄球		0									0%
赤芽球		1									0%
赤血球	4.77	4.88	4.34	4.47	4.78	4.50	4.57	4.39	4.35	4.51	4.14-5.63×10⁶/μL
ヘモグロビン	15.2	16.0	14.1	14.4	15.4	14.3	14.5	13.8	13.6	14.2	12.9-17.4 g/dL
ヘマトクリット	45.2	47.5	42.7	42.5	46.0	43.0	43.8	41.5	41.2	42.6	38.6-50.9%
MCV	94.8	97.3	98.4	95.1	96.2	95.6	95.8	94.5	94.7	94.5	84.3-99.2 fL
MCH	31.9	32.8	32.5	32.2	32.2	31.8	31.7	31.4	31.3	31.5	28.2-33.8 pg
MCHC	33.6	33.7	33.0	33.9	33.5	33.3	33.1	33.3	33.0	33.3	32.2-35.5%
血小板	16.0	12.6	10.5	10.6	12.4	13.2	17.0	24.2	26.5	21.2	14.3-33.3×10⁴/μL

凝固検査	－120	1病日	2	3	5	7	9	12	15	20	基準範囲
PT		20.1	17.5	15.6	13.5	13.3	12.7	12.6	12.5	11.8	正常対照±10%
PT-INR		1.56	1.38	1.24	1.08	1.07	1.02	1.02	1.00	1.00	0.85-1.15 iNR
APTT		34.1	38.3	41.7	41.2	41.2	36.9	58.1	40.3	31.6	23.0-38.0 sec
フィブリノゲン		382.3	316.7	350.0	460.6	518.8	555.1	422.3	458.1	406.7	180-350 mg/dL
D-dimer		18.2	30.1	26.6	6.9	1.9	2.0	1.6	1.3	1.3	≦1.0 μg/mL
AT		88.3	70.3	60.6	78.9	72.3					80-120%
トロンボテスト		42.2									>60%

動脈血ガス	－120	1病日	2	3	5	7	9	12	15	20	基準範囲
酸素		RA	M 9L	M 7L	M 5L	M 5L	M 5L	M 5L	M 5L	M 5L	
pH		7.461	7.437	7.409	7.395	7.422	7.402	7.416	7.432	7.411	7.340-7.450
$PaCO_2$		23.1	32.6	39.4	43.8	39.0	40.4	39.6	38.9	43.1	32.0-45.0 mmHg
PaO_2		36.7	479.0	76.0	116.0	75.1	74.9	97.3	84.0	83.8	75.0-100.0 mmHg
HCO_3		16.2	21.6	24.4	26.2	24.9	24.6	25.0	25.5	26.9	22-28 mmol/L
Na		138	138	135	138	133	140	137	138	138	136-145 mmol/L
K		5.3	3.9	3.7	3.8	3.4	3.4	4.0	4.1	3.8	3.4-4.5 mmol/L
Cl		110	107	108	104	104	104	108	107	109	100-108 mmol/L

RA：Room air，M：酸素マスク，5L：酸素5L/分
Band：桿状核好中球，Seg：分葉核好中球，B＋S：桿状核好中球＋分葉核好中球
＊：病態基準範囲

症例39 （続き）

尿（試験紙法）	1病日	基準範囲
pH	5.5	5.0-8.5
比重	1.025	1.005-1.030
蛋白	100	−（0 mg/dL）
糖	−	−（0 mg/dL）
ケトン	−	−
ビリルビン	−	−
潜血	1+	−
亜硝酸塩	−	−
ウロビリノゲン	1	0.1 EU/dL
WBC	−	−
色	黄色	−
混濁	1+	−

尿沈渣		基準範囲
赤血球	−	≦5/HPF
白血球	−	≦5/HPF
扁平上皮	−	−
移行上皮	−	−
尿細管上皮	1-4	−
脂肪滴	−	−
硝子円柱	3+	−
顆粒円柱	2+	−
ろう様円柱	−	−
上皮円柱	−	−
赤血球円柱	−	−
白血球円柱	−	−
細菌	−	−
真菌	−	−

	−120	1病日	基準範囲
FT_3		2.28	2.3-4.0 pg/dL
FT_4		1.41	1.0-2.0 ng/dL
TSH		0.855	0.2-4.0 μIU/mL
RF		1	<10 U/mL
FANA		（−）	≦×40
KL-6	541	801	105-401 U/mL
IgG		1255	870-1700 mg/dL
IgM		84	35-220 mg/dL
IgA		429	110-410 mg/dL
HBsAg		0.2	<1.0 COI
HCV		0.1	<1.0 COI
β-D-グルカン		<3.13	<11.0 pg/mL
インフルエンザウイルス		A（−） B（−）	−
レジオネラ尿中抗原		−	−
肺炎球菌尿中抗原		−	−

であり，栄養状態がよいことを示している．

2病日のデータと比較すると1病日に脱水のある可能性が高いが，脱水を考慮しても栄養状態は悪くない．

2 全身状態の経過はどうか　albumin, platelet

アルブミンは1，12病日しか計測されていないので詳細な検討ができないが，1〜12病日にかけてアルブミンが低下しているので，全身状態は悪化している．

血小板も1〜3病日にかけて減少し，5病日から増加している．血管内炎症所見から判断すると，3病日まで悪化し，5病日からは回復している．

3 細菌感染症はあるのか　left shift

1病日に白血球数は13,030/μLと増加しているが，桿状核球は1%で左方移動を認めない．細菌感染症はない．

CRPは7.31 mg/dLと軽度〜中等度の上昇であり，1病日以降は低下している．CRPの変動からも細菌感染症は考えにくい．滞留プールから好中球が供給され，白血球数が増加している．

4 細菌感染症の重症度は　left shift, CRP, white blood cell

細菌感染症は考えにくく，重症度判定は行えない．

5 敗血症の有無　platelet, fibrinogen

1病日の血小板は12.6万/μLと減少し，フィブリノゲンも1病日に比して2病日に低下しているので，両者の消費亢進が考えられる．ただ，細菌感染症が考えにく

く，敗血症は否定的であるので，他の要因にて血小板およびフィブリノゲンが低下している．

6 **腎臓の病態**　creatinine, UN, UA, urinalysis, Ca, P

　　1病日にクレアチニン 1.28 mg/dL，UN 32 mg/dL と高値を示している．入院後速やかに低下し3病日には基準範囲に入っているので，脱水の可能性が高い．クレアチニンとUNは連動しており，蛋白異化亢進を示すUNの変化ではない．

7 **肝臓の病態**　ALT, AST, T. Bil, D. Bil, albumin, total cholesterol, cholinesterase

　　ALT 3,430 U/L，AST 3,480 U/L と高度の肝細胞傷害を認める．ALT および AST がほぼ同程度であり，AST の割合が高い肝細胞傷害であるので，ミトコンドリア AST まで血中に出現する重症肝細胞傷害と考えられる．ただ，入院後急速に ALT および AST が低下しており，2病日以降，新たな肝細胞傷害はない．

　　総ビリルビンも2病日に 2.1 mg/dL と最高値を示すが，その後低下しており，9病日には基準範囲に入っている．重症肝細胞傷害に伴うビリルビン上昇と考えられる．直接ビリルビン値が比較的高いが，肝細胞性と考えてよい．

　　肝合成能に関しては，アルブミンおよびコリンエステラーゼが経過中に検査されていないので判断が難しいが，12病日の総コレステロールおよびフィブリノゲンからは，肝合成能は障害されていない．

　　したがって，高度の肝細胞傷害はあるが，肝代謝能および合成能の障害は著しくない．

8 **胆管の病態**　ALP, γGT, D. Bil

　　ALP と γGT はともに高値を示している．総ビリルビンおよび直接ビリルビン値からは胆汁うっ滞は否定的であり，胆管・胆道閉塞による ALP および γGT 上昇は考えにくい．しかし，末梢性の細胆管閉塞は否定できない．

9 **細胞傷害**　LD, CK, ALT, AST, amylase

　　1病日には LD は 6,290 U/L と高値であり，肝細胞傷害では，おおよそ AST＝ALT＝LD となるので，LD の上昇を肝細胞傷害（ALT 上昇）だけで説明することはできない．1〜2病日にかけて LD は急速に 1/6 に低下しており，半減期の短い LD5 分画が主体と考えられる．LD5 は肝細胞もしくは骨格筋細胞に多く含まれているので，CK 値から見る限りは肝細胞が傷害されている．

　　CK も軽度に上昇しているが，1〜2病日には CK と LD は逆の動きを示しており，骨格筋細胞傷害が LD に及ぼす影響は小さい．

　　LD 上昇からは，溶血も考慮に入れる必要がある．ビリルビン上昇から，溶血も否定できないが，脱水を加味したヘモグロビンの変動からは，溶血があっても軽度である．

10 **貧血**　Hb, MCV, haptoglobin, reticulocyte, erythropoietin

　　ヘモグロビンは基準範囲内であり，貧血はない．しかし，溶血は否定できない．

11 凝固・線溶の異常　PT, APTT, fibrinogen, D-dimer, AT

PT-INR 上昇および AT 低下は 1〜3 病日に認められており，凝固因子の消費亢進が認められる．フィブリノゲンは，2 病日にやや低下するが，3 病日には上昇している．一過性に血管内炎症が生じたが，すぐに回復している．その後，フィブリノゲンは CRP と連動しており，急性期蛋白としての変動と考えてよい．

D-dimer も 1〜3 病日に高値であり，その後急速に低下している．多発外傷における hyperfibrinolytic state＋fibrinolytic shutdown を疑わせるが，D-dimer はあまり上昇していない．血小板減少を認めるので，出血があるかもしれない．

12 電解質異常　Na, K, Cl, Ca, P, Mg

K は 1，12 病日に 5.9，5.6 mmol/L と異常高値であるが，Na，Cl の著しい変動を伴っていない．単発的であるので，採血後の溶血の可能性を否定できない．K は全体的に基準範囲内の高値で推移しているが，アルカレミアであり，原因ははっきりしない．

13 動脈血ガス

呼吸性アルカローシス＋代償性代謝性アシドーシスがある．

14 その他の検査

1 病日の尿所見では，pH 5.5 と酸性である．呼吸性アルカローシスによるアルカレミアであるので，原因ははっきりしない．尿比重は 1.025 と高く，脱水を示唆している．尿蛋白と潜血を認めているので糸球体傷害を疑わせるが，1 回の検査であるので断定はできない．尿潜血(1＋)であるが，尿沈渣で赤血球は認められていない．尿 pH が酸性であることから放置された尿とは考えにくく，ヘモジデリン尿(溶血)の可能性がある．

尿沈渣では，硝子円柱(3＋)および顆粒円柱(2＋)であり，尿細管上皮細胞傷害が示唆される．

尿中抗原検査や β-D-グルカン検査では，細菌および真菌感染を積極的に疑う所見ではない．また，抗核抗体やリウマチ因子も陰性で，膠原病も積極的に疑う所見ではない．また，ウイルス性肝障害はなく，甲状腺機能低下症も否定される．

■ 総合解釈

Pao_2 が 36.7 mmHg の低酸素血症を認め，呼吸性アルカローシス＋代償性代謝性アシドーシスをきたしている I 型呼吸不全の患者である．酸素吸入などにより低酸素血症は速やかに改善しているので，回復に向かっている．

重篤な肝細胞傷害が認められ，低酸素血症が原因と考えられる．Pao_2 が上昇するに従い改善している．肝細胞傷害が生じているのは 1 病日のみで，十分に酸素が供給されることにより，細胞傷害は起こらなくなった．

CRP は軽度〜中等度高値であるが，左方移動を伴っていないので細菌感染症はない．1〜3 病日に凝固因子が消費され，血栓が形成される病態が生じているが，血小

板減少およびフィブリノゲン低下の程度からは軽度である。

診断と臨床経過

診断 特発性肺線維症の急性増悪

喫煙歴：40本/日（20〜57歳）。

現病歴：10年前に，特発性間質性肺炎と診断された。1年前の秋頃から労作時の息切れが強くなりゴルフができなくなった。

4か月前，平地を10mほど歩行しただけでも息切れが生じ，10数年ぶりに外来を受診した。胸部CT上，蜂窩肺を認め，特発性間質性肺炎の所見であったが，進行が緩徐であるため経過観察とした。

−3病日，38℃台の発熱を認めた。−2病日からは呼吸困難を自覚するようになり，夕方からは歩行困難となり，会話でも息切れが生じた。−1病日にはほぼ寝たきり状態となった。1病日に緊急受診し，SpO_2 70％（room air），PaO_2 36.7 mmHg，$PaCO_2$ 23.1 mmHgと低酸素血症を認め，特発性間質性肺炎の急性増悪と診断し入院となった。

臨床経過を加えた考察

特発性肺線維症患者が急性増悪を起こした例である。細菌感染症ではないので，ウイルス感染によるかもしれないが，誘因は不明である。著しい低酸素血症により肝細胞傷害が生じている（低酸素性肝障害）。低酸素血症による肝障害は不可逆的になる場合もあるが，本症例では酸素投与により速やかに改善している。2病日から肝細胞傷害が生じていないとすると，LDの半減期は8〜12時間であり，肝細胞由来のLD5の半減期9時間に合致した所見である。

凝固系は，D-dimerが急激に上昇し，速やかに低下している。PT延長に比してAPTT延長はわずかである。ATからは凝固因子の消費亢進があるが，重篤ではない。

この症例で学べたこと

1. 特発性間質性肺炎の急性増悪（Ⅰ型呼吸不全）に伴う動脈血ガス所見。
2. 低酸素性肝障害の所見。

文献

1) 黒川清：水・電解質と酸塩基平衡 —— step by stepで考える，改訂第2版．南江堂，2004
2) 白髪宏司：血液ガス・酸塩基平衡に強くなる —— 数値をすばやく読み解くワザと輸液療法の要点がケース演習で身につく．羊土社，2013

和文索引

あ

アシデミア　288, **314**
アポ酵素　159, 160
アミラーゼ　206, **208**
アルカリホスファターゼ　184
アルカレミア　**314**
アルコール性肝硬変　173
アルコール性肝細胞傷害　161
アルコール性肝障害　192
アルドステロン　288
　　—— 高値と低 K 血症　291
アルブミン　**8**, 34, 162
　　—— と Ca　291
　　—— 高値，脱水による　298
　　—— 補正と Anion gap　315
アレルギー疾患　18
アンチトロンビン　260, **265**
アンモニア合成　132
亜硝酸塩　136
悪性症候群　223
悪性貧血　236

い

イレウスによる敗血症　272
インフルエンザウイルス肺炎　29
異所性 ADH 分泌症候群　289
一次性酸塩基平衡　316
逸脱酵素　206

う

ウイルス感染症　61
ウロビリノゲン　136

え・お

エリスロポエチン　235, **238**
壊死性筋膜炎　89
栄養状態　8
円柱　130
塩素（クロール）　288

横紋筋融解症　148

か

カイロミクロン　10
カテーテル感染　107
　　—— に伴う敗血症　119
カリウム　288, **290**
カルシウム　136, 288, **291**
カルシトニン　136, 137
下垂体機能低下症　304
下垂体腺腫　289
活性化部分トロンボプラスチン時間　260, **261**
肝癌　160
肝硬変　289
肝細胞傷害　158
肝不全　23
桿状核球　58
間接ビリルビン　161
感染性心内膜炎　62, 107, 125, 235

き

基準範囲　2
急性期蛋白　83, **264**
急性心筋梗塞　159, 160
　　——, CK 高値の　230
球状赤血球症　235
虚血性障害　161
凝固因子　260
凝固・線溶検査　108, 260

く

クエン酸と輸血　43
グリセオール　289
グルコース　136
クレアチニン　**130**
　　—— に連動しない UN 上昇　155
クレアチン　130
クレアチンキナーゼ　**207**
クロール（塩素）　288
クロルプロパミド　289

け

ケトン体　136
血尿　135
血管炎　235
血管炎症候群　261, 262, 263
血管腫　107
血管内炎症　35
血球貪食症候群　11
血小板　34, **35**, 265
　　—— 減少　106

血小板減少性紫斑病　249
血清カリウム　**290**
血清カルシウム　**291**
血清ナトリウム　**288**
血清リン　**292**
血栓症　261, 262, 263
血栓塞栓症　235
原発性副腎腫瘍と低K血症　291

こ

コリンエステラーゼ　**11**, 162
コレステロール　10
呼吸性アシドーシス　**314**
　　──が一次変化の場合の計算式　316
呼吸性アルカローシス　**314**
　　──が一次変化の場合の計算式　317
行軍血色素尿症　235
好酸球　18
好中球　58
　　──の体内分布　59
抗利尿ホルモン　24, 289
後骨髄球　58
高Ca血症　291
高K血症　290
高Na血症　288
高P血症　292
高サイトカイン血症　186, 261, 262, 263
骨髄球　58

さ

サラセミア　235

サラセミアインデックス　236
サリン　12
左方移動　58, **59**
　　──の程度　82
細菌感染症
　　──の有無　58
　　──の重症度　82
細菌性髄膜炎　62, 73

し・す

ショック
　　──に伴う肝細胞傷害　180
　　──による代謝性アシドーシス　314
糸球体濾過量　130
自己免疫性溶血性貧血　235
縦隔炎　102
小球性貧血　236
消化管出血　155
心筋症　179
心不全　289
浸透圧利尿　289
腎盂腎炎と敗血症の合併　114
腎性蛋白尿　135
腎前性蛋白尿　135
腎不全　289

スキサメトニウム　12

せ

セルロプラスミン欠乏　236
正球性貧血　236
赤芽球の減少　234
赤血球の大きさ　234, **236**
全身性炎症反応症候群　260

全身性血管内凝固亢進　36, 107

そ

総コレステロール　**10**, 162
総ビリルビン　161
造影剤による浸透圧利尿　289

た・ち

多発外傷　42
多発性骨髄腫　257
代謝性アシドーシス　288, **314**
　　──が一次変化の場合の計算式　316
　　──と高K血症　290
代謝性アルカローシス　288, **314**
　　──，低K血症に伴う　322
　　──が一次変化の場合の計算式　316
　　──と低K血症　291
大球性貧血　236
代償性代謝性アシドーシス　314
代償性代謝性アルカローシス　314
代償性変化　316
脱水　298
胆汁のうっ滞　184
胆嚢炎　55
蛋白異化亢進　133
蛋白尿と尿潜血　130

直接ビリルビン　161, **186**

て

低 Ca 血症　292
低 K 血症　291
　——に伴う代謝性アルカローシス　322
低 Na 血症　289
　——,副腎皮質ホルモン低下による　304
低 P 血症　292
低アルブミン血症　8
低酸素血症　335
低(無)フィブリノゲン血症　263
鉄欠乏性貧血　236

と

トロンビン　260, 265
トロンビン・アンチトロンビン複合体　260
動脈血ガス　314
銅欠乏　236
特発性間質性肺炎における血液ガス所見　336

な・に

ナトリウム　**288**

ニコチン　289
乳酸デヒドロゲナーゼ　**206**
尿検査　134
尿酸　13, 130, **134**
尿所見　130
尿潜血　**135**
　——と蛋白尿　130
尿素窒素　130, **132**
尿蛋白　**135**
尿崩症　289

ね・の

ネフローゼ症候群　142, 289
熱傷　12, 49
熱中症　298

膿瘍　62

は

ハプトグロビン　234, **237**
パラサイロイドホルモン　136, 137
破綻性蛋白尿　135
播種性血管内凝固症候群　260
肺炎と敗血症の合併　96
肺血栓塞栓症　284
敗血症　11, 12, 58, **106**, 235, 261, 263
　——,イレウスによる　272
　——,カテーテル感染に伴う　119
　——と腎盂腎炎の合併　114
　——と肺炎の合併　96
白赤芽球症　92
白血球数　58, **84**
半減期,酵素活性の　206

ひ

ビタミン B_{12} 欠乏　236
ビタミン D　136, 137
　——高値と高 Ca 血症　292
ビタミン K 欠乏症　261, 262

ピリドキサールリン酸　159, 160
ビリルビン　136, 158, **161**
脾機能亢進　235
貧血　234

ふ

フィブリノゲン　**107**, 260, **263**
フィブリン　264
フェジン投与と低 P 血症　292
フェノバルビタール　289
フェリチン　235
プラスミン　264
　——作用　260
プラスミン・プラスミンインヒビター複合体　260
プリン体　134
プレセプシン　58
プロカルシトニン　58
プロトロンビン　265
プロトロンビン時間　**260**
副甲状腺ホルモン　288
　——高値と高 Ca 血症　291
副腎皮質ホルモン　288
　——高値と低 K 血症　291
　——低下による低 Na 血症　304
副腎不全　288
分葉核球　58

へ

ヘパリンによる抗凝固作用　262
ヘモグロビン　13, **234**
ヘモグロビン尿　136

へ
ヘモジデリン尿　136
平均赤血球容積　**236**

ほ
ポルフィリン尿　134
ホロ酵素　159, 160
補正 HCO_3　315

ま
マクロファージの活性化　83
マンニトール　289
慢性腎不全　142

み・む・も
ミオグロビン尿(症)　136, 148
ミトコンドリア AST　158

無顆粒球症　61

や・ゆ
薬剤性肝障害　165

輸血とクエン酸　43
有機リン(農薬)　12

よ
溶血による高 K 血症　290
溶血性尿毒症症候群　249
溶血性貧血　234
葉酸欠乏　236

ら・り
卵円形脂肪体　137

リン　137, 288, **292**

網赤血球　234, **237**

る
ルーチン検査　2
ループスアンチコアグラント
　262
ループ利尿薬と低 K 血症　291

れ・わ
レニン－アンギオテンシン－アルドステロン系　290
レムナント　10

ワルファリンによる抗凝固作用
　261

欧文索引

ギリシャ文字

γGT（γ glutamyl transpeptidase） 184, **185**

A

ACTH 産生腫瘍と低 K 血症 291
activated partial thromboplastin time（APTT） 108, 260, **261**
acute phase proteins **264**
Addison 病 289
ADH 分泌過剰 289
alanine aminotransferase（ALT） **158**, 206, 208
albumin **8**, 34, 162
alkaline phosphatase（ALP） 184
ALP（alkaline phosphatase） 184
ALT（alanine aminotransferase） **158**, 206, 208
amylase **208**
Anion gap 315
antithrombin（AT） 108, 260, **265**
APTT（activated partial thromboplastin time） 108, 260, **261**
aspartate aminotransferase（AST） 158, **160**, 206, 208
AST（aspartate aminotransferase） 158, **160**, 206, 208
AST/ALT 160
AT（antithrombin） 108, 260, **265**

B

bilirubin **161**
blood urea nitrogen（BUN） 130, **132**
BUN（blood urea nitrogen） 130, **132**

C

Ca（calcium） 130, 136, 288, **291**
calcium（Ca） 130, 136, 288, **291**
cholinesterase 11, 162
CK（creatine kinase） 206, **207**
Cl 288
C-reactive protein（CRP） 58, **83**
creatine kinase（CK） 206, **207**
creatinine 130
CRP（C-reactive protein） 58, **83**
Cushing 症候群と低 K 血症 291

D

D-dimer 108, 260, **264**
DIC（disseminated intravascular coagulation） 34, 107, 235, **260**, 262, 263, 265
direct bilirubin **186**
disseminated intravascular coagulation（DIC） 34, 107, 235, **260**, 262, 263, 265
D ダイマー 108, 260, **264**

E・F

eGFR（estimated glomerular filtration rate） 130
erythropoietin 238
estimated glomerular filtration rate（eGFR） 130

fibrinogen 263

H

haptoglobin 237
Hb（hemoglobin） 13, **234**
HCO$_3$ 314
hemoglobin（Hb） 13, **234**

I・K

IL-6（interleukin-6） 83
immune thrombocytopenic purpura（ITP） 36, 107

interleukin-6(IL-6) 83
ITP(immune thrombocytopenic purpura) 36, 107

K(potassium) 288, **290**

L
lactate dehydrogenase(LD) **206**
LD(lactate dehydrogenase) **206**
LD アイソザイム 206
left shift 59
leukoerythroblastosis 92

M・N・O
MCV(mean corpuscular volume) 234, **236**
mean corpuscular volume (MCV) 234, **236**

Na(sodium) **288**

oval fat body 137

P・R
P(phosphorus) 130, 137, 288, **292**

Pa_{CO_2} 314
parathyroid hormone-related protein(PTHrP) 288
phosphorus(P) 130, 137, 288, **292**
PIC(plasmin-plasmin inhibitor complex) 260
plasmin-plasmin inhibitor complex(PIC) 260
platelet 35, 265
PLP 159, 160
potassium(K) 288, **290**
prothrombin time(PT) 108, **260**
PT(prothrombin time) 108, **260**
PTH 288
—— 高値と高Ca血症 291
PTHrP(parathyroid hormone-related protein) 288

reticulocyte 237

S
SIRS(systemic inflammatory response syndrome) 34, 107, 260, 261, 262, 263
sodium(Na) **288**

systemic inflammatory response syndrome(SIRS) 34, 107, 260, 261, 262, 263

T
TAT(thrombin-antithrombin complex) 260, 265
thrombin-antithrombin complex(TAT) 260, 265
total cholesterol 10, 162

U・V
UA(uric acid) 13, 130, **134**
UN(urea nitrogen) 130, **132**
—— 上昇, クレアチニンに連動しない 155
UN/クレアチニン比 132
urea nitrogen(UN) 130, **132**
uric acid(UA) 13, 130, **134**
urinalysis **134**

vegetation 126

W
WBC 136
Wintrobe の赤血球指数 236